AKADEMIE DER WISSENSCHAFTEN DER DDR
ZENTRALINSTITUT
FÜR ALTE GESCHICHTE UND ARCHÄOLOGIE

BIBLIOTHECA
SCRIPTORVM GRAECORVM ET ROMANORVM
TEVBNERIANA

BSB B. G. TEUBNER VERLAGSGESELLSCHAFT
1975

PALLADII
RVTILII TAVRI AEMILIANI
VIRI INLVSTRIS

OPVS AGRICVLTVRAE
DE VETERINARIA MEDICINA
DE INSITIONE

EDIDIT

ROBERT H. RODGERS

LEIPZIG

BSB B. G. TEUBNER VERLAGSGESELLSCHAFT

1975

BIBLIOTHECAE TEVBNERIANAE
HVIVS TEMPORIS
REDACTOR: GÜNTHER CHRISTIAN HANSEN

1. Auflage
VLN 294/375/5/75 · LSV 0886
Lektor: Dr. phil. Elisabeth Schuhmann
Printed in the German Democratic Republic
Gesamtherstellung:
Offizin Andersen Nexö, Graphischer Großbetrieb, Leipzig
III/18/38 - 5
Bestell-Nr. 665 729 4

EVP 49,— Mark

Vxori carissimae

studiorum operumque

sodali

O fortunatos nimium, sua si bona norint,
agricolas! quibus ipsa procul discordibus armis
fundit humo facilem uictum iustissima tellus.

PRAEFATIO

Cum in alio quodam opusculo, quod Deo uolente propediem apparebit, de codicum adfinitatibus et de ratione edendi, patrio nimirum sermone, fusius disputauerim, hoc loco rem breuiter exponere conabor.

Palladii opera unus tantum codex (M) omnia complectitur. ceteri uero libri manuscripti aut opus agriculturae (libros I–XIII) aut mulomedicinam (librum XIV) aut carmen de insitione tradunt. operum igitur tres partes, ut sunt discissae, separatim tractabo.

DE CODICIBVS LIBRORVM I–XIII

Magna est copia librorum (plus quam centum) in quibus opus agriculturae seruatur. constat autem omnes ex eodem archetypo (ω) deriuatos, nam communes mendas ω
et lacunas prae se ferunt. exempli gratia pono: 1, 7, 3 *exclusus*] *exclusis;* 3, 24, 8 *incultum*] *cultum;* 3, 32 *et*] *ut;* 4, 8, 2 *uel lapidem* ... *palos* transp.; 4, 9, 4 *earum*] *eorum* (bis); 8, 4, 2 *trimae*] *primae;* 11, 17, 3 *tamen*] *tam.* nec minime est ueri simile hunc archetypum Palladii libros I–XIV una cum carmine de insitione posteris tradidisse.

Ex hac turba uetustissimos codices secernere possumus qui sponte sua in unam quasi familiam discedunt:

Codex Cantabrigiensis Bibl. Uniu. Kk. v. 13, membrana- D
ceus, alt. mm. 275, lat. mm. 195, ff. 121, uersuum 25 uel 26. certe ab saec. XII in monasterio S. Dionysii prope Parisios adseruatus est, ibique etiam, ut scripturae forma nos docet, prima saec. IX parte exaratus. inscribitur f. 1r *PALLADI RVTILI TAVRI AEMELIANI VIRI INL OPVS AGRICVLTVRAE INCIPIT FELICITER;* subscribitur f. 121r *PALLADI RVTILI TAVRI AEME-*

LIANI VIRI INL̄ OPVS AGRICVLTVRĘ EXPLICIT. in possessionem deuenit Iohannis Moore episcopi Eliensis, deinde anno 1715 bibliothecae Cantabrigiensis. a librario
D^{c} ipso correctus est. codicem ut aetate et integritate praestantissimum, ita fide dignissimum mecum, qua est humanitate, communicauit uir doctus T. A. M. Bishop. contuli.

P **Codex Parisinus Bibl. Nat. lat. 6842B,** membr., alt. mm. 210, lat. mm. 155, ff. 85, uersuum 26, eadem fere aetate ac D in Gallia exscriptus. duobus autem quaternionibus deficientibus incipit a uerbis *testaceam subterindu⟨cis⟩* (1, 39, 5). huc accedit quod codex ita est umore uitiatus ut usque ad f. 6 dimidium tantum cuiusque folii supersit (legitur quidem usque ad f. 22 magna cum difficultate); nihil igitur ex silentio, ut dicimus, in apparatu tractando conicere licet. inscriptio desideratur; subscribitur f. 75^{r} *PALLADI RVTILI TAVRI AEMELIANI VIRI INL̄ OPVS AGRICVLTVRAE EXPLICIT.* praeter Palladium continet ff. 75^{v}–82^{v} Anthimi de obseruatione ciborum epistolam et ff. 82^{v}–85^{v} excerpta Caesariana ex bello Gallico. desinit mutilus f. 85^{v} *in conspectu multitudinis* (u. W. Hering, Philologus 115, 1971, 131–136). olim possedit J.-B. Colbertus. usus est Schmitt. ipse denuo contuli.

K **Codex Montepessulanus Bibl. Fac. Med. H 305,** membr., alt. mm. 220, lat. mm. 160, ff. 358. Palladius ff. 1–135 continetur, saec. IX med., uersuum 22. inscribitur f. 1^{r} *PALLADII RVTILII TAVRI AEMILIANI VIRI INLVSTRI OPVS AGRI CVLTVRAE INCIPIT FELI-*
K^{2} *CITER;* subscriptio f. 135^{v} deest. manum correctricem passus est, et saec. IX uergente lector nescioquis satis diligens glossemata hic illic marginibus adnotauit (e. g. f. 21^{v} *testudinis: tartuga*). codicis pars posterior, saec. XII, continet ff. 136–149 Prudentii carmina, ff. 150–200 Gregorii Turonensis historiae fragmentum, Balderici historiam Hierosolimitanam, ff. 201–358 S. Ambrosii tractatus uarios (incipit f. 201 mutilus). Pithoeorum hereditate in bibliothecam Collegii Oratorii Trecensis deuenit. antiquius sed adhuc obscurum uidetur f. 1^{r} monogramma *SR*

(uel *RS*). in medium protulit Svennung (Sven.[1] 624). ipse contuli.

Codex Parisinus Bibl. Nat. Nouv. acq. lat. 1730, membr., J
alt. mm. 270, lat. mm. 185, ff. 79, uersuum 30, saec. IX^{2} in Gallia septentrionali exaratus. inscribitur f. 1^{r} *PALLADII RVTILI TAVRI AEMELIANI VIRI ILLVSTRIS OPVS AGRI CVLTVRE INCIPIT FELICIT̄;* subscribitur f. 79^{r} *PALLADII RVTILI TAVRI AEMELIANI VIRI ILLVSTRIS OPVS AGRI CVLTVRAE EXPLICIT*. f. 2^{v} post uerba *Genera omnium* (1, 6, 2) unum folium auulsum est, ita ut nunc uerba sequantur f. 3^{r} *pauimento congestos* (1, 9, 4). olim (anno 1767) possedit I. Astruc medicus Parisinus, anno denique 1894 in Bibliothecam Nationalem deuenit. in medium protulit Svennung (Sven.[1] 622). contuli.

Codex Laudunensis Bibl. Vrb. 426 bis, membr., alt. mm. L
275, lat. mm. 220, ff. 121, uersuum 25, saec. IX exeunte in Gallia septentrionali exaratus. primo quaternione deficiente incipit a uerbis *obruantur, donec munda* (1, 8, 2); subscribitur f. 116^{r} *PALADI RVTILI TAVRI AEMILIANI VIRI INLVSTRI OPVS AGRI CVLTVRAE EXPLICIT*. continet praeterea ff. 116^{v}–119^{v} recepta medica et diaetetica, ff. 120^{v}–121^{r} tractatulum de probatione auri et argenti. Lauduni in bibliotheca capitulari olim adseruatus est. primus usus est Schmitt. ipse denuo contuli.

DPKJL ab eodem hyparchetypo (*α*, si placet) esse *α*
oriundos communes quidam errores docent. (exempli gratia pono: 3, 5 *pede*] *iede;* 3, 9, 11 *operis*] *operies;* 3, 19, 3 *exili*] *exilii;* 3, 24, 11 *uere*] *ubere;* 3, 26, 2 *transigendi*] *transiendi;* 4, 10, 2 *gemmante*] *gemmatae;* 11, 14, 18 *medicari*] *medicaris.*) inter quos **DP** paulo uetustiores sunt ceterisque omnibus sinceritate praestant; credo equidem codicem **D** ex ipso *α* esse descriptum. nam **KJ** multis inter se erroribus et interpolationibus coniuncti sunt et nihil obstat quin coniecturae imputauerim si qua in eis ueritas inuenta est (cum **DPL** errorem praebent).

codex autem **L**, utpote qui modo cum **DP** modo cum **J**, sed raro quidem cum **KJ**, numquam fere cum **K** solo consentiat, contaminationem redolet. cum lectiones singulares abicere potuissem, omnes in apparatu retuli, propterea quod **PJL** aliqua ex parte mutili sunt.

Huius familiae codice usus est Walahfridus ille Strabo,
W qui excerptum de pomis (12, 7, 1–12) in codice Sangallensi 878 sua manu exscripsit. de hoc libro luculenter disseruit B. Bischoff, 75. Beiheft z. Zentralbl. f. Bibliothekswesen, 1950, 30–48 (u. eiusdem Mittelalterliche Studien tom. 2, Stuttgart 1967, 34–50).

Ex eodem *α* pendet maxima pars codicum recentiorum. inter quos numerandi sunt Parisini lat. 6830D (**Q**) et 6830F quorum lectiones in editione Schmittiana inuenies. hic plane eliminandus est, illius autem lectiones aliquando et ipse exscribo, cum ambigitur quid habuerit *α* (praesertim in libro I) uel si aliquid boni aut per contaminationem aut per coniecturam praebet. admonendum est tamen hunc codicem nusquam ueritatem solum adseruare.

Q **Codex Parisinus Bibl. Nat. lat. 6830D**, membr., alt. mm. 254, lat. mm. 190, ff. 60, uersuum 31, saec. X in Gallia exscriptus. inscribitur f. 1^r *PALLADII RVTILII TAVRI EMILIANI VIRI ILLVSTRIS OPVS AGRI CVLTVRAE INCIPIT FELICITER;* subscribitur f. 60^r *PALLADI RVTILI TAVRI EMILIANI VIRI INL̄ OPVS AGRICVLTVRAE EXPLICVIT.* post f. 56^v *uelut rorem* (9, 8, 1) deficit usque ad f. 58^r *uiridi inulam* (12, 18); f. 57 uacuum et multo recentius pro duobus quaternionibus amissis insertum esse uidetur. olim possedit Petrus Pithoeus. usus est Schmitt. ipse denuo contuli.

De hyparchetypo *α* nihil habemus compertum, sed ueri simile est huius familiae parentem litteris minusculis exscriptum esse saeculo VIII uergente uel IX incipiente.

Nunc etiam alios codices aduocare debemus, qui aliam ac *α* textus formam exhibent. tres tantum huius generis codices constanter adhibui; quorum tamen adfinitates subtilius indagare non potui. sunt autem hi:

Codex Leidensis Bibl. Publ. Lat. 102, membr., alt. mm. G
255, lat. mm. 170, ff. 133. continet ff. 2–41 Guillielmi de Conchis philosophiam, saec. XII; ff. 42–53 uitam S. Seruatii, saec. XII; ff. 54–61 carmina nonnulla et uitam S. Christinae, saec. XII. Palladii XIII libri ff. 62–133 continentur, uersuum 30, saec. IX^{2} exscriptus. primo folio deficiente inscriptio deest; subscribitur f. 133^{v} *PALLADI RVTILI TAVRI AEMILIANI VIRI IŁŁ OPVS AGRI CVLTVRAE FINIT LIBER.* librum diu in bibliotheca monasterii Egmondensis adseruatum, ibique anno 1465 ut etiam nunc legimus (f. 1^{v}) religatum, bibliothecae Academiae Lugduno-Batauae dono dedit Iohannes Wittendael anno 1597. usus est I. F. Gronouius obiter in Obseruationibus; ad Palladium edendum primus adhibuit Gesner. ipse denuo contuli.

Codex Parisinus Bibl. Nat. lat. 6830E, membr., alt. mm. S
224, lat. mm. 165., ff. 70, uersuum 36 (exceptis ff. 42–49 quae sunt uersuum 31 uel 32), saec. XI in Gallia exaratus. inscribitur f. 1^{r} *DE GENERALI PRECEPTO AGRICVLTVRE PALLADII RVTILI AEMILIANI VIRI ILLVST̄ OPVS AGRI CVLTVRĘ INCIPIT FELICIT̄;* subscribitur f. 70^{v} *PALLADII RVTILI TAVRI AEMILIANI VIRI ILLVSTRIS OPVS AGRICVLTVRĘ EXPLICIT.* ab alio quodam librario satis est diligenter S^{2}
correctus, haud multo postquam exscriptus est. lectiones S^{1} uel erasas uel aliquo modo obfuscatas plerumque confirmat codex **E** (de quo infra). olim in bibliotheca S. Trinitatis Vindocinensi adseruatus, deinde in possessionem D. Dufresne deuenit. usus est Schmitt. ipse denuo contuli.

Codex Mediolanensis Bibl. Ambrosianae C 212 inf., M
membr., alt. mm. 354, lat. mm. 240, ff. 58, columnarum 2, uersuum 47, saec. XIII/XIV in Italia exscriptus. inscriptionibus, subscriptionibus, titulis capitum caret, sed librarius spatium ad haec pingenda uacuum semper reliquit. continet non solum ff. 1–43^{v} Palladii libros I–XIII, sed etiam ff. 43^{v}–55^{r} librum XIV siue de ueterinaria medicina, necnon ff. 55^{r}–56^{v} carmen de insitione. legitur f. 57^{r} *Spectabilis dn̄s Rizardus Villanus de coruinijs,* et in folio

chartaceo ante f. 1 inserto legimus codicem a Francisci Cicerei heredibus emptum in bibliothecam illam Ambrosianam deuenisse. codicem e bibliothecae tenebris eruit R. Sabbadini, sed J. Svennung primus maximi aestimauit et librum XIV per multa saecula perditum ex hoc codice edendum curauit.

Cum **GSM** inter se nonnumquam dissentiant, alios codices locis dubiis adhibui, ut textum pluribus fulciam fundamentis.

V **Codex Vindobonensis Bibl. Nat. 148,** membr., alt. mm. 262, lat. mm. 208, ff. 88 (num. 1–86: ff. 1 et 19 bis), coll. 2, uersuum 27, saec. X in Germania meridionali exaratus. inscribitur f. 0v *PALLADI RVTILI AEMELIANI VIRI INLVSTRIS OPVS AGRICVLTVRE INCIPIT FELICITER*; subscriptio nulla. textus codicis **V** plerumque cum **G** consentit, ut statim ex Schmittii apparatu ap-
V² paret, sed corrector eiusdem fere aetatis multas lectiones aut in margine aut inter lineas, nonnumquam et in textu adnotauit uel radendo mutauit. quas ex alio codice haustas pro certo habeo. nec minus constat **V²M** artiore quodam adfinitatis uinculo inter se esse conexos; uera quaedam praebent (e. g. 3, 12, 2 *lata;* 4, 10, 9 *tripedanea*] *bipedanea* **V²** *tripe* ... *danna* cum notis **M**; 4, 10, 32 *umidis;* 5, 5 *infundas;* 12, 3 *a*) et de erroribus aliquotiens consentiunt (e. g. 4, 15, 3 *gerendi*] *generandi;* 10, 13, 2 *strictis*] *structis;* 11, 1, 3 iter. *faselum;* 11, 14, 8 *reconde*] *recondis*).

E **Codex Erfurtensis Bibl. Amplon. Q. 15,** ff. 193. pars altera (ff. 92–170), chartacea, saec. XIII, fort. in Italia exscripta, continet Palladii libros I–XIII, Ps.-Senecae librum de quattuor uirtutibus cardinalibus. Palladius inscribitur f. 92r *Palladii Rutili Emiliani uiri illustris opus agriculture incipit;* subscribitur f. 166v *EXPLICIT LIBER PALLADII DE CVLTVRA AGRI*. huius codicis lectiones ab I. F. Herelio excerptas A. Ernestius in altera Gesneri editione (anno 1773) adnotauit. ipse denuo contuli, sed quia codex deriuatus est ex eodem fonte ex quo S[1] originem duxit, eis locis solummodo adhibui ubi de scriptura S[1] ambigitur.

Codices huius generis singulos tractabo, nam (ut supra iam dixi) de eorum adfinitate iudicare uix licet.

Codex G, quamuis ex stirpe *α* originem sumpsisse uideatur (cf. e. g. 1, 6, 14 *exaruerint*] *ex se aruerint;* 1, 36, 2 *arere*] *arare;* 3, 6 *occandus*] *caecandus;* 3, 11 *breui crure*] *breuis rure;* 3, 25, 33 om. *semen;* 4, 10, 9 *si cum*] *sinum;* 4, 10, 16 om. *qualo ... sunt;* 4, 15, 4 *fumus*] *fimus*), textum tamen plurimis locis ab *α* distantem exhibet. mihi equidem persuasum habeo exemplar, ex quo G exscriptus est, lectorum adnotationibus fuisse refertum. glossemata inuenimus quae in textum inrepserunt (e. g. 1, 4, 1 *rigore*] *frigore;* 3, 12, 2 *focalis*] *oculus;* 6, 9, 2 *parum*] *non satis;* 13, 1 *brumam*] *pruinam*) et 'purioris' quasdam 'scripturae' lectiones (e. g. 1, 9, 2 *torquetur*] *torquebitur;* 1, 14 *maceratum*] *macerata;* 2, 15, 15 *in terra*] *in terram;* 3, 10, 4 *fraxo*] *fraxino*). ueritatem quoque non raro offendimus ubi *α* errat aut errasse uidetur. facillime uero lectiones quas G cum V[2]SM communes habet ex alio fonte haustas esse crediderim, sed haud scio an lector diligentissimus et doctrina Carolina imbutus suo Marte praua quaedam potuisset et aperte corrupta corrigere. medium igitur locum huic codici tribuerim, inter *α* scilicet et V[2]SM, nec omnino est ei auctoritas abroganda, cum ueritatem hic illic solus praebeat (e. g. 1, 39, 4 *tabulis;* 4, 10, 14 *tectam;* 8, 6, 2 *dissoluet;* 10, 14, 2 *adsidua*).

Dubitari non potest quin codex S, cum mendis plurimis et interpolationibus scateat, ex alia quadam stirpe atque *α* ueritatem deprompserit, sed quomodo S cum GM cohaereat dicere non possum. praebet enim S cum codice G errores quosdam communes: exempli causa pono 1, 10, 1 *omnes*] *omnibus; inspersa*] *inpressa* GS[1]; 1, 29, 1 om. *aues;* 3, 12, 4 *a uite*] *ante* GS[1]; 3, 18, 2 *proficit*] *proficiat;* 3, 25, 17 *uasculis*] *uasis* GS[1]; 4, 10, 16 *Assyrios*] *sirios* GS[1]; 8, 6, 2 *splenicis*] *spleneticis;* 9, 11, 3 *admittitur*] *admittatur* GS[1]; 12, 7, 22 *ipse*] *in se;* 12, 13, 3 *fraxi*] *fraxini;* 12, 15, 3 *carpinus*] *caprinus* GS[1]. et cum codice M saepius errat (numquam cum V[2] solo aut cum V[2]M): 1, 5, 5 *subsidat*] *subsideat;* 1, 18, 2 add. *obruta* **S** *obrupta* **M**; 1, 28, 2 *gemmantis*] *geminantis;* 1, 30, 3 add. *decoctum;* 2, 16 *salsi*] *sali* **S**[1] *salei* **M**; 3, 9, 9 *unus*] *unius;* 3, 29, 3 *cerasiis*] *cerasis;* 7, 2, 1 *grana refractis*] *grana arefactis;* 8, 1 *arbores* om. **S**[1]**M**; 10, 8 add. *pascis;* 12, 7, 2 *nec*] *neque;* 12, 21 *eo*] *oleo.* traditam ueritatem et solus adseruat (12, 7, 4 *praecoqua;* alia fortasse per coniecturam inuenit, ut 3, 8 *fructuum;* 3, 14 *redicis;* 4, 9, 6 *mulsa;* 5, 2, 3 *restabunt*) et bonas lectiones cum (**V**[2])**M** communes exhibet; 1, 41 *fusuras* **V**[2]**SM**; 3, 6 *occandus* **V**[2]**SM**; 3, 9, 12 *poterimus* **V**[2]**SM**; 4, 11 *breui crure* **V**[2]**SM**; 3, 12, 2 *focalis* **S**[1]**M**; 3, 17, 1 *genera* **V**[2]**SM**; 3, 25, 4 *creditur* **SM**; 3, 25, 33 *semen* **V**[2]**M** *semina* **S**; 4, 1, 4 *semipedis* **V**[2]**SM**; 4, 10, 9 *si cum* **V**[2]**SM**; 4, 10, 16 *qualo ... sunt* **V**[2]**SM**; 4, 10, 35 *erigantur* **SM**; 5, 7, 6 *dies* **SM**; 9, 11, 2 *occurrerit* **V**[2]**SM**; 10, 10, 1 *possumus* **V**[2]**SM**; 10, 10, 3 *mollibus* **SM**; 11, 14, 6 *docent* **SM**; 12, 5 *redicae* **S**[2]**M**; 12, 7, 4 *duracina ... haec* **V**[2]**SM**; 13, 1 *brumam* **S** *brummam* **M**; 13, 4, 2 *scobe* **S**[2]**M**.

De codice **M** plura sunt dicenda. ac primum constat hunc librum plurimis erroribus deformatum esse. ex his alii nil nisi librarii neglegentiam indicant, quos fere omnes in apparatu redigendo praetermisi. alii uero errores docent librarium exemplar satis antiquum et lectu quidem difficile prae se habuisse. nam falso saepe uerba continentia dissoluit; *l* pro *i* quae longa dicitur male legit (e. g. 1, 22 *obiecta*] *oblecta*; 1, 37, 2 *satureiam*] *saturelam;* 4, 10, 36 *iuti*] *luti;* cf. 11, 12, 3 *facilius*] *facibus*); *a* apertam uel *u* uel *ic* nonnumquam exscripsit (e. g. 1, 6, 9 *incrementa*] *incrementū;* 3, 25, 27 *expanduntur*] *expandantur;* 4, 10, 30 *saepe*] *sicepe*); litteras *rt* et *st* ligatas confudit (e. g. 3, 27 *palmea sporta*] *palmeas posta;* 3, 31 *myrti*] *mysti;* cf. 1, 37, 2 *desucto*] *desueto;* 6, 8, 1 *decocti*] *decosti*); spatia quoque hic illic uacua reliquit ubi difficilis lectio erat (e. g. 1, 6, 10 *acerbis uuis* et *acini;* 3, 31 *item myrtite;* 6, 7, 4 *ignitis*). exemplar igitur litteris minusculis scriptum nobis repraesentare possumus, quod saeculo IX libenter tribuerim. cum hic illic lectiones familiae *α* in margine proferat (e. g. 1, 1, 2 *et aquae*] *uel eorumque* in marg. **M**), et locis nonnullis cum codice **G** errasse uideatur (e. g. 1, 35, 9 *polen-*

tam] *polenta;* 2, 9, 1 *gelicidia*] *gelicidium;* 3, 17, 7 *quartum*] *quarum;* 4, 9, 9 *negari*] *necari;* 4, 9, 16 *sua uite*] *suauitate* KGM; 5, 2, 2 om. *de olea ... feracitatem;* 11, 1, 1 *sexto*] *sextum;* 11, 14, 4 om. *per;* 12, 15, 2 *curuabiles*] *curabiles*), nullum exstat indicium codicem M grauioribus contaminationis maculis esse foedatum. codicis sinceritatem iam satis laudaui. auctoritatem uero sibi potest non paruam adrogare, qui et librum XIV carmenque adseruet et saepius cum codicibus familiae *a* ueram lectionem tradidisse uideatur.

Horum igitur codicum testimonio nititur textus librorum I–XIII. quamuis negare non audeam nos triplicem, ut dicimus, recensionem habere (*a*/GS/V²M), duplex tamen (*a*/V²M/contaminatis GS) mihi rebus melius respondere uidetur. ante omnia lectiones singulas in trutina expendere debemus, sed codices ex *a* deriuatos maiorem sibi auctoritatem uindicasse nemo est quin uideat. quos propter uetustatem et sinceritatem ceteris iure anteferemus ubi alioqui lectio aequo pondere libratur.

Codicum recentiorum, ut iam dictum est, pars maxima ab stirpe *a* dependent; ceteri uero (ut puta Cod. Monac. 23478, saec. XII et Laurent. 47, 33, saec. XIII quo usus est Schmitt) uelut interpolati et contaminati nullius nobis momenti sunt. ex hac recentiorum turba alios ipse in manibus habui, aliorum uidi imagines phototypice expressas; non omnes, confiteor, mihi inspicere licuit. sinceritatis uestigia frustra in eis quaerebam. traditam ueritatem nusquam agnoui nisi quam uetustiorum auctoritate iam confirmatam habeamus.

adnot. Politianus

Alicuius tamen codicis lectiones adnotandas curauit Angelus ille Politianus in marginibus uel inter lineas principis editionis. cum inter doctos iam satis constet Politiani adnotationes multum in Catonem ualere eumque in Columella usum esse codice pretiosissimo (Ambrosianum dico L 85 sup.), Politiani exemplar nunc Lutetiae Parisiorum in Bibliotheca Nationali adseruatum (sub numero Rés. S. 439) diligenter contuli. sed ex quo codice hauserit inuenire non potui; nullo enim ex eis qui nunc Florentiae adseruantur usus esse uidetur. codicem uero, quicumque is fuerit, nullius esse momenti pro certo habeo, sed lectiones nonnullas aut in apparatu notaui aut in textum recepi (e. g. 3, 9, 12 *seritate;* 11, 17, 3 *tamen*). suspicor tamen eas nil nisi doctorum Italorum coniecturas esse quas in codice aliquo saec. XIV uel XV inuenerit Politianus.

Palladii opus, quamuis Cassiodori praeconio (inst. 1, 28, 6) multum commendetur, ab uno tantum scriptore (quod sciamus) ante saec. IX usurpatum esse uidetur. Isid. nostrum passim in etymologiarum libris respexit Isidorus (Aemilianum nominat orig. 17, 10, 8). cuius locos ex opere Palladiano depromptos ubicumque notaui, sed raro quidem auxilium ferunt.

De Palladii fontibus siue auctoribus alii iam luculenter scripserunt, in primis J. Svennung, Eranos 25, 1927. cuius opinioni omnes, ut decet, nunc adsentiunt. auctores autem in Palladii textu constituendo cautius ideo adhibendi sunt, non solum quia Palladius in prioribus XIII libris raro auctores ad uerbum exscripsit (paulo aliter in lib. XIV, de quo infra) et Graeca nonnumquam Latine reddidit, sed quod eorum scripta – si modo exstant – haudquaquam corruptelarum sordibus carent. ad Gargilium redintegrandum necesse est ipsius Gargilii auctores adeamus, pro Anatolii opere deperdito Geoponicorum et Hippiatricorum compendia, uersiones Syriacam Arabicam Armeniacam. laborem uero Herculeum ut potui aggressus, Graecos ubique scrutatus sum, Syrum hic illic (adiuuante Reu. Patr. M. Guinan) inspexi, nec me fallit in hoc munere quam parum profecerim.

Codicibus igitur diligenter excussis et fontibus siue auctoribus ubique inspectis mihi hanc editionem paranti semper ante oculos posui ut textum uere Palladio dignum lectoribus praeberem. ac primum constat nos debere infimae Latinitatis proprietates retinere, etsi a classico sermone abhorreant. quantum in hoc debeam operi quod J. Svennung anno 1935 promulgauit (Sven.[1]) quaeuis fere huius editionis pagina demonstrat. quem non ubique me sequi posse doleo, sed minime credo Palladium, quippe qui homo fuerit eruditus et numerorum rationem numquam oblitus, sermone tam uulgari usum esse ut *miscis* pro *misces*, pro *ut multum, multum* tantum, *post triduum* pro *per triduum* scribere posset. sed prudenter emendaui, praesertim cum locos innumeros pro dubiis habuerim qui certissimi iudicentur si modo Palladii auctorem prae manu teneamus.

In re orthographica aliquid sibi auctoritatis adrogant codices antiquiores (in primis **DP**), quorum ut potui formas ubique retinui, nec tamen omnes ad unam normam redigere conatus sum. inuenies igitur tales scripturas quales *robeus/rubeus, quiatos/cyathos, testaceo/testacio, cooperio/coperio*. Palladii enim ipsius fortasse, fortasse et eius auctorum inconstantiam testari mihi uidentur. multa quae ad orthographiam spectant in apparatu praetermisi (e. g. *thymus/thimus/timus, sulfur/sulpur/sulphur*) ubi de recta scriptura non potest dubitari; multa tamen summa cum diligentia referenda curaui, quae ad uocabula inusitata uel constructiones singulares spectare possunt uideri. locis incertis uel aperte corruptis nil omnino ab apparatu amouere mihi licuit.

De eis qui Palladium ante me ediderunt nihil est cur multa dicam. aut codicum notitia eis latuit aut nostri textum ad classici sermonis usum uertere sunt conati. editionum ueterum lectiones quas coniecturae imputauerim in apparatu hic illic notaui; saepius citatur editio Aldina quam Iocundus curauit. apparatum, ut ita dicam, inchoatum praebent Gesneri et Schneideri editiones, sed nemo ante Schmitt codices diligenter excussit. is autem, nimius ut uere dicam 'puri sermonis amator', quot locos codicum auctoritate correxit, tot monachorum prauitate uitiatos agnouit et ipse corrupit.

edd.
ed. Ald.

DE CODICIBVS LIBRI XIV

Librum quartum decimum, siue de medicina pecorum, nobis seruauerunt duo tantum codices: quorum alter et Palladii libros I—XIII et carmen de insitione una cum hoc libro complectitur (**M**), alter uero nil praeter libellum de mulomedicina continet (**v**).

M **Codex Ambrosianus C 212 inf.**, saec. XIII/XIV, supra laudatus. et inscriptio huius libri et tituli capitulorum desiderantur. incipit f. 43^v col. 2 *c]ontra pestem*, desinit f. 55^r col. 1 *testinis circulum*. Palladii librum XIV ex hoc codice primum edidit J. Svennung anno 1926.

v **Codex Leidensis Bibl. Uniu. Vulcanianus 90B**, chartaceus, alt. mm. 205, lat. mm. 160, ff. 25, saec. XVI. legitur f. 1^r *Mulo medicina*, sed nomen auctoris nusquam reperitur. librarius et sincerus et satis diligens mihi esse uidetur; adnotationes enim uel coniecturas suas hic illic inter ungulas posuit: c. 1, 2 *concoquunt* (*ante non coquunt*); c. 34, 1 *calfacis* (*ita L nam in m calfices est*); c. 37, 1 *obuersum* (*ita l. in .s. est ouessum*); c. 46 *quod* (*cor. qui*); c. 61 *amulum* (*s^0 ./. bolla*). lector deinde nescioquis codicem cum Columellae editione Stephaniana (Parisiis 1543) contulit, ut apparet ex adnotationibus ff. 18–19: *Steph p. 260* (ad c. 29, 3 ex Colum. 7, 5, 3). lector denique alter in margine ff. 20–21 paginarum numeros *meae editionis*, ut scriptum est, notandos curauit. qui numeri cum editione Commeliniana (Heidelbergae 1595) mire consentiunt; potest itaque fieri ut Hieronymus ille Commelinus uel eius familiaris Fr. Sylburgius hunc libellum olim possederit. codex unde Lugdunum Batauorum uenerit non liquet. in lucem protraxit G. Björck anno 1938. contuli.

De ratione inter **M** et **v** intercedente non est cur multa dicam. codices inter se ita consentiunt ut eis communem subesse originem adfirmemus, non tamen pro certo adfirmare ausim ambos ex eodem exemplari oriundos.

Tertius nunc aduocandus est codex, cuius testimonium ut non multum ualet, ita non omnino spernendum esse censemus.

b **Codex Vaticanus Barberinianus lat. 12**, membr., alt. mm. 170, lat. mm. 120, ff. 147, uersuum 25–28, saec. XIII in Gallia ut uidetur exscriptus. continet ff. 1–88 Palladii libros I–XIII (textum deterrimum praebet multisque interpolationibus deformatum), ff. 89^r–95^r excerpta libri XIV de quibus mox doceberis, ff. 96–147 aliorum auctorum scripta diuersa. librum accurate descripsit S. Prete, Codices Barberiniani latini, 1968, 15sqq.

Excerptor nescioquis (saeculi, ut credo, duodecimi) Palladii libellum ita expilauit ut ea quae Palladius de equorum mulorum boum medicina scripserat tantum excerperet, quae ad oues capros porcos pertinent plane omitteret. excerpta igitur hoc ordine inuenimus:

ff. $89^r - 90^v$ cc. 22 – 27 (om. 22, 5; 24, 5; 25, 2) $90^v - 92^r$ cc. 49 – 65 (om. c. 62)		de equis
f. 92^r	c. 28 (om. §§ 4 – 5)	de mulis
ff. $92^r - 95^r$ cc. 4 – 19, 2 *inspirata* (om. 5, 4 – 6; 6, 2 – 3; 7, 3 – 5; 8, 2 – 4; 10, 4 – 12, 5; 12, 8 – 9; 13, 3; 14, 9 – 10; 15, 2 et 4; 16, 2; 17, 1 – 2; 18, 3 – 4) f. 95^r c. 39, 1 – 3 *aboleri*		de bubus

huc accedit quod compilator Palladii uerba saepius breuiauit et retractando uitiauit, noua quoque praecepta hic illic addidit (post c. 22, 4 et 14; c. 65). cum multis laborent incommodis, uera tamen et genuina aliquando praebent excerpta et quae coniectura uel minime inueniri poterant (uelut c. 5, 2 *sus*] *bos* **M v**; 24, 1 *scisso*] *fisso* **M v**).

Et ne longa dicam, codicum **M v b** cognationes per hoc stemma depingere licet:

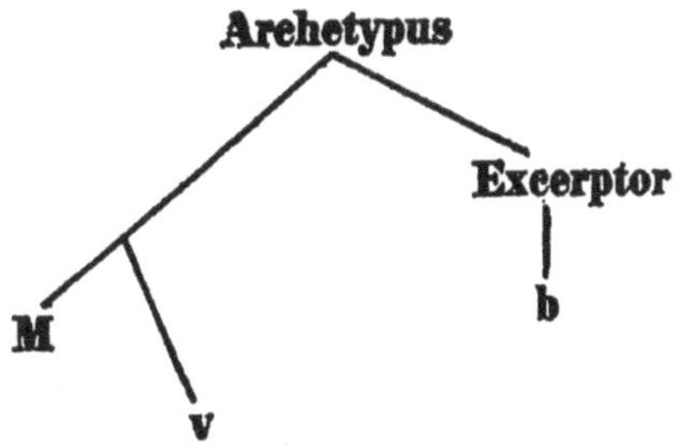

Subsidio in hoc libro saepius ueniunt Palladii auctores, praesertim cum noster in praefatione (c. 2, 1) se ipsis uerbis Columellae et auctorum suorum scripturum esse promiserit. sed ne hic quidem Palladius auctores semper ad uerbum secutus est, et Columellae textus grauiter corruptus totiens per Palladium reficitur quotiens Palladii uerba per Columellam emendantur.

DE CODICIBVS QVI CARMEN DE INSITIONE PRAEBENT

Librum metricum, siue Carmen de insitione, adseruant codices plerumque recentiores. praeter codicem **M** pretiosissimum ceteri omnes saeculo XV tribuendi sunt, quos in duas classes diuidere licet.

M **Codex Ambrosianus C 212 inf.**, saec. XIII/XIV, supra laudatus. inscriptio deest. incipit f. 55^r col. 1 *h]abes aliud*, desinit f. 56^v col. 2 *rusticitate leges*. publici iuris fecit uir doctissimus R. Sabbadini, Stud. Ital. Filol. Class. 11, 1903, 238sqq. contuli.

Classis prima:

H **Codex Vaticanus lat. 5245**, chart., saec. XV, ff. 85^v–91^v. inscribitur *Palladij Rutilij Tauri aemeliani ad Pastellum de Insitione Liber*. usus est Schmitt. ipse denuo contuli.

A **Codex Vindobonensis Bibl. Nat. 3198**, chart., saec. XV, ff. 183–186. inscribitur *Palladii Rutilii Tauri de Insitione Liber*. prologus et 34 uersus priores desiderantur. incipit uers. 35 *Incipiam*. usus est Schneider. contuli.

m **Codex Matritensis Bibl. Nat. 1482**, membr., saec. XV, ff. 16^r–21^r. inscribitur *PALLADIJ;* subscribitur *FINIT. Marinus Tomacellus dum Florentiae pro Ser^{mo} Rege Ferdinando Legatus ageret scribi fecit amicis aeque ac sibi.* codex erat olim (f. 1^r) *congregationis Casinensis deputatus monasterio Sancti Seuerini de Neapoli*. meum in usum contulit W. N. Nichipor mense Ian. 1968.

p **Codex Harvardianus MS Lat. 124** (olim Phillippicus 6748), membr., saec. XV, ff. 108^v–113^r. inscribitur *Palladij carmina de arte insitionis;* subscribitur *FINIS*. in lucem protraxit E. K. Rand, Amer. Journ. Philol. 26, 1905, 291sqq. contuli.

Huius classis errores sunt hi (cf. **MUqk**): prol. § 1 *fecit*] *effecit; famulorum*] *seruorum;* om. *potius* **Hmp** (**A** def.); uers. 11 *condemnabile*] *commendabile;* 70 *premit*] *petunt;* 90 *dona*] *poma;* 99 *praestet*] *praestent;* 106 *admisso*] *amnisso* **A** *ammisso* **H** *amisso* **mp**; 151 *permutat*] *permutant* **HAm** *permittant* **p**; 158 *petunt*] *ferunt;* 162 om. *et;* 170 *leges*] *lege.*

Breuiter dicam codices **Amp** arctius inter se esse coniunctos: uers. 48 *genus*] *gemis;* 69 *pugnacibus*] *pugnantibus;* tit. ante uers. 77 *DE POMO* **HUqk** *DE MALO* **Amp**; 93 *sudibus*] *suibus;* 111 *pasturi*] *palustri;* 138 *curua*] *cutra* **Am** *cura* (uel *citra*?) **p**; 152 *docet*] *decet.* lectiones ueras coniecturae debent: 101 *aspernata;* 154 *odore feras.*

Classis altera:

Codex Monacensis lat. 454, chart., saec. XV, ff. 89^r-93^v. U
inscribitur *Ruttilii Palladii Thauri aemeliani De insitione liber ad Pasiphilum uirum doctissimum Incipit.* in medium protulit Svennung (Sven.[1] 95). contuli.

Codex Venetus Bibl. Querinianae Class. IX, cod. 14, q
chart., saec. XV, ff. 39^r-43^r. inscribitur *Rutilii palladii tauri Emiliani de insitione liber ad pamphilum uirum doctissimum incipit.* meum in usum contulit W. N. Nichipor mense Aug. 1968.

Codex Hannoueranus IV, 505, membr., saec. XV, k
ff. 29^r-34^r. inscribitur *RVTILII PALLADII TAVRI AEMILIANI DE INSITIONE LIBER AD PASIPHILVM VIRVM DOCTISSIMVM INCIPIT.* ex parte est umore uitiatus. contuli cum imaginibus phototypice expressis quas bibliothecarii comitas mihi suppeditauit.

Errores **Uqk** communes sunt (cf. **MHAmp**): prol. § 1 *fiduciae*] *fidei;* § 2 *modo ad has*] *ad has modo* **qk** *addas modo* **U**; uers. 7 *uilia* **Hmp** *rustica* **Uqk** (uoc. om. **M**); 119 *uariare*] *mutare;* 129 *sodali*] *sorori;* 131 *uirentis*] *uirentes;* 150 *discisso*] *discissi.* codex autem **k** ita cum editione e principe (Venetiis 1472) erroribus est coniunctus ut haec ex altera stirpe (non tamen ex ipso **k**) oriunda esse uideatur: prol. § 1 *quaedam sunt*] *sunt quaedam;* uers. 51 *decorant*] *decorat;* 105 *Semina*] *Aemina* **k** *Aemula* **e**; 118 *cerea*] *cetera;* 158 *meritum*] *debitum.*

Puto me alibi (Bull. Inst. Class. Stud. 16, 1969) satis ostendisse nos trifariam habere diuisionem, nam codex **M** modo primae modo alteri classi adhaeret. licet igitur rationem stemmaticam sequi et codicum necessitudines sic delineare:

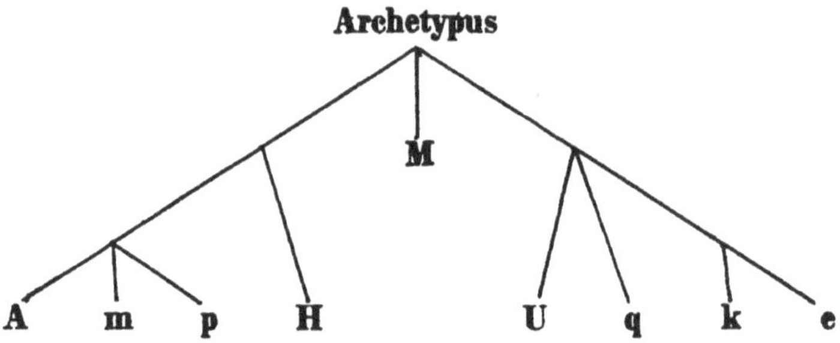

Restat ut gratias ex animo agam cum bibliothecarum praefectis tum uiris ac feminis doctis qui me iuuenem ignotum tam comiter exceperunt. pecuniam per hos tres annos mihi subministrauit Vniuersitas Californiensis. longum erat singulos nominare praeceptores collegas amicos qui studia mea Palladiana fouerunt, quorum omnium beneuolentia spero me non abusum. de codicum aetate me certiorem fecit B. Bischoff rerum palaeographicarum peritissimus. multum debeo uiro de Palladio nostro optime merito J. Svennung, multum et M. Winterbottom qui textum diligentissime perlegit mendisque non paucis purgauit. maximas tamen gratias habeo uiro tam humanitate quam eruditione praeclaro R. A. B. Mynors, quo primum hortante hoc opus suscepi, cui quantum debeam exprimere cupienti uerba mihi desunt.

Scripsi Berkeleiae ap. Californienses

prid. Kal. Ian. 1974 R. H. RODGERS

CONSPECTVS LIBRORVM

Editiones

1. Editiones uetustiores

1472. Venetiis, N. Ienson. Editio princeps (Pallad. curauit Fr. Colucia)
1482. Regii, B. et L. de Bruschis (ed. M. Bottonus)
1494. Bononiae, B. Hectoris (ed. P. Beroaldus)
1496. Regii, D. Bertochus
1499. Regii, Fr. de Mazalibus
1504. Bononiae, B. Hectoris
1514. Venetiis, Aldus (ed. I. Iucundus)
1515. Florentiae, P. Iunta (ed. N. Angelius)
1521. Florentiae, hered. Iuntae (ed. N. Angelius)
1528. Tiguri, I. Mazochus
1529. Parisiis, I. B. Ascensius
1533. Lutetiae, G. à Prato
1533. Venetiis, hered. Aldi
1535. Basileae, Heruagius
1535. Lugduni, S. Gryphius
1536. Coloniae, I. Gymnicus
1536. Parisiis, Tiletanus
1537. Lugduni, S. Gryphius
1541. Lugduni, S. Gryphius
1543. Parisiis, R. Stephanus
1595. Heidelbergae, H. Commelinus (ed. Fr. Sylburgius)

2. Editiones recentiores

Gesner, J. M., Scriptores rei rusticae ueteres latini, Lipsiae 1735
—, Editio secunda [cur. A. Ernestius], Lipsiae 1773—74
—, Editio secunda iter. impr., Mannhemii 1781
—, Editio secunda ter. impr., Biponti 1787—88
Schneider, J. G., Scriptorum rei rusticae ueterum latinorum ..., Lipsiae 1794—97
Schmitt, J. C., Palladii Rutilii Tauri Aemiliani uiri inlustris opus agriculturae, Lipsiae 1898

(Monendum est omnes praeter Schmittianam non solum Palladium sed et ceteros rei rusticae scriptores continere: Catonem dico, Varronem, Columellam.)

3. Editiones librorum singulorum

Schmitt, J. C., Palladii Rutilii Tauri Aemiliani de re rustica liber primus, rec. atque ad soll. anniu. Gymn. Regii D. V. M. Augusti celebr. publ. J. C. S., Wirceburgi 1876
—, Palladii Rutilii Tauri Aemiliani de insitione, Festschr. des Gymn. zu Münnerstadt 1877
Svennung, J., Palladii Rutilii Tauri Aemiliani uiri inlustris opus agriculturae. Liber quartus decimus de ueterinaria medicina, Gotoburgi 1926

Versiones

Anon., Palladius on Hosbondrie, ed. B. Lodge, Early English Text Soc. 52, 72, London 1873, 1879
—,The Middle-English Translation of Palladius De Re Rustica, ed. M. Liddell, Berlin 1896
Anon. (Andrea Lancia, ca. 1340?), Volgarizzamento di Palladio, ed. P. Zanotti, Verona 1810
Anon., Versio inedita (lingua Castil.): Cod. Matrit. 10 211 (ex uers. Catal. deriuata: u. Sayol infra)

Cabaret-Dupaty, L'Economie rurale de Palladius Rutilius Taurus Aemilianus: traduction nouvelle par C.-D., Bibliothèque Panckoucke, Paris 1844

Darces, J., Les Treize Livres des choses rustiques de Palladius Rutilius Taurus Aemilianus, traduicts nouvellement de latin en françois par M. Jean Darces, Paris 1554

Herren, Mich., Columelle und Palladij Ackerwerck, verteutschet durch M. H., Strassburg 1538

Mai, Th., Agricultur oder Ackerbau Columellae und Palladii verdeutschet durch Th. M., Magdeburg 1612
Marino, P., Palladio dignissimo et antiquo scrittore della agricultura tradutto uolgare, Vinegia 1528

Owen, T., The fourteen books of Palladius Rutilius Taurus Aemilianus, on agriculture, London 1807

Saboureux de la Bonnetrie, C. F., Traduction d'anciens ouvrages latins relatifs à l'agriculture et à la médecine vétérinaire, tom. 5, Paris 1775 (iterum impr. 1856)
Sansovino, Fr., La villa di Palladio Rutilio Tauro Emiliano tradotta nuovamente per F. S., Venetia 1560
Sayol, Ferrer, Versio inedita, 1380—1385 confecta (lingua Catal.): u. L. Tramoyeres Blasco, El tratado de Agricultura de Paladio: una traducción catalana del siglo XIV, Revista de archivos, bibliotecas y museos, ser. 3, 24, 1911, 459—465 et 25, 1911, 119—123

Editiones textuum aliorum

Fragmentum Vindanii, cod. Parisin. graec. 2313, f. 49v: ed. Beckh (u. infra DISSERTATIONES) 268sqq.	Anatol.
Gargilii Martialis de arboribus pomiferis fragmentum ex codice rescripto bibliothecae regiae Neapolitanae [IV. A. 8], ap. Classicorum auctorum e Vaticanis codicibus editorum tom. 1, ed. A. Mai, Romae 1828, 387sqq.	Garg. Mart. pom.
Gargilii Martialis medicinae ex oleribus et pomis, ap. Plinii Secundi quae fertur ... medicina, ed. V. Rose, Lipsiae 1875, 129sqq.	med.
Curae boum ex corpore Gargilii Martialis, ap. P. Vegeti Renati digestorum artis mulomedicinae libri, ed. E. Lommatzsch, Lipsiae 1903, 307sqq.	cura boum
Corpus Hippiatricorum Graecorum, edd. E. Oder et C. Hoppe, tom. 1 Hippiatrica Berolinensia (= Hipp. B.), Lipsiae 1924; tom. 2 Hippiatrica Parisina (= Hipp. P.) Cantabrigiensia Londinensia Lugdunensia, Lipsiae 1927	Hipp.
Geoponicon in sermonem Syriacum uersorum quae supersunt, ed. P. de Lagardius, Lipsiae et Londinii 1860	Syr.

Dissertationes et adnotationes selectae

Amzalak, M. B., Paládio e a exploração agrícola, Lisboa 1953

André, J., Lexique des termes de botanique en latin, Paris 1956

Becher, W., Drei Bemerkungen zu H. Widstrands Palladiusstudien, Phil. Woch. 47, 1927, 798—799

Beckh, H., De Geoponicorum codicibus manuscriptis, Acta seminarii philologici Erlangensis 4, 1886, 261—346

Birt, Th., Marginalien zu lateinischen Prosaikern, Philologus 83, 1927, 164—182

Björck, G., Remarques sur trois documents médicaux de la bibliothèque universitaire de Leyde, Mnemosyne, ser. 3, 6, 1938, 146—150

Dalmasso, L., Palladiana, Boll. di filol. class. 14, 1907, 78—81

—, Quaestiones Palladianae, Boll. di filol. class. 15, 1908, 255—258

—, Il vocabolario tecnico di un tardo scrittore georgico: Contributo alla semasiologia palladiana, Atti d. R. Accademia delle scienze di Torino 48, 1913, 688—706

—, La formazione delle parole in Palladio Rutilio Tauro Emiliano, Riv. di filol. 41, 1913, 264—280 et 401—424

—, Appunti lessicali e semasiologici su Palladio, Athenaeum (Pavia) 2, 1914, 52—68 et 450—460

Detmer, W., De Palladii Rutilii Tauri Aemiliani genere dicendi, Diss. Bonn 1922 (non uidi)

Fehrle, E., Studien zu den griechischen Geoponikern, *ΣΤΟΙΧΕΙΑ* 3, Leipzig, Berlin 1920

Gemoll, W., Untersuchungen über die Quellen, den Verfasser und die Abfassungszeit der Geoponica, Berliner Studien f. klass. Philol. 1, Berlin 1883

Harris, J. R., On the Locality to which the Treatise of Palladius De Agricultura must be assigned, Amer. Journ. Philol. 3, 1882, 411–421

d'Hérouville, P., Une correction à l'Opus agriculturae de Palladius (I, 29, 2), Revue de philologie, ser. 3, 2, 1928, 52–53

Hoppe, K., Philologische Bemerkungen zur antiken Buïatrik, Veterinärhistorische Mitteilungen 6 (Deutsche tierärztl. Woch. 30), 1926, 33–47

de Lagarde, P., De Geoponicon uersione Syriaca, Gesammelte Abhandlungen von Paul de Lagarde, Leipzig 1866, 120–146

Nohl, H., Palladius und Faventinus in ihrem Verhältniss zueinander und zu Vitruvius, Comm. philol. in honorem Theodori Mommseni, Berlin 1877, 64–77

Oder, E., Beiträge zur Geschichte der Landwirthschaft bei den Griechen, Rh. Museum 45, 1890, 58–99 et 212–222; ibid. 48, 1893, 1–40

Plommer, H., Vitruvius and Later Roman Building Manuals, Cambridge 1973

Renard, M., Technique et agriculture en pays trévire et rémois, Latomus 18, 1959, 77–108 et 307–333

Rodgers, R. H., Excerpts of Palladius XIV, Bull. Inst. Class. Stud. (London) 15, 1968, 127–129

—, The Manuscript Tradition of Palladius' Carmen de insitione, Bull. Inst. Class. Stud. 16, 1969, 55–62

—, The Moore Palladius, Trans. Cambridge Bibliogr. Soc. 5, 1971, 203–216

Rodg.[1] —, Notes on Palladius I. 42, Bull. Inst. Class. Stud. 18, 1971, 46–52

Rodg.[2] —, Three Shrubs in Palladius: rorandrum, ulex, tinus, Studii clasice 15, 1973, 153–155

Sabbadini, R., Un codice ignoto della veterinaria di Columella, Rend. d. R. Istituto Lomb. di scienze e lettere, ser. 2, 38, 1905, 780–799

Schmalz, J. H., Sprachliche Bemerkungen zu des Palladius opus agriculturae, Glotta 6, 1915, 172–190

Sirch, M., Die Quellen des Palladius in seinem Werke über die Landwirtschaft, Gymn.-Progr. Freising 1904

Svennung, J., Om en nyupptäckt bok av Palladius, Eranos 23, 1925, 1–11

Sven.[2] —, De auctoribus Palladii, Eranos 25, 1927, 123–178 et 230–248

Sven.[3] —, De Columella per Palladium emendato, Eranos 26, 1928, 145–208

Sven.[4] —, Om Palladius De medicina pecorum, Eranos 27, 1929, 46–113

Sven.[1] —, Untersuchungen zu Palladius und zur lateinischen Fach- und Volkssprache, Uppsala 1935

Thaer, A., Die Mähmaschine bei den alten Galliern, Fühlings landwirtschaftl. Zeitung, 1877, 59sqq.
Wellmann, M., Palladius und Gargilius Martialis, Hermes 43, 1908, 1–31
White, K. D., Agricultural Implements of the Roman World, Cambridge 1967 White[1]
—, Roman Farming, London 1970 White[2]
Widstrand, H., Palladiusstudien, Diss. Uppsala 1926 Widst.
—, Innehåler cod. Ambr. C 212 inf. en fjortonde prosabok av Palladius?, Eranos 26, 1928, 121–144
—, Palladius och Carmen de insitione, Eranos 27, 1929, 129–139

ADDENDVM

Gavrilov, V. G., О датировке трактата Палладия, Вестник Московского университета, серия история, no. 6, 1971, 74–80
Martin, R., Apulée dans les Géoponiques, Revue de philologie 46, 1972, 246–255 (qui uir doctus et ipse Palladium curat, cuiusque editionem libb. 1–2 uersione Francogallica et commentariis instructam mox e prelis uenturam esse speramus)
Teall, J. L., The Byzantine Agricultural Tradition, Dumbarton Oaks Papers 25, 1971, 35–59

opusculum meum (quod supra p. vii memoraui) simul cum hac editione parebit: An Introduction to Palladius, Bull. Inst. Class. Stud., Suppl. 35, London 1975.

Typothetarum plagulas mecum perlegit uxor mea B. Saylor, indicemque conficienti mihi operam nauauerunt W. Batstone et H. Miller. quibus editione absoluta gratias ago.

Berkeleiae

Kal. Iun. 1975

SIGLA IN LIBRIS I–XIII

D	Cantabrigiensis Kk. v. 13, saec. IX
P	Parisinus lat. 6842B, saec. IX
K	Montepessulanus H 305, saec. IX
J	Parisinus Nouv. acq. lat. 1730, saec. IX
L	Laudunensis 426 bis, saec. IX
G	Leidensis B. P. L. 102, saec. IX
S	Parisinus lat. 6830E, saec. XI
M	Ambrosianus C 212 inf., saec. XIII/XIV

Codices passim adhibiti

Q	Parisinus lat. 6830D, saec. X
V	Vindobonensis 148, saec. X
E	Amplonianus Q.15, saec. XIII

Excerptum

W	Sangallensis 878, saec. IX

ω	consensus codicum adhibitorum (uel quotquot supersunt)
ς	correcturae uel coniecturae in uno uel pluribus codd. saec. XII inferioribus inuentae
edd.	editiones pleraeque

$\mathbf{D^1P^1}$ etc. = **DP** etc. nondum correcti
$\mathbf{D^cP^c}$ etc. = **DP** etc. a librario ipso ut uid. correcti
$\mathbf{D^2P^2}$ etc. = **DP** etc. a secunda manu correcti

[ ]	uerba delenda
⟨ ⟩	uerba addenda
⟨***⟩	lacuna statuenda
††	locus corruptus uel nondum explicatus
*	littera erasa (e. g. *fru*ticare*)

add.	addidit	ins.	inseruit
adnot.	adnotauit	n. l.	non liquet
corr.	correxit	ras.	rasura
del.	deleuit	sp. rel.	spatium relictum
eras.	erasa	ut uid.	ut uidetur
h. l.	hoc loco	u.	uide

PALLADII RVTILII TAVRI AEMILIANI VIRI INLVSTRIS OPVS AGRICVLTVRAE

TITVLI LIBRI PRIMI

I De praeceptis rei rusticae
II De quattuor rebus quibus agricultura consistit
III De aeris probatione
IIII De aqua probanda
V De qualitate terrarum
VI De industria et necessariis ad rura sententiis
VII De agri electione uel situ
VIII De aedificio
VIIII De hibernis et aestiuis mansionibus et pauimentis
X De calce et harena
XI De latericiis parietibus
XII De lumine et altitudine
XIII De cameris canniciis
XIIII De opere albario
XV De tectoriis
XVI De uitanda ualle, quae propter aquas diligi solet
XVII De cisternis et maltha frigidaria
XVIII De cella uinaria
XVIIII De horreo
XX De olei factorio
XXI De stabulis equorum et boum

1—2 *de inscriptione u. praef.* || **12** hiberni **KJ** | et[1] *om.* **M** | aestibis **D**[1] aestate **KJ** || **13** harana **G** || **14** latericis **M** || **16** caniciis **G** || **19** quae ... solet *om.* **KJ** (*cf. c. 16 tit.*) | quae] quod **M** | deligi **S** || **23** oleo **D**[1] | fractorio **J**

XXII	De corte
XXIII	De auiariis
XXIIII	De columbario
XXV	De turturario
XXVI	De turdis
XXVII	De gallinis
XXVIII	De pauonibus
XXVIIII	De fasianis
XXX	De anseribus
XXXI	De piscinis
XXXII	De fenili, paleario et lignario
XXXIII	De sterculino
XXXIIII	De locis horti et pomarii et sepibus et serendo
XXXV	De remediis hortorum uel agri
XXXVI	De area
XXXVII	De apium castris
XXXVIII	De apibus emendis
XXXVIIII	De balneis
XXXX	De malthis calidae et frigidae
XXXXI	De pistrino
XXXXII	De instrumentis agrestium

1 I. De praeceptis rei rusticae

Pars est prima prudentiae ipsam cui praecepturus es aestimare personam. neque enim formator agricolae debet artibus et eloquentiae rhetoris aemulari, quod a plerisque factum est, qui dum diserte locuntur rusticis adsecuti sunt ut eorum doctrina nec a disertissimis possit intellegi.

c. 1 (aestimare personam) *cf. Macrob. sat. 7, 1, 14*; *Colum. 11, 1, 6* | (rhetoris) *cf. Colum. 11, 1, 11–12*

4 turturibus **KJ** || **6** gallanis **M** || **11** finili **JG** | palerario **M** | et *om.* **KJ** || **12** sterquilinio **KJ** || **13** et^1 *om.* **J** uel **K** | et serendo *om.* **M** || **14** hortorum **DGS** horti **KJ** hortum **M** || **18** De balneis *om.* **M** || **19–22** *non dispicitur in* **J** || **25** eloquentiae **D**^{c}**M**, (*ult.* e *eras.*) **V** eloquentia **D**^{1}**KJGS** | rhetoris] rethoris **DKJ**^{1}**M** rethores **J**^{2}**GS** || **27** disertimis **D**^{1}

sed nos recidamus praefationis moram, ne quos reprehendimus imitemur.

Dicendum autem nobis est, si diuina fauerint, de omni 2
agricultura et pascuis et aedificiis rusticis secundum fabricandi magistros et aquae inuentionibus et omni genere eorum quae uel facere uel nutrire oportet agricolam ratione uoluptatis et fructus, suis tamen temporibus per uniuersa distinctis. sane in pomis hoc seruare constitui, ut eo mense quo ponenda sunt singula cum sua omni exequar disciplina.

II. De quattuor rebus quibus agricultura consistit 2

Primo igitur eligendi et bene colendi agri ratio quattuor rebus constat: aere, aqua, terra, industria; ex his tria naturalia, unum facultatis et uoluntatis [est]. naturae est quod in primis spectare oportet, ut eis locis quae colere destinabis aer sit salutaris et clemens, aqua salubris et facilis, uel ibi nascens uel adducta uel imbre collecta, terra uero fecunda et situ commoda.

III. De aeris probatione 3

Aeris igitur salubritatem declarant loca ab infimis uallibus libera et nebularum noctibus absoluta et habitatorum considerata corpuscula: si eis color sanus, capitis firma sinceritas, inoffensum lumen oculorum, purus auditus, fauces commeatum liquidae uocis exercent. hoc genere benignitas aeris adprobatur. his autem contraria noxium caeli illius spiritum confitentur.

c. 2 *cf. Varr. rust. 1, 4, 1; Colum. 1, 5, 1–2* ‖ **c. 3** *cf. Colum. 1, 4, 9–10; Cet. Fau. 5*

1 nos *om.* **M** ‖ **3** a *ante* nobis *ins.* **G** | fauerint **DG²SM** fuerint **KJG¹** ‖ **5** et aquae **GSM** ae quae **DKJ** earumque **Q** uel eorumque *in marg.* **M** ‖ **6** oporteat **M** ‖ **7** rationis **K** ‖ **8** pomis **DKGS¹** primis **S²**, (ri *in ras.*) **M** porinis *ut uid.* **J** ‖ **12** Prima **K** ‖ **13** indistria **K** | et *ante* ex *ins.* **M** ‖ **14** est¹ *seclusi* (*om.* **G**) | natura **G** ‖ **15** spectari **G** ‖ **16** salutaris] naturalis **S¹** ‖ **17** aliunde *ante* adducta *ins.* **G²** ‖ **24** uoces **J** | exercent] al' emittunt *in marg.* **M** ‖ **25–26** his … confitentur *om.* **S¹**

4

IIII. De aqua probanda

Aquae uero salubritas sic agnoscitur: primum ne a lacunis aut palude ducatur, ne de metallis originem sumat, sed sit perspicui coloris neque ullo aut sapore aut odore uitietur, nullus illi limus insidat, frigus tepore suo mulceat, aestatis incendia rigore moderetur. sed quia solet his omnibus ad speciem custoditis occultiorem noxam tectior seruare natura, ipsam quoque ex incolarum salubritate nosca-
2 mus: si fauces bibentium purae sunt, si saluo capite in pulmonibus ac thorace aut nulla est aut rara causatio. nam plerumque has noxas corporis ad inferiorem partem quae supra sunt corrupta demittunt, ut uitiato capite ad pulmones uel stomachum morbi causa decurrat. tunc culpandus aer potius inuenitur. deinde si uenter aut uiscera uel latera uel renes nullo dolore aut inflatione uexantur, si uitia nulla uesicae [sunt]. haec atque similia si apud incolas pro maiori parte constare uideris, nec de aere aliquid nec de fontibus suspiceris.

5

V. De qualitate terrarum

In terris uero quaerenda fecunditas, ne alba et nuda sit gleba, ne macer sabulo sine admixtione terreni, ne creta sola, ne harenae squalentes, ne ieiuna glarea, ne aurosi pulueris lapidosa macies, ne salsa uel amara, ne uliginosa terra, ne tofus harenosus atque ieiunus, ne uallis nimis opaca et solida, sed gleba putris et fere nigra et ad tegendam se graminis sui crate sufficiens, aut mixti coloris.

c. 4 *Colum. 1, 5, 1–4*; *Cet. Fau. 5*; *cf. etiam Colum. 1, 3, 4* ‖ c. 5, § 1 *Colum. 4, 22, 8*

2 cognoscitur **G** ‖ 5 insideat **S** | tepore **KGS**^{2} tempore **DJS**^{1}**M** ‖ 6 aestis **G**^{1} | rigore **DKJSM** frigore **G** ‖ 7 specimem **G** ‖ 8 salubri **K** | cognoscamus *ut uid.* **S**^{1} ‖ 10 ac] aut **G** ‖ 12 demittunt **GS** dimittunt **DKJM** ‖ 16 *del. Mynors rhythmi causa* | his *ante* similia *ins.* **Q**, *edd.* (*u. Sven.*^{1} *531*) ‖ 17 maiore **S**^{1} ‖ 20 facunditas **K**^{1}**J**^{1} | et] aut **S** ‖ 21 admixtione] amissto omne **M** ‖ 23 lapidosi **M** | falsa **J** | amare **D**^{1} ‖ 24 netofusa. renosus **D**^{1} | ieiunos **D**^{1} ‖ 25 solida sed **QSM** solida se **DG** (*utrumque corr. man. rec.*) solidosa **KJ** ‖ 26 crate **GSM** grate **DKJ** | sufficies **K**^{1}**J**

quae etsi rara sit, tamen pinguis soli adiunctione glutinetur. quae protulerit nec scabra sint nec retorrida nec suci 2 naturalis egentia. ferat quod frumentis dandis utile signum est: ebulum, iuncum, calamum, gramen, trifolium non macrum, rubos pingues, pruna siluestria.

Color tamen non magnopere quaerendus est, sed pinguedo atque dulcedo. pinguem sic agnoscis: glebam paruu- 3 lam dulci aqua conspargis et subigis; si glutinosa est et adhaeret, constat illi inesse pinguedinem. item scrobe effossa et repleta, si superauerit terra, pinguis est, si defuerit, exilis, si conuenerit aequata, mediocris. dulcedo autem cognoscitur: si ex ea parte agri, quae magis displicet, glebam ⟨in⟩ fictili uaso dulci aqua madefactam iudicio saporis explores.

Vineis quoque utilem per haec signa cognoscis: si colo- 4 ris et corporis rari aliquatenus atque resoluti est, si uirgulta quae protulit leuia, nitida, procera, fecunda sunt, ut piros siluestres, prunos, rubos ceteraque huiusmodi, neque intorta neque sterilia neque macra exilitate languentia.

Situs uero terrarum neque planus, ut stagnet, neque 5 praeruptus, ut defluat, neque obrutus, ut in imum deiecta ualle subsidat, neque arduus, ut tempestates inmodice sentiat et calores. sed ex his omnibus utilis semper est et aequata mediocritas et uel campus apertior et umorem pluuium cliuo fallente subducens uel collis molliter per latera inclinata deductus uel uallis cum quadam moderatione et aeris laxitate summissa uel mons alterius culminis

§ 2 *Colum. 2, 2, 14–17*; *cf. Geopon. 2, 10, 6*; *Plin. nat. 17, 33* ‖ § 3 *Colum. 2, 2, 18–20*; *cf. Plin. nat. 17, 27* ‖ § 4 *Colum. 3, 11, 5–6*; *cf. Varr. rust. 1, 9, 7 et u. infra lib. 2, 13* ‖ § 5 *Colum. 1, 2, 3–4*; *2, 2, 1*

2 scraba **D**^{1} | torrida **S**^{1} ‖ 4 est] sit *Schmitt* | gramerifolium *ut uid.* **J** ‖ 8 est *om.* **M** ‖ 10 effossa et] et fosa * **M** ‖ 13 *add. Winterbottom ex Colum.* | uaso **DK**^{1}, *Colum.* (*cf. 9, 10*) uase **K**^{2}**JGSM** ‖ 15 utilia **K** | cognosces **J**^{2} | coloris *i. q. speciei* (*u. Sven.*^{1} *218*) ‖ 16 ad quaere soluti **D**^{1} ‖ 18 siluestros **J**^{1} ‖ 21 ut] in **J** ‖ 23 subsideat **SM** | immodicas **M** ‖ 24 est *om.* **KJM** et **S** | et *om. edd.* ex **S**

defensus obiectu et a molestioribus uentis aliquo liber auxilio, uel sublimis, asper, sed nemorosus et herbidus.

6 Sed cum sint genera terrarum plurima, ut pinguis aut macra, spissa uel rara, sicca uel umida et ex his pleraque uitiosa, tamen propter seminum differentiam saepe necessaria, maxime, sicut supra dixi, eligendus est pinguis ac resolutus ager, qui minimum laborem petit, fructum maximum reddit. secundi meriti est spissus, qui labore quidem maximo, tamen ad uota respondet. illud uero deterrimum genus est quod erit siccum simul et spissum et macrum uel frigidum. qui ager pestiferi more fugiendus est.

6 VI. De industria et necessariis ad rura sententiis

Sed ubi haec quae naturalia sunt neque humana ope curari possunt diligentius aestimaris, exequi te conuenit partem quae restat industriae. cuius haec erit cura uel maxima, ut has quas subieci ex omni opere rustico in primis debeas tenere sententias.

Praesentia domini prouectus est agri.

Color terrae non magnopere desideretur, quia bonitatis incertus est auctor.

2 Genera omnium surculorum uel frugum praeclara, sed terris tuis experta committe. in nouo enim genere seminum ante experimentum non est spes tota ponenda. locis umidis semina citius quam siccis degenerant; quare subinde succurrat electio.

§ **6** *Colum. 2, 2, 5—7* ‖ **c. 6,** § **1** (Praesentia domini) *Colum. 1, 1, 18*; *1, 3, 3*; *3, 21, 4*; *cf. Geopon. 2, 1*; *Caton. 4*; *Plin. nat. 18, 43* | (Color terrae) *Colum. 2, 2, 16*; *cf. supra c. 5, 2* ‖ § **2** (Genera ... ponenda) *cf. Colum. 3, 2, 31*

2 nec *ante* uel *ins.* **S** | uel *ante* asper *ins.* **S** ‖ **3** ut] et **J** ‖ **4** macra **KGSM** magra **DJ** | pluraque **M** ‖ **7** resolutos **J**[1] ‖ **10** simul *om.* **M** ‖ **14** curare **G** | aestimari sex sequi **D** aestimaris *** exsequi **K** estimaris (s *supra*) ex (*ex* et?) sequi *in ras.* **J**[2] ‖ **15** cura *om.* **M** ‖ **19** benignitatis **S** ‖ **21** *post* omnium *unum folium in* **J** *desideratur, nunc ut sequantur uerba* pauimento congestos (*infra c. 9, 4*) | sunt *post* omnium *eras.* **K** | sulcorum **S**[1] | frigum **D**[1]

Ferrarii, lignarii, doliorum cuparumque factores necessario habendi sunt, ne a labore sollemni rusticos causa desiderandae urbis auertat.

Locis frigidis a meridie uineta ponantur, calidis a septentrione, temperatis ab oriente uel, si necesse sit, occidente.

Operarum ratio unum modum tenere non potest in 3
tanta diuersitate terrarum, et ideo soli et prouinciae consuetudo facile ostendet qui numerus unamquamque rem faciat siue in surculis siue in omni genere satorum.

Quae florent constat non esse tangenda.

Bene eligi serenda non possunt, nisi hoc officium prius electus adsumat.

In rebus agrestibus maxime officia iuuenum congruunt, imperia seniorum.

In uitibus putandis tria consideranda sunt: fructuum 4
spes, successura materies, locus qui seruet ac reuocet. uitem si maturius putes, plura sarmenta, si serius, fructus plurimos consequeris. de locis deterrimis sicut arbores ita homines conuenit ad meliora transferre.

Post bonam uindemiam strictius, post exiguam largius puta.

In omni opere inserendi, putandi ac recidendi duris et acutis utere ferramentis.

In uite uel arbore quae facienda sunt perage ante apertionem floris et gemmae.

In uineis aratro praetermissa fossor emendet.

§ 2 (Ferrarii ... auertat) *Geopon. 2, 49*; *cf. Colum. 1, 3, 3*; *11, 1, 23* | (Locis ... occidente) *Colum. 3, 12, 6*; *cf. Geopon. 5, 4*; *Plin. nat. 17, 20–22*; *18, 328* ‖ § 3 (Operarum ... satorum) *cf. Colum. 2, 12* | (Quae florent) *Colum. 2, 11, 9*; *cf. infra lib. 6, 1, 1* | (In rebus ... seniorum) *Colum. 11, 1, 6*; *cf. Geopon. 2, 2, 1–2* ‖ § 4 (In uitibus ... reuocet) *Colum. 4, 24, 1*; *cf. infra 3, 12* | (uitem ... consequeris) *Colum. 4, 23, 3* | (de locis ... transferre) *Geopon. 2, 48*; *cf. Colum. 3, 5, 2* | (Post ... ferramentis) *Colum. 4, 24, 21* | (In uineis ... emendet) *Colum. 5, 5, 12–13*

5 tempera*tis **D** ‖ 6 ab *ante* occidente *ins.* **S¹** ‖ 7 operarum (ra *eras.*) **DK** ‖ 8 et²] ex **K** ‖ 10 facit **G¹** ‖ 13 electus **DKGSM** eligens **Q**, *edd.* ‖ 20 homines **DKGS²M** (*cf. Geopon.* οὔτε γεωργοὺς οὔτε φυτά) uites **S¹**, *edd.* ‖ 21 largius] latius **Q**, *edd.*

Locis calidis, siccis, apricis pampinandum non est, cum magis uitis optet operiri. et ubi uineas Vulturnus exurit aut flatus aliquis regionis inimicus, uitem tegamus straminibus uel aliunde quaesitis.

5 Ramus laetus, uiridis et sterilis in media olea abscidendus est, uelut totius arboris inimicus.

Sterilitas et pestilentia aequo modo fugiendae sunt, uel si secum utraeque non fuerint.

In pastinato solo inter nouellas uites omnino nihil est conserendum. Graeci iubent exceptis caulibus tertio anno quae libebit iniungere.

Omnia legumina Graecis auctoribus seri iubentur in sicca terra; faba tantummodo in umida debet aspargi.

6 Domino uel colono confinia possidenti qui fundum uel agrum suum locat damnis suis ac litibus studet.

In agro periclitantur interiora, nisi colantur extrema.

Omne triticum solo uliginoso post tertiam sationem in genus siliginis commutatur.

Tria mala aeque nocent: sterilitas, morbus, uicinus.

7 Qui terram sterilem uineis occupat et laboribus suis et sumptibus est iniquus.

Campi largius uinum, colles nobilius ferunt. Aquilo uites sibi obiectas fecundat, Auster nobilitat; ita in arbitrio est, plus habeamus an melius.

Necessitas feriis caret.

§ 4 (Locis ... quaesitis) *Colum. 5, 5, 14—15*; *cf. infra lib. 9, 3* ‖ **§ 5** (Ramus ... inimicus) *Colum. 5, 9, 18* | (Sterilitas ... fuerint) *Colum. 1, 3, 2* | (In pastinato ... conserendum) *Geopon. 5, 11, 5* | (Graeci ... iniungere) *cf. Geopon. 5, 11, 2 et 4* | (Omnia ... aspargi) *Geopon. 2, 40, 1*; *cf. etiam Geopon. 2, 13, 3—4*; *2, 35, 1* ‖ **§ 6** (Domino ... studet) *Colum. 1, 7, 3* | (Omne triticum ... commutatur) *Colum. 2, 9, 13* ‖ **§ 7** (Campi ... melius) *Colum. 3, 2, 6* | (Necessitas ... caret) *cf. Colum. 11, 1, 20*

1 locus **D**^{1} ‖ **2** uitis **DK**^{1}**GM** uites **K**^{2}**S** | optet **GM** oportet **DKS** | uuluirnus **M** ‖ **3** regioni* **G** ‖ **5** ramis **K** | laetus] leuis *ut uid.* **M**^{1} ‖ **8** utraque **M** ‖ **9** solo *om.* **S**^{1} sole **K**^{1} ‖ **11** libebit (bi *exp.*) **K** ‖ **15** damnandis (na *eras.*) **D** ‖ **16** colantur **GM** coluntur **DKS** ‖ **17** tritticum (*ut saepius*) **D** ‖ **18** silignis **G** | commutantur **S**^{1} ‖ **20** latoribus **G** (e *ex* o **G**^{2}) ‖ **21** iniquus **QS** inicus **D** inīcus **M** inimicus **G**, (mi *eras.*) **K** ‖ **24** nostro *ante* est *ins.* **G**

Quamuis temperatis agris serendum sit, tamen si siccitas longa est, semina occata tutius in agris quam in horreis seruabuntur.

Viae malitia aeque et uoluptatis et utilitatis aduersa est.

Qui agrum colit grauem tributis creditorem patitur, cui 8
sine spe absolutionis obstrictus est.

Qui arando crudum solum inter sulcos relinquit suis fructibus derogat, terrae uber infamat.

Fecundior est culta exiguitas quam magnitudo neglecta.

Nigras uites omnino repudies nisi in prouinciis et eius 9
generis quo acinaticium fieri consueuit.

Longius adminiculum uitis incrementa producit.

Teneram et uiridem uitem ferri acie ne recidas. omnis incisura sarmenti auertatur a gemma, ne eam stilla quae fluere consueuit extinguat.

Pro macie uel soliditate uitium nutrienda sarmenta putator iniungat.

Terra profunda, quod Graeci adserunt, oleae grandes arbores efficit, fructus minores et aquatos ac seros magisque amurcae proximos. aer oleas tepidus iuuat et uentis mediocribus sine ui et horrore perflabilis.

§ 7 (Quamuis ... seruabuntur) *Colum. 2, 8, 4* (Viae malitia) *cf. Colum. 11, 1, 23* ‖ § 8 (Qui arando ... infamat) *Colum. 2, 2, 25*; *cf. 2, 4, 3* | (Fecundior ... neglecta) *cf. Colum. 1, 3, 8–9*; *4, 3, 3* ‖ § 9 (Nigras ... consueuit) *cf. Geopon. 5, 2, 3* | (Longius ... producit) *cf. Colum. 4, 24, 14* | (Teneram ... recidas) *Colum. 4, 24, 7* | (omnis ... extinguat) *Colum. 4, 9, 2*; *cf. Plin. nat. 17, 192*; *u. infra 3, 12, 6* | (Pro macie ... iniungat) *cf. Colum. 4, 24, 7* | (Terra ... proximos) *Geopon. 9, 4, 6–7* | (aer ... perflabilis) *Geopon. 9, 3*

1 sit *om.* **M**^{1} ‖ 2 tutius **KGSM** totius **D**^{1} | *ante corr.* **K** potius **D**^{c} ‖ 4 uoluptatis **DK** uoluptati* **M** uoluptati **GS** | utilitatis **DK**, (s *exp.*) **M** utilitati **GS**^{2} aequitati **S**^{1} ‖ 6 tributi **G** ‖ 7 est obstrictus **S**^{1} | obstructus **D**^{1} ‖ 8 reliquid **K**^{1} ‖ 9 uber **DKGS**^{1}**M** ubertatem **QS**^{2}, *in marg.* **M**^{2} ‖ 11 et *om.* **S** ‖ 12 acinaticium **D**^{c}**KM** atinaticium **D**^{1} acina**cium **G** acinatium **S** ‖ 13 incrementum **M** ‖ 14 ferraciae **D**^{1} ‖ 15 a gemma auertatur **M** | eam stillam (al' eas stilla *in marg.*) **M** ‖ 17 Post maciem **K**^{1} ‖ 19 oleae] olere **K**^{1} ‖ 20 ac seros] aseros **M** ‖ 21 amurse **M** | oleas tepidus] tepidus mole **M** | iuuat] iubet **D**^{1}

10 Vitis quae ad iugum colitur per aetates ad hoc perducenda est, ut locis molestioribus quattuor pedibus a terra, placidioribus uero septem summitas eius insurgat.

Hortus qui caelo clementi subiacet et fontano umore percurritur prope est ut liber sit et nullam serendi disciplinam requirat.

Subligatio acerbis uuis facienda est, quando excutiendi
11 aut rumpendi acini nulla formido est. ligatura in uitibus
locum debet mutare, ne unum semper adsiduitas conterat
uinculorum.

Fossorem si apertus uitis oculus uiderit, caecabitur spes magna uindemiae, et ideo, dum est clausa, fodietur.

Terrae altitudinem cum fecunditate, si ad frumenta, duobus pedibus explora, quattuor uero, si ad arbusta uel uites.

Vitis nouella ut facile incrementum dilecta consequitur, ita interitum celerem, si neglegatur, incurrit.

12 Modum tene aestimatis facultatibus tuis in adsumptione culturae, ne superatis uiribus excedente mensura turpiter deseras quod arroganter adsumis.

Semina plus quam annicula esse non debent, ne uetustate corrupta non prodeant.

Frumentum collis quidem grano robustius, sed mensurae minus refundet.

Omnia quae seruntur crescente luna et diebus tepidis sunt serenda, nam tepor euocat, frigus includit.

§ 10 (Vitis ... insurgat) *Colum. 4, 19, 1* ‖ **§ 11** (ligatura ... uinculorum) *cf. Colum. 5, 6, 27*; *u. infra 3, 13, 2*; *cf. Plin. nat. 17, 209–10* | (Fossorem ... fodietur) *Colum. 4, 27, 1*; *Geopon. 5, 25, 1* | (Terrae ... uites) *Colum. 2, 2, 21* ‖ **§ 12** (Modum ... adsumis) *Colum. 1, 3, 12–13* | (Semina ... prodeant) *Geopon. 2, 16, 4*; *cf. Theophr. hist. 8, 11, 5*; *Plin. nat. 18, 195* | (Frumentum ... refundet) *Colum. 2, 9, 3* | (Omnia ... includit) *u. infra 1, 34, 8*; *cf. Plin. nat. 18, 322*; *Geopon. 1, 6*; *5, 10*; *in uniuersum E. Tavenner, The Roman Farmer and the Moon, Trans. Amer. Philol. Assoc. 49, 1918, 67–82*

1–2 ad hoc ... pedibus *om.* **M** ‖ **4** hortos **K**[1] ‖ **7** acerbis uuis *om.* **M** (*sp. rel.*) ‖ **8** acini **K**[2]**G** ac in **DK**[1] *de* **S** *n. l.*, *uoc. om.* **M** (*sp. rel.*) | nullo **D** ‖ **9** muta **D**[1] ‖ **11** apertis **D**[1] ‖ **12** fodiatur **S** ‖ **13** terrae altitudinem *om.* **D**[1] ‖ **14** uel *om.* **M** | ad *ante* uites *eras.* **K** ‖ **18** excedente **GSM** excidente **DQ** excidet **K** ‖ **20** plus *om.* **K**[1] ‖ **23** minus] nimis **M**[1] | refunde **M** ‖ **24** secuntur **K**[1] | tepedis **G** ‖ **25** tepore uacat **D**[1]

Si tibi ager est siluis inutilibus tectus, ita eum diuide, 13
ut loca pinguia puras reddas nouales, loca sterilia siluis tecta esse patiaris, quia illa naturali ubertate respondent, haec beneficio laetantur incendii. sed sic urenda distingues, ut ad incensum agrum post quinquennium reuertaris; ita efficies ut aequaliter uel sterilis gleba cum fecunditate contendat.

Graeci iubent oliuam, cum plantatur et legitur, a mun- 14
dis pueris atque uirginibus operandam, credo, recordati arbori huic esse praesulem castitatem.

Nomina frumentorum superfluum est praecipere quae aut loco subinde aut aetate mutantur. hoc satis est, ut eligamus praecipua in ea regione quam colimus uel exploremus aduecta.

Lupinus et uicia pabularis, si uirides succidantur et statim supra sectas eorum radices aretur, stercoris similitudine agros fecundant; quae si exaruerint antequam proscindas, in his terrae sucus aufertur.

Ager aquosus plus stercoris quaerit, siccus minus.

Calidis, maritimis, siccis, apricis, campestribus locis 15
omne opus uinearum maturius inchoetur; frigidis, mediterraneis, umidis, opacis, montanis locis tardius. quod non solum de mensibus aut diebus dixerim, sed horis operandi.

Omne opus rusticum, cum fieri praecipitur, neque cito est, si ante quindecim dies, neque tarde, si post quindecim fiat.

§ **13** *de incendiis cf. Colum. 2, 2, 11*; *Plin. nat. 18, 46*; *u. White*[2] *142sq.* ‖ § **14** (Graeci ... castitatem) *Geopon. 9, 2, 5—6* | (Lupinus ... aufertur) *Colum. 2, 13, 1—2* | (Ager ... minus) *Colum. 2, 15, 3* ‖ § **15** (Omne op. rust. ... fiat) *Colum. 11, 2, 3*; *cf. 2, 8, 2*

2 puris **K**[2] | reddat **M** | noualibus **K**[2] ‖ **3** responderent (er *exp.*) **D** ‖ **4** distingue **M** ‖ **5** post *om.* **M** ‖ **7** contenda **D**[1] ‖ **8** oliuam *ω fort.* oliua ‖ **9** operandam *Barth ad Stat. tom. 2, 654* operandum *ω* (*de anacoluth. u. Schmalz 173sqq. et cf. Sven.*[1] *473*) | recordari **K** ‖ **10** praesulem esse **G** ‖ **13** exploramus **M** ‖ **17** exaruerint **SM** ex se aruerint **DKG** ‖ **18** proscindes **G**[1] | auferetur **S** ‖ **19** plustercoris **G** ‖ **21** inchoatur **S**[1] ‖ **23** et *ante* horis *ins.* **M** etiam de *ed. Ald.* (*u. Widst. 1sq.*) ‖ **26** tarde **GSM** tardo **DK** ‖ **27** dies *ante* fiat *ins.* **S**[1]

Frumenta omnia maxime laetantur patenti campo et
16 soluto et ad solem reclini. spissa et cretosa et umida terra bene far et triticum nutrit. hordeum soluto delectatur et sicco, nam si in lutoso agro spargatur, inmoritur. trimenstris satio locis frigidis, niuosis conuenit, ubi qualitas aestatis umecta est; ceteris raro respondet euentu. semen trimenstre locis tepidis melius respondebit, si seratur autumno.

Si necessitas coget de salsa terra sperari aliquid, post autumnum plantanda est uel conserenda, ut malitia eius hibernis imbribus eluatur. aliquid etiam terrae dulcis uel harenae fluuialis subiciendum est, si illi uirgulta committimus.

17 Seminarium mediocri terra instituere debemus, ut ad meliorem quae sata fuerint transferantur.

Lapides qui supersunt hieme rigent, aestate feruescunt; idcirco satis arbustis et uitibus nocent.

Terra quae circa arbores mouetur ita est uicibus permutanda, ut ei quae in summo fuerat ima succedat.

18 In laetandis arboribus crates faciemus terram prius trunco admouentes et mox laetamen, ut sic opus natura beneficii alternante cumuletur.

Agri praesulem non ex dilectis tenere seruulis ponas, quia fiducia praeteriti amoris ad inpunitatem culpae praesentis expectat.

§§ **15–16** (Frumenta ... inmoritur) *Colum. 2, 9, 3–4* ‖ § **16** (trimenstris ... eluatur) *Colum. 2, 9, 7–8*; *cf. 11, 2, 20* ‖ § **17** (Seminarium ... transferantur) *cf. Colum. 3, 5, 2 et cf. supra* § *4* | (Lapides ... nocent) *cf. Colum. arb. 3, 7*; *Colum. 3, 11, 7* ‖ § **18** (In laetandis ... cumuletur) *Geopon. 2, 21, 3* | (Agri ... expectat) *cf. Colum. 1, 8, 1*

2 recliui *edd.* ‖ **3** agro *ante* soluto *ed. Ald.* ‖ **4** in lutoso] multoso **M** | agro *h. l.* *ω* (*u. Widst. 2*) | immoritur **M** inmorietur **DKS** morietur **G** | trimensis **S**[1] ‖ **7** trimentre **S**[1] ‖ **9** coget **DKM** cogit **GS** | et *ante* de *ins.* **G** | sperari *ω* sperare *Schmitt* | aliquid operari *ed. Ald.* ‖ **11** eleuatur (*alt.* e *eras.*) **K** ‖ **12** harenae] amare **M** | si illi] silli **M** ‖ **14** Seminarum **K** ‖ **16** feruescent **M** ‖ **19** summa **D**[1] | fuerit **S** ‖ **20** laetaminandis **S** | arbustibus **K**[1] ‖ **21.22** naturae beneficio **G** ‖ **24** fiducia **GS** fiduciam **KM** fuduciam **D** ‖ **25** spectat *Schmitt* (*u. Widst. 4sq.*)

VII. De agri electione uel situ 7

In eligendo agro uel emendo considerare debebis, ne bonum naturalis fecunditatis colentium deprauarit inertia et in degeneres surculos uber soli feracis expenderit. quod quamuis emendari possit insitione meliorum, tamen harum rerum sine culpa melior usus est quam cum spe corrigendi serus euentus. in seminibus ergo frumentorum praesens emendatio potest esse. in uinetis maxime considerandum atque uitandum est quod plerique fecerunt studendo famae tantum et latitudini pastinorum, semina uitium statuentes uel sterilia uel saporis indigni. quod grandi tibi labore constabit ut corrigas, si agrum conpares uitiis talibus occupatum.

Positio ipsius agri, qui eligendus est, ea sit: in frigidis prouinciis orienti aut meridiano lateri ager esse debet obpositus, ne alicuius magni montis obiectu his duabus partibus exclusus algore rigescat, aut per partem septentrionis remoto aut per occidentis in uesperam sole dilato. in calidis uero prouinciis pars potius septentrionis optanda est, quae et utilitati et uoluptati et saluti aequa bonitate respondeat. si uicinus est fluuius, ubi statuimus fabricae 4
sedem parare, eius debemus explorare naturam, quia plerumque quod exhalat inimicum est. a quo, si talis sit, conueniet refugere conditorem. palus tamen omni modo uitanda est, praecipue quae ab Austro est uel occidente et siccari consueuit aestate, propter pestilentiam uel animalia inimica quae generat.

c. 7 § 1 *cf. Colum. 2, 1, 5–7; 1, 4, 2–3; 1, 8, 14* ‖ § 2 *Colum. 3, 3, 4–6* ‖ § 3 *cf. Colum. 3, 12, 6 (de uinetis: u. supra ad 1, 6, 2) sed 'agri' h. l. pro 'uillae'* ‖ § 4 (si uicinus ... conditorem) *cf. Colum. 1, 5, 5* | (palus ... generat) *Colum. 1, 5, 6*

2 debes M ‖ 4 de generas D^1 | sarculos K^1 | quod] quo M ‖ 5 meliora K^1 ‖ 10 pastinatorum G ‖ 13 uitibus S ‖ 16 alicui M | obiectus M ‖ 17 exclusus *Schneider* exclusis ω | partem] parieten M ‖ 22 parere M^1 ‖ 23 halat G exaltat M

8 VIII. De aedificio

Aedificium pro agri merito et pro fortuna domini oportet institui, quod plerumque inmodice sumptum difficilius est sustinere quam condere. ita igitur aestimanda eius est magnitudo, ut, si aliquis casus incurrerit, ex agro in quo est unius anni aut ⟨ut⟩ multum biennii pensione
2 reparetur. ipsius autem praetorii situs sit loco aliquatenus erectiore et sicciore quam cetera propter iniuriam fundamentorum et ut laeto fruatur aspectu. fundamenta autem hoc modo ponenda sunt, ut latiora sint ex utraque parte semipedis spatio quam parietis corpus increscet. si lapis uel tofus occurrat, facilis causa est conlocandi, in quo sculpi tantum fundamenti forma debebit, unius pedis altitudine uel duorum. si solida et constricta inuenietur argilla, quinta uel sexta pars altitudinis eius quae supra terram futura est fundamentis deputetur. quod si terra laxior fuerit, modo maioris altitudinis obruantur, donec munda sine ruderum suspicione occurrat argilla. quae si omnino desit, quartam mersisse sufficiet. studendum praeterea, ut hortis et pomariis cingi possit aut pratis.
3 sed totus fabricae tractus unius lateris longitudine in quo frons erit meridianam partem respiciat, in primo angulo excipiens ortum solis hiberni, et paululum ab occidente auertatur hiemali. ita proueniet ut per hiemem sole inlustretur et calores eius aestate non sentiat.

c. 8 § 1 *cf. Colum. 1, 4, 6—7; 1, 5, 9—10; Cet. Fau. 13* || § 2 (ipsius ... aspectu) *Colum. 1, 4, 10* | (fundamenta ... sufficiet) *ex fonte ignoto: u. Plommer 16sq.* | (studendum ... pratis) *Colum. 1, 6, 24* || § 3 *cf. Colum. 1, 5, 5 et 8; 1, 6, 1—2; Cet. Fau. 14*

6 *add. edd.* (*u. Schmalz 181sq.; Sven.*^{1} *285sq.*) | bienni **G** || 7 petoriri **M** || 8 erectione **DM** | et *ante* propter *ins.* **S** || 9 et ut **S** ut et **DKGM** || 11 semidissipatio **D**^{1} | increscat *ut uid.* **S**^{1} || 13 debebit **K**^{1}**GSM** debebis **DK**^{2} || 14 inueniatur **S** inueniretur **M** || 15 eius *om.* **M** | super **M** || 16 deputetis **M** | si *om.* **M** || 17 obruantur *h. l. incipit cod.* **L** || 18 stercorum *ante* ruderum *ins.* **M** || 20 cincgi **G** || 23 expiciens **M** | solis hortum **L** | paulolum **DL**^{1} pabulum **M**

VIIII. De hibernis et aestiuis mansionibus et pauimentis 9

Forma tamen esse debet eius modi, ut ad habitationem breuiter collectas et aestati et hiemi praebeat mansiones. quae hiemi parantur ita sint constitutae, ut possit eas hiberni solis totus propemodum cursus hilarare. in his
pauimenta oportuna esse debebunt. primum in fabricis 2
planis earum obseruandum est, ut aequalis et solida contignatio fiat, ne gradus ambulantium tremor fabricae titubantis excutiat; deinde ut axes quernae cum aesculeis non misceantur. nam quercus umore concepto, cum se coeperit
siccare, torquetur et rimas in pauimento faciet; aesculus 3
autem sine uitio durat. sed si quercu subpetente aesculus desit, subtiliter quercus secetur et transuersus atque directus duplex ponatur ordo tabularum clauis frequentibus fixus. de cerro aut fago aut farno diutissime tabulata durabunt, si stratis super paleis uel filice umor calcis
nusquam ad tabulati corpus accedat. tunc superstatu- 4
minabis: rudus, id est saxa contusa duabus partibus et una calcis temperante, constitues. hoc cum ad sex digitorum crassitudinem feceris et regula exploraris aequale, si loca hiemalia sunt, tale pauimentum debebis inponere in quo uel nudis pedibus stantes ministri hieme non rigescant. inducto itaque rudere uel testacio pauimento congestos et calcatos spisse carbones cum sabulone et fauilla et calce permisces et huius inpensae crassitudinem sex unciis iubebis inponi. quod exaequatum nigra paui-

c. 9 **§ 1** *Cet. Fau. 14* ‖ **§§ 2–4** (primum … inponere) *Cet. Fau. 19* ‖ **§ 4** (si loca … desuget) *Cet. Fau. 26*

1 HIBERNIS **QS** HIBERNO **DL**[1] HIBERNI **K**[2]**L**[2] HIB. **K**[1]**G** | AESTIVIS **QS** AESTATE **DK** STATE **L**[1] AESTATI **L**[2] AEST. **G** | PAVIMENTIS ET MANSIONIBVS **G** ‖ **2** huiusmodi **L** | ad *om.* **D**[1] ‖ **3** collectam **M** | aestati] stati **L** exstati **M** ‖ **5** solus **D**[1] | et *ante* in *ins.* **L** ‖ **7** planum **M** ‖ **8** ambulantium **LM** ambulantum **DKGS** | tremorem **G** ‖ **10** misceatur **L**[1] ‖ **11** torquebitur **G**, *ed. Ald.* ‖ **12** aseculis **M** ‖ **13** siccetur **G** ‖ **15** diutissima **M** ‖ **16** fulice **G** ficile **M** | calis **M** ‖ **17** accedit **G** ‖ **21** hiemali (ali *in ras.*) **L**[2] | inponore **M** ‖ **23** testacio (*uel* -tio) **DLGSM** (*cf.* testatium *codd. Fau.*) testaceo **K** | pauimento *hic rursus incipit* **J** (*cf. supra c. 6, 2*) ‖ **24** fabulone **J** ‖ **25** permiscebis *Gesner* | pense **D**[1]

menta formabit et, si qua fundentur ex poculis, uelociter
5 rapta desuget. sed si aestiuae mansiones sunt, orientem solstitialem et partem septentrionis aspiciant et uel testacium, sicut supra diximus, accipiant pauimentum uel marmora uel tesseras aut scutulas, quibus aequale reddatur angulis lateribusque coniunctis. si haec deerunt, supra marmor tusum cernatur aut harena cum calce inducta leuigetur.

10 X. De calce et harena

Praeterea scire est necessarium construenti quae calcis et harenae natura sit utilis. harenae ergo fossiciae genera sunt tria: nigra, rufa, cana. omnes praecipuae, rufa melior, meriti sequentis est cana, tertium locum nigra possidet. ex his quae conprehensa manu edit stridores erit utilis fabricanti. item si panno uel linteo candidae uestis inspersa et excussa nihil maculae relinquet aut sordis, egregia est.
2 sed si fossilis harena non fuerit, de fluminibus aut glarea aut litore colligetur. marina harena tardius siccatur et ideo non continue, sed intermissis temporibus construenda est, ne opus onerata corrumpat; camerarum quoque tectoria salso umore dissoluit. nam fossiles tectoriis et cameris ex celeri siccitate utiles sunt, melioresque si statim cum effossae sunt misceantur. nam diutino sole aut pruina aut

§ 5 (sed si ... aspiciant) *Cet. Fau. 14* | (testacium ... leuigetur) *Cet. Fau. 19* || c. 10 §§ 1–2 *Cet. Fau. 8* | (cana ... possedit) *u. Nohl 68*

1 fundetur **D**^{1} || 3 partem et **S** | et^{2} *om.* **M** || 4 testacium (*uel* -tium) **DJLGS** testaceum **K** testatum **M** || 6 coniunctos **D**^{1} || 7 supra **DLGM** super **KJS** || 11 harenae^{1}] harena **J** || 12 omnibus **GS** omnium *edd.* | praecipua **JL** || 13 possidet **GSM** possedit **DKJL** || 14 stridore serit **D**^{1}**K**^{1} stridore sedit **J** stridorem sedit **L** | utilis erit *cum notis reu.* **S** || 15 lenteo (*corr.* **S**^{2}) uel panno **S** | inspersa **DKJLS**^{2}**M** inpressa **GS**^{1} || 16 excusa **JL** || 17 et *ante* si *ins.* **M** | aut *del. Gesner, sed cf. Fau.* aut de glareis excernenda erit aut de litore (*u. Widst. 5sq.*) | gladrea (d *exp.*) **D** || 18 littore **DJL** | colligitur **G** || 19 temporis **M** || 20 camerarium **M** || 21 falso **J** || 22 ex *Winterbottom* et *ω* (*om. edd., def. Sven.*^{1} *497 n. 2*) | siccitate **M** siccitati **DKJLGS**

imbre uanescunt. fluuiales tectoriis magis poterunt conuenire. sed si uti necesse sit maris harena, erit com- 3
modum prius eam lacuna umoris dulcis inmergi, ut uitium salis aquis suauibus eluta deponat. calcem quoque albo saxo duro uel Tiburtino aut columbino fluuiali coquemus aut rubro aut spongea aut postremo marmore. qui erit ex spisso et duro saxo structuris conuenit, ex fistuloso uero aut molliori lapide tectoriis adhibetur utilius. in duabus harenae partibus calcis una miscenda est. in fluuiali uero harena si tertiam partem testae cretae addideris, operum soliditas mira praestabitur.

XI. De latericiis parietibus 11

Quod si latericios parietes in praetorio facere uolueris, illud seruare debebis, ut perfectis parietibus in summitate quae trabibus subiacebit structura testacea cum coronis prominentibus fiat sesquipedali altitudine, ut si corruptae tegulae aut imbrices fuerint, parietem non possint penetrare perpluuia. deinde prouidendum est, ut siccis et asperatis parietibus latericiis inducatur tectorium. quod umidis ac leuibus adhaerere non poterit, et ideo tertio eos prius debebis obducere, ut tectorium sine corruptione suscipiant.

§ 3 (sed si ... deponat) *ex suo add. Pallad.*: *u. Plommer 36sq.* | (calcem ... praestabitur) *Cet. Fau. 9* | (marmore) *add. Pallad.* || **c. 11** *Cet. Fau. 11*

1 potuerunt **M** || **3** laguna **M** || **4** salis *in* solis *ut uid.* **D**^{c} | quoque] omnium **K**^{1} | ex *ante* albo *ins. edd.* (*u. Widst. 14sq.*) || **6** spongea **DKJL** sphongea **S** spongia **G** fongea **M** sfungia *codd. Fau.* | qui] quod **GE** (*de* **S** *n. l.*) | qui erit] querit **M** || **7** et *om.* **M** | sato **G** | structurus **JL**^{1} || **8** malliori **K**^{1} | lapidi **K** || **10** uero *om.* **S**^{1} | harenae **D** | adhiberis **K** || **12** LATERICIS **JL** || **15** subiacebit **DGSM** subiacebis **JL** subiacet **K** | testacea *ω* testac(a)e *codd. Fau.* || **17** stillicidia *ante* penetrare *ed. Ald.* || **18** perpluuia **DKJLGM** (*u. Gronov. obs. 1, 20*) per pluuiam **S**, *edd.* | sicce **K** || **19** tectorum **S** || **22** suspiant **D**^{1}

12 XII. De lumine et altitudine

In primis studendum est in agresti fabrica, ut multa luce clarescat; deinde ut partes temporibus diuisas, sicut supra dixi, congruis partibus offeramus, id est aestiuas septentrioni, hibernas meridiano, uernas et autumnales orienti. mensura uero haec seruanda est in tricliniis atque cubiculis, ut quanta latitudo uel longitudo fuerit in unum conputetur et eius medietas in altitudinem conferatur.

13 XIII. De cameris canniciis

Cameras in agrestibus aedificiis ex ea materia utilius erit formare quae facile inuenietur in uilla. itaque aut tabulis faciemus aut cannis hoc genere: asseres ligni Gallici uel cupressi directos et aequales constituemus in eo loco ubi camera facienda est, ita ordinatos, ut inter se sesquipedalis mensura sit uacua. tunc eos catenis ligneis ex iunipero aut oliua aut buxo aut cupresso factis ad contignationem suspendemus et binas inter eos perticas dirigemus tomicibus alligatas.
2 postea palustrem cannam uel hanc crassiorem, quae in usu est, contusam facta et strictim uincta crate subnectimus et per omne spatium cum ipsis asseribus et perticis alligamus. dehinc primo inpensa pumicae inducem uset trulla aequabimus, ut inter

c. 12 (In primis ... orienti) *Cet. Fau. 14* | (supra) *c. 9, 1 et 5 in.* | (mensura ... conferatur) *Cet. Fau. 15* || **c. 13** *Cet. Fau. 21* | (ligni Gallici) abstinei *codd. Fau.* (abietini *corr. Svennung*, abiegni *Rose*): *u. Sven.*[2] *159* | (uel cupressi) *ex suo add. Pallad.* (*cf. Vitr. 7, 3, 1*): *u. Plommer 24*

3 sicut *om.* **JL** || **4** dixi supra **M** | offert **K**[1] || **6** triclinüs **KG SM** triclinis **DJL** || **8** eiusdem **G** || **11** Camaras **K** || **12** inueniretur **M** || **13** asseres **GS** asseris **DKJLM** | gallaci **M** || **15** camara **K** | sesquipedalia **K**[1] || **16** eis **G**[1] || **20** usum **J** | factam **JL** | est *ante* et *ins.* **M** || **21** uincta *ω* (*obiter iam Heinsius adu. 3, 1*) iuncta *edd.* | crate] certe **M** | subnectemus *Gesner* || **22** alligabimus *Gesner* || **23** pumicae *scripsi secundum codd. Fau.* pumica **DKJLS** punica **M** pumicea **G**, *edd.* | inducemus *ς* indu*emus **G** induemus **DKJLSM** | aequauimus **DK**[1]**JL**

se cannarum membra constringat. post harena et calce coaequabimus. tertio tusi marmoris puluerem mixtum cum calce ducemus et poliemus ad summum nitorem.

XIIII. De opere albario 14

Opus quoque albarium saepe delectat. cui calcem debebimus adhibere, cum multo tempore fuerit maceratum. ergo ut utilem probes, ascia calcem quasi lignum dolabis. si nusquam acies eius offenderit et quod asciae adhaeret fuerit molle atque uiscosum, constat albariis operibus conuenire.

XV. De tectoriis 15

Parietum uero tectura sic fiet fortis et nitida: prima trullis frequentetur inductio; cum siccari coeperit, iterum inducatur ac tertio. post haec tria coria ex marmore grano cooperiatur ad trullam. quae inductio ante tam diu subigenda est, ut rutrum, quo calx subigitur, mundum leuemus. haec quoque marmoris grani inductio cum siccari incipiet, aliud corium subtilius oportet inponi. sic et soliditatem custodiet et nitorem.

XVI. De uitanda ualle 16

Vitandum est autem, quod plerique fecerunt aquae causa, uillas infimis uallibus mergere et paucorum dierum uoluptatem praeferre habitatorum saluti. quod magis

c. 14 *Cet. Fau. 20* || **c. 15** *Cet. Fau. 22* || **c. 16** *cf. Colum. 1,5,1–2*

2 coaequauimus **DKJL** | marmoris tusi **S** | tunsi **G** || **3** ad summum nitorem **KGSM** adsum nitorem **DJL** || **5** dilectat **D** | debemus **JS** || **6** adiubere **M** | maceratum **DKJLSM** (*u. Sven.*^{1} *474*) macerata **G**, *Fau., edd.* || **7** ut *om.* **J** || **8** ascies (*alt.* s *exp.*) **M** || **9** albarius **M** || **11** TORIIS **L**^{1} || **13–14** cum ... tertio *om.* **M** || **14** ex] et **M** | marmore **ω** (*u. Sven.*^{1} *266*) marmoreo **V**, *edd.* | grano **ω** granio *codd. Fau.* || **15** coperiatur **K** *fort. recte* cooperiantur **JL** | in *ante* inductio *ins.* **K** || **16** rutrum **GSM** utrum **DKJL** | quo **D**^{c}**KGSM** quod **D**^{1}**JL** | clax **K**^{1} calix **QM** || **17** sicca **S**^{1} || **20** QVAE PROPTER AQVAS DILIGI SOLET *post* VALLE *ins. edd.* (*cf. supra ind.*) || **22** causas **J** casa **M** | infirmis **S**^{1}

metuemus, si prouincia quam colimus de morbis aestate suspecta est. [cum] si fons desit aut puteus, cisternas construere conueniet, quibus omnium conduci possit aqua tectorum. fiunt autem hoc modo.

17 XVII. De cisternis et maltha frigidaria

Signinis parietibus magnitudo ea cui delectaris et sufficis construatur longior magis quam latior. huius solum alto rudere solidatum relicto fusoriis loco testacei pauimenti superfusione leuigetur. hoc pauimentum omni cura terendum est ad nitores et lardo pingui decocto adsidue
2 perfricandum. quod ubi deducto umore siccatum est, ne rimis in aliqua parte findatur, etiam parietes simili corio uelentur obducti et ita post diuturnam et solidam siccitatem aquae praebeatur hospitium. anguillas sane piscesque fluuiales mitti in his pascique conueniet, ut horum natatu aqua stans agilitatem currentis imitetur. sed si aliquando in quocumque loco pauimenti uel parietis tectura succumbat, hoc genus malthae adhibebimus, ut umor in exitum
3 nitens possit includi. rimas et lacunas cisternarum, piscinas uel puteos sarciemus hoc genere, etsi umor per saxa manabit: picis liquidae quantum uolueris et tantundem sumis unguinis, quod uocamus axungiam uel seuum. tunc in olla utrumque miscebis et coques, donec spumet; deinde ab igne remouebis. cum fuerit eadem refrigerata permixtio, calcem minutim superadicies et ad unum

c. 16 (de morbis aestate) *cf. Colum. 1, 5, 6* ‖ **c. 17** § 1 *cf. infra c. 41* ‖ § 2 (anguillas ... imitetur) *cf. Geopon. 2, 5, 15*; *Plin. nat. 31, 36*

2 cum *seclusi* (*cf. 1, 30, 1*; *1, 34, 2*) cui S^1, *edd.* ‖ **3** conueniet *edd.* conueniat ω ‖ **4** tectorium S^2 ‖ **6** cui ω qua *adnot. Politianus, probat Schneider* | cui *ante* sufficis *Schneider Politianum secutus* ‖ **7.8** alto rudere solum **M** ‖ **8** fossoriis K^1S^1 | pauimento **K** ‖ **9** omne **K** ‖ **10** nitorem **S** | depingui **M** ‖ **12** fundatur **J** | similio **JL** | corio] modo **S** ‖ **13** et ita *om.* **K** ‖ **15** mitti] menti **S** ‖ **17** parietibus **M** ‖ **18** multae K^1 | adhibemus K^1S ‖ **19** lucanas **G** lanas S^1 ‖ **20** generis **JL** ‖ **21** picis **GSM** piscis **DJL**, (*pr.* s *eras.*) **K** ‖ **22** summis **JL** sumes *edd.* | unguinibus L^1 ‖ **23** spuret K^1 ‖ **25** permixto **G**

corpus omnia mixta reuocabis. cumque uelut strigmen- 4
tum feceris, inseris locis corruptis ac manantibus et pressum summa densitate calcabis. salutare erit aquas illuc per tubos fictiles duci et opertis inmeare cisternis. nam caelestis aqua ad bibendum omnibus antefertur, ut, etsi fluens adhiberi possit, quae salubris non est lauacris debeat et hortorum uacare culturae.

XVIII. De cella uinaria 18

Cellam uinariam septentrioni habere debemus obpositam, frigidam uel obscurae proximam, longe a balneis, stabulis, forno, sterculinis, cisternis, aquis et ceteris odoris horrendi, ita instructam necessariis, ut non uincatur a fructu, sic autem dispositam, ut basilicae ipsius forma calcatorium loco habeat altiore constructum, ad quod inter duos lacus, qui ad excipienda uina hinc inde depressi sint, gradibus tribus fere ascendatur aut quattuor. ex his lacubus canales structi uel tubi fictiles circa extremos parietes currant et subiectis lateri suo doliis per uicinos meatus
manantia uina defundant. si copia maior est, medium 2
spatium cupis deputabitur, quas, ne ambulacra prohibeant, asellis altioribus inpositas uel supra dolia possumus conlocare, spatio inter se largiore distantes, ut, si res exigat, curantis transitus possit admitti. quod si cupis

§ 4 (salutare ... culturae) *Colum. 1, 5, 2* ‖ **c. 18** *cf. Varr. rust. 1, 13, 6*; *u. Plommer 8sqq.* ‖ § 1 *Colum. 1, 6, 11*; *cf. Cet. Fau. 13* (*Vitr. 6, 9, 2*) | (ita instructam) *de uindemiae necessariis cf. Colum. 12, 18* ‖ § 2 *Geopon. 6, 2, 2–3*

1 strigmentum **Q** stricmentum **DKGE** (*de* S *n. l.*) strimentum **JL** strcmetum *sic* **M** ‖ 2 inseres **G**, *edd.* ‖ 4 tubos] turbas **G** ‖ 5 adhibendum **K** ‖ 9 debebimus (bi *exp.*) **K** ‖ 10 a balneis] ablneis **M** ‖ 11 stabulo **M** | forno **DKJLG** furno **QS** | sterculinis **DKJLG**^{1} sterculonis **M** sterculiniis **G**^{2} sterquiliniis **S** ‖ 12 instructa **M** ‖ 14 altiore *om.* **G** | constructam **K**^{1} constrictum **M** ‖ 15 lacos **JL** ‖ 17 tubae **G** | fistiles **J** ‖ 18 subiecti **M** | dolus **J** ‖ 21 asellis **DKJLGM** (*fulcri genus*: *u. Sven.*^{1} *552*) uassellis **S** basellis *ed. Ald.* | obruta *ante* dolia *ins.* **S** obrupta **M** | possimus **JL** ‖ 22 largiore *ω* longiore *edd.* | distante **M**

locum suum deputabimus, is locus ad calcatorii similitudinem podiis breuibus et testacio pauimento solidetur, ut, etiamsi ignorata se cupa diffuderit, lacu subdito excipiantur non peritura uina quae fluxerint.

19 XVIIII. De horreo

Situs horreorum quamuis ipsam desideret partem, et superior et longe ab omni umore et laetamine et stabulis ponendus est, frigidus, uentosus et siccus. cui prouidendum structurae diligentia, ne rimis possit abrumpi. solum igitur omne bipedis sternatur uel minoribus laterculis, quos suffuso testaceo pauimento debemus inprimere.
2 tunc diuisas cellas, si magnus sperabitur seminum modus, grano cuique tribuemus. si terrae pauperes minora promittunt uel craticiis podiis erunt discernenda granaria uel uimineis uasculis redactus tenues congeremus.

Sed factis granariis amurca luto mixta parietes linuntur, cui aridi oleastri folia uel oliuae pro paleis adiciuntur. quo tectorio siccato rursus amurca respergitur. quae ubi siccata fuerit, frumenta condentur. haec res gurgulionibus et ceteris noxiis animalibus inimica est. aliqui rorandri folia frumentis miscent ad seruandum profutura. nihil tamen commodius erit diu custodiendis frumentis quam si ex areis in alterum uicinum locum transfusa refrigeren-

c. 19 *Colum. 1, 6, 10–17*; *cf. Plin. nat. 18, 301–302*; *Varr. rust. 1, 57, 1–3*; *Cet. Fau. 13* || **§ 2** (aliqui ... profutura) *Geopon. 2, 30, 1*

1 deputabimus **K** deputauimus **DJLGSM** | is *om.* **G** || **2** podis **M** | testatio **DJLGS** (*cf. 1, 9, 4*) testaceo **KM** || **3** diffunderit **M** || **6** Situs] ecus **M** (*lit. init. non dispicitur*) | ipsam (*sc.* septentrionis, *quam uocem ins. edd.*) partem *respicit ad c. 18, 1* (*u. Widst. 6*; *Sven.*^{1} *307*) || **7** omnium ore *dist.* **DK^{1}JL** | stibulis **K^1** || **9** est *ante* structurae *ins.* **S^{1}M** | obrumpi **G** || **10** omne *om.* **G** || **11** sufoso **JL** suffosso **S** || **12** seminis **S^1** || **13** pauperies **M** || **14** craticiis **SM** graticiis **DKJLG** | uel *om.* **M** || **15** in quae *ante* redactus *ins.* **G** || **16** liniuntur **GM^2** linientur (*alt.* i *exp.*) **S** linitur **M^1** || **17** aleastri **J** || **18** tentorio **JL** || **20** animalibus *om.* **G** animabus **J** | rorandri **DKJLGS** (*u. Rodg.*^{2} *154*) coriandri **M^c**, *edd.* || **21–22** miscent ... frumentis *om.* **D^1** || **22** diu *om.* **M** || **23** areis] aeris **JL**

tur aliquantis diebus atque ita horreis inferantur. negat **3** Columella uentilanda esse frumenta, quia magis miscentur animalia totis aceruis. quae si non moueantur, in summitate intra mensuram palmi subsistent et hoc uelut corrupto corio cetera inlaesa durabunt. adserit idem noxia animalia ultra praedictam mensuram non posse generari. herba coniza sicca, ut Graeci adserunt, substrata frumentis addit aetati. ab horreis tamen Auster esse debet auersus.

XX. De olei factorio **20**

Olearis cella meridianis sit obiecta partibus et contra frigus munita, ut illi per specularia debeat lumen admitti. ita et operas quae hieme futurae sunt nullus algor inpediet, et oleum, cum premetur, iutum teporibus frigore non ualebit adstringi. trapetis et rotulis et prelo nota est forma quam consuetudo dictauit. receptacula olei semper munda sint, ne nouos sapores infecta ueteri rancore corrumpant. ac si quis maiori diligentiae studet, subiectis hinc inde cuniculis pauimenta suspendat et ignem suggerat fornace succensa. ita purus calor olei cellam sine fumi nidore uaporabit, quo saepe infectum colore corrumpitur et sapore.

§ 3 (negat ... generari) *Colum. 1, 6, 16–17* | (herba ... aetati) *Geopon. 2, 27, 9* | (ab horreis ... auersus) *Geopon. 2, 27, 1* ‖ **c. 20** (Olearis ... adstringi) *Cet. Fau. 13* | (ita purus ... sapore) *Colum. 1, 6, 18*

2 colummella **M** ‖ **4. 5** corio corrupto **M** ‖ **7** coniza **KLGSM** (*u. Sven.*^{1} *125*) conixa **DJ** ‖ **8** addit aetati *edd.* (*u. Sven.*^{1} *450*) addita aetati **DKJL**, (*alt.* a *exp.*) **M** additur aetati **G** addit aetatem **S** | ab *om.* **K**^{1} | debet esse **S** ‖ **12** debet **G** ‖ **13** nullos **L**^{1} | agor **M** ‖ **14** cum premetur] conprimetur **G**^{1} | iutum **DKJL** uitum **M** iuto **S**^{2} usum **G** iuncto **S**^{1} | teporibus **DGS**^{2} temporibus **JLS**^{1}**M**, (m *eras.*) **K** ‖ **15** nota **GSM** nata **DKJL** ‖ **16** forma **GSM** formam **DKJL** | dictauit **M** dictabit **DKJLGS** ‖ **17** sunt **M** ‖ **18** ac ω (*cf. 6, 4, 2*) at *ed. Ald.* ‖ **19** suggerat *in ras.* **S**^{2} subiciat **E** ‖ **20** puros **JL** ‖ **21** nidore **GS**^{1}**M** nitore **DKJLS**^{2} | uaporauit **DK**^{1}**JL** | calore **S**^{1}

21 XXI. De stabulis equorum et boum

Stabula equorum uel boum meridianas quidem respiciant partes, non tamen egeant a septentrione luminibus, quae per hiemem clausa nihil noceant, per aestatem patefacta refrigerent. ipsa stabula propter ungulas animalium ab omni umore suspensa sint. boues nitidiores fient, si focum proxime habeant et lumen intendant. octo pedes ad spatium standi singulis boum paribus abundant et in porrectione quindecim. plancae roboreae subponantur stationibus equorum, ut iacentibus molle sit, stantibus durum.

22 XXII. De corte

Cors ad meridiem pateat et obiecta sit soli, quia facilius erit propter ea quae insunt animalia ad aestatis temperandum calorem porticus furcis, asseribus et fronde formari. quae uel scindulis uel, si copia suppetit, tegulis, uel, si facilius et sine inpensa placuerit, tegentur caricibus aut genestis.

23 XXIII. De auiariis

Circa parietes cortis extremos auiaria facienda sunt, quia stercus auium maxime necessarium est agriculturae excepto anserum laetamine, quod satis omnibus inimicum est. sed habitacula ceterarum auium maxime necessaria sunt.

c. 21 (Stabula ... refrigerent) *Cet. Fau. 13*; *cf. Colum. 1, 6, 4—5* | (ipsa ... suspensa sint) *Colum. 6, 30, 2* | (boues ... quindecim) *Cet. Fau. 13*; *cf. Colum. 1, 6, 6* | (plancae ... durum) *Colum. 6, 30, 2* || **c. 22** *cf. Colum. 7, 3, 8*; *Cet. Fau. 13* || **c. 23** *Colum. 2, 14, 1*; *8, 1, 2—4*

2 bouum **M** | quidam **K** || **3** a septentrione] septentrionis **G** || **5** ipsa] in **K** || **6** omnium hore **JL** | sunt **G**^{1} | fiunt **K**^{1} || **8** bouum **M** || **9** robureae **G** || **10** cum stramine *post* equorum *ins. ed. Ald.* | molesit **JL** || **13** oblecta **M** || **14** capiat, frigus repellat. his uero *ante* quae *ins.* **S**^{2} (*cf. infra c. 23*) | animalibus **S** || **16** uel^1] uelut **JL** || **17** teguntur **K** || **20** auaritia **K**^{1} || **21** quia] qui **K**^{1} || **24** quo facilius hieme calorem capiant, frigus repellat *post* sunt *cum nota* **S**^{1} (*cf. supra c. 22*)

XXIIII. De columbario 24

Columbarium uero potest accipere sublimis una turri-
cula in praetorio constituta leuigatis ac dealbatis parieti-
bus. in quibus a quattuor partibus fenestrellae, sicut mos
est, breuissimae fiant, ut columbas solas ad introitum
exitumque permittant. nidi figurentur interius. a mustelis 2
tutae fiunt, si inter eas uetus spartea proiciatur, qua ani-
malia calciantur, ut eam secreto non uidentibus aliis unus
adtulerit. non pereunt et neque locum deserunt, si per
omnes fenestras aliquid de strangulati hominis loro aut
uinculo aut fune suspendas. inducunt alias, si cymino
pascantur adsiduo, uel hirci alarum balsami liquore
tangantur. fetus frequentant, si hordeum torrefactum 3
uel fabam uel herbum saepe consumant. triginta autem
columbis uolantibus diurni tres sextarii tritici sufficient
aut creturae, ita ut herbum fetus gratia mensibus prae-
beamus hibernis. rutae ramulos plurimis locis oportet
contra animalia inimica suspendere.

XXV. De turturibus 25

Sed columbarii cellae duo subiecta cubicula fiant, unum breue et prope obscurum, quo turtures claudi possint. quos nutrire facillimum est. nam nihil expetunt, nisi ut

c. 24 § 1 *cf. Geopon. 14, 6*; *Colum. 8, 8, 2–4* ‖ **§ 2** (a mustelis … adtulerit) *cf. Geopon. 14, 4–6* | (non pereunt … suspendas) *ex fonte ignoto*; *cf. Geopon. 14, 2* | (strangulati hominis) *cf. Geopon. 13, 15, 7* | (inducunt … tangantur) *Geopon. 14, 3, 1* | (hirci alarum) *u. Sven.*[1] *572* ‖ **§ 3** (fetus … hibernis) *cf. Geopon. 14, 1, 5–7*; *Colum. 8, 8, 6–7* | (rutae … suspendere) *Geopon. 14, 4* ‖ **c. 25** *Colum. 8, 9*

2 columbarum **GM**^{1} | sublimis una] subtilissima **M**^{2} ‖ **4** fenestrellae **DKJLE** (*cf. TLL 6, 1: 478, 14*) fenestellae **GS**^{2}**M** ‖ **5** fient *edd.* ‖ **6** multelis **L** ‖ **9** atulerit **JL** | et *om.* **GSM** ‖ **10** strangulati **DJGS** stranguilati **KLM** | homines **K**^{1} | loro *in ras.* **S**^{2} (*om.* **E**) ‖ **11** inducant **K**^{1} | cymino **GM** (*cf. 1, 27, 3 etc.*) cumino **DJL** cymini **K** cimino **S** ‖ **12** assidu(a)e **Q**, *edd.* | si *ante* hirci *ins.* **S** setosi *ed. Ald.* ‖ **14** consummant **L** ‖ **16** aut creturae] autare ture **M** | creaturae **GS**^{1} | ut] aut **M** | gratia] genera **J** ‖ **17** pluribus **M** ‖ **20** columbarii *edd.* (*cf. c. 24, 1*) columbari *ω* ‖ **21** possunt **S** ‖ **22** nam] natos **K**^{1}

aestate, qua sola maxime pinguescunt, triticum uel milium mulsa maceratum semper accipiant. semodius unus diurnus centum uiginti turturibus sufficit. aqua sane eis frequenter mundior debet offerri.

26 XXVI. De turdis

Aliud uero cubiculum turdos nutriat. qui si alieno tempore saginentur, et uoluptatem cibi et reditum maximum praestant parcitati beneficium ministrante luxuria. fit autem locus mundus et lucidus et undique leuigatus. transuersae in hoc perticae figuntur, quibus possint post inclusum uolatum sedere. rami etiam uirides saepe mu-
2 tentur. caricae tunsae mixtis pollinibus largissime praebeantur. myrti etiam, si facultas est, lentisci, oleastri, ederae, arbuti semina interdum ad excludenda fastidia et maxime aqua munda tribuatur. claudantur inlaesi et recens capti mixtis aliquibus ante nutritis, quorum societate ad capiendos cibos pauidam nouae captiuitatis maestitudinem consolentur.

27 XXVII. De gallinis

Gallinas educare nulla mulier nescit quae modo uidetur industria. hoc de his praecepisse sufficiat, ut fumo, puluere utantur et cinere. sint praecipue nigrae aut flaui coloris, albae uitentur. uinaciae cibo sterilescunt. hordeo semicocto et parere saepe coguntur et reddunt oua maiora.

c. **26** *Colum. 8, 10* ‖ c. **27** § 1 (Gallinas ... industria) *Colum. 8, 2, 7* | (fumo) *Colum. 8, 3, 1* | (puluere ... cinere) *Colum. 8, 4, 4* | (sint ... uitentur) *Colum. 8, 2, 7* | (uinaciae ... sterilescunt) *Colum. 8, 4, 2* | (hordeo ... circuit) *Colum. 8, 5, 2*

2 sedmodius **L** | diuturnus **S** ‖ **3** centum uiginti **GM** CXX **DKJLS** *sed commodius uidetur uerba perscribere* ‖ **6** qui] qua **JL** ‖ **7** uoluntatem **L** | cibum **S**^{1} ‖ **8** sit *edd.* ‖ **9** nitidus *ante* lucidus *ins.* **S** ‖ **15** claudantur *om.* **G** ‖ **16** in *ante* recens *ins.* **K** ‖ **17** pauidum **K**^{1} ‖ **18** consolentur **KSM** consulentur **DJL** (*voc. om.* **G**) ‖ **20** nulla *om.* **M**^{1} ‖ **21** modo *ante* de *ins.* **S**^{1} | fimo **S** ‖ **24** seminicocto **J** semi et cocto **G** | coguntur] noscuntur **S**^{1} | reddunt] redundant **L**

duobus quiatis hordei bene pascitur una gallina quae circuit. subponenda sunt his semper oua numero inpari luna crescente a decima usque in quintam decimam. pituita his nasci solet, quae alba pellicula linguam uestit 2
extremam. haec leuiter unguibus uellitur et locus cinere tangitur et alio trito plaga mundata conspergitur. item alii mica trita cum oleo faucibus inseretur. stafis etiam agria prodest, si cibis misceatur adsidue. si amarum lupinum comedant, sub oculis illis grana ipsa procedunt. quae nisi acu leuiter apertis pelliculis auferantur, extingunt. oculos portulacae suco forinsecus et mulieris lacte curemus 3
uel Ammoniaco sale cui mel et cyminum aequale miscentur. peduclos earum perimit stafis agria et torrefactum cyminum, paria et pariter tunsa cum uino et amari lupini aqua, si penetret secreta pinnarum.

XXVIII. De pauonibus 28

Pauones nutrire facillimum est, nisi eis fures aut animalia inimica formides. qui plerumque per agros uagati sponte se pascunt pullosque educunt. altissimas uespere arbores petunt. una his cura debetur, ut incubantes per agrum feminas, quae hoc passim faciunt, a uulpe custodias. ideo in insulis breuibus meliori sorte nutriuntur. uni

§ **1** (subponenda ... decimam) *Colum. 8, 5, 8–9* ‖ § **2** *Colum. 8, 5, 20–22* ‖ § **3** *Geopon. 14, 17, 1 et 3* ‖ **c. 28** *Colum. 8, 11*; *cf. Geopon. 14, 18* ‖ § **1** (insulis breuibus) paruulae insulae, quales obiacent Italiae *Colum.* *νησιδίοις χειροποιήτοις Geopon.*

1 quiatis *pro* cyathis *scripsi* (*cf. c. 28, 2 etc.*) ciatis **SM** quatis **G** quiati **D^{1}KJ** ciati **D^{c}L** ‖ **2** circumit **S** | numero] nullo **J** ‖ **3** in] ad **J** ‖ **4** uertit **G** ‖ **7** alia **J** | inserentur **D** inseritur **Q**, *edd.* ‖ **7.8** agria etiam **SM^2**, *man. rec. in* **J** ‖ **8** agrica **D** ‖ **9** illius **JL** ‖ **10** extinguunt **D^{c}G** ‖ **12** amoniaco **GM** | cyminum **DJG** ciminum **KSM** cynimum **L** ‖ **13** peduculos **G** pedulcos **S^1** | premit **S** | cyminum **DKJLG** ciminum **SM** ‖ **14** pondere *post* paria *ins.* **S** | tonsa **JL** ‖ **15** pinnarum **D^{1}K^{2}JS^1** pimarum **K^1** pignarum **L** pennarum **D^{c}GS^2** ‖ **17** paones (*et semper* paon- *pro* pauon-) **M** | nisi] ni **K^1** | eis *om.* **KG** ‖ **19** se] set **K^1** | edunt **M^2** ‖ **20** ut] aut **J** | incumbantes **JL** ‖ **21** hoc *ante* faciunt *ins.* **L** | uulpes (s *eras.*) **K**

2 masculo feminae quinque sufficiunt. masculi oua et pullos suos persecuntur uelut alienigenas priusquam illis cristarum nascatur insigne. ab Idibus Februariis calere incipiunt. faba leuiter torrefacta in libidinem prouocantur, si eis quinto quoque die tepida praebeatur. sex quiati uni sufficiunt. cupidinem coeundi masculus confitetur quotiens circa se amictum caudae gemmantis incuruat et singularum capita oculata pinnarum locis suis exerit cum stridore procurrens.

3 Si oua pauonum gallinis subponantur, excusatae matres ab incubatione tribus uicibus per annum fetus edunt. primus partus quinque ouorum, secundus quattuor, tertius trium uel duorum esse consueuit. sed electae, si hoc placuerit, nutrices gallinae sint, quae a primo incremento lunae nouem diebus habeant nouem oua subposita, quinque
4 pauonina et cetera sui generis. decima die omnia gallinacea subtrahantur et alia item gallinacea totidem recentia subponantur quot ablata sunt, ut tricesima luna, hoc est expletis triginta diebus, possint cum pauoninis ouis aperiri. oua autem pauonum quae gallinae subiecta sunt saepe manu conuertantur, quia hoc ipsa facere uix ualebit. unam partem oui notabis, ut te subinde conuertisse cognoscas. maiores tamen gallinas oportet eligere, nam minoribus pauciora subpones.

5 Natos si ad unam transferre a pluribus uelis, dicit Columella uni nutrici uiginti quinque sufficere; mihi uero, ut bene educi possint, uidentur quindecim satis esse. primis diebus far hordei conspersum uino pullis dabitur uel undecumque cocta pulticula et refrigerata. postea adicietur porrum concisum uel caseus recens sed expressus, nam

1 quinque] ut **K^1 V K^{2}J** | sufficiunt **V J** || 2 ueluti **G** | alienas **M** || 4 prouocentur **K** || 5 quiati **D^{1}KJG** ciati **D^{c}LSM** | uni] unum **K** uini **JS** || 7 geminantis **SM** || 8 occulata **G** occulta **S^1** oculta **M** | pennarum **GSM** || 14 sunt **G** || 15 nouem habeant *cum notis reu.* **S** || 16–17 gallinacea ... item *om.* **M^1** || 16 gallinacia **KJ** || 17 subtrahatur **L** subtrahuntur **G^1** | gallinaceae **K** || 18 quot **SM** quod **DKJLG** || 19 oues **D** || 20 subiectae **JL** || 22 subinde conuertisse] subuertisse **L** || 23 recognoscas **M** || 24 subponas **D^1** || 25 a pluribus *iter.* **S** | columela **M** || 27 primus **J** || 28 hordeo **L^1**

serum pullis nocet. locustae etiam pedibus ablatis praebentur. ita pascendi sunt usque ad sextum mensem. 6
deinde hordeum poteris praebere solemniter. tricesimo quinto tamen die postquam nati sunt et in agrum tuto eici possunt comitante nutrice pascendi, cuius singultu reuocantur ad uillam. pituitas uero et cruditates his remediis summouebis quibus gallina curatur. maximum illis periculum est cum incipit crista produci, nam patiuntur languores infantum similitudine, cum illis tumentes gingiuas denticuli aperire nituntur.

XXVIIII. De fasianis 29

In fasianis nutriendis hoc seruandum est, ut nouelli ad creandos fetus parentur, id est qui anno superiore sunt editi; ueteres enim fecundi esse non possunt. ineunt feminas mense Martio uel Aprili. duabus unus masculus sufficit, quia ceteras aues salacitate non aequat. semel in anno fetus creabunt. uiginti fere ouis pariendi ordo concluditur. gallinae his melius incubabunt, ita ut quindecim 2
fasianina oua nutrix una coperiat; cetera sui generis subponantur. in subponendo de luna et diebus quae sunt in aliis dicta seruemus. tricesimus dies maturos pullos in lumen emittet. sed per quindecim dies discocto ac refrigerato leuiter hordei farre pascentur, cui uini imber aspergitur. post triticum fractum praebebis et locustas et oua formicae. sane ab aquae prohibeantur accessu, ne eos

c. 29 *Colum. 8, 12; Geopon. 14, 19*

1 seruum **J** | praebendi sunt **S**^{1} ‖ **4** tamen quinto *cum notis reu.* **S** | et *exp.* **M** | agro **J** | tuum **M** ‖ **5** eici] ice **D**^{1} eice **L** ‖ **5. 6** singultur(a)e uocantur *dist.* **DKL** ‖ **9** languores] dolores **S** ‖ **13** parentur **GSM**, *man. rec. in* **JL** parentum **DKJ** parendum **L** ‖ **16** aues *om.* **GS** | equant **M** | in **K**^{2}**GS** (*om.* **DK**^{1}**JLM**) ‖ **17** annos **M** ‖ **19** fiasianina (*pr.* i *exp.*) **D** fascianina **J** | coperiat **DKJL** cooperiat **GSM** | subponenda **D**^{1} ‖ **21** tricesimus] uicesimus *K. Gesner, De auibus p. 659; nuper comprobat d'Hérouville* | maturos **GSM** muturos **DKJL**^{1} (*corr. man. rec.*) ‖ **22** luminemittet **D** lumine mittet **KLJ** | refrigerante **D**^{1} (*in* -anto **D**^{c}) ‖ **23** ferre **K**^{1} | imber] hiber **L** ‖ **24** tricum **M** | fructum **K**^{1} | lucustas **D**^{1}**LM** ‖ **25** immundae *post* aquae *inserendum censuit Schneider* | ne *om.* **J**

3 pituita concludat. quod si pituitam patientur fasiani, alio cum pice liquida trito rostra eorum debebis adsiduus perfricare uel uitium, sicut gallinis fieri consueuit, auferre.

4 Saginandi haec ratio est, ut unius modii tritici farina in breuissimas offulas redacta clauso fasiano per triginta dies ministrata sufficiat; uel si hordeaceam farinam praebere uolueris, unius et semissis modii farina per praedictos dies saginam replebit. obseruandum sane est, ut offulae ipsae oleo leuigentur asperso et ita inserantur faucibus, ne sub infima linguae parte mergantur. quod si euenerit, statim peribunt. illud quoque magnopere curemus, ut praebeantur noua alimenta digestis, quia eos facillime onus cibi haerentis extinguit.

30 XXX. De anseribus

Anser sane nec sine aqua nec sine herba facile sustinetur. locis consitis inimicus est, quia sata et morsu laedit et stercore. pullos praestat et plumas, quas et autumno uellamus et uere. uni masculo tres feminae sufficiunt. si desit fluuius, lacuna formetur. si herba non subpetat, trifolium, fenum Graecum, agrestia intiba, lactuculas seremus alimento. albi fecundiores sunt, uarii uel fusci minus,
2 quia de agresti genere ad domesticum transierunt. incubant a Kalendis Martiis usque ad aestiuum solstitium.

c. 30 § 1 (Anser ... laedit) *Colum. 8, 13, 2* | (stercore) *u. supra c. 23* | (pullos ... sufficiunt) *Colum. 8, 13, 3* | (si desit ... transierunt) *Colum. 8, 14, 2—3* || § 2 *Colum. 8, 14, 4—7*

1 pituita **K^1** || 3 consueuit fieri **S** || 4 auferre] aut ferre **DL** || 5 tritici *scripsi* triticei **KJLGSM** tritticei **D** triticea *edd.* || 6 breuissima **K^1** | redacta* **K** redactam **J** | incluso **K^1** || 7 ministrata sufficiunt *in ras.* **S^2** (ministrata *om.* **E**) | minista **K^1** | si **KJGSM** sub **DL** | hordeaceam **D^cKLGS** hordeaciam **J** ardeaceam **D^1** orteaceam **M** || 8 semis **M** || 11 mergentur **G^1** || 12 peribit **K^1** || 14 herentes **G** || 17 morsula (a)edit **JL^1** || 18 pullos] polluit **M** || 20 subppetet (b *exp.*) **M** || 21 intiba **DKJLSM** (*u. Sven.*[1] *125*) intuba **G** | lactuculas **KJGS^2M** lacticulas **DL** lactulas *ut uid.* **S^1** | serenus **G** || 22 sunt *om.* **L** | uarii **L^2GSM** uarei **DKJL^1** || 24 a **SM** (*om.* **DKJLG**) | martiis **GV^2** marciis **S** martii* **M** martii **DKL** mar̄. **J** | solstiticium **D**

plus parient, si gallinis oua subponas. extremum partum
matribus iam uacaturis educare permittimus. pariturae
ad haram perducantur. cum semel hoc feceris, consuetu-
dinem sponte retinebunt. gallinis sicut pauonina et an-
seris oua subpones. sed anserina oua ne noceantur, sub-
positis subiciatur urtica. parui primis decem diebus intus 3
pascendi sunt, postea sereno eos poterimus educere, ubi
urtica non fuerit, cuius aculeos reformidant. quattuor
mensum bene saginantur, nam melius in tenera aetate
pinguescunt. polenta dabitur in die ter. large uagandi
licentia prohibetur. loco obscuro claudentur et calido. sic
maiores etiam secundo mense pinguescunt, nam paruuli
saepe die tricesimo. saginantur melius, si ad satietatem
milium praebeamus infusum. inter anserum cibaria
legumen omne porrigi potest excepto herbo. cauendum 4
est etiam, ne pulli eorum setas glutiant. Graeci saginandis
anseribus polentae duas partes et furfuris quattuor aqua
calida temperant et ingerunt pro adpetentis uoluntate
sumenda. tribus per diem uicibus potu adiuuant. media
quoque nocte aquam ministrant. peractis uero triginta
diebus, si, ut iecur his tenerescat, optabis, tunsas caricas
et aqua maceratas in offas uolutabis exiguas et per dies
uiginti continuos ministrabis anseribus.

§ **3** (parui ... reformidant) *Colum. 8, 14, 8* | (quattuor ... tricesimo) *Colum. 8, 14, 10–11* | (inter anserum ... herbo) *Geopon. 14, 22, 2* || § **4** (cauendum ... glutiant) *Geopon. 14, 22, 5* | (Graeci ... anseribus) *Geopon. 14, 22, 7–8 et 11*

3 haram (*uel* aram: *cf. 3, 26, 4*)] aream (e *supra*) **S^1M^c** || **4** retinebunt] renunciauit **K^1** || **5** subponas **G** || **6** urtica **L^2GM** ortica **$DKJL^1S$** | semine papaueris *ante* primis *ins. Schneider* | primi **J** || **8** urtica **KJ^2L^2G** ortica **DJ^1L^1SM** | reformidant **GM** formidant **DKJLS** || **9** mensum **$D^cK^1L^1S^2$** mensium **L^2GS^1M** mensuum **J** mensem **D^1** menses **K^2** || **11** prohibentur **J** || **13** moriuntur *post* tricesimo *ins.* **G** || **14** decoctum *ante* milium *ins.* **M**, *post* mil. **S** | milium] melius **G^1** || **15** omne] cannae **S** | potes **G** | herbo **KJ** eruo **DLGS** erobo **M** || **16** eorum] haedorum *Pontedera, inepte* || **17** furfures **KJ** || **18** appetendis **JL** | uoluptate **J** || **21** ut *om.* **M** | si ut iecur] si utietur **D^cJL^1** se utietur **D^1** || **22** uoluptabis **J**

31 XXXI. De piscinis

His ordinatis cetera exequenda sunt. nam piscinae duae uel solo inpressae uel caeso lapide circa uillam esse debebunt. quas facile est aut fonte aut imbre subpleri, ut una ex his usui sit pecoribus uel auibus aquaticis, alia madefaciat uirgas et coria et lupinos et si qua rusticitas consueuit infundere.

32 XXXII. De fenili, peleario, lignario

Feni, palearum, ligni, cannarum repositiones nil refert in qua parte, dummodo siccae sint atque perflabiles et longe remoueantur a uilla propter casum subripientis incendii.

33 XXXIII. De sterculino

Stercorum congestio locum suum tenere debebit, qui abundet umore et propter odoris horrenda a praetorii conuertatur aspectu. umor abundans hoc praestabit stercori, ut, si qua insunt spinarum semina, putrefiant. stercus asinorum primum est, maxime hortis; dein ouillum et caprinum et iumentorum; porcinum uero pessimum. cineres optimi, sed columbinum feruidissimum cetera-
2 rumque auium satis utile excepto palustrium. stercus quod anno requieuerit segetibus utile est nec herbas creat; si uetustius sit, minus proderit. pratis uero re-

c. 31 *Colum. 1, 6, 21* || **c. 32** *cf. Colum. 1, 6, 9*; *2, 18, 1*; *Cet. Fau. 13* || **c. 33** § **1** (umor ... putrefiant) *Colum. 1, 6, 22*; *2, 14, 7* | (stercus ... optimi) *Colum. 2, 14, 4—5* | (sed columbinum ... palustrium) *Colum. 2, 14, 1*; *u. supra c. 23* || § **2** (stercus ... herbarum) *Colum. 2, 14, 9*; *cf. Colum. 1, 6, 21*

2 exigenda **K** || **5** u*sui **D** | madefaciat **L^2GSM** madeficiat **DKJL^1** || **6** et^1 ... lupinos *om.* **S^1** | rusticas **G** || **9** nil **DGS^1M** nihil **KJLS^2** || **10** sunt **S** || **11** propter] uel praeter *in marg.* **S^2** | subripientis] surrepentis *Morgagni epist. 1, 81* surgentis *Gesner* || **13** STERCVLINO **DLS** STERCVLINIO **K** STERQVILINIO **J** STERCVLIANO **G** || **15** praetorio **JL** || **16** hoc] haec **S^1** || **17** insunt] sunt **D^1** || **18** deinde **M** | obillum **DLS^2** || **21** palustrium **DGSM** palustrio **K^1J** palustria **K^2** plaustrum **L** || **22** anna **D^1** || **22.23** creat herbas *in ras.* **S^2** caret herbis **E** || **23** patis (r *supra*) **D**

centia stercora proficient ad uber herbarum. et maris purgamenta, si aquis dulcibus eluantur, mixta reliquis uicem stercoris exhibebunt et limus, quem scaturiens aqua uel fluuii incrementa respuerint.

XXXIIII. De locis horti et pomarii et sepibus et serendo 34

Horti et pomaria domui proxima esse debebunt. hortus sterculino maxime subiectus, cuius eum sucus sponte fecundet, ab area longe situs, nam puluerem palearum patitur inimicum. felix positio est, cui leniter inclinata planities cursus aquae fluentis per spatia discreta deriuat.
si fons desit, aut inprimendus est puteus aut, si hoc ne- 2
queas, piscina superius construenda, ut illi aquas pluuia conferente hortus per aestiuos rigetur ardores. si hac omni facultate carueris, semper altius tribus uel quattuor pedibus ad pastini similitudinem fodies hortulum, qui sic
cultus neglegat siccitates. sed huic quamuis contra necessi- 3
tatem iuta stercore quaelibet terra conueniat, tamen haec genera sunt in electione uitanda: creta quam argillam dicimus atque rubrica. illud quoque custodies in hortis quos umoris natura non adiuuat, ut diuidas partes et

§ 2 (et maris ... respuerint) *Geopon. 2, 22, 2* ‖ **c. 34** § 1 *ex Garg. Mart., ut uid.* | (Horti ... debebunt) *cf. Colum. 11, 3, 8*; *Plin. nat. 19, 60*; *Geopon. 12, 2, 1* | (hortus ... fecundet) *cf. Colum. 1, 6, 24 et u. supra c. 33* | (ab area ... inimicum) *cf. Colum. 11, 3, 9*; *Geopon. 12, 2, 2*; *et u. infra c. 36, 2* ‖ §§ 1–2 (felix ... puteus) *cf. Colum. 11, 3, 8* ‖ § 2 (piscina ... ardores) *cf. Colum. 11, 3, 10*; *supra c. 31* | (si hac ... siccitates) *cf. Colum. 11, 3, 10*; *Geopon. 12, 5* ‖ § 3 *cf. Colum. 10, 6*; *Geopon. 12, 3*; *c. 5 supra*

1 proficiant **K** ‖ 2 aquis] aliquis **JL^1** | eleuantur **LG** ‖ 3 scaturiens **GS^{1}M** scaturriens **DKJLS^2** ‖ 4 flui **L** ‖ 5 HORTIS **G** | SEDIBVS **G** | ET^3 *om.* **K^1** ‖ 6 debent **S^1** | sit *post* hortus *ins. ed. Ald.* et (est *man. rec.*) **L** ‖ 7 sterculinio **J** sterquilino **S^1** | eam **D^1** ‖ 8 foecundat **S^1** | sit *ante* ab *in marg.* **M^2** | palearum *om.* **JL** ‖ 10 deriuat **JSM** deribat **DL** diriuat **K** diriuet **G^1** (*in* -at **G^2**) ‖ 11 aut^2] ac **J** ‖ 12 est *ante* construenda *ins.* **SM^2** | aqua* pluuiali **M^2** ‖ 13 hortos **K^1** ‖ 15 qui] quod **K^1** ‖ 16 cultus *om.* **M^1** | siccitatem **K^{1}J** ‖ 17 iusta **JL** | quaelibent **K** ‖ 18 quam] quamuis **K^1** | argilla **JL** ‖ 19 hortum **J** horis **M** ‖ 20 diuidantur **K**

hieme ad meridiem, aestate ad septentrionem spatia colenda conuertas.

4 Munitionis multa sunt genera. alii luto inter formas
clauso parietes figuratos ex partibus imitantur. quibus
subpetit, macerias luto et lapide excitant. plerique sine
luto congesta in ordinem saxa conponunt. nonnulli fossis
spatia colenda praecingunt; quod uitandum est, quia
horto subducit umores, nisi forte locus palustris colatur.
alii spinarum plantas et semina in munitione disponunt.
5 sed melius erit rubi semina et spinae, quae rubus caninus
uocatur, matura colligere, cum farina herbi ex aqua mace-
rata miscere; funes dehinc sparteos ueteres hoc genere
mixtionis inducere, ut intra funes semina recepta seruen-
6 tur usque ad uerni temporis initia. tunc ubi sepis futura
est, duos sulcos tribus a se pedibus separatos sesquipedis
altitudine faciemus et per utrosque funes cum seminibus
obruemus leui terra. ita tricesima die procedunt sentes,
quos teneros adminiculis opus est adiuuare. qui inter se
per spatia uacuo relicta iungentur.

7 Partes sane horti sic diuidendae sunt, ut hae, in quibus autumno seminabitur, uerno tempore pastinentur; quas seminibus uere conplebimus, autumni tempore debemus effodere. ita utraque pastinatio decoquetur beneficio algoris aut solis.

Areae faciendae sunt angustiores et longae, id est duodecim pedum longitudine et sex latitudine, sic propter spatia utrimque purganda diuisae. margines uero earum

§ 4 (Munitionis ... excitant) *cf. Colum. 11, 3, 2* | (parietes figuratos) *cf. infra lib. 10, 13, 2* || §§ 4—6 (alii ... iungentur) *cf. Geopon. 5, 44*; *Colum. 11, 3, 4—6* || § 7 (Partes ... solis) *cf. Colum. 11, 3, 11 et 13* | (areae ... diuisae) *cf. Colum. 11, 3, 13*

1 colenda] collocanda **S**^{1} || **3** munitiones **K** | genera sunt *cum notis reu.* **S** || **4** figuros **K**^{1} || **5** maceries **G**^{1} (*in* -as **G**^{2}) || **6** coniesta **K** || **8** plaustris **JL** plustris **G** || **11** et *ante* cum *ins. edd.* | herui **G** erbi **M** || **13** mixtionis **GSM** mixtione si **DL** mixtioni si **KJ** mixtioni sic **Q** mixtionis sic *edd.* || **14** saepes **S** || **18** qui] quibus **G** || **19** per *om.* **G**^{1} | uacuo **DKJLGS**^{1} uacua **S**^{2}**M** || **22** conplebimur, autumno **K** | debebimus *edd.* || **23** ut *ante* utraque *ins.* **M** | pastinato **S**^{1} | dequetur **K**^{1} decoquatur (a *in ras.*) **M** | **24** aut] au **G** || **26** sic] et sint **S** || **27** utrisque **G** utrumque **M**

locis umidis uel inriguis duobus pedibus erigantur; siccis uno extulisse sufficiet. inter areas, si umor consueuit effluere, spatia altiora ipsis areis esse debebunt, ut facilius ingrediatur aream de superiori parte umor admissus et, ubi sitientem saturauerit, in alias possit exclusus auerti.
Serendi tempora licet per menses certa signemus, tamen 8
secundum loci et caeli naturam unusquisque custodiat. frigidis locis autumnalis satio celerior fiat, uerna uero tardior; calidis autem regionibus et autumnalis serior fieri potest et uerna maturior. quaecumque serenda sunt, cum crescit luna, seminentur, quae secanda sunt uel legenda, cum minuitur.

XXXV. De remediis horti uel agri 35

Contra nebulas et rubiginem paleas et purgamenta pluribus locis per hortum disposita simul omnia, cum nebulas uideris instare, conbures.

Contra grandinem multa dicuntur. panno russeo mola coperitur. item cruentae secures contra caelum minaciter leuantur. item omne horti spatium alba uite praecingitur, uel noctua pinnis patentibus extensa suffigitur, uel ferramenta quibus operandum est seuo unguntur ursino. aliqui 2
ursi adipem cum oleo tusum reseruant et falces hoc, cum

§ 8 (serendi ... maturior) *cf. Colum. 11, 3, 14—15* | (quaecumque ... minuitur) *u. supra c. 6, 12* ‖ **c. 35** *in hoc capitulo et Garg. Mart. et Graecis auctoribus usus est Pallad.* ‖ § 1 (Contra nebulas ... conbures) *cf. Geopon. 5, 33, 1* | (panno russeo) *u. Fehrle 15 n. 1* | (cruentae ... leuantur) *u. Fehrle 21 n. 3* | (alba uite) *Colum. 10, 346—47*; *Plin. nat. 23, 21—28*; *u. Fehrle 15 n. 3* | (noctua) *cf. Colum. 10, 348—49*; *u. Fehrle 15 n. 4* | (seuo ... ursino) *u. Fehrle 15 n. 4* ‖ § 2 (aliqui ... ualeat) *Geopon. 5, 30, 1*; *u. Fehrle 15 n. 5*

3 areis *om.* S^1 | ut] et **J** ‖ 4 superiori **GSM** superi **DKJL** ‖ 4–5 admissus ... possit *om.* **JL** ‖ 5 exclusos **JL** | uerti **M** ‖ 6 serenda G^1 | cesta **G** ‖ 8 celebrior **M** ‖ 10 quaeque **K** ‖ 11 sunt *om.* S^1 ‖ 12 leganda S^1 uel liganda *in marg.* S^2 | minuiter D^1 ‖ 13 REMEDIIS] SERENDIS **G** ‖ 16 uideris nebulas **G** ‖ 18 coperitur D^1**KJ** cooperitur D^c**LGS** cooperietur **M** ‖ 19 spatia K^1 ‖ 20 noctu apinis **M** | pennis D^c**G**S^2 ‖ 22 adipem] aliquem **J** | tunsum **S**

putaturi sunt, ungunt. sed hoc in occulto debet esse remedium, ut nullus putator intellegat. cuius tanta uis esse perhibetur, ut neque gelu neque nebula neque aliquo animali possit noceri. interest, ut res profanata non ualeat.

Contra culices et limaces uel amurcam recentem uel ex cameris fuliginem spargimus.

Contra formicas, si in horto habent foramen, cor noctuae admoueamus; si foris ueniunt, omne horti spatium cinere aut cretae candore signabimus.

3 Contra erucas semina quae spargenda sunt semperuiui suco madefiant uel erucarum sanguine. cicer inter olera propter multa portenta serendum est. aliqui cinerem de fico super erucas spargunt. item squillam uel in horto serunt uel certe suspendunt. aliqui mulierem menstruantem nusquam cinctam solutis capillis nudis pedibus contra erucas et cetera hortum faciunt circumire. aliqui fluuiales cancros pluribus locis intra hortum crucifigunt.

4 Contra animalia, quae uitibus nocent, cantharides, quas in rosis inuenire consueuimus, oleo mersas resolui patieris in tabem et, cum putandae sunt uites, hoc oleo falces perungues. extinguntur cimices amurca et felle bubulo lectis

§ **2** (culices et limaces) *cf. Colum. 10, 351—54* | (formicas) *cf. Geopon. 13, 10, 3 et 8* || § **3** (Contra erucas ... madefiant) *Geopon. 2, 18, 1 (cf. 12, 7, 3)*; *Plin. nat. 19, 180* | (cicer) *Plin. nat. 19, 179* | (cinerem de fico) *Geopon. 12, 8, 2 (u. infra § 13)* | (squillam) *cf. Geopon. 12, 37* | (mulierem menstruantem) *cf. Geopon. 12, 8, 5*; *Colum. 10, 357*; *Plin. nat. 17, 266*; *u. Fehrle 16* | (fluuiales cancros) *cf. Geopon. 2, 18, 3*; *Plin. nat. 19, 180*; *u. infra § 7* || § **4** (Contra ... perungues) *Geopon. 5, 30, 2*; *u. infra § 6* | (cimices ... oleo) *Geopon. 13, 4, 4*

1 putaturi **DLGS** putari **KJM** || **3** neque^{1} *om.* **M** || **4** nocere **K** | profana **L** || **6** linaces **M**^{1} limaceas **M**^{2} | ex **SM** ea **DKJL** a **G** || **9** foras **G** || **10** cinere *om.* **D**^{1} | signabimus **K**^{2}**GS** signauimus **DK**^{1}**JLM** || **11** semperuiui **DLM** semperuiuo **KJ** semperuiuae **G** semperuini **S** || **12** madefiant] uel madefaciant *in marg.* **S**^{2} || **14** ficu **S**^{1}**M** | supra **M** || **16** cunctam **J** | solutis **L**^{2}**GSM** soluti **DKJL**^{1} || **18** canoros **M** || **21** in tabem **GSM** intauem **DKJL** | perunges **SM** || **22** cimices] al' culices *in marg.* **M**

aut locis perunctis uel foliis ederae tritis ex oleo uel incensis sanguisugis.

5 Vt olera animalia infesta non generent, in corio testudinis omnia semina quae sparsurus es sicca, uel mentam locis pluribus, maxime inter caules, sere. hoc praestare fertur herbum aliquantulum stratum, praecipue ubi radices et rapa nascuntur. uel acre acetum suco hyosciami mixtum fertur olerum pulices necare, si spargas.

6 Campas fertur euincere, qui fusticulos alii sine capitibus per horti omne spatium conburens nidorem locis pluribus excitarit. si uitibus consulemus, alio trito falces putatoriae feruntur ungendae. nasci quoque prohibentur, si circa arborum uel uitium crura bitumen et sulfur incendas uel si ablatas de horto uicino campas aqua excoquas et per horti tui spatia uniuersa diffundas.

Ne cantharides uitibus noceant, in cote qua falces acuuntur ipsae sunt conterendae.

7 Democritus adserit neque arboribus neque satis quibuslibet noceri posse a quibuscumque bestiis, si fluuiales cancros plurimos uel marinos, quos Graeci paguros nominant, non minus quam decem fictili uasculo in aqua missos tegas et sub diuo statuas, ut decem diebus sole uaporentur,

§ 4 (incensis sanguisugis) *Geopon. 13, 4, 7; Plin. nat. 32, 124 et 136* ‖ § 5 (Vt olera ... nascuntur) *Geopon. 12, 7, 5.2.1; u. Fehrle 21* ‖ § 6 (Campas ... excitarit) *Geopon. 12, 8, 8* | (si uitibus ... ungendae) *Geopon. 5, 30, 1; 5, 48, 6; cf. etiam 10, 80* | (bitumen et sulfur) *cf. Geopon. 12, 8, 1* | (de horto uicino) *Geopon. 12, 8, 4* | (cantharides ... conterendae) *Geopon. 5, 49, 1; 13, 16, 1; cf. supra § 4* ‖ § 7 *sub Democriti nomine ap. Geopon. 5, 50 et 10, 89, 1 (u. Oder 70); cf. Geopon. 2, 18, 3*

2 sanguisugis **KGS** sanguisugiis **DJ**, (*ult.* i *exp.*) **L** sanguis sugiis **M** ‖ 4 mentem **D**^{1} ‖ 5 inter] aut **K** ‖ 6 eruum **G** | stratum **K**^{2} statum **D**^{1}**K**^{1}**JL** satum **D**^{c}**GSM** ‖ 7 agre **J** | hyosciami **DKJLS**^{1}**M** hyosquiami **G** iusquiami *in marg.* **S**^{2}**M**^{2} ‖ 8 olerum *om.* **G** | publices **G** ‖ 9 alii **GSM** aliis **DKJL** ‖ 10 idem *ante* locis *exp.* **K** ‖ 11 excitaret **K** | si] siue **K** | tritus **J** ‖ 12 quoque] quodam **K** | perhibentur **G** ‖ 14 aqua **K**^{2}**GSM** aquam **DK**^{1}**JL** | excoques **D** exquoques **L** ‖ 15 horti tui] hortiui **M** | tui *om.* **G** | diffundes **G**^{1} ‖ 16 cote **S** cute **DKJLM** (*cf. TLL 4: 1082, 45*) caute **G** ‖ 18 Democretus **J** | quislibet **K**^{1} ‖ 20 paguros ω παγούρους *edd.* ‖ 21 decem *om.* **S**^{1}

postea quaecumque inlaesa uolueris esse perfundas et octonis diebus peractis hoc repetas, donec solide quae optaueris adolescant.

8 Formicas abiges origano et sulfure tritis foramen aspergens. hoc et apibus nocet. item coclearum uacuas testas si usseris et eo cinere foramen inculces.

Culices galbano infuso fugantur aut sulfure, pulices amurca per pauimentum frequenter aspersa uel cymino agresti cum aqua trito uel cucumeris semen agrestis aqua resolutum saepe infundens uel aquam lupinorum psilotri austeritatibus iutam.

9 Mures, si amurcam spissam patinae infuderis et in domo nocte posueris, adhaerebunt. item necabuntur, si elleboro nigro caseum uel panem uel adipes uel polentam permisceas et offeras. et agrestis cucumeris et coloquintidis suffusio sic nocebit. aduersus mures agrestes Apuleius adserit semina bubulo felle maceranda, antequam spargas. nonnulli rododafnes foliis aditus eorum claudunt, qui rosis his, dum in exitum nituntur, intereunt.

10 Talpas Graeci hoc genere persecuntur: nucem perforari iubent uel aliquod pomi genus soliditatis eiusdem; ibi paleas et cedram cum sulfure sufficienter includi; tunc

§ **8** (Formicas ... aspergens) *Geopon. 13, 10, 5* | (coclearum ... inculces) *Geopon. 13, 10, 4* | (Culices ... sulfure) *Geopon. 13, 11, 3* | (pulices ... infundens) *Geopon. 13, 15, 5* || § **9** (Mures ... adhaerebunt) *Geopon. 13, 4, 9* | (elleboro) *cf. Geopon. 13, 4, 1*; *u. 13, 4, 9* *ἐν τοῖς ἄλλοις ὡς ὁ Δίδυμος καὶ αὐτός* (*i. e. Anatolius*); *u. Sven.*^{2} *165* | (Apuleius) *sub Apulei nomine ap. Geopon. 13, 4, 1* (*u. Oder 79*); *cf. Plin. nat. 18, 160* | (rododafnes foliis) *Geopon. 13, 5, 3* || § **10** *Geopon. 13, 7, 2*

1 quacumque **J** quaeque **K**^{1}**L** || **4** auiges **DL**^{1} (*corr. man. rec.*) ambiges (al' metuens *in marg.*) **M** | origago **L** (*corr. man. rec.*) || **5** noceat (a *eras.*) **S** || **6** iusseris **L** || **7** infuso] incenso *Mayhoff ad Plin. 19, 180* || **8** aspera **J** | cymino **DKJLGM** cimino **S** || **9** trita **K**^{1} || **10** infundens ω infundes *ed. Ald.* (*u. Sven.*^{1} *35*) || **11** iutam] uitam **J** || **12** spissa **G** | infunderis **JS**^{1}**M** || **14** caesum **D**^{1} | polenta **GM** || **15** premisceas **K**^{1} || **16** sufficio **J** suffisio **M** || **18** rododafnis **G** | auditus **L** || **19** roris **J** || **20** persequentur **J** || **21** aliquot **J** aliquid **S**^{1} | ubi **M** || **22** cedram **DKJLM** (*u. Sven.*^{1} *124*) cedrum **G** cedriam **S** ceram *ed. Ald.*

omnes paruulos aditus et reliqua spiramenta talparum diligenter adobrui; unum foramen, quod amplum est, reseruari, in cuius aditu nucem intus incensam sic poni, ut ab una parte flatus possit accipere, quos ab alia parte diffundat; sic inpletis fumo cuniculis talpas uel fugere protinus uel necari.

Mures rusticos, si querno cinere aditus eorum satures, 11
adtactu frequenti scabies occupabit ac perimet.

Serpentes prope omni austeritate fugantur et nocentes spiritus innocentia fumi graueolentis exagitat. uramus galbanum uel cerui cornua, radices lilii, caprae ungulas. hoc genere monstra noxia prohibentur.

Opinio Graecorum est, si nubes locustarum repente 12
surrexerit, latentibus infra tecta cunctis hominibus eam posse transire. quod si inobseruantes homines sub aere deprehendant, nullum fructum noceri, si continuo omnes ad tecta confugiant. pelli etiam dicuntur amari lupini uel agrestis cucumeris aqua decocta, si muriae mixta fundatur. aestimant aliqui locustas uel scorpios fugari posse, si aliqui ex his urantur in medio.

Campas nonnulli ficulneo cinere persecuntur. si per- 13
manserint, urina bubula et amurca aequaliter mixta conferueant et, ubi refrixerint, olera omnia hoc imbre consperge. prasocoridas Graeci uocant animalia quae solent hortis nocere. ergo uentriculum statim ueruecis

§ **11** (Mures ... perimet) *Geopon. 13, 4, 2* | (Serpentes ... exagitat) *cf. Geopon. 12, 27, 2; 14, 5, 2* | (uramus ... prohibentur) *Geopon. 13, 8, 1—2* (*eadem fere 5, 48, 2*) ‖ § **12** (Opinio ... fundatur) *Geopon. 13, 1, 2—3* | (aestimant ... medio) *Geopon. 13, 1, 5—6* ‖ § **13** (Campas ... consperge) *Geopon. 12, 8, 2—3* | (prasocoridas ... extinguis) *Geopon. 12, 9; cf. Plin. nat. 19, 177*

1 omnis **M** ‖ **2** adobrui **DKJLS** obrui **G** obstrui *ed. Ald.* | quo amplium **M** ‖ **4** quos] quod **L** ‖ **6** necare **K** ‖ **8** scauies **DL** | occupauit **KJL**^{1} ‖ **10** uranus **K**^{1} ‖ **13** lucustarum **DL**^{1}**M** ‖ **14** intra **M** ‖ **15** obseruantes **S** ‖ **16** deprehendunt **K** | omnis **M** ‖ **18** agestris **J** | muriae] moria **K** ‖ **19** lucustas **DLGM** | scurpios **K** | fugurari **L** figurari **D**^{1} (u *in* a *mut.* **D**^{c}) ‖ **21** permiserint **K**^{1} ‖ **24** conspergere **S** | prasocorridas **J** *πρασοκουρίδας uel sim. edd.* ‖ **25** ueruecis statim *edd.* | ueruecis **SM** uerbecis **D**^{1}**KG** ueruices **L** uerbicis **D**^{c}**J**

occisi plenum sordibus suis spatio quo abundant leuiter debebis operire. post biduum repperies ibi animalia ipsa congesta. hoc cum bis uel tertio feceris, genus omne quod nocebat extinguis.

14 Grandini creditur obuiare, si quis crocodilli pellem uel hyaenae uel marini uituli per spatia possessionis circumferat et in uillae aut cortis suspendat ingressu, cum malum uiderit inminere. item si palustrem testudinem dextra manu supinam ferens uineas perambulet et reuersus eodem modo sic illam ponat in terra, ut glebas dorsi eius obiciat curuaturae, ne possit inuerti sed supina permaneat. hoc facto fertur spatium sic defensum nubes inimica
15 transcurrere. nonnulli ubi instare malum uiderint, oblato speculo imaginem nubis accipiunt et hoc remedio nubem, seu ut sibi obiecta displiceat seu ut tamquam geminata alteri cedat, auertunt. item uituli marini pellis in medio uinearum loco uni superiecta uiticulae creditur contra inminens malum totius uineae membra uestisse.

16 Omnia semina horti uel agri feruntur ab omnibus malis ac monstris tuta seruari, si agrestis cucumeris tritis radicibus ante macerentur. item equae caluaria sed non uirginis intra hortum ponenda est uel potius asinae. creduntur enim sua praesentia fecundare quae spectant.

§ **14** (Grandini ... inminere) *Anatol. Par. 2*; *Geopon. 1, 14, 5*; *u. Fehrle 19* | (item ... transcurrere) *Anatol. Par. 3*; *Geopon. 1, 14, 8*; *u. Fehrle 21sq.* || § **15** (nonnulli ... auertunt) *Anatol. Par. 5*; *Geopon. 1, 14, 4*; *u. Fehrle 18sq.* | (item ... uestisse) *Anatol. Par. 6*; *Geopon. 1, 14, 3*; *u. Fehrle 17sq.*, *Sven.*[2] *167* || § **16** (Omnia ... macerentur) *Geopon. 12, 7, 4* (*cf. 2, 18, 10*); *Plin. nat. 19, 180* | (item ... spectant) *Geopon. 12, 6*

2 re*peries **S** reperies **G** || **4** nocebit **G** | extinxit **K**[1] extingues *edd.* || **5** crocodilli **D**[1]**S**[2]**M** (*cf. TLL 4: 1213, 79*) crocodili **L** cor codrilli **KJG** cocodrilli **S**[1] || **7** aut] uel **K** | ingressum **M** || **10** deponat *ut uid.* **S** | terram **G** || **13** instare] inuestigare *ante ras.* **K** || **15** nubem *om.* **J** | sit *post* sibi *eras.* **S** | ut[2] *om.* **G** || **16** cedant **L** || **18** totius] ob **K**[1] || **21** agresti **M** || **22** ante *om.* **M** | calbaria **D**[1]**K**[1]**S** calburia **JL** || **24** enim *om.* **S**[1] || **25** spectat **J**

XXXVI. De area 36

Area longe a uilla esse non debet, et propter exportandi facilitatem et ut fraus minor timeatur domini uel procuratoris uicinitate suspecta. sit autem uel strata silice uel saxo montis excisa uel sub ipso triturae tempore ungulis pecorum et aquae admixtione solidata, clausa deinde et robustis munita cancellis propter armenta quae, cum teretur, inducimus. sit circa hanc locus alter planus et 2
purus, in quem frumenta transfusa refrigerentur et horreis inferantur. quae res in eorum durabilitate proficiet. fiat deinde undecumque proximum tectum, maxime in umidis regionibus, sub quo propter imbres subitos frumenta, si necessitas coegerit, raptim uel munda uel semitrita ponantur. sit autem loco sublimi et undecumque perflabili, longe tamen ab hortis, uineis atque pometis. nam sicut radicibus uirgultorum prosunt laetamen et paleae, ita insidentes frondibus perforant atque arere conpellunt.

XXXVII. De apium castris 37

Apibus stationem non longe a domnicalibus uel in horti parte secreta et aprica et a uentis remota et calidiore locare debemus. quae in quadratam constituta mensuram fures et accessus hominum pecudumque submoueat.

c. 36 *de area: Cato 91 et 129; Varr. rust. 1, 51; Colum. 2, 20; u. infra lib. 7, 1* ‖ §§ **1–2** (Area … ponantur) *Colum. 1, 6, 23–24* ‖ § **2** (sit autem … perflabili) *Geopon. 2, 26, 1* | (longe … conpellunt) *Geopon. 2, 26, 3–4; cf. Colum. 11, 3, 9; u. supra c. 34, 1* ‖ **c. 37** §§ **1–2** *Colum. 9, 4, 1–4*

2 longe *et post* uilla *iter.* **M** | non *om.* **K**^{1} | expetendi **D**^{1} **3** procuratore **K**^{1} ‖ **5** saxo] laxaso (*pr.* a *exp.*) **M** | temporum **K** **6** solidata *om.* **G** ‖ **7** quae, cum] quaecumque **L** ‖ **8** terentur **KJ** **9** in] ad **J** ‖ **10** quae] qua **KJ** ‖ **11** deinde] inde **L** | ubicumque **K**^{1} **14** sit] si **L** | area *ante* loco *ins.* **S**^{2} ‖ **15** perfluuiali **S**^{1} | tam **M** **17** insidientes **K**^{1}**J** | eas *ante* perforant *ins. ed. Ald.* has *Schmitt* | arere **K**^{2}**S** arare **DK**^{1}**JLG** aree **M** ‖ **20** domnicalibus **D**^{1}**KJL** dominicalibus **D**^{c}**GM** domicalibus **S** domini aedibus *edd.* | horte **J** ‖ **21** calidiora **G** ‖ **22** quadam **M** ‖ **23** subueat **K**^{1} suum moueat **M**

Sit abundans floribus, quos uel in herbis uel in frutici-
2 bus uel in arboribus procuret industria. herbas nutriat
origanum, thymum, serpyllum, satureiam, mellisfillum,
uiolas agrestes, asfodilum, citriaginem, amaracum, hya-
cinthum qui iris uel gladiolus dicitur similitudine foliorum,
narcissum, crocum ceterasque herbas suauissimi odoris et
floris. in fruticibus uero sint rosae, lilia, uiolae flauae,
rosmarinus, ederae. in arboribus zizyfus, amigdalus, per-
sicus, pirus, pomiferaeque arbores quibus nulla amaritudo
respondet flore desucto. siluestria uero glandifera robora,
terebinthus, lentiscus, cedrus, tilia, ulex minor et tinus;
3 sed taxi remoueantur inimicae. primi saporis mella thymi
sucus effundit, secundi meriti thymbra, serpyllum uel
origanum, tertii meriti rosmarinus et satureia. cetera ut
arbutus et olera saporem rustici mellis efficiunt.

Sint autem arbores a septentrionali parte dispositae. frutices atque uirgulta ordines suos sub maceriis exequantur, herbas deinde plano post frutices conseremus. fons

§ **3** (primi ... efficiunt) *Colum. 9, 4, 6—7* | (Sint ... conseremus) *ex alio fonte*; *cf. Colum. 9, 5, 6* | (fons ... sitient) *cf. Colum. 9, 5, 5*

1 fruticibus **LG** fru*ticibus **D** fructibus **KJS** fuctibus **M** || **2** arbustibus **K** || **3** saturelam **M** | mellisfillum **DKJ** (*cf. 7, 7, 7*) melisfillum **LSM** meris fillum **G** || **4** agestres **J** agreste. sasfodilum **L** | asfodilum **DJSM** asfodillum **KG** (scapus asphodeli *Colum.*) | citriaginem **DKGS** (*cf. 5, 7, 6*; *u. Sven.*^{1} *122*) cytriaginem **JL** citriagine **M** | amaricum **M** | hyacintum **M** iacinthum **G** iachintum **DL** iacinctum **KJS** || **5** qui iris] quiris S^1 | similitudinem **JL** || **6** narcissum **DGSM** nacissum **KJL** || **7** fructibus **LM** | lilia *om.* **G** || **8** zizyfus *edd.* (*cf. 5, 4, 1 etc.*) *sed fort. h. l.* -phus *scribendum erat* (zizippus *codd. Colum.*) zyzyphus **DJLS** zizyphus **K** ziziphus **GM** | amigdalus **DKJLGS**, *codd. Colum.* amygdalus **M** (*cf. 2, 15, 6 etc.*) || **10** desucto *in ras.* S^2 desueto **M** desuco **DKJL** uel suco **G** defuncto **E** | grandifera rubora **J** || **11** tulia **L** | tili. aulex **K** | ulex **DJLG**, *codd.* $S^1 A^1$ *Colum.* (*u. Rodg.*^{2} *154sq.*) ulea **M** ilex **S** | tinus ω (*u. Rodg.*^{2} *155*) cinus *ed. Ald.* linus *Gesner* pinus *codd. Colum.*, *Schneider* || **12** inimica D^1 | nam *ante* primi *ins.* **M** || **13** effundit **KGSM** effudit **DJL** | thymbra **DM** thimbra **JL** timbra **KG** tymbra **S** || **14** organum **J** | saretureria (*pr.* re *exp.*) **M** | et *ante* cetera *ins.* **JL** || **15** arbustus (*pr.* s *in ras.*) **S** (arbusto *codd. Colum.*) || **16** arbores *om.* S^1 || **17** strutices **J** | meceriis K^1 || **18** in *ante* plano *ins.* **S**

uel riuus huc conueniat otiosus, qui humiles transeundo
formet lacunas, quas operiant rara et transuersa uirgulta,
sedes tutas apibus praebitura cum sitient. sed ab his 4
apium castris longe sint omnia odoris horrendi, balneae,
stabula, coquinae, fusoria. fugemus praeterea animalia
quae sunt apibus inimica, lacertos et blattas et his similia.
aues etiam pannis et crepitaculis terreamus. purus custos
frequens et castus accedat habens noua aluearia praepara-
ta quibus excipiatur examinum rudis iuuentus. uitetur 5
odor coeni et cancer exustus et locus qui ad humanam
uocem falsa imitatione respondet. absint et herbae tity-
mallus, elleborum, thapsia, absentium, cucumis agrestis et
omnis amaritudo conficiendae aduersa dulcedini.

Aluearia meliora sunt quae cortex formabit raptus ex 6
subere, quia non transmittunt uim frigoris aut caloris.
possunt tamen et ferulis fieri. si haec desint, salignis uimi-
nibus fabricentur uel ligno cauatae arboris aut tabulis
more cuparum. fictilia deterrima sunt, quae et hieme
gelantur et aestate feruescunt. sed inter ea loca quae mu- 7
niri debere praecepi podia ternis alta pedibus fabricentur

§ 4 (sed ... fusoria) *Colum. 9, 5, 1* | (fugemus ... similia) *cf. Geopon. 15, 2, 18* | (aues ... terreamus) *de auibus cf. Verg. georg. 4, 14sq.* | (purus ... iuuentus) *Colum. 9, 5, 2—3 (cf. 9, 14, 3)* || § 5 (uitetur ... respondet) *Colum. 9, 5, 6* | (absint ... dulcedini) *Geopon. 15, 2, 17* || § 6 *Colum. 9, 6, 1* || § 7 *Colum. 9, 7, 1—5*

1 huc] huic J || 2 rara (*pr.* a *in ras.*) S^2 rura E || 3 cum sitient] consitient L || 4 apum S^1 | sint] fient S || 5 animalia *om.* G || 6 lacertos D^{c}JLSM lacertas D^{1}G laceratos (*alt.* a *eras.*) K || 7 puros J^{1}L | custos *om.* G || 8 albearia D^{1}KJLS^2 *et sic saepius, hic semel moneo* || 9 accipiatur K | iubentus D^{1}S^1 iubuntus L || 10 *ceni (s *eras.*?) S | adustus *edd.* || 12 thapsia S^2 thabsia M tharsia DKJLG tarsia S^1 | absentium DLM absintium KJS absinthium G | cucumeres K cucumeris J | agrestes K || 13 amarito K^1 | conficiendo K | dulcedine K || 14 XXXVIII. DE VASCVLIS APVM FORMANDIS *ins.* G *quem secutus Gesner seriem titulorum abhinc mutauit* || 15 subere KLGS^2, (s *eras.*) D ubere JS^{1}M | aut] et J | calore K || 16 et ω ex ς, *edd. uett. fort. tolerandum* | fieri *om.* S^1 | salignis DSM saliginis KJLG || 17 arboribus JL || 19 fruescunt K^1 || 20 praecepi D^{c}SM praecipi D^{1}KJLG

inducta testaceo et albario opere leuigata propter lacertorum ceterorumque animalium noxam, quibus est moris inrepere. et supra haec podia aluearia conlocentur ita ut non possint imbre penetrari, spatiolis inter se patentibus segregata. angustus tamen aditus admittat examina propter frigoris et caloris iniuriam. sane uentis frigidioribus altus paries resistat, qui locum possit defensis sedibus
8 apricare. aditus omnes soli obponantur hiberno. qui in uno cortice duo uel tres esse debebunt ea magnitudine quae apis formam non possit excedere. sic enim noxiis animalibus ingressu resistetur angusto, uel si apes obsidere uoluerint exeuntes, alio, cum non defuerit, uitentur egressu.

38 XXXVIII. De apibus emendis

Apes si emendae sunt, prouideamus ut plena aluearia conparenter. quam rem uel inspectio uel murmuris magnitudo uel frequentia monstrat commeantis ac remeantis examinis. ex uicina potius quam longinqua regione, ne aeris nouitate temptentur. si uero longius aduehendae sunt, collo nocte portentur. nec conlocare nec aperire
2 aluearia nisi uespere instante debemus. speculemur deinde per triduum, ne omne ianuas suas egrediatur examen; hoc enim signo fugam meditantur adsumere. contra haec uel cetera suo unaquaeque mense reddemus. tamen creduntur non fugere, si stercus primogeniti uituli adlinamus oribus uasculorum.

§ 8 *Colum. 9, 7, 6* || c. 38 §§ 1–2 (Apes ... reddemus) *Colum. 9, 8, 1–4* || § 2 (tamen ... uasculorum) *Geopon. 15, 4, 1*

1 inducta testaceo] in taceo **M** | inducta *edd.* induta *ω* | lacertarum **G** || 3 increpere **M** | podia **D**^{c}**KGSM** odia **D**^{1}**JL** | albaria **K** || 5 admittit **D**^{1} || 8 solia **M** || 9 corpore **G** | duos **S** | magnitudine] magne **K**^{1} || 10 forma **M** | non possit *om.* **L**^{1} | possint **JL**^{2} | noxis **K** || 12 uitentur *ω* (*sc. animalia quae apes obsident*) utentur *edd.* || 13 egressu] ingressu **K** || 16 conparantur **G**^{1} | uel^{1} *om.* **G** || 19 uehenda **S**^{1} || 21 instate **M** || 22 per triduum **M** post triduum **DKJLS** postriduum **G** (fere triduo *Colum.*) post *aduerb. potest defendi* (*u. Sven.*^{1} *376sq.*) *sed ita obscurius intellegitur* || 24 unoquoque **D**^{c} || 25 non fugere] confugere **S** | primogeniti **KJL** primigeniti **DGSM** || 26 adliniamus **G**

XXXVIIII. De balneis 39

Non alienum est, si aquae copia patiatur, patremfami-
lias de structura balnei cogitare, quae res et uoluptati
plurimum conferat et saluti. itaque balneum constitue-
mus in ea parte qua calor futurus est, loco ab umore
suspenso, ne uligo eum fornacibus uicina refrigeret. lu-
mina ei dabimus a parte meridiana et occidentis hiberni,
ut tota die solis iuuetur et inlustretur aspectu. suspensu- 2
ras uero cellarum sic facies; aream primo bipedis sternis;
inclinata sit tamen stratura ad fornacem, ut, si pilam
miseris, intro stare non possit sed ad fornacem recurrat.
sic eueniet ut flamma altum petendo cellas faciat plus
calere. supra hanc straturam pilae laterculis argilla sub-
acta et capillo constructae fiant distantes a se spatio
pedis unius et semissis, altae pedibus binis semis. super
has pilas bipedae constituantur binae in altum atque
his superfundantur testacea pauimenta et tunc, si copia
est, marmora conlocentur. miliarium uero plumbeum 3
cui aerea patina subest inter soliorum spatia forinsecus
statuamus fornace subiecta. ad quod miliarium fistula
frigidaria dirigatur et ab hoc ad solium similis magnitu-
dinis fistula procedat, quae tantum calidae ducat interius
quantum fistula illi frigidi liquoris intulerit. cellae autem
sic disponantur, ut quadrae non sint, sed uerbi gratia si
quindecim pedibus longae fuerint, decem latae sint; for-
tius enim uapor inter angusta luctabitur. soliorum forma
pro uniuscuiusque uoluntate fundetur. piscinales cellae 4

c. 39 §§ **1–4** *Cet. Fau. 16*; *u. Plommer 11sqq.* ‖ § **1** (lumina ... aspectu) *cf. etiam Geopon. 2, 3, 7* ‖ § **2** (super ... conlocentur) *u. Plommer 16*

2 paterfamilias **M** ‖ **3** de structura] destructa **JL**^{1} ‖ **5** ab] asper **K**^{1} ‖ **6** eum] cum **G** | fornabus **D**^{1} ‖ **8** iubetur **D**^{1} ‖ **9** sternas **G** ‖ **10** stratura **KGS**^{2}**M** statura **DJLS**^{1} (*cf. 12, 22, 1*) | ad *om.* **K**^{1} | pila **M** ‖ **12** ueniet **M** | faciet **J**^{1}**G** ‖ **13** straturam **D**^{c}**K LS**^{2} staturam **JGS**^{1} staturae **D**^{1} straturea (e *exp.*) **M** | argillas **M** ‖ **15** semissis] semis **S**^{1} ‖ **16** bin(a)e **S**^{1} (i *ex* e *et in marg.* uel bene **S**^{2}) ‖ **19** area **K**^{1}**S**^{1} ‖ **20** fornace] formae **K**^{1} ‖ **21** dirigantur **K** ‖ **21–22** dirigatur ... quae *om.* **S**^{1} ‖ **22–23** procedat ... fistula *om.* **D**^{1} ‖ **23** quantum *om. etiam* **D**^{c} | licoris intuleris **KJ** ‖ **24** uerbi] ut in **K**^{1} ‖ **26** angustia **K** ‖ **27** unus cuiusque **M**

in aestiuis balneis a septentrione lumen accipiant, in hiemalibus a meridie. si fieri potest, ita constituantur balneae, ut omnis earum per hortos decurrat eluuies.

Camerae in balneis signinae fortiores sunt; quae uero de tabulis fiunt, uirgis ferreis transuersis et ferreis arcu-
5 bus sustinentur. sed si tabulas nolis inponere, super arcus ac uirgas bipedas constitues ferreis ancoris conligatas, capillo inter se atque argilla subacta cohaerentes, et ita inpensam testaceam subter inducis; deinde albarii operis nitore decorabis. possumus etiam, si conpendio studemus, hiberna aedificia balneis inponere; hinc et habitationi teporem submittimus et fundamenta lucramur.

40 XXXX. De malthis calidae et frigidae

Scire conuenit, quoniam de balneis loquimur, quae sunt malthae calidariae uel frigidariae, ut, si quando in soliis scissa sint opera, possit repente succurri. calidarum compositio talis est: picem duram, ceram albam ponderibus aequis, stuppam, picis liquidae totius ponderis dimidiam partem, testam minutam, florem calcis; omnia simul mixta confundis et iuncturis curabis inserere. aliter Ammoniacum remissum, ficum, stuppam, picem liquidam
2 tundis in pilo et iuncturas oblinis. aliter Ammoniacum

§ **4** (per hortos ... eluuies) *cf. Colum. 1, 6, 24* || §§ **4–5** (Camerae ... decorabis) *Cet. Fau. 17* || § **5** (possumus ... lucramur) *ex suo add. Pallad.* || **c. 40** (*Ps.*) *Cet. Fau. 30, ap. Rose p. 312*; *u. Sven.*^{2} *177*

1 in^{2}] et **KJ** || **4** in balneis *om.* **L**^{1} | sunt *om.* **L**^{1} || **5** tabulis **G** tubulis **DKJLSM** | fiunt *om.* **S**^{1} || **5–7** arcubus ... ferreis *om.* **G** || **6** tabulas *edd.* tubulos **DKJLSM** | super *om.* **K** || **7** bipedes **S**^{1} | constituas **K** || **8** capillos **K** | atque] et **S**^{1} | ita] inter **K** || **9** testaceam *h. l. incipit* **P** (*sed ualde mutilus*: *u. praef.*) | subinterducis **JL** | albearii **J** aluearii **L** || **10** conpedio **J** || **11** hinc **M** huic **DKJLGS** (*de* **P** *n. l.*) | et *om.* **K** || **12** tempore **M** || **14** sunt *ω* (*u. Widst. 9sq.*) sint *Schmitt* || **15** caldariae **KGS**^{1} calderiae **S**^{2} | solis **L**^{1} || **16** sint *ω* sunt *edd.* | possint **L** | calidarum **DPKGSM** (*u. Widst. 10*) callidarum **JL** calidariae *edd.* || **18** stupam **LS**^{1} || **19** minutum **K** || **20** confundis] in pila contundes *ed. Ald.* || **20–22** iuncturis ... et *om.* **G** || **20** amoniacum **JL** || **21** stupam **LM** || **22** amoniacum **K**

et sulfur utrumque resolutum line uel infunde iuncturis. item picem duram, ceram albam et Ammoniacum super remissum simul iuncturis adline et cautere cuncta percurre. item florem calcis cum oleo mixtum iuncturis inline
et caue, ne mox aqua mittatur. aliter sanguini taurino et 3
oleo florem calcis admisce et rimas coniunctionis obducito. item ficum et picem duram et ostrei testas siccas simul tundes; his omnibus iuncturas diligenter adlines.

Item malthae frigidariae: sanguinem bubulum, florem calcis, scoriam ferri pilo uniuersa contundis et ceroti instar efficies et curabis adlinere. item seuum liquefactum cribellato cineri admixtum frigidae aquae inter rimas labenti, si adlinatur, obsistet.

XXXXI. De pistrino 41

Si aquae copia est, fusuras balnearum debent et pistrina suscipere, ut ibi formatis aquariis molis sine animalium uel hominum labore frumenta frangantur.

XXXXII. De instrumentis agrestium 42

Instrumenta uero haec quae ruri necessaria sunt paremus: aratra simplicia uel, si plana regio permittit, aurita,

c. 41 *cf. Cet. Fau. 13 et 15, sed de aquariis molis u. L. A. Moritz, Grain-Mills and Flour in Classical Antiquity, Oxford 1958, 135sqq.* ‖ **c. 42** *multa ex hoc capitulo excerpsit Isid. orig. 20, 14; de instrumentis luculenter disseruit White*[1]

2 super] sulphur *Fau.* (*u. Sven.*[1] *69*) ‖ **3** adlide **G** ‖ **5** aqua mittatur mox *cum notis reu.* **S** | sanguine **JG** ‖ **6** rima **S**^{1} ‖ **7** ostrei **DKJL** ostreae **G** ostrae **S** osterei (*alt.* e *supra*) **M** | testes **S**^{1} ‖ **8** adlinies (*alt.* i *eras.*) **S** ‖ **10** scoriam **GSM**, *codd. Fau.* scoream **DKJ** schoream **L** (*in* -iam **L**^{2}) | et] uel **KJ** | instanter **K** ‖ **11** adlinere **D**^{1}**LS** (*cf. 3, 33; 6, 8, 1*) adlinire **D**^{c}**KJGM** | liquidaefactum **KJ** ‖ **12** criuellato **D**^{1}**PJL**^{1}**S**^{1} | fridae **J** | imas **K**^{1} ‖ **13** lauenti **D**^{1}**L**^{1} lauanti **S** | adliniatur (*alt.* i *eras.*) **S** ‖ **14** PRISTRINO **J** ‖ **15** fusuras **V**^{2}**SM** fusura **DPKJLG** fusura⟨m⟩ *Widst. 11* fusoria *Gesner, uix apte* | et *om. edd.* ‖ **16** pristrina (*pr.* r *exp.*) **G** pristina **JL** | ibi **D**^{c}**KSM** ubi **D**^{1}**JLG** | formatis] que **K**^{1} | molis sine] mollissime **L** | animalibus **G** ‖ **20** regio] rogo **K**^{1}

quibus possit contra stationes umoris hiberni sata celsior
sulcus adtollere; bidentes; dolabras; falces putatorias,
2 quibus in arbore utamur et uite. item messorias uel fena-
rias; ligones; lupos, id est serrulas manubriatas minores
maioresque ad mensuram cubiti, quibus facile est, quod
per serram fieri non potest, resecando trunco arboris aut
uitis interseri; acus, per quas in pastinis sarmenta mer-
guntur; falces a tergo acutas atque lunatas; cultellos item
curuos minores, per quos nouellis arboribus surculi aridi
3 aut extantes facilius amputentur. item falciculas breuissi-
mas †tubulatas†, quibus filicem solemus abscidere; ser-
rulas minores; uangas; runcones, quibus uepreta perse-
quimur; secures simplices uel dolabratas; sarculos uel
simplices uel bicornes uel ascias in auersa parte referentes;
rastros. item cauteres, castratoria ferramenta atque ton-
soria uel quae ad animalium solent pertinere medicinam.
4 tunicas uero pellicias cum cucullis et ocreas manicasque
de pellibus, quae uel in siluis uel in uepribus rustico operi
et uenatorio possint esse communes.

§§ **1–2** (falces putatorias ... messorias uel fenarias) *cf. Vlp. dig. 33, 7, 8* || § **2** (falces ... lunatas) *u. Colum. 4, 24 qui falcem uinitoriam accurate descripsit* || § **3** (sarculos ... rastros) *cf. Isid. orig. 19, 19, 12* || § **4** (tunicas ... pellibus) *cf. Colum. 1, 8, 9; 11, 1, 21*

1 stationis **K** || **2** dolobras **J** || **4** ferrulas **J** || **6** serram] sarpam *adnot. Politianus* || **6–7** resecando ... interseri *u. Rodg.*^{1} *48sq.* || **8** lunateas (e *exp.*) **K** limatas **S**^{1}**M** || **9** curbos **KJ** curios **M** | nouellis] in nouellas **M** || **10** extortes **KJ** || **11** tubulatas **DPKLSM** tabulatas **JG** tribulatas ς, *edd. obelo notaui; quo modo explicari debeat ualde dubito* (*u. Rodg.*^{1} *49sq.*) | abscedere **D**^{1} || **12** uangas **GS**^{1}**M** bangas **DPJLS**^{2} bangus **K** || **13** securas **S** || **14** aduersa **PGM**, *Isid.* | parte *om.* **J** | deferentes **G** || **15** cauteros **S**^{1} || **16** ad] in **J** | animalia **K** || **17** tonicas (o *ex* u) **D** | pelliceas **S**^{1} | cocullis **KJ** cullis **L**^{1}**S**^{1} || **18** quae *om.* **G** | uel^1 *om.* **J** | quae uel ... uepribus *om.* **M** || **19** possunt **S**^{1}

TITVLI MENSIS IANVARII

I De ablaqueandis uitibus
II De pratis abstinendis in locis macris
III De proscindendis agris et iungendis bubus uel arandi disciplina
IIII De hordeo Galatico serendo
V De cicercula serenda cum disciplina sua
VI De uicia serenda non ad pabulum secandum sed ad semina redigenda cum disciplina sua
VII De feno Graeco serendo legendi seminis causa cum disciplina sua
VIII De herbo serendo
VIIII De sariendis frumentis et leguminibus
X De pastinandi generibus et scrobibus uitium
XI De tabulis uinearum
XII De mensura pastini Italica
XIII De solo et caelo et loco pangendis uineis congruenti et ea quae illuc pertinet disciplina
XIIII De hortis: in eo de lactuca serenda cum disciplina sua; item nasturcio, similiter et eruca; item caulibus, alio et ulpico
XV De pomis: in eo de sorbo, de amygdalo, de nuce iuglandi cum disciplinis suis, et de ceteris pomis quorum disciplina suis mensibus continetur
XVI De signandis animalibus, et lardi et pernarum confectione et echini et rapis
XVII De oleo myrtino
XVIII De uino myrtite
XVIIII De oleo laurino

1 TIT. MENS. IAN. *om.* **KJ** ‖ **2** ablaquendis **K** ‖ **3** magris **DL** ‖ **4** et] uel **K** | unguendis **M** ‖ **6** gallatico **K** ‖ **7** circelcula **J** circula **M** ‖ **8–9** non … redigenda *om.* **KJ** ‖ **10–11** *tit. om.* **G** | legendi … sua *om.* **KJ** ‖ **12** eruo **G** ‖ **13** *tit. om.* **M** ‖ **14** pastinandis **GS** | genus **K** ‖ **16** pastini] uineae **KJ** ‖ **18** et *om.* **KJG** | ea *om.* **G** ‖ **19–21** in eo … ulpico *om.* **KJ** ‖ **19** eo de **S** eodem **DPLGM** ‖ **20** eruca **PGSM** uruca **DL** ‖ **22–24** in eo … continetur] Sorbe (*om.* **K**). XVI Amigdala, nux iuglans. de aliis pomis (pompis **J**) quae maxime per (uel **K**) alios menses seruntur **KJ** *qui et numerorum ordinem turbatum praebent* ‖ **24** mensibus suis **S** ‖ **25** pennarum **L** ‖ **27** mertino **K** ‖ **28** myrticae **JL**

XX De lentiscino oleo
XXI De gallinarum partu
XXII De caedenda materie
XXIII De horis

MENSIS IANVARIVS
EXPLETIS HIS QVAE PERTINENT AD GENERALE PRAECEPTVM, NVNC OPERAS SVAS SINGVLIS MENSIBVS EXPLICABO. ITAQVE A IANVARIO MENSE FACIAMVS INITIVM.

1 ### I. De ablaqueandis uitibus

Ianuario mense locis temperatis ablaqueandae sunt uites, quod Itali excodicare appellant, id est circa uitis codicem dolabra terram diligenter aperire et purgatis omnibus uelut lacus efficere, ut solis teporibus et imbribus prouocetur.

2 ### II. De pratis abstinendis in locis macris

Apricis aut macris aut aridis locis prata iam purganda sunt et a pecore uindicanda.

3 ### III. De proscindendis agris et iungendis bubus uel arandi disciplina

Pingues et sicci agri proscindi et apparari iam possunt. sed boues melius collo quam capite iunguntur. quos, ubi

c. 1 *cf. Colum. 4, 8; arb. 5, 3 et 10, 4; u. infra lib. 11, 5; Plin. nat. 17, 140* || **c. 2** *Colum. 11, 2, 7* || **c. 3** § 1 (Pingues ... possunt) *Colum. 11, 2, 8* | (sed boues ... iunguntur) *Colum. 2, 2, 22–23* | (quos ... refrigerentur) *Colum. 2, 2, 28*

1 lentiscino oleo **DLGSM** oleo lentiscino **KJ** (*cf. c. 20 tit.*) || 3 emenda **J** edenda **L** || 6–10 EXPLETIS ... INITIVM *h. l. praebent* ω, *ad calcem libri primi reponunt edd.*; *codd. praeter* **SM** *litt. capitalibus usi sunt* || 7 GENERALEM **J** || 8 opera sua **M** || 9 explicabimus *edd.* | A *om.* **K**^{1}**JG** | mense Ianuario *edd.* || 10 faciemus *edd.* || 15 teporibus **DKS** temporibus **JLGM** | et imbribus *om.* **G** || 16 prouocentur *edd.* || 17 MARCRIS **L** || 19 pecora **L** || 20 VNGENDIS **K** | ARANDIS **J**

ad uersuram uenerint, arator retineat et iugum propellat, ut eorum colla refrigerentur. sulcus autem in arationibus longior quam centum uiginti pedum esse non debet. seruandum est, ne inter sulcos non mota terra relinquatur. glebae omnes dolabris dissipandae sunt. sed aequaliter 2
terram motam esse cognoscis, si transuersam per sulcos perticam mittas. quae res saepius facta bubulcos ab hac neglegentia summouebit. obseruandum, ne lutosus ager aretur aut, quod saepe fit, post longas siccitates leui imbre perfusus. nam terra quae lutosa tractatur in primordio 3
fertur toto anno non posse tractari; quae autem supra leuiter infusa est et subter sicca, si tunc aretur, adseritur per triennium sterilis fieri. et ideo mediocriter infusus ager, ut nec lutosus nec aridus sit, proscindi debet. si collis est, transuersus per latera sulcetur. quae forma tunc seruanda est, cum semen accipiet.

IIII. De hordeo Galatico serendo 4

Si clemens fuerit hiems, hordeum Galaticum, quod graue et candidum est, circa Idus Ianuarias seramus locis temperatis. octo modiis iugerum conplebitur.

V. De cicercula serenda cum disciplina sua 5

Cicercula mense hoc seritur loco laeto, caelo umido. tres modii iugerum conplent. sed hoc genus seminis raro respondet, quia decipitur Austro uel siccitate dum floret, quod tunc prope necesse est euenire.

§ **1** (sulcus ... non debet) *Colum. 2, 2, 27* | (seruandum ... relinquatur) *Colum. 2, 2, 25* || § **2** (glebae ... dissipandae sunt) *Colum. 2, 2, 28* | (sed aequaliter ... summouebit) *Colum. 2, 4, 3* || §§ **2–3** (obseruandum ... proscindi debet) *Colum. 2, 4, 5–6* || § **3** (si collis ... accipiet) *Colum. 2, 4, 10* || **c. 4** *Colum. 2, 9, 16; cf. infra lib. 3, 8* || **c. 5** *Colum. 2, 10, 19*

3 pedum uiginti **M** || **8** summouet **G** | est *post* obseruandum *ins.* **M**^{2} | lutosis **P** | ager] ages **D** || **9** aut] et **K**^{1} || **10** perfusis **P** || **12** adsequitur **J** || **14** sit] statim **K** || **17** GALLATICO **K** || **19** circu **J** || **20** octo] sex *Colum.* | obplebitur **K** || **23** conplebunt **K** complebuntur **J** | semis **L** || **25** prope] propterea **J**

6 VI. De uicia serenda cum disciplina sua

Hoc mense ultimo colligendi seminis causa, non pabuli secandi uicia seritur. iugerum sex modii occupant. serenda est in terra proscissa post horam secundam uel tertiam, cum ros esse desierit, quem ferre non potest. sed statim coperienda est ante noctem. nam si nuda manserit, noctis umore corrumpitur. obseruandum est, ne ante uicesimam quintam lunam seratur, quia sic satam limaces persecuntur.

7 VII. De feno Graeco serendo

Fenum Graecum in Italia colligendi seminis causa mense Ianuario ultimo circa Februarias Kalendas seremus. sex modii iugero sufficient. arandum est spisse, sed non alte. nam si plus quam quattuor digitis obruatur, difficile nascitur. idcirco quidam minimis aratris proscissa prius terra seminant et sarculis statim sata coperiunt.

8 VIII. De herbo serendo

Herbum seri et hoc mense nouissimo potest loco sicco et macro. in iugero quinque modii seruntur.

9 VIIII. De sariendis frumentis et leguminibus

Hoc mense serenis et siccis diebus, dum gelicidia non est, sunt sarculanda frumenta. quod opus plerique negant fieri debere, quia radices eorum detegantur aut incidantur

c. 6 *Colum. 2, 10, 29—30* || **c. 7** *Colum. 2, 10, 33* || **c. 8** *Colum. 2, 10, 34: cf. infra lib. 3, 7* || **c. 9** § 1 (Hoc ... frumenta) *Colum. 2, 11, 8* | (quod ... subsecuto) *Colum. 2, 11, 1; cf. 2, 11, 8*

2 pabulis **G** || 3 iungerum **L** | modio **L** || 4 proscisa **K** procisa **DJL** | secandam **D** || 6 coperienda **DPJL** cooperienda **KGSM** || 7 est *om.* **M** | uigesimam **P** uincesimam **DKL** || 8 satum **J** || 10 colligendum **K** || 11 Kl' februarias **J** | seremus *scripsi* (*ut numeris satis faciam*) serimus ω | sex] VII **K** || 12 sufficiant **K**[1] sufficiunt **G** || 14 proscisa **JL** prosscissa **M** proscissam **S** || 15 coperiunt **DKJL** cooperiunt **PGSM** || 17 est *ante* mense *eras.* **K** | nouissimo] ultimo **G** || 18 modiis **K** || 19 SERIENDIS **K** || 20 dum] cum **M** | gelicidia **DKJLS** (*cf. 12, 1, 2: u. Widst. 12*) gelicidium **GM** || 21 sarculenda **G** | frumenda **L** || 22 earum **J**

et necentur frigore subsecuto. mihi uidetur herbosis locis tantum esse faciendum. sed triticum et far saritur quattuor foliorum, hordeum quinque, faba et legumina cum supra terram quattuor digitis fuerint. lupinus uero qui 2
unam radicem habet, si sarculetur, extinguitur. quod nec desiderat, quia herbas praeter auxilium cultoris adfligit. faba autem, si bis sarculetur, proficiet et multum fructum et maximum reddituru, ut ad mensuram modii conplendi fresa propemodum sicut integra respondeat. si siccas segetes sarculaueris, aliquid et contra rubiginem praestitisti. maxime hordeum siccum sarietur.

X. De pastinandi generibus et scrobibus uitium 10

Pastinum fieri nunc tempus est. quod fit tribus generibus: aut terra in totum fossa aut sulcis aut scrobibus. terra tota debet effodi ubi ager inmundus est, ut siluestribus truncis et radicibus filicis uel herbarum noxiarum spatia liberentur. ubi autem mundae sunt nouales, scrobibus pastinemus aut sulcis; sed sulcis melius erit, quia umorem uelut in totum spatia pastinata transmittunt.

Fiunt ergo sulci tanta longitudine quantam destinaue- 2
ris tabulae, latitudine pedum duum semis uel trium, ita ut iuncti duo fossores designatum linea spatium bidentibus persequantur, altitudine trium uel duorum semis pedum. deinde si per homines uinea colenda est, tantum crudi soli

§§ **1–2** (sed triticum … adfligit) *Colum. 2, 11, 4* || § **2** (faba … respondeat) *Colum. 2, 11, 7* | (si siccas … sarietur) *Colum. 2, 11, 5* || c. 10 § **1** *ex suo add. Pallad.* || § **2** *de sulcis u. Colum. 3, 13, 4–5*

5 habet *om.* **P** (*ut uid.*) | si] sic **L** || **8** redditura, ut **M** redditur, aut *dist.* **DPKJL** redditur, ut **S** reddet, ut **G** | modii **GM**, (*alt.* i *exp.*) **S** modi **DKJL** || **10** et **DPKJLGM** e **S** (*om. edd.*) | robiginem **DPLM** | praestiti* **G** || **12** PASTINANDIS **S** | GENERIBVS **GS** GENERIS **P** GENVS **DK** GEÑ **JL** | SCROB· **G** || **14** toto **KJ** || **15** siluestris **P** *sed post uocem praebet rasuram* || **16** uel] uer **J** || **18** quia] qui **J** || **19** in *om.* **L** | pastina **G** || **20** quanta **G** | destinaueris **KJGSM** destinauerit **DL** || **21** tarbule **M** | latitudinem **JM** | duum **DPKJLGS^{2}M** duorum **S^{1}** || **22** ludentibus **G** || **23** altitudine *om.* **K^{1}** altitudinem (m *exp.*) **M** || **24** per *om.* **M**

relinquimus, et sic alter sulcus inprimitur. si uero arandae sunt uineae, quinque uel sex pedum spatia, quae non sunt fodienda, relinquemus in medio.

3 Quod si scrobes fieri placeat, faciemus tribus pedibus altas, duobus semis latas, tribus longas. siue fossoribus colantur uineta seu bubus, eadem spatia quae inter sulcos sunt dicta seruemus. ultra tres uero pedes altius fodiendae scrobes non sunt, ne laborent frigore sarmenta quae pangimus. latera scrobibus aequaliter incisa sint, ne obliqua uitis saucietur alte nitentibus ferramentis, cum fossor incumbet.

4 Pastino uero quod omne uersabitur trium uel duorum semis pedum altitudine terra uniuersa fodiatur. in quo erit diligentia, ne crudum solum fraude occulta fossor includat. quam rem subinde custos uirga in qua praedictae altitudinis modus designatus est per spatia quae fodiuntur exploret. radices omnes et purgamenta, maxime rubi et filicis, in summum regeri faciat. quae cura in omni positionis genere et ubique seruanda est.

11 XI. De tabulis uinearum

Tabulas autem pro domini uoluptate uel loci ratione faciemus siue integrum iugerum continentes seu medium seu quaternariam tabulam, quae quartam iugeri partem quadrata conficiet.

§ 3 (Quod si ... seruemus) *cf. Colum. 3, 12, 2–3* | (latera ... incumbet) *cf. Colum. 3, 13, 9–10* || § 4 (Pastino ... fodiatur) *cf. Colum. 3, 13, 8* | (in quo ... exploret) *cf. Colum. 3, 13, 10–13* | (radices ... seruanda est) *cf. Colum. 3, 13, 6* || **c. 11** *cf. Colum. 5, 1–3*

1 sic] si **L** | aliter **J** | arende **M** || **2** quinque] ut **KVJ** || **4** pedibus *om.* $\mathbf{S}^{1}$ || **5** duabus **K** || **6** colentur $\mathbf{D}^{1}$ coluntur **P** | uineta] uinitas **L** | spatia eadem **J** || **8** scrobae **S** || **12** pastina **L** pastini *ed. Ald.* | omne] cure $\mathbf{K}^{1}$ || **13** altitudine *om.* $\mathbf{K}^{1}$ | fodietur *edd.* || **15** praedicitae **G** || **18** omni *om.* $\mathbf{L}^{1}$ || **18. 19** genere positionis **S** || **20** STABVLIS (*pr.* S *eras.*) **D** || **21** uoluntate $\mathbf{S}^{1}$, *edd.* (*u. Sven.*[1] *617sq.*) | uel loci] ueloci $\mathbf{LS}^{1}$ || **23** quaternariam *ω* quartanariam *edd.*; *lacunam, e. g.* ternariam, quae tertiam iugeri partem conficiat, *suspicatus est Gesner, sed de uocis significatu u. Sven.*[1] *601sq.*

XII. De mensura pastini Italica 12

Mensura uero pastini haec est in tabula quadrata iugerali, ut centeni octogeni pedes per singula latera dirigantur, qui multiplicati trecentas uiginti et quattuor decempedas quadratas per spatium omne conplebunt. secundum hunc numerum omnia quae uolueris pastinare discuties. decem et octo enim decempedae decies et octies subputatae trecentas uiginti quattuor explebunt. quo exemplo doceberis in maiore agri uel minore mensuram.

XIII. De solo et caelo et loco pangendis uineis congruenti et ea quae illuc pertinet disciplina 13

Sed solum uineis ponendis nec spissum nimis nec resolutum, propius tamen resoluto; nec exile nec laetissimum, tamen laeto proximum; nec campestre nec praeceps, sed potius edito campo; nec siccum nec uliginosum, modice tamen roscidum; nec salsum nec amarum, quod uitium sapore corrupto uina contristat. caelum mediocris quali- 2
tatis, tepidum tamen magis quam frigidum, siccum potius quam nimis imbridum; sed ante omnia uitis procellas uentosque formidat. ad pastinandum rudes agros potius eligamus uel maxime siluestres. ultima conditio est eius loci in quo fuerant uetusta uineta. quo si necessitas coegerit, prius multis arationibus exerceatur, ut abolitis

c. 12 *Pallad. non secutus est Colum. 5, 1–3* | (centeni octogeni) *minime recte, sed cf. Grom. p. 354, 3sq.* ‖ **c. 13** § 1 *Colum. 3, 1, 8–9* ‖ § 2 (caelum ... formidat) *Colum. 3, 1, 10* | (ad pastinandum ... induci) *Colum. 3, 11, 3–4*

1 PASTINI MENSVRA **J** ‖ **2. 3** iugerali ut **GSM** iuger aliud **DL** (-ud *tantum in* **P** *dispici potest*) iugiter aliud **KJ** ‖ **3** octoni $\mathbf{S}^1$ ‖ **4** quattuor decempedas] XIIII pedas **J** XIIII (quattuor decem $\mathbf{S}^2$) pedes **S** | decempedas] pedas **G** ‖ **5** per] perhibet **K** | spatias **K** spatia **G** ‖ **7** VIII et **G** ‖ **9** agri **DPKJLM** agro **GS** | mensura **M** ‖ **10** SOLE $\mathbf{G}^1$ | VINEAS **G** ‖ **11** pertinent **S** *qui h. l. litt. minusc. usus est* ‖ **12** ponendis] potandis **K** | nimis *om.* **M** ‖ **13** proprius $\mathbf{JLS}^1$ | resuloto **J** | exilio **J** ‖ **17** correpto $\mathbf{K}^1$ ‖ **19** umbridum **G** ‖ **21** eligatur **K** | conditio *om.* **L** ‖ **22** fuerant *ω* (*u. Widst. 65*) fuerunt *edd.* | in *ante* quo² *ins.* $\mathbf{S}^2$ | quo² $\mathbf{DPKJS}^2\mathbf{M}$ (*cf. TLL* 3: *1529, 57*) quod $\mathbf{LS}^1$ qui **G** ‖ **23** multis *om.* **M**

radicibus prioris uineae et omni earum carie et squalore
3 depulso nouella uitis tutius possit induci. tofus et alia
duriora, ubi gelu relaxantur et solibus, pulcherrimas
uineas ferunt refrigeratis aestate radicibus et umore de-
tento, sed et soluta glarea et calculosus ager et mobiles
lapides, si tamen haec omnia glebis se pinguibus miscue-
runt; et silex cui terra subposita est, quia frigidus est et
umoris tenax, radices aestate sitire non patitur. item loca
ad quae de cacuminibus terra decurrit, uel ualles quas
fluminum saturabit adgestio. sed hoc in his locis quae
4 gelu et nebulis infesta esse non possunt. argillosa terra
commoda est, argilla autem sola grauiter inimica, et cete-
ra quae in generalibus dixi. nam locus, qui misera uirgulta
produxerit, uel uliginosus uel salsus uel amarus uel siti-
5 culosus et aridus adprobatur. niger sabulo et robeus utilis
est, sed cui fortis terra permixta est. carbunculus, nisi
stercoretur, macras uineas reddit. in rubrica difficile
conprehendunt, quamuis postea nutriantur. sed hoc genus
terrae operibus inimicum est, quia paruo uel umore uel
sole nimis madescit aut dura est. at maxime utile solum
est quod inter omnes nimietates temperamentum tenebit
6 et raro proximum quam denso fuerit. plagam caeli uinea
spectare debet locis frigidis meridianam, calidis septen-
trionalem, tepidis orientem, si tamen Austros uel Euros
regio non habeat inimicos. quod si hoc est uitium, melius

§ **3** *Colum. 3, 11, 7—8* ‖ §§ **4—5** (argillosa ... dura est) *Colum. 3, 11, 9—10* | (in generalibus) *supra lib. 1, 5, 4* ‖ § **5** (at maxime ... fuerit) *Colum. 3, 12, 3—4* ‖ § **6** *Colum. 3, 12, 6*; *cf. supra lib. 1, 6, 2*

1 eorum **J** ‖ **2** possit] potius **JL** ‖ **3** duriora *om.* **J** ‖ **6** se] si **K** sed **J** | miscuerint *ed. Ald.* ‖ **7** superposita *ed. Ald.* (*cf. Colum.* silex, cum superpositum est modicum terrenum: *u. Sven.*[1] *69*) ‖ **9** ad quae] atque **PJ** | cacuminis **K** | quos **M** ‖ **10** saturauit **M** ‖ **11** zelu **L** | infecta **S**[1] ‖ **15** adprobatur *ω* (‘*experimento cognoscere*’ *interpretatus est Gesner, cf. Widst. 12sq.*) reprobatur *ed. Ald.* inprobatur *Schneider* | robeus **DPKJL** rubeus **GM**, (*alt.* u *in ras.*) **S**[2] rubens **E** ‖ **17** difficilius *ed. Ald.* ‖ **19** inimicorum **K**[1] ‖ **20** dura est] siccatur *Schneider* | at **SM** a*t **G** aut **DPKJL** ‖ **23** expectare **JL** | merianam **M** ‖ **23—24** calidis ... orientem *om.* **D** ‖ **24** eruos **M** ‖ **25** habet **S**[1] | quod] quo **G**

in Aquilonem uel Fauonium uineta dirigimus. sed locus 7
qui pastinandus est prius inpedimentis et omnibus elisis
liberetur arboribus, ne post calcatu adsiduo terra fossa
solidetur. si campus est, duobus semis pedibus pastinetur,
si cliuus, tribus, collis praeruptus quattuor, ne citius
terra decurrat, uallis uel duobus pedibus. sed ager uliginosus
qui umores altius fossus eructat, sicut Rauennatis
soli, non amplius quam in pedem semis effoditur. illud 8
experimentis adsiduis conprehendi, uites melius prouenire,
si uel statim fossae terrae uel non longe ante pangantur,
cum tumor pastini nondum repetita soliditate subsedit.
hoc quoque in faciendis sulcis et scrobibus adprobaui,
maxime ubi mediocris est terra.

XIIII. De hortis 14

Mense Ianuario lactuca serenda est uel Decembri, ut
planta eius Februario transferatur. itemque Februario
seritur, ut possit Aprili mense transferri. sed certum est
eam toto anno bene seri, si locus sit laetus, stercoratus,
inriguus. antequam pangatur, radices eius resecemus
aequaliter et liquido fimo linamus; uel quae iam panctae
sunt, nudatae laetamen accipiant. amant solum subactum, 2
pingue, umidum, stercoratum. inter has herba manu est
uellenda, non sarculo. latior fit, si rara ponatur uel, cum
producere incipiet caulem, eo leuiter inciso gleba prema-

§ 7 (sed locus ... solidetur) *Colum. 3, 13, 6* | (si campus ... effoditur) *Colum. 3, 13, 8* ‖ § 8 *ex suo add. Pallad.* ‖ c. 14 *ex Garg. Mart.* ‖ §§ 1–4 *de lactuca u. Colum. 11, 3, 25–29*; *Plin. nat. 19, 125–131*; *Geopon. 12, 13–14*

1 aquilone **M** | dirigamus **KJ** ‖ 3 arboribus **D^{1}P^{1}GSM** arboris **D^{c}P^{2}KJL** | post *om.* **L^1** | calcato **J** | terra **KGSM** terrae **DPJL** | fossa **DPKJL** effossa **GSM** ‖ 6 uel *om.* **K^1** uero *edd.* ‖ 8 offoditur **G** effodiatur *edd.* ‖ 9 exprimentis **M** ‖ 11 petita **D^{1}L** | solidate **M** ‖ 15 lactucas (s *eras.*) **K** ‖ 16 plancta **JL** ‖ 17 possint **J** posint **L** ‖ 18 eam] ea **L** | anno *om.* **M^1** ‖ 19 pangantur **P** | recensemus **J** recesemus **G** recessemus **M** ‖ 20 liniamus (*alt.* i *eras.*) **G**, (*alt.* i *supra*) **M** | panctae] pacta **G** pactae **S** factae *supra add.* **M^2** ‖ 21 subacrum **K** ‖ 22 herbas **G** ‖ 23 euellenda *edd.* ‖ 24 incipiat **G**

tur aut testa. candidae fieri putantur, si fluminis harena
uel litoris frequenter spargatur in medias, et collectis ip-
3 sae foliis alligentur. si uitio loci uel temporis uel seminis
cito lactuca durescit, planta eius auulsa et denuo posita
teneritudinem consequetur. item multis seminibus con-
dita nascetur, si caprini stercoris bacam subula subtiliter
excauaris et in ea semen lactucae, nasturci, ocimi, erucae,
radicis inmiseris, tunc inuolutam fimo bacam terra optime
culta breui scrobe demerseris. rafanus nititur in radicem;
cetera semina in summo lactuca pariter mergente pro-
4 siliunt singulorum sapore seruato. alii hoc ita adsecuntur:
auulsae lactucae folia carpunt quae radicibus iuncta sunt,
et in eisdem gradibus surculo punctis praeter rafanum
semina supradicta deponunt ac fimo adlinunt. sic obruta
iterum lactuca praedictorum seminum caulibus ambietur.
lactuca dicta est quod abundantia lactis exuberet.

5 Hoc mense nasturcium constat et omni tempore esse ponendum, loco quali placebit et caelo. fimum non desiderat; umorem quamuis diligat, tamen deesse non curat. si cum lactuca seratur, nasci fertur egregie.

Et nunc et mensibus quibus uolueris et locis erucam serere nil moreris.

Hoc etiam mense caules et toto anno seri possunt, sed melius aliis quibus adscriptum est.

Hoc etiam mense alium et ulpicum bene seretur, sed alio alba terra proficiet.

§ 4 (lactuca ... exuberet) *Plin. nat. 19, 126*; *cf. Isid. orig. 17, 10, 11* || § 5 (Hoc ... egregie) *de nasturcio u. Plin. nat. 19, 154–155*; *Geopon. 12, 27* | (Et nunc ... moreris) *de eruca u. Colum. 11, 3, 29*; *Plin. nat. 19, 167*; *Geopon. 12, 10* (*cf. 12, 26*) | (caules) *u. infra lib. 3, 24, 5–7* | (alium et ulpicum) *u. infra 12, 6*

2 collectas **K** || 4 euulsa **M** || 7 excauaueris (ue *supra*) **M**^{2} | nasturcio cimi *dist.* **D**^{1}**KJL** | nasturcii **D**^{c}**G** | cymi **G** || 8 terra **DPKJLM** terrae **GS** || 9 nititur] mittitur **L** || 10 semina cetera **J** | summa *Schneider* (*u. Sven.*^{1} *382*) | emergente **M** || 13 sarculo **KG** || 15 lacta **K**^{1} || 17 temporis **K** || 18 fimum **GSM** fumum **DPKJL** || 21 mense **K** || 22 nil **DPJL**, (l *in ras.*) **M**^{2} nihil **K**^{2}**GS** (*om.* **K**^{1}) || 26 proficiat **J**

XV. De pomis 15

Sorba. Mense Ianuario, Februario et Martio locis frigidis, calidis uero Octobri et Nouembri sorba seruntur egregie, ita ut matura in seminario ipsa poma pangantur. ego expertus sum multas arbores ex pomis sponte progenitas et in crescendo et in ferendo extitisse felices. plantas etiam si quis ponere uoluerit, habebit arbitrium, 2
dum modo calidis locis mense Nouembri, temperatis Ianuario uel Februario, frigidis Martio inclinante disponat. amat loca umida, montana et frigidis proxima, solum pinguissimum, cuius indicium certissimum facit si frequens ubicumque nascatur. planta est transferenda robustior, scrobem desiderat altiorem et spatia largiora, ut, quod illi maxime prodest, a uentis frequentibus agitata grandescat.

Si uermes patietur infestos, qui in ea rufi ac pilosi 3
solent medullae interna sectari, aliquos ex his sine arboris iniuria detractos uicino crememus incendio. creduntur hoc genere uel fugere uel perire. si minus ferre coeperit, taedae cuneus eius radicibus inseratur uel circa ultimam partem fossa facta cumulo ingesti cineris adaequetur.

Mense Aprili sorba inseruntur in se, in cydoneo, in spina alba uel trunco uel cortice.

Sorba seruantur hoc genere: lecta duriora et posita, ubi 4
mitescere coeperint, fictilibus usque ad plenum clauduntur urceolis gypso desuper tectis et bipedanea scrobe loco sicco sub sole merguntur ore peruerso et desuper spissius

c. 15 *ex Garg. Mart.* ‖ §§ 1–5 *de sorbis cf. Colum. 5, 10, 20; Plin. nat. 15, 85 (et cf. 17, 64. 75. 220. 253)* ‖ §§ 4–5 *cf. Colum. 12, 16, 4*

4 panguantur **P** ‖ **5** ergo **J** ‖ **6** credendo $\mathbf{K}^{1}$ | inferendo **M** ‖ **7** si quis] sit **J** | quis *om.* $\mathbf{S}^{1}$ ‖ **9** disponat *om.* **K** ‖ **12** ubique **G** | est] enim **K** | transferenda (trans- *in ras.*) $\mathbf{S}^{2}$ referenda **E** ‖ **13** largiora (larg- *in ras.*) $\mathbf{S}^{2}$ latiora **E** longiora **K** ‖ **14** a *om.* **M** ‖ **21** ingesti] ingenti $\mathbf{S}^{1}$ ‖ **22** aprile **K** | cydoneo **KJGM** cidoneo **S** cytidoneo **DL** citidoneo **P**

terra calcatur. item secta per partes siccantur in sole et
5 seruantur in uasculis in hibernum. cum uoluerimus uti,
aqua feruenti macerata reuirescunt sapore iocundo. aliqui
cum pediculis suis uiridia lecta suspendunt locis opacis ac
siccis. item ex sorbis maturis sicut ex piro uinum fieri
traditur et acetum. alii sorba in sapa adserunt diu posse
seruari.
6 Amygdala. Amygdalus seritur Ianuario et Februario,
item locis calidis Octobri et Nouembri, semine et plantis
quae de maioris radice tolluntur. sed in hoc genere arboris
nihil utilius est quam seminarium facere. fodiemus ergo
altam pede uno semis aream, in qua obruemus amygdala
non amplius quattuor digitis, ita ut cacumina figamus in
7 terra spatio inter se binorum pedum separata. amant
agrum durum, siccum, calculosum, caelum calidissimum,
quia mature florere consuerunt. ita statuendae sunt arbo-
res, ut ad meridiem spectent. cum in seminario adoleue-
rint, relictis ibi quae spatio sufficiant plantis, alias trans-
feremus mense Februario. sed ipsa amygdala ad ponen-
dum et noua legamus et grandia, quae antequam poni-
mus pridie mulsa aquata nimis maceremus, ne germen
8 extinguat ex multo melle mordacitas. alii prius fimo
liquido per triduum nuces eas macerant, deinde die et
nocte esse patiuntur in mulsa, sed quae suspicionem tan-

§ **5** (sicut ex piros) *u. infra lib. 3, 25, 11* || §§ **6–13** *Garg. Mart. pom. 3* (*Mai 1, 404sqq.*); *de amygdalis u. et Colum. 5, 10, 12–14*; *Plin. nat. 15, 89–91* (*cf. 17, 63*); *Geopon. 10, 47–62*

1 siccatur **D** || **2** uolueris **D**^{1}**G** || **3** reuirescunt (res *in ras.*) **S**^{2} reuiuiscunt **E** || **4** pendiculis **M** | opaucis **L** apacis **G**^{1} || **5** sicut **S**^{2} siccans **E** | piris *edd.* || **8** AMYGDALA **D**^{1}**PJ** AMIGDALA **KLGS** AMYGDALO **D**^{c} | Amygdalus **DPL** Amigdalus **KJGS** Amygdalis **M** | Amygdala *post* Februario *praebet* **M** (*ex rubr. praetermissa*) || **9** Octobri *om.* **G** || **12–14** obruemus ... terra *om.* **K** || **13** cacumina **DJLSM** acumina **G** *cumina (a *eras.*?) **P** || **14** terram **G** | spatia **S** || **15** calidissimi **K** || **16** florere] arbore **K** | consueuerunt **S**^{2}**M** | ita] ista **G** | statuenda **K**^{1} || **18** ibi *om.* **M** | trans feramus **K** || **19** amygdalana **L** || **21** aquata nimis] aqua, ita ut ne nimis *ed. Ald.* || **23** et] ac **S**^{1}

tum possit habere dulcedinis. cum in seminario amygdala
disponimus, si siccitas intercessit, ter in mense rigemus
et herbis nascentibus circumfodiendo saepe purgemus.
terra seminarii laetamen habere debet admixtum. spatia
inter arbores uiginti aut quindecim pedibus dedisse sufficiat. putanda est Nouembri mense, ut superflua et arida 9
et densa tollamus. seruandae sunt a pecore, quia si rodantur amarescunt. circumfodi non debent quotiens florent,
quia inde flos eius excutitur. in uestustate plus adfert.

Si ferax non est, taedae cuneum terebrata radice mergamus uel silicem sic inseramus, ut libro tegente claudatur.
locis frigidis, ubi metus est de pruina, Martialis dicit 10
hoc remedio subueniri: antequam floreant, radices nudantur et albi lapides minutissimi mixti harenis congeruntur
et, ubi iam tutum uidebitur, ut debeant germinare, effossi
iterum lapides summouentur. teneras nuces amygdalus 11
creabit, ut dicit, si ante florem radicibus ablaqueatis
per dies aliquot calida aqua ingeratur. ex amaris dulces fiunt, si circumfosso stipite tribus digitis a radice fiat cauerna per quam noxium desudet umorem, uel medius truncus terebretur et cuneus ligni melle oblitus inprimatur uel si circa radices suillum stercus adfundas.

Amygdala ad legendum maturitatem fatentur, cum 12
fuerint spoliata corticibus. haec sine cura hominis seruantur in longum. si difficulter corium dimittent, paleis obruta continuo relaxabunt. item decoriata si aqua marina lauemus aut salsa, et candida fiunt et plurimum durant.

§ **12** (aqua marina) *Garg. Mart. pom. 3, 8 sic desinit mutilus 'si quis aqua marina' cf. Colum. 5, 10, 14; Geopon. 10, 58* | (Mense ... Februario) *Plin. nat. 17, 135; Colum. 11, 2, 96*

1 dulcedines **D**^{1} | in *om.* **G** ‖ **2** intercesserit **K** ‖ **4** laetamur **J** ‖ **5** suffiat **P** ‖ **7** rodentur **S**^{1} ‖ **12** marciales **G** marcialis **S** ‖ **13** floreant *om.* **J** florescant **S**^{1} ‖ **14** alibi **GM** | minutissima **P** congeruntur (geru *in ras.*) **S**^{2} congregentur **E** congerantur **K**^{1} ‖ **15** tutum] tantum **G** ‖ **16** lapades **M**^{1} ‖ **17** creauit **DPKJL** ‖ **18** aliquot **GSM** aliquod **DPKJL** (*cf.* aliquos *6, 9, 2*) | ingeretur **P**^{1} ‖ **21** ligneus **G**^{1} | obolitus (*alt.* o *eras.*) **K** ‖ **22** adfundes **G** ‖ **25** dimittant **S**^{2} dittent **K**^{1} ‖ **26** relaxabant **K** ‖ **27** et^{1}] aut **G**

Mense Decembri uel Ianuario circa Idus amygdalus inseritur, locis uero frigidis et Februario, si tamen surculos condias antequam germinent. utiles sunt qui de summitate sumuntur. inseritur et sub cortice et in trunco. inseruntur in se, in persico.

13 Graeci adserunt nasci amygdala scripta, si aperta testa nuculeum sanum tollas et in eo quodlibet scribas et iterum clausum luto et porcino stercore inuolutum reponas.

14 Nux iuglans. Nucem seremus extremo Ianuario uel Februario. amat loca montana, umida et frigida, plerumque lapidosa. potest tamen et locis temperatis iuuante umore nutriri. serenda est nucibus suis eo more quo et amygdala seruntur et hisdem mensibus. si quas Nouembri mense disponis, aliquatenus in sole siccabis, ut exsucetur
15 noxium uirus umoris. quas uero mense Ianuario uel Februario positurus es, aqua simplici pridie macerabis. ponemus autem transuersas, ut latus, id est carina, ipsa figatur in terra. cacumen ipsum, cum ponimus nucem, in Aquilonis partem dirigemus. lapis subter uel testa ponenda est, ut radicem non simplicet sed repercussa respergat. laetior fiet, si saepius transferatur. in frigidis locis bima, in
16 calidis debet trima transferri. radices plantarum, sicut in aliis arboribus solemus, in hoc genere resecare non debes. fimo bubulo ima planta tinguenda est. sed melius cinis spargetur in scrobibus, ne calore stercoris aduratur, et cinis creditur uel corticis teneritudinem procurare uel

§ **13** *Geopon. 10, 60* ‖ §§ **14–19** *de nuce iuglande u. Colum. 5, 10, 14; Plin. nat. 15, 86–88* (*cf. 17, 63*); *Geopon. 10, 64–67*

1 uel] et **S** ‖ **3** condies **G** ‖ **5** et *ante* in² *ins.* **S**, *edd.* ‖ **7** nuculeum **PLG**, (*alt.* u *exp.*) **D** nucleum **KJSM** | sanunum **L** ‖ **8** clausum **V²M** (*om.* **DPKJLGS**) | repones **G¹** ‖ **13** hisdem **DPGM** isdem **KJLS** ‖ **14** mense *om.* **S¹M** | siccabit **K** | exsucetur **G** (*cf. 10,1,2; 13,5; u. Widst. 52*) exucetur **DPLM**, *in ras.* **J** exuetur **K** exuatur **S** exsiccetur *edd.* ‖ **15** uiros **D¹** uirum **K** ‖ **17** transuersus **G** | latas **L** ‖ **18** terram **G** | aquilonalis **M** ‖ **19** dirigimus **M** | testa] terra **K** ‖ **20** non *om.* **G** | resperget **P¹** ‖ **21** fiet] fieri **K** | *post* saepius *ras. 6 uel 7 litt. praebet* **S** aspergatur **E** | transferamus **KJ** ‖ **24** tinguenda **PKJLM** (*u. Sven.*¹ *105*) tingenda **DS²** tangenda **G** tegenda **S¹** ‖ **25** spargetur *om.* **G** conspargetur (con *exp.*) **J** | ne] nec **L** ‖ **26** et] nam **S**

fructuum densitatem. altis scrobibus delectatur pro 17
arboris magnitudine et desiderat interualla maiora, quia
stillicidiis foliorum suorum proximis uel sui generis noce-
bit arboribus.
Debet aliquando circumfodi, ne caua fiat uitio senec-
tutis. canalis longus a summo trunco ad imum debet
excludi; sic beneficio solis et uenti durescunt quae in
putredinem transiebant. si dura nux erit uel nodosa, 18
cortex circumcidendus est, ut uitium mali deducat umo-
ris. alii radicum summa praecidunt, alii terebratae radici
palum de buxo inprimunt uel cuprinum clauum uel fer-
reum. si Terentinam facere uolueris, solam nucis carnem
lana propter formicas obuolutam in seminario debebis
obruere. si ferentem iam in hoc genus uelis mutare, lexiuo
per annum continuum ter rigabis in mense. cortex in
nuce dimissus maturitatis indicium est, qualis debet et
poni.
Nuces seruantur uel paleis obrutae uel harena uel foliis 19
suis aridis uel arca ex ligno suo facta inclusae uel cepis
mixtae quibus hanc uicissitudinem reddunt, ut eis acre-
dinem tollant. Martialis expertum se ait uirides nuces
tantum liberatas putaminibus suis melle demergi et post
annum uirides esse et ipsum mel ita medicabile fieri, ut
ex eo facta potio arterias curet et fauces.
Inseritur, ut plerique, mense Februario in arbuto, sed
melius in trunco, ut aliqui, et in pruno uel in se.

§ 19 (Martialis ... fauces) *cf. Garg. Mart. med. 57*

1 fructum **M** | densitudinem **G^{1}** ‖ **2** arboribus **$D^{1}L^{1}$** ‖ **7** excludi **DJLGS** (*u. TLL 5, 2: 1271, 83*) excudi **KM** excidi ς ‖ **8** transiebant **DPLGM** (*u. Widst. 63; Sven.^{1} 466*) transibant **JS** transibit **K** transierunt *Schmitt* ‖ **9** circidendus **K^{1}** ‖ **12** terentinam **KGM** (*cf. 12, 13, 5*) terrentinam **DPJ**, (*pr.* r *exp.*) **L** tarentinam *edd.* (*u. Sven.^{1} 109*) ‖ **13** debis **M** ‖ **14** genus *om.* **P^{1}** | uelis] uobis **G** | lexiuo **KS** lexibo **DPJLG** letibo **M** ‖ **16. 17** et poni] exponi **JL** ‖ **19** aridis] aradis **D^{1}** addis **L** ‖ **20** hanc *om.* **K^{1}** | acredinem **PGSM** acridinem **DKJL** ‖ **23** ita] nihil **K^{1}** ‖ **24** potio facta **K** | curet *om.* **J** (*suppl. man. rec.*) ‖ **25** ut] et **K** quod **G** | abuto **M** ‖ **26** et *om.* **S** uel **KJ** | uel] et **L**

20 De aliis pomis quae maxime per alios menses seruntur

Hoc mense tubures inseruntur cydoneo. nunc locis temperatis persicorum ossa ponuntur, et inseritur eadem persicus in se, in amygdalo, in pruno; sed pruno Armenia inseremus et praecoqua. nunc etiam prunus inserenda est, antequam gumminet, in se et persico. et cerasus oportune inseretur agrestis.

16 XVI. De signandis animalibus et lardi et pernarum confectione et echini et rapis

Hoc mense, sicut Columella dicit, maturi agni et animalia omnia minora atque maiora charactere signentur.
Hoc tempore lardi, echini salsi, raporum condiendorum et pernarum iusta confectio est.

17 XVII. De oleo myrtino

Hoc mense bacis myrtae oleum conficies hoc modo: unciam foliorum per olei unam libram mittis et per uncias decem uini ueteris styptici heminam et cum oleo bullire facies. idcirco autem uino resperguntur folia, ne frigantur, antequam decoquant.

§ **20** (tubures) *u. infra lib. 10, 14, 3* | (persicorum) *Garg. Mart. pom. 2, 1*; *u. infra lib. 12, 7, 1* | (et inseritur ... praecoqua) *Garg. Mart. pom. 2, 11*; *infra lib. 12, 7, 6* | (prunus) *infra 12, 7, 15* | (cerasus) *infra 11, 12, 4* || **c. 16** (Hoc mense ... signentur) *Colum. 11, 2, 14* | (Hoc tempore ... confectio est) *cf. infra lib. 13, 6* || **c. 17** *cf. Plin. nat. 15, 27*

2 tuberes **KJM** | cydoneo *om.* **L**[1] | nunc locis] nec loci **K**[1] || **4** in *ante* amygdalo **GV**[2]**M** (*om.* **DPKJLS**) || **5** inseramus **K**[1] || **6** geminet **P**[1] | persicus **K** || **7** inseritur **S** | agrestris **PJ** || **8** INFECTIONE **K** || **9** CHINI **D**[1] OCHINI **J** || **11** charactere signentur *om.* **K**[1] (*sp. rel.*) || **12** sali **S**[1] salei **M** || **16** uncinam **G** | mittas **P** || **17** uini *om.* **K**[1] uni *ut uid.* **P** | stypici **L** stiptici (*alt.* t *supra*) **M** || **18** facies **D**[c]**PLGSM** facias **D**[1]**KJ** | respergentur **J** || **19** decoquant **DPKJLSM** (*u. Widst. 13sq.*; *Sven.*[1] *442*) decoquantur **G**

XVIII. De uino myrtite 18

Item eisdem bacis uinum myrtite sic facies: in uini ueteris sextariis urbicis decem mittis grana myrtae confracta sextarios urbicos tres, quae sint decem et nouem diebus infusa. postea expressis myrtae granis colabis et in eo uino medium croci scripulum et folii unum scripulum mittis et ex mellis optimi decem libris omnia temperabis.

XVIIII. De oleo laurino 19

Item lauri bacis oleum conficietur hoc modo: lauri bacas quam plurimas et maturitate turgentes in aqua calida bullire facies et, ubi diu ferbuerint, olei quod ex se dimiserint supernatantis undam pinnis leuiter cogentibus in uasa transfundes.

XX. De oleo lentiscino 20

Lentiscini etiam olei matura confectio est. quae fit taliter: grana matura lentisci quam plurima colligis et una die ac nocte supra se aceruata esse patieris. deinde sportam granis eisdem plenam cuicumque uasculo superponis et calida adiecta calcabis et exprimis. tunc ex eo umore qui defluxerit supernatans oleum lentiscinum sicut laurinum colligetur. memento autem, ne rigore possit adstringi, aquam calidam saepe suffundere.

c. 18 *cf. Colum. 12, 38; Plin. nat. 14, 104 et 15, 123; u. infra lib. 3, 27 et 31* ‖ **c. 19** *cf. Plin. nat. 15, 26* ‖ **c. 20** *similia praebet Africanus cest. 7, 20 (ed. J.-R. Vieillefond, Paris 1932, p. 46); u. Oder 81sqq.*

2 uini] uni **L** ‖ 3 ueteris] ceteris **D** | mirti **G** ‖ 4–5 decem … expressis *om.* **D**[1] ‖ 5 expressi **KJ** | mirti **G** ‖ 6 crocis (s *eras.*) **S** | foli **M** ‖ 7 et ex] ex his **K** | melis **M** | temporabis **P** ‖ 8 LAVRIO **L** ‖ 10 bacas] bacis **K** | turguentes **K** ‖ 11 facias **KJ** | feruuerint **LG** ‖ 12 pennis **S**[1] pannis **G** ‖ 13 uasa] usa **M** | trasfundens **M** ‖ 15 lentescini **J** lentisci **G** | matura] natura **J** ‖ 16 aliter **M** | plurimi **D** | collegis **K** ‖ 18 superpomis **L** ‖ 20 quid effluxerit **P** ‖ 21 laurinum (inum *in ras.*) **S**[2] laureum **E** | rigorem **K** ‖ 22 fundere **LG**

21 XXI. De gallinarum partu

Gallinarum partus fecunditatem repetit hoc mense post brumalem quietem, et incipiunt ad educandos pullos oua subponi.

22 XXII. De caedenda materie

Hoc etiam mense caedenda materies est ad fabricam, cum luna decrescit, et redicae uel pali faciendi.

23 XXIII. De horis

Hic mensis in horarum spatio cum Decembri mense conuenit, quarum sic mensura colligitur:

Hora I	pedes XXVIIII
Hora II	pedes XVIIII
Hora III	pedes XV
Hora IIII	pedes XII
Hora V	pedes X
Hora VI	pedes VIIII
Hora VII	pedes X
Hora VIII	pedes XII
Hora VIIII	pedes XV
Hora X	pedes XVIIII
Hora XI	pedes XXVIIII

c. 21 *Colum. 8, 5, 1* || c. 22 *Colum. 11, 2, 11* || c. 23 *de horis cf. Plin. nat. 18, 220—22; Cet. Fau. 29; Isid. nat. 5*

2 portus **G** || 5 MATERIA **G** || 6 materias **L** materia **G** | fabrica **G** || 7 redicae **PJLGSM** radicae **DK** || 9 mensi **G** || 12 XVIIII] XVIII **J** || 13 XV] XVII **KJ** || 14 XII] XV **KJ** || 15 X] XIII **KJ** || 16 VIIII] XI **KJ** || 17 X] XIII **KJ** || 18 XII] XV **K** || 19 XV *om.* **J** XVII **K** || 20 XVIIII] XVIII **J**

TITVLI MENSIS FEBRVARII

I De pratis seruandis et laetamine saturandis
II De proscindendis collibus
III De satione trimenstri
IIII De serenda lenticula cum disciplina sua; item cicercula
V De serendo cannabo
VI De agris Medicae parandis
VII De herbo serendo
VIII De curandis uitibus et arboribus et hordeo Galatico serendo
VIIII De ponendis uineis pastino uel scrobibus aut sulcis et omni quae illuc pertinet disciplina
X De arbustiuis uitibus et plantis arborum uitiferarum
XI De uineis prouincialibus
XII De putandis uineis communibus altis uel humilibus
XIII De putatione arbusti
XIIII De prouincialibus uineis putandis
XV De nouellae putatione
XVI De propaginibus
XVII De insitionibus
XVIII De instituendis oliuetis
XVIIII De pomiferis et spatiis earum generale praeceptum
XX De fodiendis, palandis et ligandis uineis uel laetandis arboribus et plantis circumfodiendis
XXI De rosis, liliis, croco, uiolis conserendis
XXII De lini semine serendo

2 laetamina **D** ‖ **5** cum disc. sua *om.* **KJ** ‖ **9** herebo (*alt.* e *eras.*) **S** ‖ **12** pastino] palestino **J** | aut] et **J** ‖ **13** sulcis] salus **K**^{1} | omni **SM** omnia **DPKJLG** (*cf. infra c. 9 tit.*) | pertinent **G** ‖ **14** arbustibis **D** arbustibus **PL** arbustis **GM**, (is *in ras.*) **S**^{2} | plantas **J** | uitiferari **J** ‖ **21** nouella potanda **KJ** ‖ **25** generali **K**^{1} ‖ **27** uineis *om.* **KJ** ‖ **28** letaminandis **S** | et ... circumfodiendis *om.* **KJ** | planctis **L** ‖ **30** semini **J**

XXIII De cannetis et asparagis et plantis salicum uel genestae et seminariis myrti et lauri

XXIIII De hortis: in eo de sepibus, de lactuca, carduo, nasturcio, coliandro, papauere, alio, ulpico; de satureia cum disciplina; item de cepullis, similiter de aneto, senapi; de caulibus cum disciplina sua et de asparagis; de malua, menta, feniculo, pastinaca, cunela, cerefolio, beta, porro cum disciplina, inula et colocasiis similiter.

XXV De pomis: in eo de piro, de melo, cydoneo, siliqua, moro, abellana, myxa cum disciplinis suis

XXVI De educatione porcorum

XXVII De uino myrtite aliter

XXVIII De uite theriaca

XXVIIII De uua sine granis

XXX De uite nimis lacrimosa

XXXI Myrtitis alia confectio secundum Graecos

XXXII Vt propomata sponte nascantur

XXXIII Vt uitis botryones uarios ferat

XXXIIII De horis

1 asperagis **K** sparagis **L** | planctis **L** | silicum **G** || **2** et[1] ... lauri *om.* **KJ** | myrte **M** || **3–10** in eo ... similiter *om.* **KJ** || **3** de seminibus *post* eo *ins.* **S** | et *ante* carduo *ins.* **S** || **5** saturegia **M** || **9** cerofolii.obeta **G** | cerefolia **M** || **10** colocasiis **DLS**, (*pr.* i *exp.*) **P** coloca*sis **G** collocasis **M** || **11–13** in eo ... suis] Pyrus. Vinum pyri et acetum. Liquamen ex pyris. De melo (melo *om.* **K**[1]). De cidonea. Siliqua. Morus. Abellana. Mixa (Mixta **J**). De pomis aliis aliorum mensuum **KJ** || **11** malo **M** | cidonea **G** || **12** myxa **DP** mixa **L** mixta **GSM** || **17** granis] seminibus **KJ** || **19** De *ante* myrtitis *ins.* **K** | Mirtetis **M** | secundum] apud **KJ** || **20** propamata **M** || **21** uitis *om.* **KJ** | bothrione **M** | uarios ferat] uarii nascantur **KJ** (*cf. infra c. 33 tit.*) || **22** *tit. om.* **KJ**

MENSIS FEBRVARIVS

I. De pratis seruandis et laetamine saturandis 1

Hoc mense locis temperatis prata incipient custodiri. quae prius, si macra sunt, sparso laetamine saturentur, quod eiciendum est luna crescente. quanto recentius fuerit, tanto plus nutriendis herbis ualebit. quod a superiori parte fundatur, ut sucus eius per totum possit elabi.

II. De proscindendis collibus 2

Locis tepidis, aut si tempus clemens et siccum fuerit, colles pingues uel hoc mense proscinde.

III. De satione trimenstri 3

Hoc mense serendum est omne trimenstrium genus.

IIII. De serenda lenticula, item cicercula 4

Hoc etiam mense lenticulam seres solo tenui et resoluto uel etiam pingui, sed sicco maxime, quia luxuria et umore corrumpitur. usque ad duodecimam lunam bene seminatur. quae ut cito exeat atque grandescat, prius cum fimi ariditate miscenda est, atque ubi ita requieuerit quattuor diebus aut quinque, tunc spargitur. iugerum modii unius semen inplebit.

Hoc etiam mense cicercula seritur loco et modo quo ante descripsi.

c. 1 *Colum. 2, 17, 7* | (luna crescente) *Colum. 2, 17, 2* ‖ **c. 2** *Colum. 2, 4, 9* ‖ **c. 3** *Colum. 2, 4, 9* ‖ **c. 4** *Colum. 2, 10, 15–16* | (cicercula) *Colum. 2, 10, 19* | (ante descripsi) *supra lib. 2, 5*

6 superiori (*ult.* i *in ras.*) **S** superiore **G** ‖ **7** elabi possit **M** ‖ **8** DE PROS. COL. *om.* **G** *qui h. l. titulum cap. seq. praebet* ‖ **10** proscindis **M** ‖ **11** *tit. c. 4 h. l. praebet* **G** ‖ **12** etiam *ante* mense *ins.* **L** | est *om. edd.* | triti menstrium **L** ‖ **13** *tit. c. 5 h. l. habet* **G** ‖ **14** mense etiam **M** ‖ **18** ita ubi **M** ‖ **19** modi **D**

5 V. De serendo cannabo

Hoc mense ultimo cannabum seris terra pingui, stercorata, rigua uel plana atque umida et altius subacta. in uno pede quadrato sex eiusdem seminis grana ponuntur.

6 VI. De agris Medicae parandis

Nunc ager qui accepturus est Medicam, de cuius natura cum erit serenda dicemus, iterandus est et purgatis lapidibus diligenter occandus. et circa Martias Kalendas subacto sicut in hortis solo formandae sunt areae latae pedibus decem, longae pedibus quinquaginta, ita ut eis aqua ministretur et facile possint ex utraque parte runcari. tunc iniecto antiquo stercore in Aprilem mensem reseruentur paratae.

7 VII. De herbo serendo

Hoc mense toto herbum adhuc seri potest, quia Martio serendum non est, ne pastu suo pecoribus noceat et boues reddat insanos.

8 VIII. De curandis uitibus et arboribus et hordeo Galatico serendo

Nunc pomis et uitibus uetus urina si adfundatur, et numero fructuum praestat et formae; cui proderit, ut amurcam misceamus insulsam, maxime in oleis. sed hoc frigidioribus diebus antequam feruor incipiat.

Etiam nunc hordeum Galaticum, quod graue et candidum est, seretur locis frigidis circa Martias Kalendas.

c. 5 *Colum. 2, 10, 21* ‖ **c. 6** *Colum. 2, 10, 26* | (dicemus) *infra lib. 5, 1* ‖ **c. 7** *Colum. 2, 10, 34*; *11, 2, 10*; *cf. supra lib. 2, 8* ‖ **c. 8** (Nunc ... incipiat) *Colum. 2, 14, 2–3* | (hordeum Galaticum) *Colum. 2, 9, 16*; *cf. supra lib. 2, 4*

1 *nullum h. l. titulum habet* **G** ‖ **2** terram **J** ‖ **4** pede **GSM** iede **DPKJL** ‖ **5** PARANDA **G** ‖ **8** occandus **V²SM** (*cf. Colum.* occato) caecandus **DPKJLG** secandus ς curandus *ed. pr.* | Kl' mar̄ **J** ‖ **10** aqua] aliqua **J** ‖ **15** totum **K** | adhuc *om.* **K** ‖ **17** insanandos **G** ‖ **20** ruina **M** ‖ **21** fructuum **S** fructum **DPKJLGM** ‖ **22** insulcam **G** | oliuis **KJ**

VIIII. De ponendis uineis pastino uel scrobibus aut sulcis et omni quae illuc pertinet disciplina 9

Hoc mense omnia genera pastinati soli seu sulci seu
scrobes uitibus conpleantur. natura autem uitis caelum
omne solumque sustentat, si genera conuenienter apten-
tur. plano igitur loco statues uitem cuius genus nebulas 2
sustinet et pruinas, collibus quod siccitatem durat et
uentos, pingui agro graciles atque fecundas, macro feraces
et solidas, denso ualidas atque frondosas, frigido et nebu-
loso quae hiemem celeri maturitate praeueniunt aut quae
duris acinis inter caligines securius florent, uentoso statui
tenaces, calido grani tenerioris et umidi, sicco eas quae
pluuias ferre non possunt; et ne multa dicamus, eligenda
sunt genera quae professione uitiorum suorum contraria
loca diligunt his in quibus durare non poterant. placida
sane regio et serena tuto genus omne suscipiet.
Vitium genera numerare non adtinet. sed notum est 3
maiores uuas pulchrae speciei, grani callosi et siccioris
ad mensam, feracissimas uero et cutis tenerioris et sapore
nobiles et maxime quae citius deflorescunt uindemiis esse
seruandas. loca naturam plerisque uitibus mutant. solae 4
Aminneae, ubicumque sint, uinum pulcherrimum reddunt.
calidum statum potius quam frigidum sustinebunt. de
pingui ad macrum transire non possunt, nisi stercus
adiuuerit. harum duo genera sunt, maior et minor; sed

c. 9 §§ **1–2** *Colum. 3, 1, 3–7* ‖ § **3** *Colum. 3, 2, 1–4* ‖ § **4** (Aminneae) *Colum. 3, 2, 7–9* | (calidum ... adiuuerit) *Colum. 3, 9, 8–9*; *cf. 3, 5, 2*

1 SCROBE **G** ‖ **2** OMNI **S** OMNIA **DPKJLG** (*cf. supra ind.*) ‖ **5** aptantur **S** ‖ **8** gratiales **M** | fecundas ω *dubitanter rhythmi causa custodiui* (*cf. Sven.*^{1} *70 n. 1*) infecundas *ed. Ald.* (*cf. Colum.* gracilem uitem nec natura nimis fecundam) ‖ **11** statui **DPLGM** uel statui *in marg.* **S**^{2} *quamuis paulo superius ablatiuo* (loco statues) *usus sit noster, datiuum h. l. seruare constitui* (*cf. Colum.* uentoso ... statu caeli ... tenaces ... committet) status **KJ** statu(a)e et **S**^{1} stabiles et *ed. Ald.* ‖ **13** ferre *om.* **S**^{1} | possint **G**^{1} ‖ **15** poterat **K** ‖ **16** senera **M** | suscipiat **G** ‖ **19** feracissima **G** ‖ **20** nobile **K** | uindemiis *om.* **L**^{1} (*post* citius *add.* **L**^{2}) ‖ **21** plerique **S**^{1} ‖ **22** amineae **D**^{c}**GS** ‖ **23** sustinebunt *om.* **D**^{1} ‖ **24** stercoris **M**

minor melius deflorescit et citius, internodiis minoribus et grano breuiore. si arbori adplicetur, pinguem terram, si colatur in ordines, mediocrem desiderat. imbres contempnit et uentos, nam maior saepe uitiatur in flore. sunt
5 et Appianae praecipuae. satis est genera ista dixisse.
Industrius uir probata deligat et terris talibus mandet quae imitari eas possint unde sumuntur; sic merita sua quaeque seruabit. sed uitem uel arborem melius erit de exili ad pinguem transferre. nam si a pingui terra ad solum exile transierint, utiles esse non possunt. eligenda sunt sarmenta quae pangimus de uite media neque de summa neque de infima, quinque uel sex gemmarum spatio a ueteri procedentia, quia non facile degenerant quae de locis talibus transferuntur.
6 Sumantur autem de uite fecunda; neque putemus brachia esse fertilia quae uuas singulas aut binas producunt, sed quae multa ubertate curuantur. nam potest ferax uitis feraciores in se habere materias. erit et hoc signum fertilitatis, si de duro aliquo loco fructum citabit, si fetu
7 inpleuerit ramulos ex ima parte surgentes. sed hoc signis positis per uindemias est notandum. ad pangendum nouellus palmes debet eligi duri in se nihil habens et ueteris sarmenti, quia hoc putrescente saepe corrumpitur. summa flagella repudiemus ac surculos; qui licet bono
8 loco nati sint, tamen feracitate caruerunt. pampinarius,

§ 4 (Appianae) *Colum. 3, 2, 17—18* ‖ § 5 (Industrius ... possunt) *Colum. 3, 9, 7—9* | (eligenda ... transferuntur) *Colum. 3, 10, 4; 3, 17, 3—4* ‖ § 6 *Colum. 3, 6, 1—2; 3, 10, 17* ‖ § 7 (sed hoc ... corrumpitur) *Colum. 3, 17, 3—4* | (summa ... caruerunt) *Colum. 3, 10, 1* ‖ § 8 (pampinarius ... suscepit) *Colum. 3, 10, 15—16*

1 melius *om.* **KJ** ‖ 2 arbores **K** ‖ 3 contepnunt **M** ‖ 5 apianae **G** ‖ 6 deliget **J** | talibus terris *cum notis reu.* **S** | talibus] transiliunt **K** ‖ 8 seruabunt **S** ‖ 8. 9 de exili] dexili **M** ‖ 10 colligenda **KJ** ‖ 13 quae] quia **L** ‖ 14 talibus] transiliunt **K** ‖ 16 aut binas *om.* **G** ‖ 17 nam] iam **G** ‖ 18 feraciores] fertiliores **S**^{1} | materies **KJ** ‖ 21 uindemiis **J** | est *om.* **G** ‖ 22 nouellus **D**^{c}**GSM** nouellos **D**^{1}**PKJL** | palmos **J** | eligi duri] eliduri **J** ‖ 23 sermenti **P** ‖ 24 sarculos **J** ‖ 25 sint *ed. Ald.* sunt *ω* | pampinarius **K**^{2}**GSM** iam pinarius **DPK**^{1} iam pinnarius **JL**

qui de duro nascitur, etiam si adtulit, pro frugifero non est ponendus; in suo enim loco fecundatur a matre, translatus uero tenet sterilitatis uitium quod nascendi conditione suscepit. caput sarmenti, cum deponitur, torquendum non est nec aliquo more uexandum, ne demersa penitus fecundiore parte quod sterili proximum est supra terras relinquatur; deinde quod ipsa tortura uexatio est, et pars ea de qua radix praesumitur iniuriae nulli subicienda est, cum qua contendere cogatur, antequam teneat. ponendae sunt uites placidis diebus ac tepidis curandumque, ne sarmenta sole urantur aut uento, sed uel statim ponantur uel obruta reseruentur.

9 Hoc mense ac deinceps toto uere uinea ponenda est regionibus frigidis, pluuiosis, pinguibus campis et umidis prouinciis. sit autem mensura sarmenti cubitus unus. ubi pinguis est natura terrarum, maiora inter uites spatia relinquemus, ubi exilis, angusta. nonnulli itaque in his uitibus quas toto solo pastinato disponunt ternos pedes inter singulas uites quoquouersus dimittunt. sed hoc genere diuisionis in iugerali tabula pangentur tria milia sescenta sarmenta. 10 quod si duos semis pedes inter uites relinqui placuerit, in eadem tabula ponentur uites quinque milia quadringentae septuaginta et sex. sed ad ponendum utemur hoc ordine: lineam seruatis his spatiis

§ **8** (caput ... teneat) *Colum. 3, 18, 2* | (ponendae ... reseruentur) *Colum. 3, 19, 2–3* || § **9** (Hoc ... prouinciis) *Colum. 3, 14, 1* | (cubitus unus) *cf. Colum. 3, 19* | (ubi pinguis ... angusta) *Colum. 3, 15, 1* | (nonnulli ... dimittunt) *cf. Colum. 3, 5, 3* || §§ **9–10** (sed hoc ... sept. et sex) *cf. Colum. 5, 3*; *de iugerali tabula u. supra lib. 2, 11–12* || § **10** (sed ... deponet) *Colum. 3, 15, 1–2*

1 fructus *post* adtulit *ins.* **S** | profrugi fero **P** || **3** et *post* tenet *ins.* **J** || **4** sacramenti **L** || **5** more *om.* $\mathbf{L^1}$ | demersum **G** || **6** terras (*u. Widst. 15*)] terrās **M** terram *ed. Ald.* || **10** curadumque **G** || **11** sacramenta $\mathbf{K^1}$ | aut] au **G** || **13** ponenda est uinea **S** || **14** in *ante* regionibus *ins.* **M** | pluuiosis] pruinosis **G** || **15** sacramenti $\mathbf{K^1}$ | cubiti **M** | unius **SM** || **17** itaque *om.* **G** || **18** deponunt $\mathbf{S^1}$ || **18–19** ternos ... dimittunt *om.* **M** || **20** diuisiones $\mathbf{D^1}$ | pangantur **L** | milia] mala $\mathbf{D^1}$ || **21** duo **KGS** || **22** uites *om.* **M** || **24** spetiis $\mathbf{K^1}$ speciis **J**

quae placuerit custodire candidis signis uel quibuscumque notabimus; tunc tensa per tabulam linea in eis locis surculos uel calamos figemus ubi uitis unaquaeque uentura est. ita spatium totius tabulae surculis conplebitur ad numerum uitium futurarum, atque is qui pacturus est proiecta circa surculos sarmenta sine ullo errore deponet.

11 Praeterea non est uno genere uitium omne pastinum conserendum, ne annus iniquus generi spem uindemiae totius extinguat, et ideo quattuor uel quinque eximii generis sarmenta pangemus. sed maxime expediet genera tabulatim disponi et decimanis diuidi, nisi deterreat operis difficultas. quod si [est] ueteres uineas singulorum generum surculis tabulatim poterimus inserere, et facile hoc genus colendi, quod est pulchrum atque utile, consequemur; ita et maturitatis ac floris tempora, quae in uite diuersa sunt, suis poterimus oportunitatibus obtinere.
12 nec paruo constabit, si legatur maturitas cum seritate, dispendio, cum unius tempestiuam uindemiam sequi sit permixta cruditate uitiosum, alterius seras maturitates
13 expectare damnificum. huic commodo adicitur, quod pro

§ **11** (Praeterea ... pangemus) *Colum. 3, 20, 1—3* | (sed maxime ... difficultas) *Colum. 3, 20, 4* | (ueteres ... consequemur) *Colum. 3, 21, 1—3* || §§ **11—12** (ita ... damnificum) *Colum. 3, 21, 5—6* || § **13** (huic ... conueniunt) *Colum. 3, 21, 10—11*

1 custidire **L** || **2** eis] his **K** || **3** sarculos **P^{1}K** | fugemus **D^1 L** | unaquaque **K** || **4** ita] ista **L** | sarculis **P^{1}K** || **5** numerum] nullum **J** | atque (h)is **SM** adquis **D^{c}PKJL** ad quas **D^1** ita quis **G** | qui] quae **G** | pancturus **M** || **6** sarculos **K** || **7** genera **J** | omne] cure **KJ** || **8** annis **P^1** | iniquus] in quo **M** || **9** eximii **D^{c}GSM** eximi **D^{1}PKJL** || **10** pamgamus **M** | expediat **G^1** || **11** decimanis **D^{c}PSM** decimannis **D^{1}JL** decumanis **K** decemanis **G** | diuidi nisi **KJGSM**, *man. rec. in* **D** diuini si **DPL** || **12** operis **GSM** operies **DPK^{1}JL** operum **K^2** | est *seclusi* | ueteres **G^{2}SM** ueteris **DPK JL** ueteras **G^1** | uineas *ω* | uetus uinea *ed. Ald.* || **13** generarum (ra *eras.*) **K** | sarculis **K** || **14** consequemur **GM** consequimur **DPKJLS** || **15** maturitas **P** | ac] et **S** | temporum **K** || **16** poterimus **V^{2}SM** temporibus **DPKJLG** | oportunitatibus **DP KJLSM** oportunius **G** || **17** seritate *adnot. Politianus, probat Gesner* (*cf. Colum., cuius tamen textus non est adeo sanus ut sit nobis auxilio*) seruitute **DPKJLS** seruitutis **G** acerbitate **M** aceruitatis **V^2** (*cf. 4, 10, 16*) || **20** commoda **G**

genererum diuersitate per gradus accedente uindemia minor operarum numerus eam poterit expedire et generatim condere ac melius puro sapore sine luctamine alterius generis unaquaeque uina seruare. hoc si difficile uidebitur, non alias simul conseras quam quae et sapore et flore et maturitate conueniunt.

Sed haec in pastinis uel sulcis ratio erit; in scrobibus
uero per angulos quattuor sarmenta deponis. sed, ut 14
adserit Columella, uinaceam stercori mixtam simul sparges et, si exile solum fuerit, pinguem terram scrobi inferes uel aliunde portatam. cum uero plantam uel malleolum disponimus, modice umido solo sed potius arido quam lutoso duabus gemmis supra terram relictis sarmenta ponemus obliqua; sic facilius conprehendent.

X. De arbustiuis uitibus et plantis arborum uitiferarum 10

Quod si arbustum te habere delectat, plantam generosae uitis prius in seminario nutrire debebis, ut inde radicata transferatur ad scrobem cui arbor iniuncta est. seminarium uero dicimus aeque fossam tabulam pedum duorum semis altitudine. in hac, quam pro numero ponendarum uitium uel qualiumcumque plantarum protendis aut contrahis, breuissimo spatio distantia inter se sarmenta depones;
si uallis aut umectus est campus, trium gemmarum ex- 2

§ **13** (in scrobibus ... deponis) *Colum. 4, 4, 1* ‖ § **14** (sed ... portatam) *Colum. 3, 15, 5* | (cum uero ... conprehendent) *Colum. 3, 16, 1*; *cf. 4, 4, 1* ‖ **c. 10** § **1** (Quod si ... iniuncta est) *Colum. 3, 4, 1–2* | (seminarium ... depones) *cf. Colum. 3, 15, 3* ‖ § **2** (si uallis ... inferius) *Colum. 3, 19, 2*

1 grados **L** | accendente **G** | uindemia **GSM** uindemiam **DPKJL** ‖ **2** operum **J** | eam numerus **S** | experire **G** ‖ **3** puro **V**^{2}**SM** porus **DP** purus **KJ** poros **L** (*om.* **G**) ‖ **4** si *om.* **D**^{1}**JLG** ‖ **7** erit] est **S**^{1} ‖ **8** sermenta **D**^{1}**PLS** ‖ **9** stercore **G** ‖ **10** sparge **M** ‖ **11** inferas **G**^{1} inseres **S** | portatam] perlatam **G** ‖ **13** luctoso (c *exp.*) **J** | super **L** ‖ **15** ARBVSTIBIS **P** ARBVSTIBVS **K**^{1}**L** ARBVSTIS **G**, (*ult.* S *in ras.*) **D** | VITIS **J** ‖ **20** dicitur **K** dicamus **J** | aeque] atque **G** ‖ **22** qualiumcumque **SM**, (cum *exp.*) **P** qualiumque **DJLG** qualicumque **K** ‖ **23** distincta **KJ** | inter] in **J** | dispones **G**^{1}**S**^{1}

ceptis minutis quas habebit inferius. et ubi conualuerint,
hinc post biennium radicatas uites uel arbusculas trans-
feres. quas cum depones in scrobe, ad singulas materias
redigis, putatis omnibus quae scabra sunt, curtatis etiam
3 radicibus si quas potueris inuenire uexatas. in scrobe
autem ad arbustum faciendum duas radicatas uites
deponis hoc seruans, ne se in radice contingant. sed lapi-
des quinum prope librarum medios inter utramque con-
stitues et ipsas uites ad scrobis latera discreta coniunges.
Mago adserit scrobem non primo anno esse conplendam,
sed subinde coaequandam, quae res uitem faciet altius
fundare radices. sed hoc aridis prouinciis forte conueniat;
umidis autem sata putrefient recepto umore, nisi statim
terra cumuletur.

4 Sed arbusta qui faciet, plantas arborum de his generibus
ponat uel, si agro subpetit abundantia, his utatur: populo,
ulmo, fraxo in montanis et asperis in quibus ulmus minus
laeta est. has etiam Columella dicit seminario debere nu-
triri. mihi uidetur, quia nulla prouincia est quae non ex
his quamcumque sponte producat, plantas iam maiores
de locis quibuscumque translatas uel eorum generum
truncos radicatos hoc tempore circa scrobem uitis opor-
5 tere constitui. sed si ager frumentarius fuerit ubi arbusta
disponis, quadragenos pedes inter arbores relinque, ut
seri possit, in exili autem uicenos. in scrobe uero uitis ab

§§ **2—3** (et ubi … coniunges) *Colum. 3, 15, 3—4* || § **3** (Mago … cumuletur) *Colum. 5, 5, 4*; *cf. 5, 6, 19*; *Magonis nomen ex Colum.* || § **4** (Sed arbusta … nutriri) *Colum. 5, 6, 4—5* || § **5** (sed si … uicenos) *Colum. 5, 6, 11*; *5, 7, 3* | (in scrobe … obprimetur) *Colum. 5, 6, 18*

2 redicatas **J** | arbusculos **G** | transferas **G**^{1}**S** || **3** scrobem **G**, *man. rec. in* **D** || **4** curuatis **G** | etiam *om.* **G** || **5** poteris **S** || **7** radicem **P** || **8** quinum] qui non **S** || **10** scrobe **K** || **11** sed *om.* **G** | coaequandum **J** quo aequandam **M** || **12** conueniet *ed. Ald.* || **13** putrefiant **M** || **15** quae faciant **G** || **16** ponantur **G** | *lacunam post* ponat *statuit Schmitt, at locum expediuit Sven.*^{1} *548 n. 3* | uel] sed **G** || **17** fraxo **D**^{1}**PKJLSM** (*cf. infra c. 25, 7*; *lib. 12, 13, 3*; *u. Sven.*^{1} *142sqq.*) fraxino **D**^{c}**G** | ulmos **M** || **18** debere] decembre **M** || **20** iam] etiam **J** || **21** translatas **GSM** translata **DPKJL** || **25** scrobeo **K** | uero] autem **S**^{1} | ab *om.* **M** || **25**—p. 77,2 uitis … arbori *om.* **G**

arbore sua sesquipedis spatio distare debebit, nam uitis multum subiecta arbori incremento arboris obprimetur. caueis etiam munienda est aduersum pecoris adpetentis iniurias et arbori suae protinus alliganda.

Est et aliud de transferenda ex arbusto uite conpendium. 6 fit ex uimine parua corbicula quae mensuram pedis uel aliquanto minus circini spatio possit amplecti. haec ad arborem, cui uitis adhaeret, fertur et in fundi media parte pertunditur, quod sarmenti uirgam possit admittere. in- 7 ducto itaque sarmento uitis eius, de qua transferre disponis, corbicula ipsa ex aliqua arboris parte suspenditur et uiua terra repletur, ut sarmentum terra possit includi. quod sarmentum prius intorquetur. ita exacto annui temporis spatio sarmentum, quod clausum est, radices creabit intra praedictam corbiculam. tunc sub fundo corbis incisum radicatum sarmentum cum ipsa corbe portabitur ad locum quem uitibus arbustiuis destinabis inplere, ibique obruitur circa arboris maritandae radices. hoc genere quantum uolueris numerum uitium transferes sine ambiguitate prendendi.

XI. De uineis prouincialibus 11

Vineae in prouinciis multis generibus fiunt. sed optimum genus est ubi uitis uelut arbuscula stat breui crure fundata. haec primo calamo iuuatur, donec solidetur. sed

§ **5** (caueis … alliganda) *Colum. 5, 6, 21* ‖ §§ **6–7** *ex Garg. Mart. ut uidetur* (*u. Sirch 18*); *cf. Caton. 52 et 133, 3*; *Plin. nat. 17, 98* ‖ **c. 11** (Vineae … fiunt) *Colum. 5, 4* | (optimum … consistet) *Colum. 5, 4, 1*; *5, 5, 1 et 8–9*

2 arbori *om.* **M** ‖ **4** arboris (s *eras.*) **G** | alliganti **G** ‖ **5** est. et *dist.* **D¹PKM** | est *ante* et *ins.* **D^cS** | alium **G** | transferendum **G** | arbusta **D¹** | uite ex arbusto **S** | uiti **G** ‖ **6** uiminime (*alt.* im *exp.*) **L** | corbicula (*ἅπαξ λεγ.*: *u. TLL 4: 947, 70*)] coruicula **D¹PK¹JLM** ‖ **7** minis **L** | circinni **KJG** ‖ **8** medii **D** ‖ **9** pertenditur **M** | quod] quo **M** | induto **J** ‖ **13** annui *om.* **S¹** anni **G** ‖ **14** creauit **D¹PKJL** ‖ **15** suffundo **DPL** ‖ **17** arbustibis **DPL** arbustibus **GS²** ‖ **18** obruetur **K** ‖ **20** predendi **M** ponendi **J** ‖ **23** genus *om.* **L** grecum **K¹** | uelut] uel **G** | arbustala **G¹** | breui crure **V²SM** (leui crure *codd. Colum.*) breuis rure **DPKJLG**

altior sesquipede esse non debet. ubi robusta fuerit, sola consistet. aliud genus est in quo cannis pluribus circa dispositis ipsa uitis per cannas sarmentis ligatis in orbiculos flectitur se sequentes. ultimae positionis uitis est quae per terram proiecta discumbit. hae omnes et scrobibus ponuntur et sulcis.

12 XII. De putandis uineis communibus altis uel humilibus

Hoc mense locis frigidis aliquatenus et temperatis uitium iusta putatio. sed ubi multae sunt uineae, diuidantur et pars earum quae septentrionem respiciet uerno putetur; alia pars aduersa clementioribus plagis recidatur autumno. sed in putatione semper nitamur, ut uitis fiat in crure robustior, ne debili uiticulae duo duramenta
2 seruemus. auferenda sunt lata, intorta, debilia, malis locis nata sarmenta. focalis etiam, qui inter duo brachia medius nascitur, debet abradi. qui si pinguedine sua brachium quodcumque proximum debilitarit, illo deciso ipse succedat. erit tamen optimum putaturis inferius sarmentum quod bono loco natum fuerit reparandae uitis causa semper tueri et ad unam uel duas gemmas relin-
3 quere. in locis clementioribus altius uitem licebit expan-

c. 11 (aliud ... sequentes) *Colum. 5, 4, 1* | (ultimae ... discumbit) *Colum. 5, 4, 2* | (hae ... sulcis) *Colum. 5, 4, 2* ‖ **c. 12** § **1** (Hoc ... autumno) *Colum. 4, 10, 3*; *4, 23, 2* | (sed ... seruemus) *cf. Colum. 4, 24, 1* ‖ § **2** (auferenda ... sarmenta) *Colum. 4, 24, 7* | (focalis ... succedat) *Colum. 4, 24, 10* | (erit tamen ... relinquere) *deest ap. Colum.* ‖ § **3** (in locis ... habenda) *Colum. 4, 19, 2—3*

3 ligatis in **D**^{c}**GSM** ligati si in **D**^{1}**K**^{2}**JL** ligata si in **K**^{1} ligati si (in *om.*) **P** | orbiculis **P**^{1} ‖ **4** se *om.* **D** si **K** | positiones **K** ‖ **5** hec **M** ‖ **7** ALIIS **J** ‖ **10** est *post* putatio *ins.* **SM** ‖ **11** earum et pars **M** ‖ **14** in crure] incurue **M** | ne] neue **S** neu **M** ‖ **15** lata **V**^{2}**M**, *Colum.* laeta **DPKJLGS** ‖ **16** sermenta **P**^{1} | focalis **S**^{1}**M** (*ἅπαξ λεγ.*) focata **DPKJL** uel focata *in marg.* **S**^{2} oculus **G** focaneus *edd. ex Colum.* ‖ **18** proximum *om.* **K**^{1} | illo **GSM** illic **DPKJL** illi *edd.* ‖ **19** optimum **DPKJLGS** optimi **M** | putaturis *Winterbottom* putatoris **DPKJLSM** putatori **G** *fort. recte* ‖ **21** intueri **G** ‖ **22** in locis ... expandere *om.* **S**^{1}

dere, in exilibus aut aestuosis aut decliuibus aut procello-
sis humilior est habenda. locis pinguibus singulis brachiis
uitium bina flagella dimitte. sed erit sapientis aestimare
uim uitis. nam quae altius colitur et fecunda est, plus
quam octo palmites habere non debet, ita ut considere-
mus semper in inferiori parte custodem. circa crus quic- 4
quid nascitur amputandum est, si non desideret uinea
reuocari. quod si truncus uitis sole aut pluuiis aut noxiis
animalibus est cauatus, purgamus quicquid est mortuum
plagasque eas amurca linimus et terra; quod proderit
aduersum praedicta. cortex etiam rescissus et pendens a
uite tollatur; quae res minorem faecem reddit in uino.
muscus radatur ubicumque repertus. sed plagae quas in 5
duro uitis accipiet obliquae et rotundae esse debebunt.
decisis, sicut supra dixi, male natis omnibus et ueteribus
nouellos et fructuarios serua. ungues etiam custodum
siccos et annotinos recide et omnia quae uetera uel scabra
repperies. haec quae altius coluntur, ut in iugo uel per-
gula, ubi quattuor pedibus supra terram leuatae steterint,
quaterna brachia habeant. si macra uitis erit, in singulis 6
brachiis singula flagella dimittimus, si pinguis, bina. sed
prouidendum, ne in una parte sint sarmenta quae seruas.
quod cum fit, uitis, tamquam si fulgure tangatur, arescit.
relinquenda sunt sarmenta neque circa durum neque in
summo, quia haec uelut pampinaria minus adferunt, illa

§ 3 (locis ... custodem) *Colum. 4, 21, 2–3* ‖ **§ 4** *Colum. 4, 24, 5–6* ‖ **§ 5** *Colum. 4, 24, 7–8* ‖ **§ 6** (si macra ... bina) *Colum. 4, 24, 8* | (sed prouidendum ... arescit) *Colum. 4, 24, 9* | (relinquenda ... tuemur) *Colum. 4, 24, 11–12*

1 decliuibus **G** (*cf. infra c. 25, 21*) decliuus **D**^{1} decliuiis **PKJL** decliuis **D**^{c}**SM** *fort. recte* ‖ **2** est *om.* **L** | locus **J** | pinguibus locis **G** | brachis **D**^{1}**P** ‖ **4** colitur *om.* **L**^{1} aliter **K** ‖ **5** ut] et **K** | conseruemus *edd.* ‖ **6** inferiore **K** | parte *om.* **M** | quidquid **D**^{1}**PG** ‖ **9** est^{1} *om.* **G**^{1} | quidquid **D**^{1}**G** ‖ **10** eas] eius **KJ** ‖ **11** etiam *om.* **M** | rescissus **D**^{c}**M** rescisus **D**^{1}**PL** recisus **KJGS** ‖ **11.12** a uite] ante **GS**^{1} ‖ **14** esse *om.* **K** ‖ **16** nouellis **L** ‖ **16–17** ungues ... recide *om.* **D**^{1} ‖ **16** etias **D**^{c} | etiam *et post* custodum **K** ‖ **17** recida **D**^{c} ‖ **18** haec (*u. TLL 6, 3: 2700, 30 et cf. infra c. 14*)] illae *ed. Ald.* | haec quae] neque **M** ‖ **19** super **G** ‖ **21** bracchis **P** | dimittemus **D**^{c} ‖ **22** serues **L** ‖ **23** fulgere **K**^{1} fulgore **J**

uitem nimietate fetus onerant et longius ducunt. quare in medio loco seruanda sunt quae tuemur. plaga non iuxta gemmam sed aliquanto superius fiat et auertatur a gemma propter lacrimam defluentem.

13 XIII. De putatione arbusti

Vitis quae in arbore conlocatur, prima eius materia ad secundam uel tertiam gemmam praecidatur. deinde omnibus annis aliquid per ramos crescere subinde patiamur, unam materiam semper ad cacumen arboris dirigentes. sed qui fructum uolunt maximum, materias plures per ramos summittunt, qui uinum melius, sarmenta in cacumen extendunt. fortioribus ramis arborum plures materiae, debilioribus inponendae sunt pauciores.

2 Putandi autem ratio talis est, ut uetera sarmenta, quibus primi anni fructus pependit, omnia recidantur et noua circumcisis capreolis et ramulis inutilibus dimittantur. sed prouidendum est omnibus annis uitem resolui ac religari, quia refrigeratur. ita formandi sunt rami arborum uitiferarum, ne alter sub alterius linea dirigatur. sed loco pingui ulmus a terra octo pedibus, gracili uero septem
3 sine ramo relinquenda est. in solo roscido et nebuloso rami arboris uitiferae in orientem et occidentem putatione dirigantur, ut latera uacua solis radiis membra totius uitis ostendant. agendum est autem, ut uitis spissa non sit in arbore, et deficientibus primis arboribus substituendae sunt aliae. in loco cliuoso humilius rami arborum seruandi

§ 6 (plaga ... defluentem) *Colum. 4, 24, 16* ‖ **c. 13** § 1 *Colum. 5, 6, 23—25* ‖ § 2 (Putandi ... dimittantur) *Colum. 5, 6, 26* | (sed prouidendum ... refrigeratur) *Colum. 5, 6, 27* | (ita ... dirigatur) *Colum. 5, 6, 12* | (sed ... relinquenda est) *Colum. 5, 6, 15* ‖ § 3 (in solo ... ostendant) *Colum. 5, 6, 10* | (agendum ... aliae) *Colum. 5, 6, 36—37* | (in loco ... altius) *cf. Colum. 5, 7, 1—2*

5 POTATIONE **KJ** POTIONE **G** ‖ **10** materies **D** ‖ **13** inpone **L** ‖ **14** autem *in ras.* S^2 etiam **E** ‖ **19** linea] in ea **M** ‖ **20** ulmus *in* altius *mut.* K^2 ‖ **21** rosido **M** ‖ **23** soliis **J** ‖ **25** defetientibus **M** | primis] pomis **K** | substituenda **K** substinende **M** ‖ **26** seruanda **K**

sunt, in plano et uliginoso altius. palmites ad arborem non duro uimine ligentur, ne eos uinculum recidat aut adterat. hoc autem noueris, quia palmes, quod extra ligaturam pendens habuerit, fructu induit, quod infra ligaturam, materiae sequentis anni deputabit.

XIIII. De prouincialibus uineis putandis 14

Vites quas prouinciali more uelut arbusculas stare dixi si instituere uelis, ramos a quattuor partibus his relinques et in eis brachiis sarmenta pro uitis possibilitate seruabis. uites autem quae cannis in orbem coguntur sic putentur, quemadmodum haec quae nituntur redicis aut palis. illae uero quae sine adminiculis iacent, quod pro sola indigentia faciendum est uel necessitate prouinciae, primo anno duas gemmas, deinde plures habebunt. sed huius generis uinea strictius est putanda.

XV. De nouella putanda 15

Nouellam uitem Columella dicit a primo anno ad unam materiam esse formandam nec recidendam totam, sicut Italiae consuetudo est, anno secundo expleto, quia uel intereant uites in totum recisae uel infecunda sarmenta producant, quae amputato capite uelut pampinaria de duro coguntur exire. quare iuxta ipsam commissuram 2
ueteris sarmenti unam uel duas gemmas relinquendas,

§ 3 (palmites ... deputabit) *Colum. 5, 6, 27–28* ‖ c. 14 (Vites ... seruabis) *Colum. 5, 5, 9* | (dixi) *supra c. 11* | (uites ... palis) *Colum. 5, 5, 15* | (illae ... putanda) *Colum. 5, 5, 17–18* ‖ c. 15 §§ 1–2 *Colum. 4, 11, 1–4*

2 legentur **J** | aut] atque **L** ‖ 5 materiae *om.* **K**^{1} | sequentis] secuti **K**^{1} sequenti **J** | deputabis **JS** depotabitur **P** ‖ 7 prouinciales **G** | more *om.* **G** ‖ 8 relinquens **M** ‖ 9 possibilitate (possi *in ras.*) **S**^{2} stabilitate **E** ‖ 10 kannis **G** carnis **L** | potenter **KJ** ‖ 11 haec **DPKJLG** (*cf. supra c. 12, 5*) hae **SM** eae *edd.* | mittuntur **J** | redicis **S** radicis **DPKJL** radicibus **G** radicus **M** ‖ 15 strinctius **P** strictus **JG** strictis **L**^{1} | est eputanda **P** ‖ 17 de *ante* nouellam *ins.* **M** (*ut uid.*) | colummella **M** ‖ 21 perducant **G** ‖ 22 ipsam *om.* **K**^{1}**L**^{1} | confinxuram **K**^{1}

quod est merito in uiticula fortiore seruandum, et sane excipiendam calamis nouellam uel exiguis palis, ut tertio
3 anno robustiores possit accipere. nam quadrima nouella, ubi laetum solum est, tres materias merito nutrire cogetur. statim post putationem sarmenta decisa uineis et rubi et inpedimentum fossoris omne tollatur.

16 XVI. De propaginibus

Hoc etiam mense propagandae sunt uites. sed uetus et exesa uinea, cuius duramenta longe processerunt, ut Columella dicit, mergis melius reparabitur quam si infossione totius corporis obruatur, quod agricolis certum est displicere. mergum dicimus, quotiens uelut arcus
2 supra terram relinquitur alia parte uitis infossa. nam, ut ait Columella, cum totae stratae sunt, plurimis radicibus totius corporis fatigantur. mergi uero post biennium reciduntur in ea parte quae supra est, et in loco iustas uites relinquunt. sed, ut agricolae adserunt, post biennium si recidas, plerumque infirmas habent radices et simul repente perierunt.

17 XVII. De insitionibus

Hoc mense calidis et apricis locis optime celebratur insitio. quae fit tribus generibus, sed ex his duo nunc fieri possunt, tertium reseruatur aestati. sunt autem

§ 2 (et sane ... accipere) *Colum. 4, 12, 1* || § 3 (nam quadrima ... cogetur) *Colum. 4, 17, 5* | (statim ... tollatur) *Colum. 11, 2, 19* || **c. 16** § 1 (Hoc ... displicere) *Colum. 4, 22, 2—3* | (mergum ... infossa) *Colum. 4, 15, 2* || § 2 (nam ... fatigantur) *Colum. 4, 2, 2* | (mergi ... relinquunt) *Colum. 4, 15, 3* || **c. 17** *ex Garg. Mart.* (*u. Sven.*[2] *175*) || §§ 1—5 *Colum. arb. 26* || § 1 (Hoc ... emplastro) *cf. Colum. 5, 11, 1*

2 calami **P** || 3 nouellam **G** || 5 et rubi *om.* **D**[1] rubri **D**[c] || 6 forforis **P** | omne] curae **K** || 8 propagendae **K** | et *om.* **K** || 9 longe *om.* **S**[1] || 10 si *om.* **JL** || 14 tota est ratae *uel sim. dist.* **DPK**[1]**J** || 16 receduntur **J** | iustas *in ras.* **S**[2] uinas **E** || 18 recedas **J** | infirmas **V**[2]**SM** infirmat **DPKJL** infirmatas **G** || 19 pereunt **S** || 20 INSTITVTIONIBVS **K**[1]**J**[1] || 22 fit] sit **J**

genera inserendi haec: aut sub cortice aut in trunco aut emplastro.

Inseremus ergo sic: arborem uel ramum in loco qui nitidus et sine cicatrice est serra recidemus non laeso cortice. post serraturam plagam ferramentis acutis nitidamus. inde quasi cuneum tenuem ferreum uel osseum, 2 maxime leoninum, inter corticem et lignum tribus prope digitis consideranter deponimus, ne corticis fascea dissipetur, et in eum modum subducto cuneo statim surculum mergimus una parte decisum salua medulla et cortice partis alterius. qui supra arborem sex uel octo digitis emineat. duos uel tres uel plures surculos pro trunci 3 qualitate constituimus, quaternis digitis uel amplius inter eos spatium relinquemus. tunc iunco aut ulmo aut uimine stringimus et super lutum musco tectum ponemus ac ligabimus, ut quattuor digitis supra lutum possit surculus eminere. plerosque delectat strictum primo sectae arboris truncum uinculis artioribus in medio findere et ibi surculos ex utraque parte rasos in modum cunei, ut integra sit medulla, demergere praemisso ante cuneolo, quo subducto depositus surculus redeunte in plagam materia possit adstringi.

Sed hoc utrumque genus uernum est et fit crescente 4 luna, ubi incipit arborum gemma turgescere. surculi autem, qui inserendi sunt, sint nouelli, fertiles, nodosi, de nouo nati, ab orientali arboris parte decisi, crassitudine digiti minoris, bifurci uel trifurci, gemmis pluribus

§§ **1–3** (Inseremus ... adstringi) *Colum. 5, 11, 3–8* ‖ § **4** (Sed hoc ... turgescere) *Colum. 5, 11, 1–2* | (surculi ... uberati) *Colum. 5, 11, 3*

1 genera **V²SM** (*om.* **DPKJLG**, *at u. Widst. 3; Sven.¹ 530 n. 6*) ‖ **2** emplastro ω (*u. Sven.¹ 42 n. 1, 119*) ‖ **3** Inseremus] inserum **J** ‖ **4** nitidis **KJ** ‖ **5** nitidamus ω incidamus *edd.* ‖ **7** tribus *om.* **L** ‖ **8** considerantes **G** | fascea (*u. TLL 6, 1: 296, 31*)] fascia **G** | discipetur **J** ‖ **10** mergemus **K** ‖ **14** iunco] iungo **L** inico *ut uid.* **P** | iumine **G** ‖ **15** stringemus **G** | et ... ponemus *om.* **G** | tecto **K** ‖ **16** ligauimus **DPK¹JL** ligaminibus **M** ‖ **18** altioribus **J** ‖ **19** modum] medium **P¹** ‖ **20** quo (o *in ras.*) **S²** qui **E** ‖ **23** uernum] ueris **G** ‖ **24** gemmam **M** | turguescere **KJ** ‖ **26** nouo *in ras.* **S²** denuo **E** | ab] ad **M** | grassitudine **D¹** grossitudine **M** ‖ **27** geminis **J**

5 uberati. si arborem minorem desiderabis inserere, in qua
sine dubio meliora incrementa proueniunt, circa terram
secato; et quod melius est, surculos inter lignum corticem-
que depone, tunc stringe. quidam rasum ex utraque parte
surculum conuenientem soliditati arboris inserendae sic
in medio deponunt, ut cortex surculi undique cortici
arboris reddatur aequalis. sed in nouella arbore terra mota
usque ad ipsum insitum colligatur. quae eam res a uento
6 et calore defendet. mihi adseruit diligens agricola omne
insitum sine dubio conprehendere, si depositis surculis
uiscum non temperatum in ipsa plaga pariter mergamus
quasi glutino quodam sucos materiae utriusque mixturum.
7 De inplastratione suo mense dicemus. quartum genus
Columella sic retulit: Gallica terebra usque ad medullam
arborem perforandam plaga interius leuiter inclinata. ibi
educto omni scobe uitem uel ramum ad modum foraminis
inpressi delibratum, sucidum tamen et umentem, stricte
inprimi una aut duabus gemmis foris relictis. tunc argilla
et musco locum diligenter operiri. ita et uites in ulmo
inseri posse commissas.
8 Hispanus quidam mihi hoc genus nouae insitionis osten-
dit; ex persico se adserebat expertum. salicis ramum
brachii crassitudine, solidum, longum cubitis duobus aut
amplius, terebrari iussit in medio et plantam persici in
eodem loco in quo consistit, spoliatam ramis omnibus
solo capite relicto per ipsum saligni manubrii foramen

§ 5 *Colum. 5, 11, 7—8* || § 6 *ex suo add. Pallad.* || § 7 (dicemus) *infra 7, 5, 3—4* | (quartum ... operiri) *Colum. 4, 29, 13—16*; *5, 11, 2*; *cf. arb. 8* || § 8 *ex suo add. Pallad. uidetur, sed cf. Geopon. 10, 16*

1 ubertati **PJ** | quas **K** || 2 sine dubio *om.* **K** *sed praebet rasuram* || 3 est *om.* **D** || 4 utaque **M** || 5 solidatati **S**^{1} soli dati **M** || 8 colligatum **S**^{1} || 9 defendat **L** | mihi] quae **K**^{1} | aserunt **M** || 11 mergamus *in ras.* **S**^{2} mittamus **E** || 13 quarum **GM** || 14 sic columella *cum notis reu.* **G** || 15 leuiter] nihil **K** || 16 educto **DPKJLSM** educta **G** (*cf. 14, 36, 5* eburnea sc. *ex Colum.*) | scrobe **S**^{1}**M** | uite **J** || 17 deliberatum **G** || 19 et^{2} *om.* **KJ** ut **M** || 21 quidem **G**^{1} | mihi *om.* **G**, **M** (*sp. rel.*) | nouae *om.* **G** || 22 ex *om.* **K** et **M** | salicis] sulcis **J** || 23 brachiis **K** | grossitudine **M** | longum *om.* **M**

induci; tunc eundem salicis ramum terrae capite utroque demerso in arcus similitudinem debere curuari; foramen luto, musco, uinculis stringi. anno deinde exempto, ubi infra medullam salicis caput plantulae sic cohaeserit, ut unitas sit ex duobus mixta corporibus, plantam subter incidi atque transferri et aggeri terram, quae arcum salicis cum persici cacumine possit operire. hinc persici poma sine ossibus nasci. sed hoc locis umidis conuenire uel riguis et salices aquationibus adiuuandas, ut et natura ligni uigeat, quae delectatur umore, et superfluentem copiam suci germinibus ministret alienis.

XVIII. De instituendis oliuetis 18

Hoc mense locis temperatis instituemus olivueta. quae uel pastinis conserenda sunt, ut extremas circa decimanum tabulas cingant, uel suum locum tenebunt. si ponuntur in pastino, radicatae plantae decisis capitibus et brachiis et in truncum redactae usque ad mensuram cubiti unius et palmi in fermento terrae fossae defigantur locum palo antea deprimente. hordei grana subteriaciantur et amputetur his quicquid putridi inuentum fuerit aut arentis, et tunc capita earum luto uelentur et musco, ulmeis uinculis uel tenacibus quibuscumque constricta. sed maximum beneficium est et proficit incremento, si 2

c. 18 *cf. Senec. epist. 86, 17–19* ‖ § 1 (Hoc ... tenebunt) *cf. Colum. 5, 9, 1* | (circa decimanum tabulas) *i. e. uinearum, cf. supra c. 9, 11* | (suum locum) *i. e. oliuetum ita institutum ut arbores in uineas non transferantur, u. infra § 3* | (si ponuntur ... constricta) *cf. Colum. 5, 9, 9* ‖ § 2 *Colum. 5, 9, 8*

1 induci] iudici **D** ‖ 3 luto] illuto **M** ‖ 4 intra *Schneider* | medullam ... ut uni- *om.* **D** (*suppl. man. rec.*) | sicco haeserit *uel sim. dist.* **PJM** sicco heserint **G** ‖ 5 unita **S** ‖ 5. 6 super indici **L** ‖ 6 aggerri **KJ** ‖ 9 adiuuandas ut] adiuanda sunt **M** ‖ 10 uigeat **SM** uiceat **DPL** uinceat **J**, (e *exp.*) **K** | uigeat quae] uice aquae **G** | delectetur **G** ‖ 15 sum **M** ‖ 17 cubitis (s *eras.*) **K** ‖ 18 et *ante* in *ins.* **K** ‖ 19 pala ante **G** | subteriacientur **K** subteriaciuntur **S**[1] subter lactantur **M** ‖ 20 quidquid **D** ‖ 21 earum] amputata **G** | uellentur **J** ‖ 22 ulmeis] uel neis **G** uel meis **M** ‖ 23 et **VM** ut **DPKJLGS** | proficit **DPKJLM** proficiat **GS**

rubrica partes notentur quibus obuersae steterant, et contra eas simili ratione ponantur. sint a se discretae pedibus quindecim uel uiginti. omnis subinde circa eas herba uellatur, et quotiens se imber infuderit, breuissimis ac frequentissimis fossionibus sollicitentur. et subinde ducta a trunco terra atque permixta in aliquanto altiores cumulos congeratur.

3 Quod si oliuetum suo loco facere uolueris, haec genera
terrarum sequeris: terram cui mixta sit glarea aut cretam
sabulonis coniunctione resolutam aut pinguem sabulonem
4 aut terram naturae densioris et uiuidae. creta figuli omnino
repudianda est et uliginosa et in qua semper umor adsistit et sabulo macer et nuda glarea; quamuis enim conprehendat, non conualescit. potest seri et ubi arbutus aut ilex steterat; nam cerrus et excisa radices noxias relinquit, quarum uirus oleam necat. locis aestiuosis septentrionali colle, frigidis meridiano gaudet, mediis cliuis delectatur. neque imum locum neque arduum patitur, magis modicos cliuos, sicut est regio Sabina uel Baetica.

Bacarum genus numerosum est et plurium uocabulorum, sicut pausia, orches, radius, Sergia, Licinia, Cominia et ceterae quas nominare non adtinet. pausia tamen oleum quod reddit dum uiride est optimum, sed cito uetustate corrumpitur. optimum Licinia dat, plurimum Sergia. sed

§§ **3—4** (Quod si ... necat) *Colum. 5, 8, 6—7* ‖ § **4** (locis ... Baetica) *Colum. 5, 8, 5* | (Bacarum ... profuturas) *Colum. 5, 8, 3—4*

1 obuersa est et erant *uel sim. dist.* **DPJLM** obuersa steterant **K** obuersa est et erutae **G** | et *om.* **G** *fort.* ut *scribendum* (*cf. c. 19, 2*) ‖ **4** uellantur **M** ‖ **5** subinde] sub **M** ‖ **8** genera] terra **L** ‖ **9** terrarum] terra cum **G** ‖ **10** sabolinis **K** ‖ **11** uiuidae *ω* (*u. Widst. 15sq.*) umidae *edd.* ‖ **12** humor semper **G** ‖ **14** arbustus **JS¹** | ilex] lex **L** ‖ **15** steterat] exstiterat **G** | cerrus] quercus *Colum.* | aesculus *ante* excisa *ins. edd.* | excisa] scisa **J** ‖ **16** oliua *ante* locis *ins.* **S** | aestiuosis **DPKJLGS** *haesitabundus custodiui* (*u. Widst. 16sq.*) aestuosis **M**, *Colum.*, *edd.* (*cf. supra c. 12, 3*) ‖ **18** arduum] uel aridum *in marg.* **S²** ‖ **19** desiderat *post* cliuos *ins.* **S²** | sauina **M** ‖ **20** plurium *edd.* plurimum **DPKJLGM** *fort. recte* plurimorum **S** ‖ **21** orches **DPKJL** (*u. Sven.¹ 149 n. 2*) horches **G** orces **S** ‖ **22** nominamus **J**

de his hoc generaliter praecepisse sufficiet: maiores bacas cibo, minores oleo profuturas.

Si frumentarius ager est, quem conserimus oliueto, qua- 5
dragenis inter se pedibus distent, si macer, uicenis quinis. melius faciemus si ordines in Fauonium dirigamus. cum deponentur, in scrobes siccas constituantur quaternis pedibus fossas. glarea etiam, ubi lapides defuerint, misceatur et stercus. si clausus locus est, modice supra terram quae ponuntur emineant. si pecora formidantur, altiores trunci esse debebunt. in siccis uero prouinciis, cum pluuiae desunt, et rigare conueniet.

Si prouincia indiget oliuetis et non est unde planta 6
sumatur, seminarium faciendum est, id est tabula effossa, sicut superius dixi, ut ibi, sicut Columella dicit, rami serra incisi in modum sesquipedalem deponantur. inde post quinquennium poterit ualida planta transferri et locis frigidis hoc mense plantari. scio plerosque, quod facilius atque utilius est, radices olearum quae in siluis plerumque sunt aut in locis desertis, in cubitalem mensuram recisas aut in seminario, si placuerit, aut in oliueto solere disponere et admixtione stercoris adiuuare. qua re proueniet, ut ex unius arboris radicibus numerosa planta nascatur.

§ 5 (Si frumentarius ... fossas) *Colum. 5, 9, 7, qui autem* spatia ... frumentario solo sexagenum pedum in alteram partem, atque in alteram quadragenum *praecepit* | (glarea ... stercus) *Colum. 5, 9, 9* | (si clausus ... debebunt) *Colum. 5, 9, 10* | (in siccis ... conueniet) *Colum. 5, 9, 11* || **§ 6** (superius dixi) *supra c. 10, 1* (*Colum. 3, 15, 3*) | (ut ibi ... deponantur) *Colum. 5, 9, 3* | (inde ... plantari) *Colum. 5, 9, 6* | (scio ... nascatur) *ex suo add. Pallad.*

3 quadrigenis **JL** || **5** dirigatur **K** || **7** ibi **L** || **13** summatur **L** sumantur **KJ** || **14** ubi **PS**[1] | sicut[2] *om.* **M** | dixit **S**[1] || **16** uada **L** || **17** sio **M** || **18** atque] aut **L** || **19** cubilitatem **L** || **21** disponere solere **M** || **22** ex *om.* **S** | unicis **L** || **23** nascitur **L**[1] nascantur **K**[2]

19 XVIIII. De pomiferis et spatiis earum generale praeceptum

Etiam pomiferas arbores possumus in pastinis a septentrionali regione disponere. de quibus singillatim dicemus quae specialiter sunt tenenda. nam pomis eadem conuenit terra quae uitibus. scrobes autem maiores facies, ut materiae prosis et fructui. si pomarium facies, inter ordines
2 tricenos pedes relinques. plantas statues radicatas, quod est melius. seruabis, ne cacumina aut manu fracta aut erosa non crescant. unum quemque ordinem suo generi deputabis, ne infirmae a ualentioribus obprimantur. plantas similiter notabimus, ut ipsis quibus steterant
3 cardinibus obponamus. de cliuo, sicco, exili in planum, pinguem, umidum transferemus. si truncos ponere uolueris, supra terram prope tribus pedibus erigantur. ubi duas in una scrobe plantas deponis, cauendum est, ne se contingant, nam uermibus interibunt. sed, ut Columella dicit, feraciores sunt quae seminibus, hoc est nucibus suis, quam quae plantis ponuntur aut ramis. ubi regio siccior est, aquationibus adiuuentur.

20 XX. De fodiendis, palandis et ligandis uitibus uel laetandis arboribus

Nunc locis maritimis et calidis fodiendae sunt uites uel, si haec prouinciae consuetudo est, exarandae et in eisdem locis palandae aut ligandae sunt uineae, priusquam gemma

c. 19 *Colum. 5, 10, 1–8, sed fort. per Garg. Mart.* || **§ 1** (dicemus) *cf. lib. 1, 1, 2* || **c. 20 § 1** (Nunc ... dispendium) *Colum. 11, 2, 15–16*; *cf. 4, 27, 1*

3 septentrionale **KJ** || **6** maiores] minores **L** | facias **D** || **7** pomarum **JL** porium **S**^{1} || **8** relinquens **M** | statuas **KJ** || **9** nec acumina **G** || **10** crescat **K**^{1} | ordinem (m *exp.*) **G** | genere **JL** || **12** notauimus **DPK**^{1}**JL** || **13** et *ante* exili *ins.* **S**, *edd.* (*u. Widst. 17*) exili **GSM** exilii **DPKJL** || **14** uminum **L** | truncus **L** || **15** super **M** || **16** depomis **L** deponimus **M** || **19** regio] rogo **K**^{1} || **21** PALANDIS *om.* **G** | VITIBVS *om.* **K** || **22** LAETAMINANDIS **S** || **24** si] cui **S** || **24–25** et in ... ligandae *om.* **G** || **25** aut ligandae *om.* **KJ** | de *ante* gemma *ins.* **M** | gemmam **J**

procedat, cuius concussione uel adtritu incurritur grande dispendium.

Nunc oleae ceteraeque arbores laetamen accipiunt de- 2
crescente luna. sufficiet autem maiori arbori ueges una, minori media, ita ut subducta a radicibus terra et fimo permixta reuocetur.

Tempore hoc, si quae sunt in seminariis plantae, circumfodiendae sunt et amputandi eis rami superflui uel radiculae, quas circa in superiori parte miserunt.

XXI. De rosis, liliis, croco, uiolis conserendis 21

Hoc mense rosaria conseremus. quae sulco breuissimo aut scrobibus ponenda sunt uel uirgulis uel etiam semine. semina autem rosarum non putemus medios flosculos esse aurei coloris quos rosae ferunt, sed bacas nutriunt quas in breuissimi piri similitudinem plenas seminibus suis post uindemiam reddunt [maturas]. quarum tamen
maturitas ex colore fusco et mollitie poterit aestimari. si 2
qua etiam sunt antiqua rosaria, hoc tempore circumfodiuntur sarculis uel dolabris et ariditas uniuersa reciditur. nunc et quae rara sunt possunt ducta uirgarum propagine reparari. si rosam temperius habere uolueris, duobus palmis ab ea guirum fodies et aqua calida bis rigabis in die.

§ 2 (Nunc ... luna) *Colum. 11, 2, 18* | (sufficiet ... reuocetur) *cf. Colum. 11, 2, 86–87*; *Geopon. 9, 15* | (Tempore ... miserunt) *Colum. 11, 2, 19* ‖ **c. 21** *fort. ex. Garg. Mart.*: *rosaria obiter Colum. 11, 2, 19*; *cf. 10, 94–102* ‖ §§ 1–2 (rosaria) *cf. Varron. 1, 35, 1*; *Colum. arb. 30, 2*; *Plin. nat. 21, 20–21*; *Geopon. 11, 18, 2 et 5*

1 concursione **L** conuersione **K** | adtritum (m *eras.*) **G** ‖ 2 dispedium **L** ‖ 3 oleae] oleum **K**[1] | ceterique **J** ‖ 4 autem] inter *ut uid.* **K**[1] | ueges *ω* (*u. Sven.*[1] *612*) uehes *ed. Ald.* ‖ 5 minori] maiori **M** ‖ 7 si] sic **L** ‖ 8 eis] eius **KJ** ‖ 9 superiore **K** ‖ 10 VIOLES **L** ‖ 12 uirgulis *scripsi* (*cf. § 2* uirgarum, *infra lib. 12, 11*) uirgultis *ω* ‖ 13 medios] modicos **G** ‖ 14 colori **J** | ferunt] fuerunt **K**[1]**J** ‖ 15 beatissimi **K**[1] ‖ 16 *del. Winterbottom* ‖ 19 fodiuntur. surculis **G** ‖ 22 guirum **DPL** (*cf. TLL 6, 2: 2386, 14*) girum **KJSM** in gyrum **G**

3 Nunc et liliorum bulbos ponemus uel lilia ante habita sariemus summa diligentia, ne oculos circa radicem nascentes et minores bulbulos sauciemus. qui a matre subtracti atque in alios digesti ordines noua lilieta formabunt. Item uiolarum plantae et croci bulbi serendi sunt uel subtiliter, si fuerant ante, fodiendi.

22 XXII. De lini semine serendo

Hoc mense aliqui lini semen laeto solo in iugerum decem modios spargunt et lina consecuntur exilia.

23 XXIII. De cannetis et asparagis et plantis salicum uel genestae

Tempore hoc canneta ponenda sunt factis breuissimis scrobibus et oculis cannarum per singulas scrobes obrutis, qui semipedis spatio inter se distare debebunt. si calidae et siccae prouinciae studemus, ualles umidas uel inriguas opus est deputare cannetis; si frigida regio est, locis mediis instituantur, sed suco uillarum subditis. inter haec asparagorum etiam semina spargere possumus, ut mixta nascantur, quia et asparagi coluntur et incenduntur hoc
2 more quo cannae. sed si sunt antiqua canneta, hoc tempore sarientur, recisis quae in radice purganda sunt, id est putribus, male porrectis, et si qua gignendi oculos non habebunt.

§ 3 (liliorum bulbos) *cf. Plin. nat. 21, 23*; *Geopon. 11, 20* | (uiolarum) *Colum. arb. 30, 1*; *Plin. nat. 21, 27*; *Geopon. 11, 23* | (croci) *Plin. nat. 21, 34*; *Geopon. 11, 26* || **c. 22** *Colum. 2, 10, 17, et u. infra lib. 11, 2* || **c. 23** *ex Garg. Mart. ut uidetur*; *cf. Colum. 11, 2, 19* || §§ 1–2 (canneta) *Colum. 4, 32, 1*; *Plin. nat. 17, 144–145*; *Geopon. 5, 53* | (asparagi) *Colum. 11, 3, 43*; *Geopon. 12, 18*

1 habitas (s *exp.*) **K** || 2 seriemus **K^1** || 2–3 summa ... matre *in marg.* **S^2** (*breu. ras. in textu*) summa ... sauciemus *om.* **E** || 5 crobi **J** || 6 fuerint **K** || 7 SEMINI **K** || 8 laeto] lento **S^1** || 9 modiis **L** | secuntur **D** || 10 ASPARGIS **KL** || 12 factae **KJ** || 13 camarum **K^1** || 15 uel *om.* **M** || 19 nascuntur **G** | asparagia **G** aspargi **M** || 20 more] mens(a)e **L** | quo] quod **J** || 21 recidis **L** || 23 habent **S**

Nunc salicis plantas et omnium generum quae arbusto adplicandae sunt, uel genestae, ubi deerit, obruemus. Ex bacis etiam myrti et lauri seminaria faciemus uel, si fuerant, excolemus.

XXIIII. De hortis 24

Circa Idus Februarias sepes hortorum ex congesto in funibus spinarum semine faciendae, sicut dictum est cum de munimine loqueremur hortorum. item Graeci dicunt de grossa rubi uirga fieri debere particulas et palmaribus scrobibus obrui et cotidie, donec frondeat, fossione et rigatione nutriri.

Hoc mense lactuca seritur, ut possit Aprili mense trans- 2
ferri. item carduus seritur et nasturcium et coliandrum et papauer, sicut mense Nouembri, et alium uel ulpicum. Nunc satureia seritur pingui agro, non stercorato, sed aprico uel melius mari proximo. et cum cepullis mixta seminatur.

Hoc etiam mense cepullas seris, sed constat et uere et 3
autumno esse seminandas. si semen eius seueris, in caput crescit et minus reddit in semine; si capitulum ponas, ipsum macescit et multum semen educit. terram cepae desiderant pinguem, uehementer subactam, inriguam, stercoratam. ibi areas faciemus omnibus herbis et radice

§ 2 (salicis plantas) *Colum. 4, 31, 2* | (genestae) *Colum. 4, 31, 1* | (myrti et lauri) *Plin. nat. 17, 60*; *Geopon. 11, 3, 2*; *cf. et Caton. 8, 2* || c. 24 *ex Garg. Mart.* || § 1 (Circa ... hortorum) *u. supra lib. 1, 34, 4* | (item ... nutriri) *Geopon. 5, 44, 4* || § 2 (lactuca) *supra 2, 14, 1–4* | (carduus) *infra 4, 9, 1–4* | (nasturcium) *supra 2, 4, 5* | (coliandrum) *infra 4, 9, 15* | (papauer) *infra 10, 13, 1* | (alium uel ulpicum) *infra 12, 6* | (Nunc ... seminatur) *de satureia u. Colum. 11, 3, 57*; *Plin. nat. 19, 165* || §§ 3–4 *de cepullis u. Colum. 11, 3, 56–58*; *Plin. nat. 19, 101–107*; *Geopon. 12, 31*

1 omniumque S^1 || 2 obruemus **PGSM** obruemur **DK^2JL** obruamur **K^1** || 3 semina S^1 || 9 rubu **L** || 13 cardius **K** | coriandrum **GSM** || 13–14 nast. et a*lium uel ulp. et cor. et pap. s. m. N. **S** || 15 saturegia **M** || 16 cum *om.* **K** || 18 cepullis **KJ** | cepulla seritur **G** | uere] uerno **KJ** || 21 macescit **DPKLS^2** maces sit **J** marcescit **GS^1** marcessit **M** || 22 subactam *om.* **K^1** subactum **J**

purgatas. seremus placido et sereno die, maxime Austro 4 uel Euro flantibus. si minuente luna serantur, tenues et acriores proueniunt, si crescente, robustae et saporis umecti. rarius sunt ponendae, runcandae ac sarculandae sunt saepius. si capita uoluerimus his esse maiora, folia omnia debemus auferre; sic sucus ad inferiora cogetur. de quibus uero semina colligenda sunt iuuentur adminiculis, ubi caulem coeperint excitare. cum niger color seminis fuerit, praeferunt maturitatis indicia. uellendi sunt talli adhuc semisicci cum semine et sic in sole siccandi.

5 Hoc mense anetum seres locis frigidis. omnem caeli statum patitur, sed tepidiore laetatur. rigetur, si se imber abstineat. seratur rarius. aliqui semen eius non obruunt, opinantes quod a nulla aue tangatur.

Nunc et senapi serere possumus.

Hoc etiam mense caules seremus, qui et toto anno seri possunt. solum pingue et satis subactum diligunt; argillam et glaream timent; sabulone et harenis non delectan- 6 tur, nisi perennis unda succurrat. omnem statum caeli caulis patitur, frigidum magis. contra Austrum positi citius ferunt, contra septentrionem serius, sed hic et sapore caulis uincit et robore. cliuis delectatur et ideo ponendae sunt plantae per puluinos arearum. gaudet stercore et sarculatione. rarius positus conualescit. celerius coquetur uirore seruato, si, dum est trium uel quattuor foliorum, nitrum tritum cribello desuper spargas, ut

§ 5 (Hoc ... tangatur) *de anetho u. Colum. 11, 3, 42* | (senapi) *infra 11, 11, 2* || §§ 5–7 (Hoc etiam ... rapa) *de caulibus siue brassica u. Colum. 11, 3, 23–24; Plin. nat. 19, 136–144; Geopon. 12, 17 et 21*

3 prouenient (*ex* -ant) **G^2** || **4** ponendae *om.* **L^1** || **5** sunt *om.* **L** | capita] captiuata *ut uid.* **K^1** capitata **K^2** || **6** sic] si **D^{1}PK^{1}J** | sucis **K** || **8** caulem *om.* **K** || **9** tali **JG** || **10** adhuc semi- *om.* **M** || **11** anethum **GM** | seras **K** | caelum **JL** || **12** statim **L** || **13** abstinebant **K^1** || **14** a *om.* **L** || **15** sinapim **S** || **18** sabulonem **K** || **20–21** caulis ... ferunt *om.* **J** || **22** clibis **DPKJLS^2** caulis **S^1** || **23** pulbinos **D^{1}PKJS** bulbinos **G** || **24** positus *om.* **M** || **25** coquitur **S^1** | uiro reseruato *dist.* **PK^{2}JLM** | reseruetur **K^1** | trium *om.* **J** || **26** tritum] trium **L** | ut **GM** et **DPKJLS**

speciem pruinae canentis imitetur. Columella dicit plan- 7
tarum radices alga marina inuoluendas seruandae uiriditatis causa fimo simul adhaerente. ponendae sunt plantae maioris incrementi, quia, licet serius conprehendant, fortiores fient. si hiems est, tepido iam die, si aestas, cum sol in uesperam declinatur, planta pangenda est. uastior fiet, si terra operiatur adsidue. semen brassicae uetustum mutatur in rapa.

Hoc mense post Idus sfongeas asparagorum uel nouas 8
formare incipiemus ex semine uel antiquas ponemus. mihi etiam illud uile uidetur ac diligens, ut asparagi agrestis radices plurimas in unum locum congeramus incultum uel certe saxosum, quae statim fructum dent ex loco qui aliud nil alebat. et has annis omnibus incendamus in scopis, ut fructus frequentior surgat et fortior. hoc autem genus est sapore iocundius.

Nunc etiam malua seri potest. 9

Mentam quoque sere plantis uel radicibus loco umido uel circa aquas. apricum solum nec pingue nec stercoratum desiderat.

Hoc mense feniculum seres loco aprico et modice saxoso.

Seritur primo uere pastinaca. et semine ponetur et plantis loco pingui, soluto, altius pastinato. raram statues, ut robur accipiat.

§ **7** *de Columella a Garg. nominato* (*similiter infra* § *11*) *u. Sven.*[2] *153* ‖ § **8** *de asparagis u. infra 4, 9, 10–12* ‖ § **9** (malua) *infra 11, 11, 3* | (Mentam ... desiderat) *de mentha u. Colum. 11, 3, 37*; *Plin. nat. 19, 159–160*; *cf. Geopon. 12, 24* | (Hoc ... saxoso) *de feniculo cf. Plin. nat. 20, 254–255* | (Seritur ... accipiat) *de pastinaca u. Colum. 11, 3, 35*; *Plin. nat. 19, 88–89*

1 cadentis **K**[2] | plantati **J** ‖ **2** inuoiuendas (o *supra*) **M** ‖ **3** simul *om.* **L**[1] ‖ **5** fiant **KJG**[2] ‖ **7** coperiatur *malim* ‖ **8** rapam **DG** ‖ **9** sfongeas **G** (*cf. 4, 9, 11*) fongeas **D**[1]**PKJLS**[1]**M** fungeas **D**[c] sfungeas **S**[2] ‖ **11** illud *om.* **KJGS**[1] | uile **DPKJLG** utile **S** (*om.* **M**) ‖ **12** agrestis **GM** agresti **DPKJLS** | redices **K**[1] | locum *om.* **L**[1] ‖ **13** incultum *Morgagni epist. 1, 85* cultum *ω* ‖ **14** nil **DPS** nihil **KJLGM** | omnibus *om.* **K** ‖ **15** fructibus **L** | resurgat **S**[1] ‖ **16** iocundus **M** ‖ **21** saxoso] saxo **J** ‖ **21–22** saxo deseritur **M** ‖ **22** *post* uere *dist. ω* (*corr. Pontedera*) ‖ **23** loco] longo **L** | et *ante* soluto *ins.* **KJ** ‖ **24** robor **DPKJLG** | accipiet **KJ**

Cunela etiam nunc seritur et colitur eo more quo alium uel cepulla.

Nunc cerefolium locis frigidis post Idus seratur; desiderat agrum laetum, umidum, stercoratum.

10 Hoc mense betam seremus, quamuis possit et tota aestate seminari. amat agrum putrem, umidum locum. transferenda est quattuor aut quinque foliorum radicibus fimo recenti oblitis. amat frequenter effodi et multo stercore saturari.

11 Hoc mense porrus serendus. quem si sectilem uelis, post
duos menses quam satus est, poteris desecare manentem
in areis suis, quamuis adserat Columella etiam sectiuum
diutius duraturum melioremque, si transferatur. et quo-
tiens secabitur, aqua iuuetur et stercore. si capitatum
facere uelis, quod uere seueris Octobri mense transferre
debebis. serendus est loco laeto et maxime campestri, area
plana, pastinata alte et diu subacta et stercorata. si sec-
tiuum uelis, spissius, si capitatum, rarius seris. sarculo
12 frequentandus est et herbis liberandus. cum digiti crassi-
tudinem habuerit, a media parte praecisis foliis et trun-
catis radicibus transferatur; oblitus fimo liquido quater-
nis uel quinis digitis separetur. cum radices aget, modice
conprehendendus et adleuandus est sarculo, ut suspensus
a terra, quod spatii uacuum subter inuenerit, capitis
uastitate cogatur inplere. item plura semina in unum
ligata si deposueris, grandis porrus nascetur ex omnibus.

§ **9** (cunela) *cf. Colum. 11, 3, 39–40; Plin. nat, 19, 165* | (quo alium uel cepulla) *u. infra lib. 12, 6 et supra §§ 3–4* | (Nunc ... stercoratum) *de caerefolio u. Colum. 11, 3, 42; Plin. nat. 19, 170* || § **10** *de beta u. Colum. 11, 3, 42; Plin. nat. 19, 132–135; Geopon. 12, 15* || §§ **11–12** *de porris u. Colum. 11, 3, 30–32; Plin. nat. 19, 108–110; Geopon. 12, 29; u. etiam infra lib. 11, 11, 5* || § **11** (Columella) *a Garg. nominatur, ut supra § 7*

1 quo] quod **L** || **6** altate **G** | et *ante* umidum *ins.* **S** || **10** quem] quod **M** | sectile **M** || **11** satum **M** || **13** meliorarique **M** || **14** capitum **G** || **15** uelis *in ras.* S² uis **E** | uere **GSM** ubere **DPKJL** || **18** seres **G** || **19** frequentandum **M** | liberandum **M** | grassitudinem **M** || **23** comprehendendum **M** | adleuandum **M** || **23. 24** a terra suspensum **M** || **24** spatium **J** || **25** uastitatis **L** | cogetur **KJ** || **26** porrum **M**

item si capiti eius rapae semen inmittas sine ferro et pangas, multum fertur increscere; melius, si frequenter hoc facias.

Hoc mense inula seritur quo canneta ponuntur. seritur 13
oculis sicut calami, quos abscidere et terra leuiter debemus obruere, terra fossa et subacta, excitatis ad lineam puluinis, quibus eius oculos oportet infodere. trium pedum inter se spatio separantur.

Hoc mense colocasei bulbos ponemus. amant umidum 14
locum, pinguem, maxime inriguum. circa fontes laetantur et riuos nec de soli qualitate curant, si perpetuo foueantur umore. frondere prope semper possunt, si tamquam citreta tegumentis defendantur a frigore.

Hoc mense cyminum et anessum seritur loco bene subacto et cui laetamen admisceas. quod satum est, herbis purgetur adsidue.

XXV. De pomis 25

Pirus. Plantas pirorum mense Februario locis frigidis ponemus, calidis uero Nouembri. sed mense Nouembri pira locis tepidis conserenda sunt, ut solo iuuentur inriguo; ita et florem plurimum proferent et magnitudinem pomi turgentis adquirent. nasci tamen tali solo maxime diligunt quali uineas diximus conuenire, sed laeto solo et ualidas arbores et fructus plurimos consequemur. lapi- 2
dosi generis pira uitium mutare creduntur, si terris molli-

§ **13** *de inula u. Colum. 11, 3, 35*; *Plin. nat. 19, 91–92* ‖ § **14** (Hoc ... frigore) *de colocaseis cf. Plin. nat. 21, 87* | (cyminum) *Plin. nat. 19, 161* | (anessum) *cf. Plin. nat. 19, 167* ‖ **c. 25** *ex Garg. Mart.* ‖ §§ **1–10** *de piris u. Colum. 5, 10, 17–18*; *arb. 24*; *Plin. nat. 13, 53–58*; *Geopon. 10, 22–25*

2 fertum **L** ‖ **4** inulla **JL** | seriatur (a *exp.*) **K** | cannata **P** ‖ **5** oculus **K**[1] ‖ **6** et *om.* **M** ‖ **7** pulbinis **D**[1]**PKJS** bulbinis **G** | quibus] quos **K** | oculus **KL** | infodore **P** ‖ **8** se *om.* **G** ‖ **9** collocasei **J** ‖ **12** fondere **P** | semper prope *cum notis reu.* **S** | citetra **G** citrea **S**[1] cytera **M** ‖ **14** cyninum **P** | anesum **KJGS** | in *ante* loco *ins.* **K** ‖ **22** ponitur gentis **L** | turguentis **J** | adquirant **K** ‖ **23** quale uineis **S** ‖ **24** consecuntur **KJ** ‖ **25**–p. 96, **1** si ... conserantur *om.* **M**

bus conserantur. sed pirum plantis serere prope tardus euentus est; tamen quibus hoc placet, ut semina generosa nihil sibi de agresti asperitate permisceant, plantas bimas aut trimas eo more, quo oleae ponuntur, radicatas magnis scrobibus ponant, supra terram tribus altas uel quattuor pedibus. quarum decisa cacumina argilla mixta muscus debet operire. nam si quis pirorum semen aspargat, nasci quidem necesse est originem suam refouente natura, cuius aeternitati nulla tarditas potest creare fastidium. sed homini hoc spectare longinquum est, cum et sero
3 ueniant et de generis nobilitate decedant. melius ergo hoc mense Nouembri fiet, ut pirorum plantas radicatas seramus agrestium subactis bene scrobibus, ut, cum prehenderint, inserantur. hoc autem interest, quod quae plantis suis seruntur dulcedinem ac teneritudinem seruant, diu tamen seruata non durant; insita uero moram temporis sustinebunt. spatia inter piros triginta pedum mensura discernat. genus hoc arboris, ut proficiat, frequenti umore et adsiduis fossionibus est colendum usque adeo, ut tempore quo florere consueuit nihil perditura credatur de flore prolato, si eam tunc fossor adiuuerit.
4 multum proficis, si interiecto anno quale libet laetamen adiungas, sed bubulum creditur spissa et grauia poma generare. aliqui cinerem miscent credentes hinc contrahi pomis argutos sapores.

Generum uarietates exequi superuacuum puto, cum in ponendis uel excolendis sit nulla distantia. si languida arbor est piri, uel oblaqueatae radicem terebras et ibi

2 euentus] mox etiam **K** | gerosa **M** || **4** more] morte **D**^{1} | quo] quod **L** || **5** magis **M** | uel] aut **S**^{1} || **10** expectare **KJ** || **13** agrestrium **J** || **13. 14** cum prehenderint *edd.* conprehenderint **DPKJ LGM** cum conprehenderint **S** || **15** actene dinem **S**^{1} || **18** decernat **J** || **20** flerere **P** | nil **S**^{1} || **20. 21** perditur acredatur *sic dist.* **PKJLM** || **21** et *ante* de *ins.* **J** | forsor **L** || **22** proficis **DPKJL GS** proficit **M** *fort. recte* | quodlibet **K**^{2} || **23** adiugas **G** | creditur **SM** (*om.* **DPKJLG**) *cf. supra 2, 15, 16 etc.* || **24** generat *ed. pr.* | fertur *post* generare *ins.* **G** || **26** superfluum **S** || **28** oblaqueatae **DPKJLG** ablaqueatae **S** *fort. recte* ablaqueata. er (*in* ei *mut.*) **M**

ligneum palum deprimis uel in trunco similiter terebrato
ex taeda cuneum figis uel, si hoc desit, ex quercu. uermes 5
eius arboris et nati necantur et nasci prohibentur radicibus
felle taurino frequenter infusis. item faeces uini ueteris
recentes si radicibus adfundantur per triduum, diutius
arbores in floribus laborare non faciunt. si lapidosa pirus 6
est, ab extremis radicibus terram priorem leuabis et
secernes omnes lapillos. quibus diligenter remotis alteram
terram cribro cretam in loco eius infundis. sed hoc prod-
erit, si rigare non cesses.

Mense Februario et Martio pirus inseritur more quo
dictum est cum de insitione loqueremur, sub cortice et in
trunco. inseritur autem piro agresti, melo, ut nonnulli,
amygdalo, et spino, ut Vergilius orno, et fraxo et cydoneo,
ut aliqui, et Punico sed fisso ligno. surculus piri qui inseri- 7
tur ante solstitium anniculus esse debet et, priusquam
figatur, foliis et omni tenera parte priuari; post solstitium
uero eum figis qui summum germen inclusit. [pirus omni
genere inseritur.]

Condienda sunt pira [ita] die placido decrescente luna a 8
uicesima secunda usque in octauam. eadem poma sicca
et manu lecta hora a secunda in quintam uel a septima
in decimam, a caducis diligenter electa, integra et prope
dura et aliquanto uiridia in picato uase clauduntur, quod
operculo tegitur et deorsum os eius inclinatur atque

§ 6 (Vergilius) *nomen ex Garg. Mart.*; *cf. Verg. georg. 2, 71* || §§ 8–9 *cf. Colum. 12, 10, 1–5*

1 ligneum **DPJL** lignum **KGSM** | planum **M** || 2 infigis **G** || 3. 4 radicibus felle *in ras.* **S**^{2} si radicibus **E** || 4–5 taurino ... radicibus *om.* **S**^{1} (felle ... radicibus *om.* **E**) || 4 uini *om.* **K** || 5 recensentes (sen *exp.*) **D** recentens **M** || 6 in floribus *om.* **S**^{1} | floribus] arboribus **K** || 7 priorem] puriorem **S** || 11 pirus] prius **J** | quo] quod **M** || 12 de *om.* **M** | in *om.* **M** || 13 in *ante* piro *ins.* **G** | in *ante* melo *ins.* **G** || 14 ut] et **K**^{1} | uirgilius **LG** | fraxo (*cf. supra c. 10, 4*)] saxo **M** || 15 punico (co *supra*) **D**^{c} | sed] uel **G** | priri **M** || 16 anniculis **L** | 17 figa**tur (f *et* a *in ras.*: *fort. ex* riguantur) **P**^{2} || 18. 19 *seclusi* || 20 ita *del. Gesner* (*u. Widst. 18, Sven.*^{1} *400*) || 22 usque *ante* in *ins.* **L** | VII^{mam} **K** || 24 in picato] implicato (l *eras.*) **S** || 25 operculum **L** | inclinatur **DPKJSM** inclitatur **L** inlinatur **G**

obruitur in eo loco circa quem perennis aqua decurrit.
9 item quae dura sunt in carne et cute, prius in aceruo posita, ubi se mollire coeperint, in uas fictile bene coctum picatumque ponuntur et operculo superueniente gypsantur. uas breui scrobe demergitur in eo loco qui cotidie sole tangatur. plurimi pira obruta inter paleas aut frumenta seruarunt. alii statim lecta cum tenacibus suis picatis urceis condiderunt et oribus uasculorum gypso uel pice clausis ipsa sub diuo obruta sabulone texerunt. alii pira quae se non contingerent in melle seruarunt. item
10 pira diuisa et purgata granis in sole siccantur. aliqui aquam salinam, cum coeperit undare calefacta, despumant et ei post iam frigidae pira seruanda demergunt, tunc exempta post tempus exiguum condunt urceo et eius lito ore conseruant; uel nocte et die in frigida salsa manere patiuntur, post in aqua pura bidui macerant, deinde in sapa uel passo uel dulci uino mersa custodiunt.
11 Vinum piri et acetum. Vinum de piris fit, si contusa et sacco rarissimo condita ponderibus conprimantur aut prelo. hieme durat, sed prima acescit aestate. acetum sic fit de piris: pira siluestria uel asperi generis matura in cumulo reseruantur per triduum. deinde mittuntur in uasculo cui fontana aut pluuialis aqua miscetur, et opertum uas per triginta dies relinquitur, ac subinde quantum sublatum fuerit aceti ad usum, tantum redditur aquae ad reparationem.

§ **11** *cf. Plin. nat. 14, 103*

1 obruatur **K** || **2** in *ante* cute *ins.* **S** || **3** se mollire] demollire **M** | coeperint **KJGS** coeperunt **DPLM** | uas] uasis **J** || **5** in *ante* scrobe *ins.* **M** || **6** aut] au **G** || **7** seruauerunt **KJ** || **8** urceiis **D** || **10** seruauerunt **KJ** || **12** salinam *scripsi* (*cf. Diosc. 5, 54 et 5, 60*) salmam **DPLM** salsam **KJGS** | calef. cum c. undare **G** | calefactam **GM** | despumant **GM** dispumant **DPKJLS** || **16** manere **GV²S** manare **DPKL** mare **J** mane- *tantum* **M** | pura] dura **G** | bidui **DPKJLM** (*sc. spatium, u. Sven.*[1] *522*) biduo **G** biduum **S** || **17** dulci] duci **D¹L** || **18** ACOCTVM **G** || **19** carissimo **J** | ponderibus] operibus **L** || **20** aescit **GS** agescit **PKJL** agrescit (r *exp.*) **D** acessit **M** | aetate **K** || **21** maturo **J** || **22** mittuntur (*pr.* u in *ras.*) **S²** mittantur **E** || **23** misceatur **M** || **25** aquae] atque **J**

Liquamen ex piris. Liquamen de piris castimoniale sic 12 fiet: pira maturissima cum sale calcantur integro. ubi carnes eorum fuerint resolutae, uel in cupellis uel in uasculis fictilibus picatis condiuntur. post mensem tertium suspensae hae carnes liquorem dimittunt saporis iocundi sed coloris albiduli. contra hoc illud proderit, ut tempore quo saliuntur pro aliqua parte uina nigella permisceas.

De melo. Mense Februario et Martio mela seramus, si 13 calida et sicca regio est, Octobri et Nouembri. eorum plura sunt genera, quae numerare superfluum est. amant pingue ac laetum solum et cui umorem non tam rigatio quam natura subpeditet. si in harena uel argilla sit, rigationibus adiuuetur. montanis locis debent ad meridiem uersa constitui. et frigido solo proueniunt, si caeli tepor adiuuerit, nec in asperis et umectis sedem recusant. macrum et aridum solum poma uermiculosa efficit et caduca. seruntur 14 omni genere sicut piri. neque exarari neque effodi desiderant; idcirco eis magis prata conueniunt. stercus ouillum tantum non exigunt quidem, sed libenter adsumunt uel si cineris pulueres misceantur. amant modestas rigationes. putatio illis apta est, sed maxime ut arida aut male nata tollantur. citius senescit haec arbor et in senectute 15 degenerat.

Si caduca sunt poma, fissae radici lapis iniectus poma retinebit. lacertae uiridis felle si tangantur cacumina, non putrescit. uermes eius suillo stercore mixto humanae urinae aut felle bubulo extinguntur. qui si plures circa arborem sunt, aereo scalpro semel rasi non ultra nascentur.

§ **12** *de liquamine u. Sven.*^{1} *12sq.* || §§ **13–19** *de malis u. Plin. nat. 15, 47–52*; *Geopon. 10, 18–21*; *cf. Colum. 5, 10, 19*; *12, 47, 5–6*

2 calcuntur **K**^{1} | integro *ω* integra *ed. Ald.* || **6** hoc] haec **S**^{1} || **7** salliuntur **M**, (liuntur *in ras.*) **S**^{2} saluantur **E** psalliuntur **L** || **8** februari **D** || **12** suppeditet. si **GSM** (*u. Widst. 18*) subpedit. etsi **PK**^{1}**L** subpetit. etsi **DK**^{2}**J** | harena] area **M** || **14** adiuuerit *om.* **K**^{1} || **16** uermiculos **M** || **17** pira **M** || **19** ouillum **V**^{2}**SM** (*om.* **DPKJLG**) | libenter *om.* **G** || **21** ut *om.* **K**^{1}**G** | aut] et **S**^{1} || **22** arbos **M** || **27** urinae *om.* **JL** || **28** scalpo **M**

16 quae rasa sunt bubulum stercus obducat. si spissa poma
ramos onerabunt, interlegenda sunt quaeque uitiosa, ut
alimentum ceteris sucus aequiperet et generosis abundan-
tiam ministret quam numerosa uilitate perdebat.
17 Malus omni genere inseri potest quo pirus. mense Fe-
bruario, Martio et aliis quibus pirus inseritur in melo, in
piro, in spino, pruno, sorbo, persico, platano, populo,
salice.
Diligenter legenda sunt mela quae uolumus custodire.
ea in locis obscuris, ubi uentus non sit, stramentis prius
in crate subiectis in cumulos secreta disponimus. qui
cumuli frequenti diuisione separentur. aliqui diuersa di-
xerunt: uel singula in uasculis fictilibus picatis atque
oblitis claudi uel argilla inuolui uel solos pediculos creta
adlini uel in tabulis substrata palea disponi et stramentis
18 de superiori parte coperiri. mela rotunda, quae orbiculata
dicuntur, sine cura toto anno seruare se possunt. alii in
puteo uel cisterna mergunt uasa fictilia, quibus diligenter
picatis et clausis mela committunt. alii ex arbore mela in-
laesa sumpserunt et pediculis eorum pice feruenti mersis
supra tabulatum per ordinem disposuerunt nucum foliis
subter expositis. plerique scobem populi uel abietis inter
19 mela diffundunt. constat mela sic ponenda, ut pediculo-
rum partes deorsum facias neque antequam usui necessa-
ria uideantur esse contingas. uinum et acetum fit ex
melis, sicut ex piris ante praecepi.
20 Cydoneis serendis plerique tempora diuersa dixerunt;

§§ **17—19** (Diligenter ... praecepi) *cf. Colum. 12, 44—45 et 12, 47, 1. 5—6* || § **19** (uinum ... praecepi) *supra § 11* || §§ **20—26** *de malis cydoneis u. Garg. Mart. pom. 1 (Mai 1, 391sqq.); ceterum u. Plin. nat. 15, 37—38; Geopon. 10, 26—28; cf. Colum. 5, 10, 19; arb. 25*

1 rasa] rara **DLG** || **2** sunt *om.* **G** || **3** equiparet **G** || **4** utilitate **JL** || **6** pirus] prius **L** || **9** mala **S** | uolueris **K** || **10** ea *om.* **M** | prius] pirus **M** || **11** crate] catr(a)e **L** | subiectus **J** | per *ante* secreta *ins.* **J** || **12** diuisiones **J** || **13** uasculis] uasis **GS**[1] || **14** agilla **L** || **15** talibus **G** || **16** cooperiri **D**[c]**LSM** | mala **S** | ouiculata **G** || **17** cura toto] curatione **G** || **19** mala (*bis*) **S** || **20** peduculis **K** || **21** nucum] necum **K**[1] || **22** super **M** | abiectis **L** abie*tis **S** || **23** mala **S** | mala **S** | peduculorum **K** || **24** facies **D** || **26** malis **S**

tamen mihi usu conpertum est in Italia circa Vrbem mense
Februario uel inchoante Martio plantas cydoneorum radi-
catas in pastinato solo tenuisse adeo feliciter, ut saepe
sequentis anni fruge gauderent, si posita maioris status
fuissent. locis siccis et calidis extremo Octobri uel Nouem-
bri inchoante ponantur. amant cydonea locum frigidum,
umectum; si in tepido statuantur, opus est illis rigatione
succurri. ferunt tamen statum mediocris situs inter 21
naturam frigoris et caloris. et in planis et in decliuibus
proueniunt, magis tamen inclinata et deuexa desiderant.
serunt aliqui cacuminibus et talea, sed tardus est in utro-
que prouentus. ita ponendae sunt largae arbores cydonei,
ne alteram quatiente uento stillicidium tangat alterius.
dum minor est uel ponitur, iuuetur stercore, maior uero 22
cinere uel cretae puluere semel toto anno radicibus misso.
poma in his et cito matura et maioris incrementi adsiduus
umor efficiet. riganda sunt, quotiens caelestis negatur
infusio, et circumfodienda locis calidis Octobri mense et
Nouembri, frigidis Februario uel Martio. nisi circum-
fodiatur adsidue, aut sterilis efficitur aut eius poma dege-
nerant. putanda est, sicut probaui, et a uitiosis omnibus
liberanda.

Si arbor aegra est, amurca aquae aequaliter mixta radi- 23
cibus debet adfundi, aut calx uiuus temperatus cum creta,
uel resina locularis pici liquidae mixta trunco arboris
adlini, uel ablaqueatae arbori circa radices inparis numeri
poma cydonea pro magnitudine eius ponenda et obruenda
firmantur. quod annis singulis factum custodiet a uitiis,
sed arboris longae derogabit aetati.

Mense Februario cydonea inseruntur, melius in trunco 24

1 uisu **S**[1] ‖ **2** cydoniorum **K** ‖ **4** sequentis] frequentis **J** ‖ **7** umectum *om.* **D**[1] ‖ **8** sitis **P**[1] ‖ **8–9** situs ... caloris *om.* **L** ‖ **11** tardius **KJ** ‖ **13** altera **JL** ‖ **16** incrementum **M** ‖ **16.17** adsiduos timor **L** ‖ **17** riganda sunt (*u. Widst. 20sq.*)] rigandae sunt *ed. Ald.* rigentur ergo **S**[1] ‖ **18** circumfodiendae *ed. Ald.* | sunt *ante* locis *exp.* **S** ‖ **19** mense *et post* Nou. **M** | nisi *om.* **D** ‖ **23** aquae] atque **J** ‖ **24–25** adfundi ... mixta *om.* **G** ‖ **24** aut] ut **J** ‖ **25** arbori **G** ‖ **26** albaqueatae **P** ‖ **27** et obruenda *om.* **KJ** ‖ **28** singulis *om.* **P** | facta **K** ‖ **29** derogauit **DPKJL** derouit **M** ‖ **30** inserantur **K**

quam in cortice. recipiunt in se surculos prope omnis generis, Punici, sorbi, omnium malorum quae meliora producunt. inserantur autem nouellae arbores quibus sucus in cortice est. si maior est, circa radicem melius inseretur, ubi cortex et lignum beneficio soli adhaerentis umescit.

25 Legenda sunt matura cydonea, quae hoc more seruantur: uel inter binas tegulas posita, si luto ex omni parte claudantur, uel si defrito incoquantur aut passo. alii quae maiora sunt fici foliis inuoluta custodiunt. alii tantum locis siccis reponunt, a quibus uentus excluditur. alii canna uel ebore in quattuor partes diuisa, sublatis omnibus quae in medio sunt, in uase fictili melle obruunt.
26 alii in melle sic integra demittunt, in quo genere condiendi satis matura deliguntur. alii milio obruunt uel paleis separata demergunt. alii plenis uino optimo uasculis mittunt uel uini et defriti ad seruanda cydonea aequum corpus efficiunt. alii doliis musti mergunt atque ita clauduntur, quod odoratum reddit et uinum. alii in patina noua sicco gypso obruunt separata cydonea.

27 Siliqua. Siliqua Februario mense seritur et Nouembri et semine et plantis. amat loca maritima, calida, sicca, campestria; tamen, ut ego expertus sum, in locis calidis fecundior fiet, si adiuuetur umore. potest et taleis poni. scrobem desiderat largiorem. inseri eam posse mense Februario credunt aliqui in pruno uel amygdalo. siliquae seruantur diutissime, si expanduntur in cratibus.

§ **25** *de conseruandis cf. Colum. 12, 47, 1—4; Plin. nat. 15, 60* || § **27** *de siliqua u. Colum. 5, 10, 20; arb. 25; Plin. nat. 15, 95; Geopon. 10, 72*

2 punicis orbi **M** punicis sorbi **G** || **4** in] cum **D** || **5** solis **M** | adherenti **KJ** || **6** humescat **G** || **7** more] mense **P**[1] || **9** defrita (ita *in ras.*) **P** defructo (c *eras.*) **S** || **10** sunt *om.* **P** | fici foliis **SM** ficufoliis **DPKJL** ficus foliis **G** | tantum *om.* **S**[1] || **11** siccis *om.* **K**[1] || **14** demittunt **M** dimittunt **DPKJLGS** | concedendi **K** || **15** milo **G** || **16** aliis (s *exp.*) **K** | optimo *om.* **S**[1] || **17** defruti **S** || **18** clauduntur **DPKJLGS** (*def. Widst. 24*) claudunt **M** || **19** pastina **J** || **20** separat **L** || **21** DE *ante* SIL. *ins.* **K** || **24** fiat **P**[1] | potest ... poni *om.* **M** || **26** amygdala **M** || **27** seruntur **S**[1] | expandantur **M**

Morus. Amica est morus et uitis. mora nascuntur ex 28
semine, sed et poma et uirgulta degenerant. serenda est
taleis uel cacuminibus, melius autem taleis sesquipedali-
bus ex utraque parte leuigatis ac fimo oblitis. cum locum
palo ante fecerimus, inmergimus ac tegemus cinere terris
admixto. non amplius quam quattuor digitis operimus.
seremus a medio Februario et toto Martio, locis uero cali-
dioribus Octobri postremo uel Nouembris initio, sed uerno
maxime die nono Kalendarum Aprilium. amant loca 29
calida, sabulosa et plerumque maritima. in tufo uel argilla
uix conprehendunt. umor adsiduus moris prodesse
non creditur. fossionibus laetatur et stercore. putria in
his et arida post triennium sunt putanda. plantam, si
robustam, transferes mense Octobri et Nouembri, si tene-
ram, Februario et Martio. scrobes desiderat altiores, inter-
ualla maiora, ne umbris prematur alterius. feracem lae- 30
tioremque mori arborem fieri aliqui tradiderunt, si per-
forato hinc inde trunco singulos cuneos inseramus tere-
binthi, hinc inde lentisci. circa Octobres Kalendas morus
ablaqueanda est et radicibus eius uini ueteris recentissi-
mae faeces infundendae. inseritur in fico et in se tantum
sub cortice. ulmo insita conprehendit, sed parturit magnae
infelicitatis augmenta.

Abellana. Abellanae ponendae sunt nucibus suis. non 31
amplius supra terra ducenda est quam crassitudine digi-
tum duorum. plantis tamen et subole expertus sum melius

§§ 28—30 *de moris u. Colum. 4, 10, 20*; *arb. 25*; *Plin. nat. 15, 96—97* (*cf. 17, 124*); *Geopon. 10, 69—70* ‖ § 31 *de auellana seu nuce Pontica u. Colum. arb. 22*; *Plin. nat. 15, 88*; *Geopon. 10, 68*

2 et^2 *om.* **M** ‖ 4 utroque **P**^{1} ‖ 5 immergemus **S**^{1} ‖ 6 quam *om.* **K** ‖ 9 nono] nouo **G** ‖ 10 tofa **G** tofo **SM** ‖ 11 prode esse **D** ‖ 12 letantur **M** *fort. recte* | 13 trienni **K** ‖ 14 transferas **S**^{2} | mensi **L** ‖ 17 mori] morem **L** | fieri *om.* **J** ‖ 18 hinc inde *om.* **S** | singulis **KJ** ‖ 19 laetisci **P**^{1} ‖ 21 inserito **L** | ficu **S** ‖ 24 DE *ins.* **K** ‖ 25 super **JL** | terra **M** terram **DPKJLGS** | terra inducenda *Widst. 19* | ducendae sunt **S** | digitorum **S** ‖ 26 duorum *om.* **S**^{1} tuorum **L** | subole **S**^{1}**M** subul(a)e **DPKJL** sabule **G** sobole **S**^{2}, *man. rec. in* **G**

prouenire. mense Februario seu planta seu semen exponitur. gaudent loco macro, umido, frigido, etiam sabuloso. mense Iulio circa Nonas abellana matura est.

32 Myxa. Nunc seruntur myxa ex nuculeis in aliquo uase positis, donec plantae induant firmitatem, caelo tepido, terra soluta, umore moderato. inseruntur mense Martio sorbis uel spinis.

De pomis aliis aliorum mensum. Etiam nunc tuberes seruntur et inseruntur et ossa duracinorum uel plantae eiusdem generis ponuntur et transferuntur et inseri pos-
33 sunt. et mespilus inseretur et ossa prunorum. ficus etiam locis temperatis nunc poni potest, et sorbus hoc etiam mense seri, et amygdali semina in areis obrui et locis temperatis nunc inseri mense inchoante, frigidis uero exeunte, conditis tamen surculis antequam germinent. et pistaciae planta uel nunc statui aut inseri potest et castanearum semen aspargi. nuces quoque iuglandes etiam nunc seminariis recondi et ipsum genus inseri, et frigidis uel umectis locis nunc poterunt pineta seminari.

26 XXVI. De educatione porcorum

Nunc uerres maxime feminas inire debebunt. legendi sunt uasti et ampli corporis sed rotundi potius quam longi, uentre et clunibus magnis, rostro breui, ceruice

§ 32 *de myxa cf. Plin. nat. 13, 51*; *15, 96*; *17, 75* | (tuberes) *u. infra 10, 14, 1 et 3* | (duracinorum) *infra 12, 7, 1 et 6* | (mespilus) *infra 4, 10, 21* | (prunorum) *infra 12, 7, 13* ‖ § 33 (ficus) *infra 4, 10, 23* | (sorbus) *supra 2, 15, 1—2* | (amygdali) *supra 2, 15, 6 et 12* | (pistaciae) *infra 11, 12, 3* | (castanearum) *infra 12, 7, 17—18* | (iuglandes) *supra 2, 15, 14 et 19* | (pineta) *infra 12, 7, 9* ‖ c. 26 §§ 1–4 *Colum. 7, 9*

2 macro *om.* **L** | frigido *om.* **L**^{1} | sabulo **LM** ‖ 4 ex] et **M** | nuculeis **DKLM** nucleis **PJGS** ‖ 8 MENSVM **DPL** MENSVVM **KJ** MENSIVM (I *exp.*) **S** MENS̄ **G** | tubures **M** ‖ 11 inseretur *om.* **L**^{1} inseritur **M** | ponentur *ante* prunorum *ins. ed. Ald.* | pruinorum **J** ‖ 12 temperandis **L** ‖ 13 areis] aeris **J** arei **L** are*is **M** ‖ 14 exeunte] exeu **K**^{1} exea **J** ‖ 15 pastinaciae **KJ** ‖ 16 nunc] de **KJ** | inseri] seri **M** ‖ 17 semen **V**^{2}**M** semina **S** (*om.* **DPKJLG**) | spargi **S** ‖ 19 pinneta **JL** | seminare **M** ‖ 23 et … ceruice *om.* **L**^{1}

glandulis spissa, libidinosi, anniculi qui usque ad quadri-
mos inire feminas possunt. scrofas uero longi lateris debe-
mus eligere et quibus ad sustinendum feturae onus magnus
se uenter effundat, cetera uerribus similes; sed in regioni- 2
bus frigidis densi et nigri pili, in tepidis qualescumque
prouenerint. femina ad creandum usque in annos septem
partus onera gestare sufficiet; ad concipiendum annicula
debet incipere. quarto exempto mense pariunt, ubi quin-
tus incipiet.

Incipiunt autem, sicut dixi, mense Februario, ut soli-
dioribus herbis nati et stipula succedente pascantur. ubi
facultas est transigendi, uenditis qui subinde nati sunt,
celerior matribus fetura reparatur. genus hoc omnibus 3
locis haberi potest, melius tamen agris palustribus quam
siccis, praecipue ubi arborum fructuosarum silua sub-
petit, quae subinde maturis fructibus alterna per annum
mutatione succurrat. maxime locis graminosis et cannarum
uel iunci radice nutriuntur. sed deficientibus alimentis
per hiemem nonnumquam praebenda sunt pabula glandis,
castaneae uel frugum uilia excrementa ceterarum; uerno
magis, cum lactent nouella uirentia, quae porcis solent
nocere. neque gregatim claudendae sunt porcae more 4
aliarum pecudum, sed haras sub porticibus faciemus,
quibus mater unaquaeque claudatur et alumnum gregem
tutior ipsa defendat a frigore. quae harae a superiori parte
detectae sint, ut libere numerum pastor exploret et op-
pressis a matre fetibus saepe subueniat subtrahendo. cura-
bit autem, ut fetus proprios cum unaquaque procludat.
plus uero quam octo, sicut Columella dicit, nutrire non
debet. mihi uero utilius probatur experto porcam cui 5

§ 5 *ex suo add. Pallad.*

1 grandulis **P** ‖ 3 quibus *in ras.* S^2 et usque **E** | futurae G^1 ‖ 5 qualecumque **K** qualiscunque **JL** ‖ 8 exempte **G** | mense *om.* S^1 ‖ 12 transigendi **GSM** transiendi **DPKJL** ‖ 13 matribus *om.* S^1 ‖ 14 agris] a **K** ‖ 18 sed] et **K** | defectum **J** ‖ 21 cum lactent] conlactet **L** ‖ 22 gregatum **KJ** ‖ 23 aras *ω* ‖ 24 unaquaque **K** ‖ 25 harae (h *eras.*) **S** ar(a)e **DPKJLM** a re **G** ‖ 26 detecta **KJ** | numerum] nullum **J** ‖ 27 a matre *om.* **G** ‖ 28 proprius **L** | unaquaeque **KJG** | producat **M**

pabula subpetunt ut plurimum sex nutrire debere, quia, licet plures possit educare, tamen frequentiore numero sucta deficiet. in porcis etiam illud est commodum, quod inmissi uineis necdum turgentibus uel exacta uindemia gramine persecuto diligentiam fossoris imitantur.

27 XXVII. De uino myrtite aliter

In huius mensis initio aliter myrtite sic facies: mittis uini ueteris decem sextarios in laguna et bacarum myrtae libras quinque miscebis. cum uiginti et duorum dierum spatium confusa transegerint, per quos uas cotidie conuenit agitari, tunc palmea sporta colabis et praedictis decem sextariis mellis optimi fortiter triti pondo quinque miscebis.

28 XXVIII. De uite theriaca

Theriacam uitem sic faciemus, cuius iste profectus est, ut uinum eius uel acetum uel uua uel sarmentorum cinis proficiat contra morsus omnium bestiarum. fit autem sic: sarmentum, quod pangendum est, trium digitorum spatio in ima parte findatur et sublata medulla ad eius uicem theriacae medicamen addatur. tunc terrae mandetur uin-
2 culo diligenter adstrictum. aliqui eadem sarmenta iam medicamine satiata intra squillae bulbum recondunt et terris hac ratione committunt. aliqui antidoti eius adfusione radices uitis infundunt. sane sarmentum, si de

§ 5. (sucta deficiet) *cf. Varr. rust. 2, 4, 19*; *Geopon. 19, 6, 8* || c. 27 *ex fonte ignoto*: *cf. Colum. 12, 38*; *Geopon. 7, 20*; *supra lib. 2, 18*; *infra c. 31 et lib. 11, 14* || c. 28 *Geopon. 4, 8*; *cf. 2, 47, 13*; *Plin. nat. 14, 117 et 23, 14, et u. infra lib. 14, 1, 5* || § 2 (aliqui ... committunt) *deest ap. Geopon.*

2 educere **G** | frequentiore numero **V^2SM** frequenter enumero **DPKJLG** || 7 mittes *ed. Ald.* || 8 sextarios **X J** | in] et **K^1** | laguna **DPKJL** (*cf. TLL 7, 2: 894, 15*) lacuna **M** laguenam **G** lagenam **S** || 10 confusa *om.* **G** || 11 palme asporta **J** palmeas posta **M** || 17 bestiarum] benefici **J** (*in* uenefici *man. rec.*) | sic] sit **J** || 18 sacramentum **L** | plangendum **J** || 19 uitem **S^1** || 21 iam] in **M** || 23 hac] praedicta **S**

hac uite sumatur ad transferendum, potentiam materni medicaminis non tenebit. oportebit autem theriacae infusione adsidua uim suci senescentis iterare.

XXVIIII. De uua sine seminibus 29

Est pulchra species uuae quae granis interioribus caret. hinc efficitur, ut summa iocunditate sine inpedimento sorberi possit uelut unum omnium corpus uuarum. fit autem Graecis auctoribus hac ratione per artem succedente natura: sarmentum, quod obruendum est, quantum latebit in terra tantum findere debebimus et medulla omni sublata ac diligenter exculpta membra iterum diuisae partis adunare et uinculo constricta deponere. uinculum tamen papyro adserunt esse faciendum et sic 2 in umida terra esse ponendum. diligentius quidam sarmentum reuinctum, quantum excisum est, intra squillae bulbum demergunt, cuius beneficio adserunt sata omnia conprehendere posse facilius. alii tempore quo uites putant 3 sarmentum frugiferum putatae uitis in ipsa uite, quam possunt de alto sublata medulla, excauant non diuisum et calamo adfixo adligant, ne possit inuerti. tunc opon Quirenaicon, quod Graeci sic appellant, in excauata parte suffundunt ex aqua prius ad sapae pinguedinem resolutum et hoc transactis octonis diebus semper renouant, donec uitis germina nouella procedant. et in granatis malis fieri hoc posse firmatur a Graecis et in cerasiis. opus est experiri.

c. 29 *Geopon. 4, 7*; *cf. Colum. arb. 9, 3*; *Plin. nat. 17, 162 s.* ‖ § **3** (in cerasiis) *cf. infra 11, 12, 7*

2 oportet **S^1** ‖ **3** uim] uini **KJ** ‖ **5** uuae] uua **P** uitae **G** | interioribus **KJGSM** interribus **P**, (b *eras.*) **D** interris **L** ‖ **7** omnium *om.* **KJ** ‖ **9** quantum *om.* **S^1** ‖ **10** et **SM** ut **DPLG** (*om.* **KJ**) ‖ **11** exculpta] exculta **K** | membra *in ras.* **S^2** in herba **E** ‖ **15** reiunctum *ut uid.* **PJ** reluctum **M** ‖ **19** sublatae **L** ‖ **20** calomo **J** ‖ **20–21** tunc ... quir. *om.* **K^1** (*sp. rel.*) ‖ **20** tunc] nunc **J** ‖ **21** quirenaicon **DJLS^1M** (*u. Sven.*[1] *126*) quiranaison **P** quirinaicon **K^2S^2** quireniacon **G** ‖ **22** et *ante* ex *ins.* **G** | aqua] qua **K** | sapae] saepe **G**, (*pr.* e *eras.*) **D** ‖ **25** cerasiis **DPKJLG** (*u. Sven.*[1] *142*) cerasis **SM**

30 XXX. De uite nimis lacrimosa

Vites quae lacrimarum nimietate tabescunt et deplorando uim roboris sui auertuntur a fructu, trunco earum lacerato Graeci sinum fieri iubent; si hoc minus proderit, radicum robur pingue rescindi, ut adferat medicinam uulnus inpressum. tunc insulsa amurca ad medietatem decocta et refrigerata plagae excisio perlinetur et sub hac acetum acre fundatur.

31 XXXI. Myrtitis alia confectio apud Graecos

Graeci item myrtite sic praecipiunt temperari: myrti bacas maturas in umbra siccatas et postea tusas, uncias octo mittis in linteo et suspendis in uino et uas cooperies ac †linabis†, et cum plurimis diebus sic fuerit, auferes et
2 uteris. aliqui myrtae bacas sine pluuia collectas maturas et locis siccioribus calcant uel exprimunt et uino miscent octo cotularum mensuram per amforam uini. quod uinum medicinae quoque proderit, ubi stypticis est utendum: stomachum solidare titubantem, reiectiones sanguinis inhibere, fluorem uentris adstringere, limum dysintericae passionis medicabiliter asperare.

c. **30** *Geopon. 5, 38* ‖ c. **31** *ex fonte ignoto: cf. Colum. 12, 38; Geopon. 7, 20; supra lib. 2, 18 et c. 27; infra 11, 14* ‖ § **2** (reiectiones sanguinis) *haec uerba mire cum Garg. congruentia (pom. 1, 2; med. 43) monuit Sirch*

2 quae **GSM** qui **DPKJL** ‖ **3** uim] ui **S** | auertunt **M** ‖ **7** excisio **JLGSM** exscissio (*alt.* s *eras.*) **P** exciso **K** exscisio **D** | perlinietur **S**^{1} ‖ **7. 8** subaccetum **P** ‖ **8** hac *om.* **G** | macre **J** (m *exp.*) **K** ‖ **9** APVD GRAECOS *om.* **S** ‖ **10** item myrtite *om.* **M** (*sp. rel.*) ‖ **11** siccatis **K** ‖ **13** linabis **DPKJLGM** (*crucem adhibui pace Sven.*^{1} *468 n. 1*) lines **S** linibis *edd.* oblines *Schmitt* ‖ **14** aliquid **L** | mirti **S** myste **M** | pluuia] pluera **K**^{1} ‖ **15** et^{1} *ed. Ald.* ex ω | sitioribus **L** | uel] et **K** | uino *delendum censuit Schneider* ‖ **17** styppicis **L** ‖ **18** solet *post* titubantem *ins.* **S** (*u. Widst. 25*) ‖ **19** uentis adstringerent **P** | dysintericae **DPLM** dysinteriacae **J** disintericae **KS** dysentericae **G** ‖ **20** fertur *post* asperare *ins. ed. pr.*

XXXII. Vt propomata sponte nascantur 32

Conditum uel absentium uel rosatum uel uiolacium procedere sponte fertur ex uitibus, ut natura suscipiat quod procurare sueuit industria, si sarmenta in uas aliquod semiplenum supradictis potionibus mersa seruentur et uiuam terram simul resoluas ad lexiui modum, donec oculi sarmentorum nitantur exire. tunc eadem sarmenta gemmantia in quo uolueris loco uitium ceterarum more deponas.

XXXIII. Vt botryones uarii nascantur 33

Vt uitis botryones et albos adferre possit et nigros, Graeci sic fieri debere iusserunt: si uicinae sint uites nigra et alba, cum putantur, sarmenta utriusque inter se diuisa sic iunge, ut medios utriusque generis oculos aequando reddere possis unitati. tunc papyro ligabis stricto et molli atque umida terra curabis adlinere et interiectis ternis diebus adaquare, donec germen nouae frondis erumpat. hinc exempto tempore, si libuerit, genus efficies per plura sarmenta.

XXXIIII. De horis 34

Hic mensis in horarum mensura cum Nouembri mense concordat, quas hac numeri ratione colligimus:

Hora I	pedes XXVII
Hora II	pedes XVII

c. 32 *ex fonte ignoto: Graecum auctorem suspicor* (προπόματα: *cf. Geopon. 8 arg.*), *sed haec praecepta neque ap. Geopon. neque in indice uers. Syriacae inuenire potui* || **c. 33** *Geopon. 4, 14*

1 NASCVNTVR **J** || **2** absinthium **G** abscynthiatum *ed. Ald.* | uel[2] *om.* **M** | uiolacium **D** (*cf. lib. 5, 5*) uiolatium **PKJLGSM** (*u. Sven.*[1] *105*) || **6** et *edd.* ut ω || **11** et[1] *om.* **D** || **12** sunt **LS**[1] || **13** et alba] etaba **L** || **13–14** inter ... ut *om.* **K**[1] inter ... utriusque *iter., deinde exp.* **D** || **14** oculus **K** || **16** stricto] asticto **M** | adlinire **KGM** || **17** inter eiectis **M** || **18** genu **M** || **19** efficiis **J** || **22** concorde **M** | numeri ratione] numerari ratione **D** numeratione **JL**

Hora III	pedes XIII
Hora IIII	pedes X
Hora V	pedes VIII
Hora VI	pedes VII
Hora VII	pedes VIII
Hora VIII	pedes X
Hora VIIII	pedes XIII
Hora X	pedes XVII
Hora XI	pedes XXVII

TITVLI MENSIS MARTII

I De putandis uineis et inserendis et pangendis uitibus

II De pratis purgandis in locis frigidis et proscindendis agris

III De panico et milio serendo cum disciplina

IIII De cicere serendo cum ordine suo

V De cannabo

VI De cicera

VII De nouellis puluerandis et fodiendis, uitibus palandis ac ligandis et ueteranis uineis restituendis et aegris et laesis

VIII De oleis amurca saginandis et cetera earum cura; item de seminariis et rosariis faciendis uel colendis et sariendis frumentis

VIIII De hortis: in eo de carduis cum disciplina, de ulpico, alio et cepulla, cunela, aneto, senapi, cau-

1 XIII] XV **K** XIIII **J** ‖ **2** X] XIII **K** XI **J** ‖ **3** VIII] XI **K** VIIII **J** ‖ **4** VII] VIIII **K** ‖ **5** VIII] XI **K** VIIII **J** ‖ **6** X] XIII **K** VII **J** ‖ **7** XIII] XV **K** XIIII **J** ‖ **12** uitibus] uineis **G** ‖ **13** prositendis **M** ‖ **14** agris *om.* **M** ‖ **15** panitio **S** *et fere semper: hic semel moneo* ‖ **16** cicero **P** ‖ **17** cannaba **D**[1] canabo **KJG** ‖ **20** ac] et **KJ** ‖ **20–21** et uet. … laesis] (VIII *add.* **J**) Vt uetus uinea reparetur. (VIIII **J**) aegras uites refouere. (X **J**) laesas bidente curare **KJ** *et numeros XI–XVIIII pro VIII–XVI praebet* **J** ‖ **21** et laesis *om.* **M** ‖ **23–24** item … frumentis *om.* **KJ** ‖ **23** et rosariis *om.* **M** ‖ **25**–p. 111, 7 in eo … cymino *om.* **KJ** ‖ **26** et *om.* **M** | cepulle **M**

libus, maluis, armoracea, origano, lactuca, beta, porro, cappari, colocaseis, satureia, nasturcio, intibis, rafanis; de melonibus et cucumere cum disciplina sua; item de asparagis et sfongeis eorum, similiter et ruta et coliandro cum disciplina sua et cucurbita; similiter et blito; item de anesso et cymino

X De pomis: in eo de melo Punico cum disciplina et uini sui confectione, de citreo, similiter de mespilo et de fico cum disciplinis suis et aliis pomis quorum disciplina suis mensibus continetur

XI De conparandis bubus, tauris, uaccis

XII De domandis bubus

XIII De equis, equabus et pullis et aetate eorum

XIIII De mulino genere et asinis

XV De apibus

XVI De horis

MENSIS MARTIVS

I. De putandis uineis et inserendis et pangendis uitibus 1

Hoc mense locis frigidis putatio uinearum celebrabitur, de qua abunde Februario mense locuti sumus, usque quo incipit gemma esse suspecta. nunc uineas oportet inserere,

c. 1 § 1 (Hoc ... suspecta) *Colum. 4, 10, 1*; *u. supra lib. 3, 12–15* | (nunc ... arescat) *Geopon. 4, 12, 1*

2 porro *om.* **M** ‖ 3 dulcibus *post* rafanis *ins.* **M** ‖ 4 sfongeis *Schmitt* (*cf. c. 9, 10–12*) ffongiis **M** spongiis **DPLGS** ‖ 6 et^{2}] de **S** | anesso *scripsi* (*cf. 3, 24, 14*; *infra c. 9, 17*) aneso **S** anesae **DPLG** amiso **M** ‖ 8–11 De pomis. malum punicum. (XI De citreo *add.* **K**^{2}) (XII **K**^{2}) mespilum. (XIII **K**^{2}) De ficu. (XIIII **K**^{2}) De pomis aliorum mensuum **KJ** ‖ 8 melo **DPLGM**^{2} malo **SM**^{1} ‖ 9 citreo] ci *tantum* (*sp. rel.*) **M** ‖ 10 ficu **S** | de *ante* aliis *ins.* **M** ‖ 12 et *ante* uaccis *ins.* **SM** ‖ 14 et^{2} *om.* **L** | et^{2} ... eorum *om.* **KJ** ‖ 15 mulino genere] mulis **KJ** | genere **SM** gene **DPLG** ‖ 21 loci **P** | celebratur **G** ‖ 22 mense *om.* **M** ‖ 23 incipitur **G** | gemmam **J** | insere **D**^{1}

cum uites non aquato sed spisso umore lacrimabunt. seruabimus ergo, ut truncus qui inseritur solidus sit et alimento umoris exuberet neque ulla uetustate aut iniuria laceratus arescat. tunc decisae uiti surculi qui inserendi sunt sint solidi, rotundi, gemmis spissis et pluri-
2 bus oculati. tres tamen oculi in insitione sufficient. radendum est ergo sarmentum ad mensuram digitorum duorum, ut ab una parte sit cortex. aliqui non patiuntur nudam medullam sed leuiter radunt, ut incisura sensim possit in acumen exire et corticata pars cortici nouae matris aptetur. infimus oculus ita infigendus est, ut trunco iunctus adhaereat. qui oculus exteriorem partem debet aspicere, uinculo salicis infuso et paleato luto desuper alligari, tegumento quoque aliquo a uentis et a sole defendi, ne hi
3 quatiant, hic adurat. ubi calor temporis coeperit, ligaturae ipsi pinicillo circa uesperam tenuis debet frequenter umor adfundi, ut hoc alimento contra uim caeli torrentis animetur. cum uero germen eruperit et aliquod ceperit incrementum, calami adiutorio debet adnecti, ne motus aliqui fragilem procedentis sarmenti quasset aetatem. ubi solidius quantumcumque processerit, uincula oportet abscidi, ne adolescentia mollissimi germinis nodo durae
4 constrictionis angatur. aliqui infra terram semipedis spatio effossae uiti surculos inserunt et beneficio con-

§§ 1–2 (tunc ... sufficient) *Geopon. 4, 12, 6–7*; *cf. Colum. 4, 29, 6* || § 2 (radendum ... cortex) *Geopon. 4, 12, 14*; *Colum. 4, 29, 9 et arb. 8, 1* | (aliqui ... aspicere) *Colum. 4, 29, 9* | (uinculo ... alligari) *Geopon. 4, 12, 16*; *Colum. 4, 29, 10* || §§ 2–3 (tegumento ... angatur) *Geopon. 4, 12, 17–19* || § 4 *Geopon. 4, 12, 2–3*

1 lacrimabitur **J** || 3 uastitate **JM** || 5 plurimis **S**[1] || 6 sufficient] sic *ut uid.* **K**[1] || 9 sed] uel **L** | incisuran **M** || 11 iunctus] uinctus **G** iuncus **J** || 11.12 adhaereat iunctus *cum notis reu.* **S** || 12 oculi **J** oculis **LM**[1] || 14 aliquo *om.* **J** | a[2] *om.* **M** | hi] illi *Schmitt* || 15 color **G** || 16 ipsi] enim **L** | punicillo **KJ** penicello **G** | freter **G** (*corr. man. rec.*) || 18 eruperit **GM** ruperit **DPKJLS** | ceperit **DPLSM** coeperit **KJG** || 19 increntum **M** || 20 aliquis (*ex* -em *ut uid.*) **G** | sarmenti *om.* **M** | quas et **J** || 21 quantumque **L** || 22 absci*di (n *eras.*) **S** | altissimi *ante* mollissimi *ins.* **L** | nodo] modo **D** || 23 contritionis **G** | semipedis **V**[2]**SM** (*ἡμιπόδιον Geopon.*) semis **DPKJL** semi **GV**[1] || 24 uitis **J**

gestionis adcumulant, ut hoc quoque nouis sarmentis praeter nutricis alimenta subueniat. nonnulli circa terras melius adserunt inserendum, quia in altiori difficilius conprehendunt. usque ad Idus uel aequinoctium uites locis frigidis pangendae sunt seu pastino seu sulco seu scrobibus more quo dictum est.

II. De pratis purgandis in locis frigidis et proscindendis agris 2

Nunc locis frigidis prata purganda atque seruanda sunt. locis gelidis colles pingues et agros uliginosos proscindere atque exarare conueniet, ueruacta etiam quae Ianuario mense sunt facta repetere.

III. De panico et milio serendo cum disciplina 3

Calidis et siccis regionibus panicum seremus et milium. leuem et solutam terram desiderant nec in sabulone solum sed in harena quoque proueniunt, dum modo caelo umido et solo serantur inriguo, quia siccum et argillosum agrum reformidant. herbis liberentur adsidue. quinque sextariis spatium iugerale conplebitur.

IIII. De cicere serendo cum ordine suo 4

Nunc cicer utrumque serere debemus loco laetissimo, caelo umido. macerandum est pridie, ut possit citius nasci. iugerum tribus modiis conseretur. cicer grande nasci

c. 2 (Nunc ... sunt) *Colum. 11, 2, 27* | (locis ... repetere) *Colum. 11, 2, 32* ‖ **c. 3** *Colum. 2, 9, 17–18*; *cf. 11, 2, 33* ‖ **c. 4** (Nunc ... conseretur) *Colum. 2, 10, 19–20* | (cicer ... pridie) *Geopon. 2, 36, 1*

1 nouis] nobis **DPKJL** ‖ 2 subuenit **G** ‖ 3 altiorio **L** ‖ 4 conprehendunt **P**^{1}**S** conprehendant **DP**^{2}**KJLGM** ‖ 5 peragendae **J** ‖ 6 quo] quod **LM** ‖ 7 FRIGIDIS LOCIS *cum notis reu.* **S** ‖ 8 PROSINDENDIS **G** ‖ 9 serenda **D** ‖ 11 beruacta **DPKJLG** ueru acta **M** ueri acta **S** ‖ 12 sunt mense **S** ‖ 13 DISCIPLINIS **S** ‖ 16 dumnodo **J** ‖ 18 reformident **M** ‖ 19 iugerale **V**^{2}**SM** iugere **DPKJL** iugeri **G** | conplebuntur **L** ‖ 20 CICERO **G**

Graeci dicunt, si infundatur aqua tepida pridie; amare etiam loca maritima; temperius prouenire, si seratur autumno.

5 V. De cannabo

Hoc etiam mense cannabum serimus usque in aequinoctium uernum hac ratione qua in Februario disputatum est.

6 VI. De cicera

Nunc cicera seritur, quae distat a cicercula solo colore quo sordet et nigrior est, primo sulco uel secundo solo laeto. iugerum quattuor uel tribus uel etiam duobus modiis inplebimus.

7 VII. De nouellis puluerandis et fodiendis, uitibus palandis ac ligandis

Hoc mense nouella uinea incipiat puluerari, quod nunc ac deinceps per omnes Kalendas usque ad Octobres faciendum est non solum propter herbas, sed ne tenera adhuc semina solidata terra constringat. graminum radices,
2 quae plurimum uitibus nocent, extirpandae sunt. nunc locis frigidis uinearum fossio celebranda est, et palandae ac ligandae sunt uites. sed nouellam mollibus uinculis alligemus, quia eam teneram uincula duriora praecidunt. palus maioribus uitibus solidus, minoribus ponatur exilis. propter umbrae molestiam statuatur ab Aquilone et plaga

c. 4 (amare ... maritima) *Syr. 2, 8* | (temperius ... autumno) *Geopon. 2, 36, 3*; *cf. Colum. 2, 10, 19* || **c. 5** *u. supra lib. 3, 5* || **c. 6** *Colum. 2, 10, 35* || **c. 7** **§ 1** *Colum. 4, 5* || **§ 2** (sed nouellam ... praecidunt) *Colum. 4, 13, 2* | (palus ... circumfodi) *Colum. 4, 16, 2–3*

1 infundantur **M** | pridrie **L** || **5** seremus **G** || **6** disputandum **M** || **9** circercula **G** | colere **J** || **10** niger **JL** || **11** uel^2 *om.* **M** || **16** octobris **P** || **17** ne *om.* **J^{1}L** nec **M** || **18** terra] et **K^1** || **20** locis] leuia **K^1** | uinarum **J** | fossio] sic **M** (*sed sp. ante rel.*) | celebranda] approbanda **S** || **21–22** sed ... eam *om.* **D^1** || **22** praecidunt **V^{2}QM** procidunt **DPKJLG** (*cf.* procidit *codd.* **SA** *Colum.*) proscindunt **S** || **23** uitibus **V^{2}SM** (*om.* **DPKJLG**) || **24** et *om.* **S**

frigida, spatio quattuor digitorum uel semipedis remotus a uite, ut possit ex omni parte circumfodi.

Vt uetus uinea reparetur. Vineas ueteres nunc aliqui 3
a terra altius truncant studentes reparationi, sed uitiosum est. nam plerumque uastior plaga sole putrescit et roribus. quare hoc genere reparetur: prius ablaqueabitur altius, donec eius nodus adpareat. deinde infra terram supra nodum reciditur, ut operta de frigore et sole nihil timeat. hoc faciendum est, si optimi generis uitis est et alte posita; alioquin generosis melius erit inserenda sarmentis. omnia supra dicta locis calidis primo mense, frigidis uero post Idus ipsius exequemur.

Aegras uites refouere. Aegras uites uel quibus fructus 4
arescit circumfodies et urinam ueterem suffundis. item cinerem sarmenti uel querci aceto mixtum subice, aut incisas circa terram laetamine refoueto, et quae germinant fortiora dimitte.

Laesas bidente curare. Cum uitis bidente laedetur aut 5
ferro, plagam, si terrae iuncta est, adline stercore ouillo uel caprino; tunc terra mixta et circumfossa ligare curato. si in radice laesa est, operiens liquidum laetamen admisce.

VIII. De oleis amurca saginandis 8
et cetera earum cura

Nunc oleis laborantibus circum radices insulsa amurca fundetur. maximis arboribus, quod Columella dicit, sex congii, mediocribus quattuor, ceteris pro aestimatione

§ 3 (Vineas ... posita) *Colum. 4, 22, 5–7* || § 4 *Geopon. 5, 34*; *cf. 5, 37*; *cf. et Colum. arb. 8, 5* (*u. Sirch 25*) || § 5 *Geopon. 5, 42* || c. 8 *cf. infra lib. 11, 8, 2–3* || § 1 (Nunc ... sufficiunt) *Colum. 11, 2, 29*

3 RAPERETVR **P** | Vineas] uinea **L** || 5 rotibus $\mathbf{D}^1$ || 6 genere] gemitum $\mathbf{K}^1$ || 7 infra] super **L** || 8 recidetur **M** | nil **M** || 9 optimum **M** || 10 erit. inserenda *dist.* **DP** | est *ante* sarmentis *ins.* **P** || 14 suffundes **S** || 15 uel querci] aut quernum *adnot. Politianus* (querneum *Schneider*) | acetum **J** || 18 BIBENTE $\mathbf{K}^1$ | bidendae **L** indente **M** | leditur $\mathbf{S}^1$ || 21 oriens **D** operies **L** || 24 circa **K** || 26–p. 116, 1 pro ... paleas *om.* $\mathbf{M}^1$

sufficiunt. alii paleas fabae binos per maiorem arborem qualos, alii ueteris urinae humanae trunco quantum satis uidetur adfundunt et arbori mortarium statim faciunt,
2 maxime locis siccis trunco ante cooperto. oleam sterilem terebra Gallica perforabis. tunc duos frugiferae arboris ab australi parte ramos eiusdem magnitudinis tollis et stricte in foramen utrimque conicies, et absciso eo quod superabit luto paleato curabis occulere. sed si sine fruge luxuriant, oleastri palum uel lapidem uel pini uel querci palos radicibus eius infige.

Nunc etiam quibus moris est frumenta iterum sarire conueniet. nunc locis frigidis seminaria, quae Februario dicta sunt, bacarum et seminum fiant, et rosaria in mensis initio percolantur.

9 VIIII. De hortis

Nunc horti optime sumunt initia cultionis. mense Martio carduus seritur. terram stercoratam et solutam diligit, quamuis in pingui possit melius prouenire. et hoc illi contra talpas prodest, si pangatur in solido, ne terra ab
2 inimicis animalibus facilius perforetur. serendi sunt cardui luna crescente in area iam parata; semina spatio semipedis discreta. cauendum est, ne semina inuersa ponantur,

§§ 1—2 (alii ... infige) *Geopon. 9, 10* ‖ § 2 (Nunc ... conueniet) *Colum. 11, 2, 26* | (nunc ... fiant) *Colum. 11, 2, 30*; *u. supra 3, 23, 2* | (et rosaria ... percolantur) *Colum. 11, 2, 29*; *u. supra 3, 21* ‖ c. 9 *ex Garg. Mart.* (*at u. § 9*) ‖ §§ 1—4 (mense ... ponunt) *de carduis siue cinaris u. Colum. 11, 3, 28*; *Plin. nat. 19, 153*; *Geopon. 12, 39*; *u. etiam infra lib. 11, 11, 1*

4 cooperto ω coperto *malim* ‖ 5 terebrato **M** | ab *om.* **M** ‖ 6 tolles **G** ‖ 7 utrimque *Schneider* utrumque ω | uel lapidem ... palos *post* conicies *praebent* ω (*u. infra*) ‖ 8 sed] quod **K**[1] (*uoc. secl. Schneider*) | si **GSM** (*om.* **DPKJL**) ‖ 9 uel lapidem ... palos *huc transposuit Needham ad Geopon. 9, 10, 7* (*πάσσαλον εἰς τὰς ῥίζας ἐμπήξας ἐλαίας ἀγρίας ἢ πίτυος ἢ δρυὸς ἢ λίθον*) ‖ 11 satiare **G** ‖ 12 seminario **K** ‖ 16 sumunt] sunt **J** ‖ 17 terram] et **KJ** tamquam **L** ‖ 18 melius possit *cum notis reu.* **G** ‖ 19 prode est **DG** | pangantur **L** ‖ 21 in] et **K**[1] | iam parata] imperata **G** ‖ 22 sint *ante* discreta *ins.* **G** (*u. Widst. 7*; *Sven.*[1] *457*) | semina *om.* **M**

nam debiles, incuruos et duros creabunt. non alte inpri-
menda sunt, sed tribus digitis conprehensa mergantur,
donec ad primos articulos terra perueniat. tunc leuiter
operiantur et herbis liberentur adsidue, donec plantaria
solidentur, et rigentur, si aestus interuenit. si acumina 3
seminum confringas, spinis carebunt. item si semina eorum
madefeceris per triduum laurino oleo uel nardo uel opo-
balsamo uel suco rosae uel masticino et postea siccata
depresseris, eiusdem saporis orientur cuius unguentum
semina conbiberunt. singulis sane annis a codice auferen-
dae sunt plantae, ut nec matres fatigentur et suboles per
alia spatia digeratur. cum aliqua tamen radicis parte
uellendae sunt. quos reseruabis ad semina colligenda libe-
ratos omnibus pullis testa supertegere debebis aut cor-
tice. nam solent semina sole uel imbribus interire. contra 4
talpas prodest cattos frequenter habere in mediis carduetis.
mustelas habent plerique mansuetas. aliqui foramina
earum rubrica et suco agrestis cucumeris inpleuerunt.
nonnulli iuxta cubilia talparum plures cauernas aperiunt,
ut illae territae fugiant solis admissu. plerique laqueos
in aditu earum setis pendentibus ponunt.

Hoc etiam mense ulpicum bene et alium seremus et 5
cepullas et cunelam locis frigidis et anetum. nunc et
senapi et caules optime seruntur uel plantantur; et malua
seritur. armoracea et origani planta transfertur. lactuca

§ 5 (ulpicum ... et alium) *u. infra 12, 6* | (cepullas) *supra 3, 24, 3–4* | (cunelam) *supra 3, 24, 9* | (anetum) *supra 3, 24, 5* | (senapi) *infra 11, 11, 2* | (caules) *supra 3, 24, 5–7* | (malua) *infra 11, 11, 3* | (armoracea) *infra 11, 11, 4* | (origani) *infra 10, 13, 2* | (lactuca) *supra 2, 14, 1–4*

5 solident **KJ** | cacumina **M** ‖ 8 soco **J** ‖ 9 ungentum **DP** ‖ 11 matris **K**^{1} ‖ 12 digerantur **M** *fort. recte* ‖ 13 liberatus **L** ‖ 16 prode est **DLG** ‖ 17 multelas **L** ‖ 18 earum *edd.* eorum ω (*om.* **K**) *debesne talpas h. l. masc. gen. credere* (*ut Verg. georg. 1, 183*)? *at mox habebis* illae territae ‖ 19 cubicula **G**^{1} ‖ 20 fugiunt **K**^{1}**J**^{1} fugianat **M** | laquecsi **M** ‖ 21 auditu **L** | earum *edd.* eorum ω | saetis *plerique* suetis **J** ‖ 22 etiam *om.* **K**^{1} | et bene **L** ‖ 23 cunellam **D** cumelam **S** ‖ 24 sinapis **S** | uel] et **S** | maluas (s *exp.*) **K** ‖ 25 et *ante* armoracea *ins. edd.*

et beta et porrus et cappar seri possunt et colocasia uel satureia et nasturcium. intiba etiam et rafanos nunc aliqui serunt, quibus utantur aestate.

6 Nunc melones serendi rarius. distent inter se semina pedibus duobus locis subactis uel pastinatis, maxime harenis. semina eius mulsa et lacte per triduum maceranda sunt et tunc iam siccata ponenda. hinc suaues efficientur; odorati autem, si eorum semina multis diebus inter rosae folia sicca mergantur.

7 Nunc et cucumeres seminantur rare sulcis factis altitudine sesquipedali, latitudine pedum trium. inter sulcos octo pedum spatium crudum relinquis, ubi possint uagari. herbis iuuantur; ideo sarculo et runcatione non indigent. semina si ouillo lacte et mulsa maceres, dulces nascentur et candidi. longi ac teneri fiunt, si aquam in patenti uasculo sub eis ponas duobus palmis inferiorem, ad quam
8 festinando tales efficientur. sine semine nascentur, si prius eorum semina oleo Sabino perungantur et herba ea, quae culex dicitur, trita confricentur. aliqui florem cucumeris cum uiticulae suae capite cannae inserunt cui prius omnes nodos perforauerint; ibi cucumis nascitur in nimiam longitudinem tensus. oleum sic metuit, ut, si iuxta

§ 5 (beta) *supra 3, 24, 10* | (porrus) *supra 3, 24, 11—12* | (cappar) *infra 10, 13, 2—3* | (colocasia) *supra 3, 24, 14* | (satureia) *supra 3, 24, 2* | (nasturcium) *supra 2, 14, 5* | (intiba) *infra 11, 11, 1* | (rafanos) *infra 9, 5, 1—3* || **§ 6** *de melonibus siue melopeponibus cf. Geopon. 12, 20; ceterum u. infra §§ 7—9 et 16* || **§§ 7—9** *de cucumere u. Colum. 11, 3, 48—53; Plin. nat. 19, 164—168; Geopon. 12, 19, 20; cf. infra § 16*

1 uel] et *edd.* || **3** serunt *om.* S^1 || **4** se *om.* **G** || **6** eius] eorum *Morgagni* | mulsa **S** (*iam Schneider; cf. 2, 15, 7 et 8; infra § 7, 10, 17*) mulso **DPKLGM** mulse **J** || **7** iam *om.* K^1 etiam M^2 | siccata] sicca **S** satis **K** | suaues] suauitatem K^1 | efficiuntur **L** || **9** siccata **G** || **10** raro **G** || **12** pedum VIII **K** || **14** pro *ante* semina *ins.* **K** || **15** teneris **K** | fiant P^1 | aqua **L** | petenti **K** || **17—18** festinando ... eorum *iter. deinde exp.* **D** || **17** efficiantur **K** efficis **J** | semine] semina **KJ** || **18** semina *om.* **J** | Sabino] sesamino *Pontedera* (*cf. Geopon. 12, 19, 2*) | perunguantur **K** || **19** cul excíditur **M** | confricentur] con (*sp. rel.*) **M** || **20** canine **G** || **21** ubi S^1M | cucumeris **J** || **22—p. 119, 1** oleum ... posueris *om.* **M**

posueris, uelut hamus plicetur. quotiens tonat, uelut ti-
more conuertitur. si eius florem, sicut in uite sua est, in 9
forma fictili clauseris ac ligaris, qualem uultum forma uel
hominis uel animalis habuerit, talem cucumeris figura
praestabit. haec omnia Gargilius Martialis adseruit.
Columella dicit, loco aprico et stercoroso si rubos habea-
mus aut ferulas, post autumni aequinoctium his iuxta
terram recisis et excauatis ligneo stilo inter medullas
laetamen inmittamus et cucumeris semen addamus; hinc
nasci fructus qui possint et inter frigora non negari.

Hoc mense asparagos seremus circa Apriles Kalendas 10
pingui loco, umido, subacto ita ut minoribus fossulis ad
lineam directis bina aut terna grana semipedis spatio
discreta ponantur. dehinc stercore solum tegatur et her-
bae subinde uellantur, uel per hiemem supra stramina
iaciantur primo uere tollenda. hinc post triennium nas-
centur asparagi. sed expeditior ratio est, si asparagorum
sfongeas ponas, quae cito fructum ministrent. hae sic 11
fiunt: semina asparagi, quanta tribus digitis conprehen-
dere possis, post Idus Februarias pingui et stercorato
loco in singulis fossis ponis et leuiter obrues. his coeunti-
bus radix conexa nascetur, quae adpellatur sfongea. sed
et haec moras habet, nam per biennium in seminario suo
est stercore et adsidua runcatione nutrita. deinde post

§ 9 (Columella ... negari) *Colum. 11, 3, 53*: *u. Sven.*[2] *153* ‖ §§ **10—12** *de asparagis u. Colum. 11, 3, 43—46*; *Plin. nat. 19, 145—151* (*cf. 16, 173*); *Geopon. 12, 18*; *cf. supra lib. 3, 24, 8*

1 uelut[2] *om.* S^1 ‖ **2** conuestitur **M** | sue **M** | est *om.* **K** ‖ **3** fictili ... forma *om.* **K** | ligaueris **G** ‖ **4** figura *om.* K^1 figuram **M** ‖ **5** marcialis **DL** marciales **G** ‖ **6** rubes **J** ‖ **7** autumnum **M** ‖ **8** terram *om.* **G** ‖ **9** et] ut **M** | hinc] hunc **L** ‖ **10** fructus *om.* S^1 | negari **DPKJLS** necari **GM** ‖ **11** sparagos **M** ‖ **12** ita ut] itut **K** | minoribus] immoribus **M** ‖ **14** dehin **G** deinhinc **M** ‖ **15** uel *om.* **M** | per *om.* K^1G | hieme **G** ‖ **16** iacientur KJ^2 paciantur **M** | uere] uero **G** ‖ **17** expeditio **P** | ratior **M** ‖ **18** sfongeas $DPKGS^2$ si fongeas **L** fongeas **JM** fungeas S^1 | cito *om.* **L** | haec (c *eras.*) **D** hec **M** ‖ **19** spargi **M** | quanta] quia K^1 qua **J** ‖ **20** februas **DL** ‖ **21** fossis] locis **S** | pones **LG** ‖ **22** adpellatur] ulla K^1 | fongea **JM** fungea S^1 ‖ **24** est *del. Widst. 28, uix recte* | truncatione **G** | nutrita *ω* (*u. Widst. 28*; *Sven.*[1] *457sq.*) nutrienda *edd.*

aequinoctium autumni transferetur et uere asparagum dabit. has erit utilius conparare quam longa expectatione nutrire. eas tamen in sulcis disponemus: si loca sicca sunt, inter medios sulcos, si umida, in summitate sulcorum. umor sfongeas asparagorum transitu suo debet tantum
12 rigare, non sistere. asparagum quem primo protulerint confringere debemus, non auellere, ne adhuc inualidam moueamus sfongeam; ceteris annis auellendus est, ut oculos ipsius germinationis aperiat, quia, si deinceps refringas, loca quae fecunda esse consuerunt remanente asparagi radice claudentur. ministrabunt autem uere, et autumno reseruabis eum de quo sumpturus es semina. postea scopas eius incendis, tunc circa hiemem sfongeis adicies stercus et cinerem.

13 Hoc mense ruta seritur locis apricis solius cineris inspersione contenta. loca desiderat altiora, unde umor elabitur. si ponas semina eius adhuc clausa folliculis, singulatim manu debebis adfigere. si iam minuta sunt, sparsa iactabis et rastro obducta coperies. caules eius, qui inclusis seminibus nati fuerint, fortiores erunt, sed sero nascentur. ramuli eius cum aliqua corticis parte conuulsi uerno tempore pro plantis tenebunt; tota uero trans-
14 lata morietur. nonnulli ramulos eius pertusae fabae inserunt uel bulbo atque ita obruunt alieno uigore seruandos. prosecuntur etiam maledictis et maxime in terra soluti

§§ **13—14** *de ruta u. Colum. 11, 3, 38*; *Plin. nat. 19, 156—157*; *Geopon. 12, 25*

1 uere asp.] uetera sparagum **M** ‖ **3** disponemus (dis *in ras.*) **S**^{2} deponemus **E** | sicca *om.* **M** ‖ **4** medio **P** | summitatione **L** ‖ **5** umor *om.* **G** | sfongea **G** sfrongeas **K**^{1} fungeas **S**^{1} ‖ **5—6** asparagorum ... sistere *om.* **G** ‖ **5** suo transitu *cum notis reu.* **S** ‖ **6** non] et **K**^{1} | protulerī **KJ** protulerit **G** ‖ **8** fongeam **M** | euellendus **K** | est *om.* **G** ‖ **9** oculus **KJL** | quia] qua **S**^{1}**M** | denceps **G** ‖ **10** restringas **S** | fecunda] secunda **J** | consueuerunt **GS**^{1} ‖ **11** ministrabit **J** ‖ **12** seruabis **G** ‖ **13** eius] eum **L** | incendes **G** | fongeis **M** ‖ **15** apris **D**^{1}**PL** ‖ **16** inpressione **K** | umor *om.* **L** ‖ **16. 17** humore labitur **M** ‖ **17** eius *om.* **L** ‖ **18** manu sing. manu **G** | adfigere **S**^{2}**M** adficere **DPKJLGS**^{1} ‖ **19** sparsa (sa *in ras.*) **S**^{2} sparge **E** | cooperies **D**^{c}**KJGM** operies **S** ‖ **23** moretur **J** | ramulus **L** ramos **G** | insesunt **D** ‖ **24** uigo **M** ‖ **25** maledictus **L**

lateris ponunt, quod prodesse certissimum est. sed, ut adserunt, melius furtiua proueniet. sub fici arboris umbra libentius adquiescit. non effodi herbas sed optat auelli. inmundae mulieris formidat adtactum.

Ab hoc mense usque in Octobrem totum coliandrum 15
seritur. amat terram pinguem, sed et macro solo nascitur. semen melius putatur quod uetustius fuerit. delectatur umore. satum bene cum olere quocumque nascetur.

Hoc mense cucurbita serenda est. amat solum pingue, 16
umidum, stercoratum, solutum. hoc in cucurbitis insigne est, quod longas pariunt et exiles semina quae in earum ceruice nascuntur; quae in uentre fuerant, cucurbitas faciunt crassiores; quae in fundo, latas, si inuersis cacuminibus obruantur. ubi adolescere coeperint, adminiculis adiuuentur. quae seruantur ad semina, usque ad hiemem in sua uite dependeant, deinde sublatae in sole ponantur aut fumo. aliter semina putrefacta depereunt.

Hoc mense blitus seritur solo qualicumque sed culto. 17
olus hoc neque runcandum est neque sarculandum. cum semel natum fuerit, ipsum se per multa saecula seminis sui deiectione reparabit, ut, etiam si uelis, uix possit aboleri.

Nunc etiam serpyllum seritur plantis et semine sed uetustate meliori. laetius frondebit, si iuxta piscinam uel lacum uel putei margines conseratur.

§ **15** *de coriandro u. Plin. nat. 19, 117–119 et 170* (*cf. et 181*) ‖ § **16** *de cucurbita u. Colum. 11, 3, 48–53*; *Plin. nat. 19, 69–74*; *Geopon. 12, 19–20*; *cf. supra §§ 7–9* ‖ § **17** (Hoc mense ... aboleri) *de blito u. Plin. nat. 19, 99 et 117–119* | (Nunc ... conseratur) *de serpyllo u. Colum. 11, 3, 39–40*; *Plin. nat. 19, 172*

1 prode esse **DP** ‖ **2** fructiua **L** furtiue **M** | prouenerint **K** ‖ **3** herbas **DPKJLGSM** herba **Q**, *ed. Ald.* | optat auelli **GSM** aptata uelli **DPKJL** ‖ **5** coliandrum *scripsi* (*cf. 3, 24, 2 etc.*) coriandrum *ω* ‖ **7** quod ... delectatur *om.* **KJ** ‖ **8** bene satum **G** ‖ **9** pinguem **G** ‖ **12** fuerint **KJ** ‖ **15** adiuuetur **P**^{1} | ad^{2}] in **G** ‖ **16** sua uite] suauitate **KGM** ‖ **17** putrefacta semina *cum notis reu.* **S** ‖ **18** blitus (*masc. et ap. Garg. Mart.*: *u. TLL 2*: *2054, 46*)] oblitus **J** ‖ **20** se per] semper **J** | se] si **M** | per *om.* **K** | multum **D** | specula **K** ‖ **21** delectione **M** ‖ **24** et *ante* uet. *ins.* **M** | uetustate **P**^{2}**SM** uetustati **DP**^{1}**KJLG** | melior **S** ‖ **25** margines] magnas **G**

Anessum quoque et cyminum nunc bene seritur. locis laetioribus melius prouenit itemque ceteris, si umore iuuetur et stercore.

10 X. De pomis

Malum Punicum. Locis temperatis mense Martio uel Aprili mala Punica seremus, calidis uero et siccis Nouembri. amat haec arbor solum cretosum, macilentum, sed in pingui etiam prouenit. regio illi est apta quae calida est. seritur plantis de matrum radice diuulsis. sed quamuis multis generibus seratur, melius tamen ramus eius cubitalis incisus manubrii crassitudine et capite utroque acuta falce leuigatus scrobi uelut obliquus inmergitur. prius tamen porcino stercore et in capite et in parte quae ima est oblinatur, uel in crudo solo malleo cogatur ad
2 inferiora defigi. melius proueniet, si ponendus ramus gemmante iam matre sumatur. sed qui in scrobe deponit, si tres lapillos in ipsa radice constituat, prouiderit, ne poma findantur. curandum, ne uirgulta inuersa deponas. creduntur acida fieri, si rigentur adsidue; nam siccitas in his et suauitatem praestat et copiam. cuius tamen nimietati
3 aliquid debet umoris obponi. circumfodi autumno debet et uerno. si acida nascuntur, modicum laseris cum uino tritum per summa arboris cacumina oportet infundi uel ablaqueatis radicibus taedae clauus infigi. alii algam marinam obruunt ad radices, cui nonnulli stercus miscent asininum atque porcinum. si florem non continet, urinam ueterem cum pari mensura aquae temperabis et ter per

§ **17** (Anessum ... et cyminum) *u. supra 3, 24, 14* ‖ **c. 10** *ex Garg. Mart.* ‖ §§ **1–10** *de malo Punico u. Colum. 5, 10, 15–16; arb. 23; Plin. nat. 15, 60; Geopon. 10, 29–38*

1 anesum **JGS** anissum **M** ‖ **2** ceteris **GSM** ceteri **DPKJ**^{2}**L** cetere **J**^{1} ‖ **7** marci lentum **M** ‖ **8** est illi **G** ‖ **9** deuulsis *edd.* ‖ **11** manubrii **GSM** manubri **DPKJL** ‖ **13** parte et in capite **M** ‖ **15** ponendus] pondus **P** | ramamus **M** | gemmante **GSM** gemmatae **DPKJL** ‖ **18** fundantur **JL** | curandum ... deponas *om.* **S**^{1} | disponas **J** ‖ **20. 21** nimiet alciali quid **M** ‖ **22** nascuntur **D**^{c}**PKJL GM** (*u. Widst. 61*) nascantur **D**^{1}**S** | laeseris **J** ‖ **27** aquae] atque **LM**

annum in radicibus fundes. uni arbori amfora ingesta sufficiet. uel amurcam mittis insulsam uel algam radicibus iunges et bis rigabis in mense uel arboris florentis truncum plumbeo circulo debebis includere uel corio anguis inuoluere. si crepant poma, lapidem in media arboris radice 4
subponis uel squillam circa arborem seris. et si, dum pendent poma, tenacibus sicut in arbore habentur interseris, in totum annum sine corruptione seruantur. si uermibus laborant, tangis radices felle bubulo et continuo moriuntur; aut clauo aeneo si uermes eosdem purges, difficile nascentur; uel asini urina stercori admixta porcino uermibus obuiabit. cinis cum lexiuo circa Punici truncum frequenter infusus laeta et fructuosa reddet arbusta. adserit Martialis candida in his grana fieri, si 5
argillae et cretae quartam partem gypsi misceas et toto triennio hoc genus terrae radicibus eius adiungas. idem dicit mirae magnitudinis fieri, si olla fictillis obruatur circa arborem Punici et in ea ramus cum flore claudatur, ne resiliat ligatus ad palum. tunc coperta olla contra aquae muniatur incursus. autumno patefacta suae magnitudinis poma redhibebit. multa in Punico ipse adserit 6
poma procedere, si titymalli et portulacae sucus aequaliter mixtus, antequam germinet, trunco arboris adlinatur. inseri posse firmatur de ramorum conexione, ut medulla utrimque diuisa se iungat. in se tantum inseri potest circa Apriles Kalendas mense Martio ultimo. sed secto trunco surculus recentissimus statim debet inseri, ne mora exiguum, qui est, siccet umorem.

Punica mala seruantur, si picatis pediculis ordinata sus- 7

§§ **7–10** (Punica ... operitur) *cf. Colum. 12, 46*

2 uel^1] et **K** ‖ **5** increpant **M** ‖ **11** renascentur **M** | asini] anni **K** ‖ **12** punica **L** ‖ **14** marciales (*ex* -is) **G** ‖ **15** argilla **G** ‖ **16** trienno **L** ‖ **19** resileat **D**^{1}**PK** | cooperta **GS** coperto **J** operta **PM** ‖ **20** aquae] que **M** | munitur **S** | patefacte **K** ‖ **21–22** redhibebit ... poma *om.* **D**^{1} ‖ **22** aequaliter sucus *cum notis reu.* **S** ‖ **23** adliniatur (*alt.* i *exp.*) **PS** allinantur **M** ‖ **25** utrumque **K** | posset **JL** ‖ **27** sarculus **J** surculis **M** ‖ **28** umorem **GSM** umore **DPKJL** ‖ **29** seruamus **J** | picatis] capitis **M**

pendas. aliter lecta integra in aqua marina uel muria feruente mergantur, ut conbibant. post triduum sole siccentur, ut sub diuo nocte non maneant; post in loco frigido suspendantur. cum uolueris uti, aqua dulci pridie macera-
8 bis. feruntur haec pomis recentibus aemulari. item, si a tactu inuicem separata paleis obruantur. item, fossa fit longa et cortex eiusdem latitudinis paratur, cui mala acutis surculis suis adfiguntur. tunc inuersus cortex supra fossam ponitur, ut mala sine terrae tactu subterpendentia ab umore defendat. item, si inducantur argilla
9 et ea siccata loco frigido pendeant. item, si seriola sub diuo obruatur, quae habeat harenas usque ad medium, et mala cum tenacibus lecta inprimantur cannis singulis uel sambuci uirgulis et ita separata in harenis figantur, ut ipsa quattuor digitis emineant ab harena. hoc et sub tecto in scrobe tripedanea fieri potest. et utilius est ad seruan-
10 dum, si cum ramo longiore tollantur. aliter, in seriola cui ad medium aqua mittatur suspenduntur mala, ne umorem tangant, et seria clauditur, ne uentus inrumpat. item, in dolio intra hordeum sic ordinantur, ne se inuicem tangant; dolium desuper operitur.

Vinum de malis granatis conficies hoc modo: grana matura purgata diligenter in palmea fiscella mittis et in coclea exprimis et leniter coques usque ad medietatem. cum refrixerit, picatis et gypsatis uasculis claudis. alii sucum non excoquunt, sed singulis sextariis libras mellis singulas miscent et in praedicta uasa custodiunt.

1 in aqua] et in qua **L** | moria **KJ** || **2** ut] et **K**^{1} | conibibant **M** | siccentur] siccis **J** || **4** uti *om.* **L** | pridie *om.* **M** || **5** hae **G** | a] ad **JL** || **6** separatam **J** || **7–8** eiusdem ... cortex *om.* **L** || **7** ea *ante* mala *ins.* **G** || **8** suis *om.* **G** || **10** inducantur *scripsi* induantur *ω* | argilla **GSM** argillae **DPKJL** || **12** obrua*tur **S** oriatur **G** || **14** fugantur **K** || **15** et *ante* ipsa *ins.* **G** || **16** tripedanea *scripsi* (*cf. Colum. 12, 46, 3*) tripe fieri danna *cum notis* **M** bipedanea **V**^{2}, *edd.* (*uoc. om.* **DPKJLGS**, *sed* **D** *spat. reliquit*) | si *ante* ad *ins.* **G** || **17** si cum **V**^{2}**SM** sinum **DPKJLG** || **19** clauduntur **PS** || **21** et *ante* dolium *ins.* **G** || **23** in] ut **JL** | palmeam fiscellam **G** | mittes **G** | et **GSM** (*om.* **DPKJL**) || **24** cloclea **PL** | exprimes **G** | leniter] lente **G** | coquis **K** ioque **M** || **25** claudes **G** || **26** sucum] scutum **M**^{1} || **27** praedicto uase **G** praedictis uasis **M**

De citreo. Mense Martio citri arbor multis modis seri- 11
tur: semine, ramo, talea, claua. amat terram rarioris
naturae, caelum calidum umoremque continuum. si granis
uelis serere, ita facies: terram in duos pedes fodies, cine-
rem miscebis, breues areas facies, ut utrimque per canales
aqua discurrat. in his areis palmarem scrobem manibus
aperies et tria grana deorsum uerso acumine iuncta con-
stitues et obruta cotidie rigabis. citius procedent, si bene-
ficio aquae tepentis utaris. natis germinibus semper pro- 12
xima herba runcetur. potest hinc trima planta transferri.
si ramum uelis ponere, non amplius sesquipedem debebis
inmergere, ne putrescat. claua seri commodius est; quae
fit manubrii crassitudine, longitudine cubitali, ex utraque
parte leuigata, nodis et aculeis recisis, sed integra summi-
tate gemmarum, per quas spes futuri germinis intumescat.
diligentiores et fimo bubulo adlinunt utrimque quod 13
summum est, uel marina alga uestiunt uel argilla subacta
partis utriusque extrema coperiunt atque ita in pastinato
solo deponunt. talea et gracilior et breuior esse potest.
quae similiter ut claua mergetur, sed talea palmis duobus
supersit, claua omnis obruitur. in spatio non desiderat
interualla maiora. aliis arboribus non debet adnecti.
calidis locis, sed inriguis et maritimis maxime gaudet, 14
quibus umor exundat. sed si quis hoc genus, ut in regione
frigida nutriatur, extorquet, loco uel parietibus munito
uel in meridianam partem uerso disponat hanc arborem.
sed hibernis mensibus tectam stramine uelet agresti; ubi
aestas refulserit, aeri arbor nuda et secura reddatur.
talea siue claua eius calidissimis regionibus et per autum- 15

§§ **11—18** *de citreo u. Plin. nat. 13, 100—103; Geopon. 10, 7—10*

2 claua] glaba **J** ‖ **3** que *ante* si *ins.* **M** | si granis] sagranis **L** ‖ **4** duobus **L** ‖ **5** utramque **K** utrumque **J** ‖ **7** grana] gana **PK**[1] | uerso] uniuerso **JL** ‖ **10** planta *in ras.* **S**[2] palma **E** ‖ **12** mergere **G** | est] potest **S** ‖ **13** fit] sit *ed. Ald.* ‖ **14** leuigata **KJGSM** leuiga **DPL** | recessis **M** ‖ **15** germinis **GSM** terminis **DPKJL** ‖ **16** utramque **K** utrumque **JM** ‖ **18** coperiunt **KJM** coperient **D**[1] cooperiunt **D**[c]**PLGS** ‖ **21** glaba **J** ‖ **22** arbustibus **K** ‖ **26** disponi **K** ‖ **27** tectam **G** tectum **DPKJLSM** | uelet (*pr.* e *in ras.*) **S**[2] uolet **E** ‖ **28** aestus **D**[1] ‖ **29** per *om.* **K**[1]

num ponitur; frigidissimis Iulio et Augusto positas et cotidianis rigationibus animatas ipse usque ad poma et magna incrementa perduxi. citreum iuuari creditur, si cucurbitae uicinis locis serantur, quarum uites etiam
16 conbustae utilem citri arboribus cinerem praebent. gaudent adsidua fossione; hinc proueniunt poma maiora. nisi quae arida sunt, rarissime debemus abscidere.

Inseritur mense Aprili locis calidis, Maio frigidis, non sub cortice, sed fisso trunco circa ipsas radices. inseritur et piro, ut quidam, et moro, sed insiti surculi qualo desuper omni modo muniendi sunt uel fictili uasculo. adserit Martialis apud Assyrios pomis hanc arborem non carere. quod ego in Sardinia territorio Neapolitano in fundis meis conperi, quibus solum et caelum tepidum est, umor exundans, per gradus quosdam sibi semper poma succedere, cum maturis se acerba substituant, acerborum uero aetatem florentia consequantur, orbem quendam con-
17 tinuae fecunditatis sibi ministrante natura. feruntur acres medullas mutare dulcibus, si per triduum mulsa aqua semina ponenda macerentur uel ouillo lacte, quod praestat. aliqui mense Februario truncum obliquo foramine ab imo terebrant, ita ut altera parte non exeat. ex hoc umorem fluere permittunt, donec poma formentur. tunc foramen luto replent; sic quod est medium fieri dulce confirmant.

18 Citreum et in arbore potest per totum annum propemodum custodiri: melius, si uasculis quibuscumque claudatur. si uelis legere atque seruare, nocte luna latente debe-

1 agusto **DP** augustino (in *eras.*) **G** ‖ **2** usque ipse **M** ‖ **4** uicinis] uicis **K** ‖ **5** conbustae ... praebent *om.* **M** | arbori **G** ‖ **8** Maio] maiore **L** | non] nam **K** ‖ **9** fisco **L** ‖ **10** et moro *om.* **G** | surculi *om.* **J** ‖ **10–11** qualo ... sunt **V**^{2}**SM** (*om.* **DPKJLG**) ‖ **11** omnino *edd.* | clauduntur *post* uasculo *ins.* **G** (*cf. infra § 18*) ‖ **12** marciales **G** | sirios **GS**^{1} ‖ **13** et in *ante* territorio *ins. ed. Ald.* (*u. Sirch 3 n. 2*) ‖ **14** conpleri **J** | et *ante* umor *ins.* **S** ‖ **15** gradus **GSM** (*cf. 3, 9, 13*) grados **D** grandos **PKJL** | poma semper *cum notis reu.* **S** | succedere poma *cum notis reu.* **M** ‖ **16** substituant] constituant **L** ‖ **17** quandam **K** ‖ **18** ministrare **JL** | fertur **L** ‖ **19** mutare *in ras.* **S**^{2} maturae **E** | mulsa] mensa **D**^{1} ‖ **20** quod] forma **K** | praestet **K**^{1} p(re)estalat *ut uid.* **M** ‖ **24** sic] si **LS**^{1} | confirment **J** ‖ **26** si *om.* **J** | uasculus **M**

bis cum ramis foliatis carpere et secreta disponere. alii
singula uasis singulis claudunt uel gypso adlinunt et opaco
loco ordinata custodiunt. plerique in cedri scobe uel stra-
minibus minutis uel in paleis tecta seruarunt.

Mespilum. Mespila locis calidis maxime gaudent, sed 19
inriguis; tamen frigidis quoque proueniunt, magis sabu-
lone pingui aut glareosa terra cui harena permixta est,
uel argilla cum saxis. serenda est taleis mense Martio uel
Nouembri, sed solo stercorato et subacto ita ut utrumque
caput taleae stercus obducat. sunt eius incrementa tar-
dissima. amat putari atque circumfodi et parco umore
inter siccitates saepe refoueri. seritur et semine, sed in
longiorem speratur aetatem.

Si uermibus occupatur, stilo aereo purgandi sunt et 20
amurca uel humana uetere urina uel uiua calce perfun-
dendi, sed parcius propter arboris noxam, uel aqua decocti
lupini, sed putatur hinc arbor sterilis fieri. fimus et cinis
uitium simul, si radicibus infundantur, fertilem reddunt.
si formicae molestae sunt, rubrica cum aceto et cinere 21
temperata necabuntur. si poma labuntur, frustum de eius
radice praecisum in media trunci parte figatur. inseritur
mense Februario in se et in piro et in melo. surculus tamen
eius ex arbore media debet adsumi, nam de summitate
uitiosus est. in trunco fisso inserenda est, nam corticis
macies ieiuna nil nutriet.

Mespila ad seruandum leguntur necdum mitia, quae et 22
in arbore diu durabunt uel in urceolis picatis uel in ordi-
nem suspensa uel, ut quidam, posca condita. die serena

§§ **19—22** *de mespilo u. Plin. nat. 15, 84 (cf. 17, 221); Geopon. 10, 71*

2 adliniunt (*alt.* i *eras.*) **S** || **3** cedris **G** | scobe (*sed* r *supra eras.*) **S** scrobe **G** || **4** minutis *om.* $\mathbf{L}^1$ | seruant *edd.* (*u. Widst. 64*) || **5** DE *ante* MESPILVM *ins.* **JL** || **7** herenda (*pr.* e *in* a *mut.*) **K** | permixta] mixta **KJ** || **9** ut **GSM** (*om.* **DPKJL**) || **10** tale **G** || **11** porco **G** || **13** seruatur **K** || **14** uermis **L** | aeneo **S** || **16** aqua] aliqua **P** || **20** fructum **J** || **23** debet *om.* **G** | et *ante* de *ins.* **J** | summitatibus **JM** || **25** ieiuna macies *cum notis reu.* **M** || **26** et *om.* **J** || **28** pusca $\mathbf{KJGS}^2$ | serenda **S**

legantur ac media et paleis obruantur discreta, ne ea uicissim tactus adficiat. uel cum pediculis lecta semimatura et salsa aqua per dies quinque macerata postea sapae infundantur, ut enatent. seruantur et melle, sed si nimis matura collegeris.

23 De ficu. Calidis locis fici planta radicata Nouembri mense, temperatis Februario, frigidis melius Martio uel Aprili ponenda est. si taleam uel cacumen ponas, ultimo Aprili, cum ei se uiridior sucus infuderit. plantae in scrobe depositae lapides substituendi sunt; ad radicem fimo terra miscenda est. si loca frigida sunt, plantarum cacu-
24 mina diuisis cannae internodiis defendantur a frigore. si cacumen uelis ponere, trisulcum ramum bimum uel trimum ab australi parte decides et sic obrues, ut diuisa cacumina terra interiacente uelut tres surculos reddant. taleam sic ponemus ut cetera, cui leuiter ab infima parte diuisae lapidem mergemus in fisso. ego mense Februario ultimo uel Martio in Italia plantas grandes ficorum per pastinatum solum disposui et eo anno poma pepererunt supra conprehendendi felicitatem uelut tributa reddentes.
25 legendae sunt plantae in quibus frequens nodus extuberat. steriles creduntur quae nitidae sunt et oculos suos per longa internodia distulerunt. si plantam fici prius nutrias in seminario et maturam transferas in scrobem, poma generosiora producet. aliqui multum prodesse confirmant, si plantam fici diuiso squillae bulbo intersitam strictamque uinculis conlocemus. scrobes amat altas, interualla maiora, terrae genus durum et gracile et siccum pro

§§ **23—26** *de fico u. Colum. 5, 10, 9—11; 12, 46, 2—5; Plin. nat. 15, 68—83 (cf. 17, 254—256); Geopon. 10, 45—56*

1 ligantur **L** ‖ **2** affigat **M** | seminatura **K**^{1}**J** ‖ **3** saepe **DJLM** | infundatur **K** ‖ **5** colligeris **J** ‖ **8** ultimi **L** ‖ **9** ei se] esse **M** | scrobem **G** ‖ **10** sustinuendi **J** ‖ **13** trifurcum *Koeler ap. Schneider* ‖ **14** ab *om.* **G** ‖ **15** terra *om.* **M** | interiacente] iacente **D** | sarculos **J** sulcos **S**^{1} ‖ **19** ego (g *exp.*) **L** ‖ **20** conprehendi **J** | conprehendendi felicitatem] *locum expediuit Sven.*^{1} *448 sq.* ‖ **21** exuberat **G** ‖ **23** planta tam **L** | fici *om.* **G** ‖ **24** scrorem **M** ‖ **25** prode esse **D** ‖ **26** diuisio (*ult.* i *eras.*) **D**

utili sapore pomorum. prouenit et petrosis atque asperis; 26
tamen potest locis prope omnibus seri. quae in montanis
et frigidis locis nascuntur, quia minus lactis habent, ad
siccitatem durare non possunt. usus illis in uiridi est,
melioris magnitudinis et saporis arguti. quae nascuntur
in campis et locis calidis, et pinguiores sunt et in siccitate
durabiles. si genera numerare uelimus, inmensum est; 27
sufficit quod omnibus aequa cultura est. illa distantia est,
quod in caricis melius alba seruatur. in locis nimie frigidis
praecoquas ficos seramus quae cito ueniant, ut ante imbres genus hoc possit occurrere; calidis uero et aestuosis
eam quae sera maturat. gaudet adsidua fossione. per
autumnum proderit, si stercus admoueas, praecipue de
auiariis. recidenda sunt in ea quae aut putria aut male
nata repperis, et ea ratione putanda est, ut inclinata per
latera possit expandi.

In locis umectis ficus saporis obtusi est; cui circumcisis 28
contra hoc radicibus aliquantus cinis debet adfundi. aliqui
inter ficarias caprifici arborem serunt, ut non sit necesse
per singulas arbores pro remedio eadem poma suspendi.
mense Iunio circa solstitium caprificandae sunt arbores
fici, id est suspendendi grossi ex caprifico, lino uelut serta
pertusi. si hoc desit, aprotani uirga suspenditur, aut callum quod in ulmeis foliis inuenitur, aut arietina cornua
circa radices arboris obruuntur; uel truncus arboris, quo
loco turget, scarifandus est, ut possit umor effluere. ne 29
uermes patiatur, ramum terebinthi uel lentisci taleam
cum plantis fici cacumine ponemus inuerso. uncinis aereis

1 proueni*t **S** ‖ 2 locis potest *cum notis reu.* **S** ‖ 3 locis *om.* **S**^{1} ‖ 4 usu **G** ‖ 6 in *ante* locis *ins.* **L** | et *ante* calidis *ins.* **J** | sunt] fiunt **G** ‖ 8 omnibus *om.* **S**^{1} | cultiora **K** ‖ 11 occurre **D** ‖ 12 gaudat **K**^{1} ‖ 14 recitanda **M** | in *om.* **G** | putrida **K** | 15 re*peris **S** repperies **G** reppereris **M** | ea *om.* **M** ‖ 16 expandi] incidi **G** ‖ 17 obtunsi **K** optunsi **SM** ‖ 19 ficaria **M** | caprici **G** ‖ 22 et *ante* ex *ins.* **S** ‖ 23 aprotani **DPKJLSM** (*u. Sven.*^{1} *125*) abrotani **G**, *man. rec. in* **D** ‖ 24 in ulmeis *om.* **S**^{1} | inueniatur **K** ‖ 24—25 aut ... obruuntur *om.* **G** ‖ 24 in *ante* arietina *ins.* **L** ‖ 25 obruuntur ... arboris *om.* **S**^{1} | truncos **L** | arboris truncus **M** ‖ 26 scarifandus **DPLM** scarificandus **K**^{2} sacrificandus **K**^{1}**JGS** ‖ 28 cacumine **GSM** cacumina **DPKJL** | aeris **JL**

tollendi sunt uermes ex fico. alii amurcam, alii ueterem urinam ablaqueatis radicibus miscent. alii bitumen et oleum aut solam calcem uiuam latebris uermium linunt. si formicae molestae sunt, rubrica butyro et pice liquida mixta circa truncum debet induci. alii coracinum piscem contra formicas in arbore suspendendum esse confirmant.
30 si fructus suos uelut aegra proiciet, alii rubrica aut amurca insulsa mixta aqua arborem linunt uel cancrum fluuialem cum ramo rutae suspendunt, uel algam marinam uel fascem lupinorum, uel radici terebratae cuneum figunt uel securi arboris corium saepe proscindunt. cum folia producere incipiunt fici, ut multum fructum et pinguem ferant, in principio germinis cacumina summa decutimus uel hoc tantum cacumen quod ex arboris medietate pro-
31 cedit. si maturam ficum uis serotinam facere, incipientes grossos decute, cum illis fabae fuerit magnitudo. ut ficus cito maturet, suco cepae longioris cum oleo et pipere mixto unge poma, quando grossi incipiunt subrubere.

Aprili mense ficum debemus inserere inter corticem uel, si nouellae arbores sunt, fisso ligno, quod statim
32 operiendum est et ligandum, ne uentus introeat. melius conprehendunt, si circa terram recisa inserantur arbusta. aliqui et Iunio mense inserunt. surculus legendus est anniculus; inutilis enim creditur maioris uel minoris aetatis. inoculari ficus locis siccis Aprili, umidis Iulio mediante poterit, Octobri mense locis tepidis. propagari ficus ramis potest. inseritur autem in caprifico, in moro, in platano, et oculis et surculis.

1 uermes *om.* G ‖ **2** allaqueatis G | bitumen **KJSM** uitimen **DPLG** ‖ **4** pici liquide **M** ‖ **6** susp. in arbore **M** | esse] est **L** ‖ **7** aegra] erga **M** | alii] aut **L** ‖ **9** marimam **L** ‖ **11** securis **M** | saepe] sae **K**^{1} sapae G sicepe **M** | proscidunt **J** ‖ **14** tantum hoc *cum notis reu.* **S** ‖ **18** pomam **K** | grossi *om.* **M** | subrupere **J** ‖ **20** nouella **M** ‖ **21** aperiendum **J**^{1}**L** | uetus **M** ‖ **22** sic *ante* si *ins.* **K** ‖ **23** surculos **J**^{1}**L** serculus **K** ‖ **24** inutili semem **M** | et *ante* enim *ins.* **K** | creditur *om.* **S**^{1} ‖ **25** inorculari (*pr.* r *exp.*) **D** | siccis] siccentur **K**^{1} | in *ante* umidis *ins.* **M** | umidis **M**, *in marg.* **V**^{2} (*cf. 8, 3, 2*) melius **DPKJLGS** | Iunio *ed. Ald.* ‖ **26** rami **M** ‖ **27** autem *om.* **M** ‖ **28** et^{2}] uel **KJ**

Ficus uirides seruari possunt uel in melle ordinatae, ne 33 se inuicem tangant, uel singulae intra uiridem cucurbitam clausae locis unicuique cauatis et item tessera quae secatur inclusis, suspensa ea cucurbita ubi non sit ignis aut fumus. alii missas ficus recentes minus maturas in nouo uase fictili lectas cum pediculis et a se separatas recludunt et in dolio uini pleno uas natare permittunt. Martialis 34 dicit caricas per genera multa seruari, cum ratio una sufficiat. ergo hoc genere, quo Campania tota custodit, seruare debemus: in cratibus ficus expanditur usque ad meridiem et adhuc mollis in qualum refunditur. tunc calefacto forno ad panis coquendi modum, subpositis tribus lapidibus ne ardeat qualus, includitur, et clauso forno ubi discocta ficus fuerit, sicut est calida, interpositis foliis suis in uas fictile conditur bene picatum densius pressa, et operculo diligenter obducitur. si pluuiis abundantibus 35 crates non possis expandere, sub tecto eas ita ponis, ut semipede erigantur a terra, et eas ad uicem solis cinis subiectus uaporet et subinde ficus, sicut est diuisa, uertatur, ut ficorum coria siccentur et pulpae. tunc duplicata in cistellis seruetur aut loculis. alii maturas mediocriter ficus et diuisas in cratibus expandunt toto sole siccandas; recipiunt nocte sub tecta.

Nunc ficulnea cacumina obruuntur utiliter, cum tumescunt, 36 ut plantas faciant, si earum copia non abundat. ut etiam uarios fructus una ficus exhibeat, ramos duos nigrae et albae arborum ita inter se uinculo stringis ac torques, ut germina miscere cogantur. sic obruti et ster-

§§ 33–35 *cf. Colum. 12, 15*

2 cucurbitem **P** ‖ 3 cauatis **GSM** cabatis **KJ** cauabatis **DPL** ‖ 4 inclusus **J** | suspensus **L** | suspensae acurbita **P**[1] suspensae acucurbita **SM** ‖ 5 ficus **S** ficos **DPKJLGM** ‖ 6 uase] fassae **L** ‖ 7 rare **M** | Marcialis **L** Martiales **G** ‖ 12 panes **K** ‖ 13 qualus *om.* **L** ‖ 14 interpositas **D**[1] interposita **G** ‖ 15 peccatum **P**[1] | pressa] processit **M** ‖ 16 pluuis **P** puluis **M**[1] ‖ 18 erigantur **SM** erigatur **DPKJLG** | et] ut **S** ‖ 19 subiectos **J**[1]**L** ‖ 20 tunc *om.* **JL** ‖ 22 ficus *om.* **L** ‖ 23 eas *ante* nocte *ins. ed. Ald.* (*u. Widst.* 9) | subiecta **J** ‖ 25 si] sic **JL** | earum] orarum **M** ‖ 27 arborum] ambarum **G** | ita *om.* **S**

corati et umoribus iuti, ubi prodire coeperint, germinantes oculos aliqua sibi adnexione conglutina. tunc germen adunatum parturiet duos colores; quos unitate diuidat, diuisione coniungat.

37 De pomis aliorum mensum. Nunc et pirus uel malus inseri ac seri potest et cydonea et prunus inseritur et sorba ponuntur et morus nono Kalendarum Aprilium die et inseruntur pistacia et locis frigidis pini semen aspargitur.

11 XI. De conparandis bubus, tauris, uaccis

Hoc mense conparandi sunt boues. qui tamen, siue de nostris capiantur armentis siue emantur, idcirco nunc parabuntur utilius, quia necdum sagina temporis pleni aut celare possunt fallaciam uenditoris et uitia sua aut ad repugnandum domiturae contumacem pleni roboris exercere fiduciam.

2 Haec tamen signa spectanda sunt in bubus, seu de nostro seu de alieno grege fuerint conparandi: ut sint boues nouelli, quadratis et grandibus membris et solidi corporis, musculis ac toris ubique surgentibus, magnis auribus, latae frontis et crispae, labris oculisque nigrantibus, cornibus robustis ac sine curuaturae prauitate lunatis, patulis naribus et resimis, ceruice torosa atque conpacta, palearibus largis et circa genua fluentibus, pectore grandi, armis uastis, uentre non paruo, porrectis lateribus, latis lumbis, dorso recto et plano, cruribus solidis, neruosis et breuibus,

§ **37** (pirus) *u. supra 3, 25, 1 et 7* | (malus) *supra 3, 25, 13 et 17* | (cydonea) *supra 3, 25, 24* | (prunus) *infra 12, 7, 15* | (sorba) *supra 2, 15, 1* | (morus) *supra 3, 25, 28* | (pistacia) *infra 11, 12, 3* | (pini) *infra 12, 7, 9* || **c. 11** § **1** *cf. Colum. 6, 1, 1—2* || § **2** *Colum. 6, 1, 3*

1 luti **M** || **2** oculos **GSM** oculo **DPKJL** || **3** quos *om.* **M** || **5** MENSVM *scripsi* (*cf. 3, 25, 32; 5, 4, 4; 12, 7, 23*) MENSVVM **DPKJLG** MENSIVM **S** | et pirus *om.* **S**^{1} || **6** ac seri *om.* **M** || **7** nonu **J** || **11** capiuntur **K** | ementur **K** || **12** quia] qui **K** || **13** celerare **P** || **14** ad *om.* **KG** | repugnando **G** repugnandam **S** || **16** tamen haec **K** || **17** alio **M** || **19** musculus **J** masculis **G** | ac toris] auctoris **L** || **20** lete **M** | cornicibus **G** || **21** paruitate **K**^{2} | lunati. spatulis *dist.* **DPJL** | spatulis **J** || **22** atque *om.* **M**

ungulis magnis, caudis longis ac setosis, pilo totius cor-
poris denso ac breui, robei maxime coloris aut fusci. melius 3
autem boues de uicinis locis parabimus, qui nulla soli aut
aeris uarietate temptentur. aut si hoc deest, de locis simi-
libus ad similia transferamus. illud ante uniuersa curan-
dum est, ut uiribus ad trahendum conparentur aequales,
ne ualentioris robur alteri procuret exitium. in moribus
haec consideranda sunt: sint arguti, mansueti, timentes
hortamen clamoris et uerberis, cibi adpetentes. sed si
regionis ratio patitur, nullus melior cibus est quam uiride
pabulum. ubi uero deest, eo ordine ministretur, quo pabuli
copia et laborum coget accessio. nunc tauros quoque, 4
quibus cordi est armenta construere, conparabit aut his
signis a tenera aetate summittet: ut sint alti atque ingen-
tibus membris, aetatis mediae et magis quae iuuentute
minor est quam quae declinat in senium, torua facie,
paruis cornibus, torosa uastaque ceruice, uentre substricto.

Vaccas etiam nunc maxime parabimus. sed eligemus 5
forma altissima, corporis longi, uteri capacis et magni,
alta fronte, oculis nigris et grandibus, pulchris cornibus
et praecipue nigris, aure setosa, palearibus et caudis
maximis, ungulis breuibus et cruribus nigris et paruis,
aetatis maxime trimae, quia usque ad decennium fetura
ex his procedit utilior. nec ante aetatem trimam tauros
his oportet admitti. sed erit studium diligentis amotis 6
senioribus nouellas subinde conducere et steriles aratro
ac laboribus deputare.

§ 3 (melius ... exitium) *Colum. 6, 2, 12–13* | (in moribus ... adpetentes) *Colum. 6, 2, 14* | (sed si ... accessio) *Colum. 6, 3, 2* || § 4 *Colum. 6, 20* || § 5 *Colum. 6, 21* || § 6 (sed erit ... deputare) *Colum. 6, 22, 1*

1 ac setosis] aũ tosis **M** || **2** robei **DPKJL** rubei **GSM** || **3** parauimus **DPKJL** || **5** transferemus **G** || **7** ualentioris **DKSM** ualentiores **P** ualentioribus **JLG** | robor **DPKJL** | exitum **J** || **8** ut *ante* sint *ins.* **M** | sint] sin **G** || **9** et] ac **PG** || **11** quo] quod **JLM** || **13** conparabit **DPKJLGM** (*u. Sven.*[1] *265*) conparabunt **S** | aut] et **S** || **16** in] ad **K** | sensum **M**^{1} || **18** elegimus **KJ** || **19** capaces **K** | magnam **J** || **20** alte **M** || **21** aures et ossa **M** || **23** quia] qua **KJM** || **24** procedet *edd.* || **27** ac] et **S**^{1}

Graeci adserunt, si mares creare uelis, sinistrum tauri in coitu ligandum esse testiculum, si feminas, dextrum; tamen tauros diu ante abstinendos, ut, cum tempus est, acrius in causas dilati feruoris incumbant.

7 Sed his armentis hieme maritima et aprica loca, aestate opaca paremus ac frigida, montana maxime, quia melius frutectis et his herba internascente saturantur. quamuis circa fluuios recte propter loca amoena pascantur, fetura tamen aquis tepidioribus adiuuatur; unde magis utilius habentur ubi pluuialis aqua tepentes format lacunas.
8 tolerat tamen frigus hoc armenti genus et potest facile hibernare sub diuo. quibus tamen septa fieri propter iniuriam grauidarum conuenit laxiora. stabula uero utilia sunt strata saxo aut glareis aut harenis, deuexa aliquatenus, ut umor possit elabi, parti meridianae obuersa propter flatus glaciales, quibus aliquis resistere debet obiectus.

12 XII. De domandis bubus

Hoc mense ultimo domandi sunt trimi boues, quia post quinquennium bene domari non possunt aetatis repugnante duritia. capti ergo statim domentur, qui quidem prius, cum teneri fuerint, frequenti manus adtrectatione mansuescant. sed stabulum noui boues largioribus spatiis habere debebunt, ut et ante stabulum loca nullis concludantur angustiis et producti non aliqua uitientur offensa.
2 in ipso uero stabulo asseres transuersi a terra septem pedibus alti configantur, ad quos boues ligentur indomiti. tunc eligis absolutam tempestatibus et inpedimentis

§ 6 (Graeci ... dextrum) *Geopon. 17, 6, 2* (*cf. Colum. 6, 28 de equis*) | (tamen ... incumbant) *Geopon. 17, 3, 3* || §§ 7–8 *Colum. 6, 22, 2–23, 1* || **c. 12** *Colum. 6, 2, 1–12*

6 frida **P** || 7 saturantur **SM** saturentur **DPKJLG** || 9 adiuua*tur (n *eras.*) **S** || 11 tamen tolerat **G** | armentis **M** || 14 sunt *om.* **P** | glarearis **L** | diuexa **G** || 16 obiectis **M** || 18 donandi **D** domandis **M** | sunt *om.* **M** | quia] qui **P**^{1}**K** || 21 addetractione **JL** || 22 mansuescunt **K**^{1}**SM**^{1} | spatii **M** || 23 nullis **GSM** nulli **DPKJL**

omnibus diem qua capti perducantur ad stabulum. quorum si nimia fuerit asperitas, uno die ac nocte inter uincula mitigentur atque ieiunia. tunc appellationibus blandis et inlecebris oblatorum ciborum, non a latere neque a tergo, sed a fronte accedens bubulcus admulceat naresque et terga pertractet mero subinde conspergens, hac tamen cautione, ne aliquem calce contingat aut cornu. quod uitium, si in primordiis effectui sibi cessisse senserit, obtinebit. tunc mitigatis os et palatum salibus frica et in 3
gulam dimitte praesulsae adipis librales offas et uini sextarios singulos cornu infundente per fauces. quae res intra triduum totius saeuitiae iram resoluet. aliqui eos inter se iungunt ac docent onera temptare leuiora. et, quod utile est si arationi parantur, subacto prius solo exercendi sunt, ut nouus labor tenera adhuc colla non quasset. expeditior autem domandi ratio est, ut asperum 4
bouem mansueto et ualido boui coniungas, quo ostendente facile ad omnia cogetur officia. si post domituram decumbit in sulco, non adficiatur igne nec uerbere, sed potius, cum decumbit, pedes eius ita ligentur uinculis, ut non possit progredi aut stare uel pasci. quo facto siti ac fame lassatus carebit hoc uitio.

XIII. De equis, equabus et pullis 13

Hoc mense saginati ac pasti ante admissarii generosis equabus admittendi sunt et repletis feminis item ad stabula colligendi. neque tamen aequalem numerum omnium debemus adhibere, sed aestimatis uiribus unius-

c. 13 § 1 (Hoc. ... colligendi) *Colum. 6, 27, 3 et 8* | (neque ... suarum) *Colum. 6, 27, 9*

1 qua] quae **G** ‖ **2** adsperitas **P** ‖ **5** bubulcos **L** | admulceat] admisceat **S**^{1} ‖ **6** conspergens **LGSM** consperges **D** conspargent **P** aspargens **KJ** ‖ **9** palatium **S**^{1} ‖ **10** dimitte **DPKJLGM** demitte **S** | praesule **S**^{1} | adipsis **K** | liberales (*pr.* e *exp.*) **K** libriles **G** ‖ **13** seuiora **M** ‖ **15** nouos **L** ‖ **17** ostendete **D** ‖ **18** cogentur **G** | post] potest **P** | domaturam **G** ‖ **20** ligentur ita *cum notis reu.* **S** | legentur **D**^{1}**L** ‖ **21** ac *om.* **M**

cuiusque admissarii summittenda sunt pauca uel numerosa coniugia. quae res efficiet admissarios non parua aetate durare. iuueni tamen equo et uiribus formaque constanti non amplius quam duodecim uel quindecim debemus admittere, ceteris pro qualitate uirium suarum.

2 Sed in admissario quattuor spectanda sunt: forma, color, meritum, pulchritudo. in forma haec sequemur: uastum corpus et solidum, robori conueniens altitudo, latus longissimum, maximi ac rotundi clunes, pectus late patens et corpus omne musculorum densitate nodosum, pes siccus et solidus et cornu concauo altius calciatus. pulchritudinis partes hae sunt: ut sit exiguum caput et siccum, pelle propemodum solis ossibus adhaerente, aures breues et argutae, oculi magni, nares patulae, coma et cauda profusior, ungularum solida et fixa rotunditas.
3 colores hi praecipue: badius, aureus, abineus, russeus, murteus, ceruinus, gilbus scutulatus, albus guttatus, candidissimus, niger pressus; sequentis meriti uarius cum pulchritudine, nigro uel abineo uel badio mixtus, canus

§§ 2—3 *hunc locum resp. Isid. orig. 12, 1, 45—48* || § 2 *Colum. 6, 29, 2—3* || § 3 *cf. Geopon. 16, 2, 2—3; de his coloribus u. E. Boehmer ap. Roman. Studien 1, 1872, 232—294; in uniuersum J. André, Etude sur les termes de couleur dans la langue latine (Paris 1949)*

1 summittenda] admittenda **G** || 2 aetate *om.* **M** || 3 inueni **J** | iuueni ... constanti *om.* **M** || 4 uel quindecim *om.* **G** || 6 in admissario *om.* **M** (*sp. rel.*) || 7 coloris *Schneider* (*qui de* quattuor *silet*) || 8 corporis **L** || 10 omne corpus **G** | masculorum **D**^{1}**J** || 11 pos **G** | sicus **D**^{1}**L** || 14 nare **J** || 15 solida et] soliditatis *Isid.* | *post* rotunditas *legitur in cod. Cantabrigiensi* (*Coll. Corp. Christi 297, s. XIII*) meritum ... trementibus (*Isid. l. c. § 47*): *in textum Palladii, Schoettgen praeeunte, ins. Gesner* || 16 praecipu(a)e **DPKJLSM** (*u. Sven.*^{1} *627 n. 1*) praecipui **G** | badius **DPKJLSM,** *Isid.* baidius **G** | abineus **ω** (*ἅπαξ λεγ. et uox obscura*) uel auienus *in marg.* **S**^{2} albineus (*ἅπαξ λεγ.*) *edd.* (*om. Isid.*) | ruseus **J** roseus **VS,** *Isid.* || 17 murteus **DPL** mirteus **KJS** myrteus **G,** *Isid.* musteus **M** | gilbus **ω** (*cf. TLL 6, 2: 1993, 39*) giluus *Isid.* | guttatus **DKJGS** guttadus **P** guttanus **L** gutatus **M** | candissimus **D** || 19 pulchritudine *fort. delendum* (*cf. Isid.* uarius ex nigro ... distinctus) | abineo **DPKS** albineo **JLGM** | badio **S**^{1} uadio **DPKS**^{2}**M** baido **G** ualidio **JL** | colore *ante* mixtus *ins.* **G**

cum quouis colore, spumeus maculosus, murinus obscurior. sed in admissariis praecipue legamus clari et unius coloris. ceteri uero despiciendi, nisi magnitudo meritorum culpam coloris excuset.

Eadem in equabus consideranda sunt, maxime ut sint 4
longi et magni uentris et corporis. sed hoc in generosis seruetur armentis. ceterae passim toto anno inter pascua dimissis secum maribus inpleantur. equarum natura est partum spatio duodecimi mensis absoluere.

Illud in admissariis seruandum est, ut mediis aliquibus spatiis separentur propter noxam furoris alterni. sed his armentis pascua legamus pinguissima, hieme aprica, frigida et opaca prouideamus aestate, nec adeo mollibus locis nata ut ungularum firmitas de asperitate nil sentiat.

Si equa marem pati noluerit, trita squilla naturalia 5
eius infecta libidinem concitabunt. deinde grauidae non urgeantur nec famem frigusque tolerent nec inter se locis conprimantur angustis. generosas equas et quae masculos nutriunt alternis annis summittere debebimus, ut pullis puri et copiosi lactis robur infundant; ceterae passim
replendae. aetas incipientis admissarii quinti anni initio 6
esse debebit. femina recte et bima concipiet, quia post decennium iners ex ea suboles et tarda nascetur.

Pulli equarum nati manu tangendi non sunt, quia eos tactus laedit adsiduus. quantum ratio patitur, defendantur a frigore. in pullis pro aetatis merito ea sunt consideranda quae signum bonae indolis monstrant, quae in patribus

§ 4 (sed hoc ... absoluere) *Colum. 6, 27, 3* | (Illud ... alterni) *cf. Colum. 6, 27, 8* | (sed his ... sentiat) *Colum. 6, 27, 2* ‖ § 5 *Colum. 6, 27, 10—13* ‖ § 6 (aetas ... nascetur) *Colum. 6, 28* | (Pulli ... frigore) *Colum. 6, 27, 12* | (in pullis ... documentum) *Colum. 6, 29, 1*

1 cum quouis] cumcouis **P** cocumuis **L** | colere **J** ‖ 3 meritorum magnitudo *cum notis reu.* **S** ‖ 4 coloris *om.* **J** | excusset **P** ‖ 6 longae **S** ‖ 7. 8 pasua demissis **M** ‖ 9 duodecim **L** ‖ 10 Illud in] bin **K**¹ ‖ 14 ut] et **K** | nihil **K** ‖ 15 marem] rem **K**¹ ‖ 16 libidine **G** | concitabit **G** excitabunt **S** ‖ 18 angustus **M** ‖ 19 annis *om.* **S**¹ | debebunt **K** ‖ 20 robor **DPKJL** | infundent **M**¹ ‖ 22 bina **S**¹ ‖ 23 suboles] sub soles **M** ‖ 24 equarum] earum **L** ‖ 25 defendatur **L** | 26 a] ad **P** ‖ 27 boni **KJ**

uel matribus spectanda praecepi. dabit et hilaritas, ala-
7 critas agilitasque documentum. nunc domandi sunt pulli, ubi tempus bimae aetatis excesserint. consideranda sunt magna, longa, musculosa et arguta corpora, testiculi pares, exigui et cetera quae in patribus dicta sunt; mores, ut uel ex summa quiete facile concitentur uel ex incitata festinatione non difficile teneantur.

8 Aetatis consideratio talis est: bimo et sex mensum dentes medii superiores cadunt. quadrimo canini mutantur. infra sextum annum molares superiores cadunt. sexto anno quos primo mutauit exaequat. septimo anno omnes dentes eius explentur. latent abhinc aetatis notae; sed prouectioribus tempora cauari incipiunt, supercilia canescere, dentes plerumque prominere.

Hoc mense omnia quadrupedia, maxime equos, castrare debemus.

14 XIIII. De mulis et asinis

Si quem mulorum genus creare delectat, equam magni corporis, solidis ossibus et forma egregia debet eligere, in qua non uelocitatem, sed robur exquirat. aetas a quadrima usque in decennem huic admissurae iusta conueniet. si asinus equam fastidit admissus, ostensam prius asinam, donec coeundi uoluptas sollicitetur, adhibemus. qua sub-

§ 7 (nunc ... excesserint) *Colum. 6, 29, 4* | (consideranda ... dicta sunt) *supra § 2* | (mores ... teneantur) *Colum. 6, 29, 4* || § 8 (aetatis ... prominere) *Colum. 6, 29, 5* | (Hoc ... debemus) *cf. Colum. 11, 2, 33* || **c. 14** § 1 (equam ... conueniet) *Colum. 6, 36, 2* | (si asinus ... alieni) *Colum. 6, 36, 4*

1 alacritas *om.* **K** || 3 bine **M** || 5 et *ante* exigui *ins.* **M** || 6 summa ... uel ex *om.* **D** *δι' ὁμοιοτέλευτον* | ex incitata **KJSM** (*cf. Colum.* ex concitato) in excitata **PLG** incitate **D** || 8 mensum **DPK**^{1}**JLM** mensium **K**^{2}**GS** || 9 superioris **J** | quadri- *tantum* **M** (*sp. rel.*) || 9—10 quadrimo ... cadunt *om.* **P**^{1}**L** || 10 sex **M** || 11 primos *Colum.* (*sed cf. Pel. 1*) | mutauit **KJSM** mutabit **DPLG** || 12 notae] nocte **JLS**^{1} || 13 curuari **S**^{1} || 15 quadrupe **K**^{1}**J** | eques **G** quod **M** || 18 quem] quidem **LG** || 19. 20 in qua *om.* **D**^{1} || 20 robor **DPKJL** || 23 sollicetur **J** | quanta (nta *exp.*) **K**

ducta equam libido incitata non spernet et raptus in-
lecebris generis sui in permixtionem consentiet alieni. si 2
morsu furens laedit obiectas, aliquatenus labore mitescat.
creantur ex equo et asina uel onagro et equa. sed gene-
rosius nullum est huiusmodi animal quam quod asino
creante nascetur. utiles tamen admissarii nascentur ex
onagro et asina, qui post in subole secutura agilitatem
fortitudinemque restituant. admissarius tamen asinus 3
sit huiusmodi: corpore amplo, solido, musculoso, strictis
et fortibus membris, nigri uel murini maxime coloris aut
robei. qui tamen si discolores pilos in palpebris aut auri-
bus geret, colorem subolis plerumque uariabit. minor
trimo, maior decenni non debet admitti. annicula mula 4
debet a matre depelli et per montes asperos pasci, ut
itineris laborem in tenera aetate solidata contempnat.
minor uero asellus maxime agro necessarius est, qui et
laborem tolerat et neglegentiam propemodum non
recusat.

XV. De apibus 15

Hoc mense maxime apibus solet morbus incumbere. nam post hiberna ieiunia titymalli et ulmi amaris floribus, qui prius nascuntur, auidius adpetitis solutionem uentris incurrunt et pereunt, nisi adfueris uelocitate remědii. praebebis ergo mali granati cum uino Aminneo grana contrita uel uuae passae cum rore Syriaco et austeri

§ **2** (si morsu ... mitescat) *Colum. 6, 37, 1* | (creantur ... restituant) *Colum. 6, 37, 3–4* ‖ § **3** (admissarius ... uariabit) *Colum. 6, 37, 6–7* | (minor ... admitti) *Colum. 6, 37, 9*: *locum resp. Isid. orig. 12, 1, 40* ‖ § **4** (annicula ... contempnat) *Colum. 6, 37, 11* | (minor ... recusat) *Colum. 7, 1, 1–2* ‖ **c. 15** § **1** (Hoc mense ... remedii) *Colum. 9, 13, 2* | (praebebis ... huiusmodi) *Colum. 9, 13, 5–6*

1 incitatam **K** ‖ **3** obiecto **G** ‖ **4** et *ante* ex *ins. Schmitt* ‖ **7** qui post] quae est **JL** | secura **D** | agilitate **K** ‖ **8** et fortitudinem **G** ‖ **11** robei **DPKJL** rubei **GSM** | auribus] naribus **S**[1] ‖ **12** generet **S** | bubolis **M** ‖ **13–14** admitti ... debet *om.* **S** ‖ **15** solidate **L** ‖ **16** agro] aratro **G** ‖ **24** praebebis] implebis **G** | ami*neo **S** amineo **G** amminneo **M** ‖ **25** contrita] trita **S**[1] | pasre **M** | syraco **M** | austeri **DPKJLSM** (*u. Widst. 28sqq.*; *Sven.*[1] *44*) austero **G**

uino uel simul omnia leuigata et incocta uino aspero. quae deinde in ligneis canalibus refrigerata ponantur. item rosmarinus aqua mulsa decoctus congelatur et in
2 imbrice ponitur sucus huiusmodi. quod si horridae uidentur atque contractae torpere silentio et mortuarum corpora frequenter efferre, canalibus ex canna factis mel cum gallae puluere uel siccae rosae coctum debebis infundere. illud ante omnia expediet, ut putres partes fauorum uel uacuas ceras, quas aliquo casu examen ad paucitatem redactum non ualebit inplere, semper recidas acutissimis ferramentis subtiliter, ne mota alia pars fauorum cogat apes domicilia concussa deserere.

3 Nocet apibus plerumque felicitas sua. nam si nimiis floribus annus exuberat, dum solam curam gerendi mellis exercent, de prole nil cogitant. cuius omissa reparatione populus idem labore confectus extinguitur totius gentis exitio. itaque cum mellis nimietatem uideris ex florum grandi et continua messe defluere, interiectis ternis diebus clauso foramine non eas patiaris exire. ita ad generandam subolem conferentur.

4 Nunc circa Kalendas Apriles curandi sunt aluei, ut omnia purgamenta tollantur et sordes quas tempus contraxit hibernum et uermiculi et tineae et araneae, quibus corrumpitur usus fauorum, et papiliones, qui uermiculos stercore suo faciunt nasci. tunc fumus incensi sicci bubuli stercoris adhibeatur, qui aptus est apium saluti. quae purgatio frequenter usque in autumni tempora celebretur. haec omnia ceteraque efficies castus et sobrius et alienus a balneis uel a cibis acribus et odoris inmundi atque omnibus salsamentis.

§ 2 (quod si ... infundere) *Colum. 9, 13, 7* | (illud ... deserere) *Colum. 9, 13, 11—12* || § 3 *Colum. 9, 13, 13—14* || § 4 *Colum. 9, 14, 1—3*

2 in *om.* **K** || **6** offerre **KG** || **10** semper *om.* **S**^{1} || **13** facilitas **K**^{1} | nimius **L**^{1} nimis **G** || **14** annis **J** | exuberet **D**^{1} | gerendi **DPKJLGS** generandi **V**^{2}**M** (*cf. Verg. georg. 4, 205*) | mellis *om.* **S**^{1} || **15** nihil **G** || **18** continuam esse *dist.* **DPKJLM** || **23** uermiculae **D**^{1} | tinaè **L** | et^3 *om.* **K** || **25** fumus **V**^{2}**SM** fimus **DPKJLG** || **28** alineus **L** || **29** uel a] et *Schneider* | a^2 *om.* **M**

XVI. De horis 16

Hic mensis ad deprehendendas horas consensit Octobri.

Hora I	pedes XXV
Hora II	pedes XV
Hora III	pedes XI
Hora IIII	pedes VIII
Hora V	pedes VI
Hora VI	pedes V
Hora VII	pedes VI
Hora VIII	pedes VIII
Hora VIIII	pedes XI
Hora X	pedes XV
Hora XI	pedes XXV

TITVLI MENSIS APRILIS

I De Medica serenda et disciplina eius
II De inserenda olea uel oleastro, de uineis et seminariis fodiendis et inserendis uitibus et agris umidis et pinguibus proscindendis
III De hortis: in eo de caulibus, item de apio, de atriplice, de ocimo cum disciplinis suis, item de melone, cucumere, porro, cappari, serpyllo, colocasio, lactucis, beta, cepullis, coliandro, intibis, cucurbitis ac menta
IIII De pomis: in eo de zizyfa cum disciplina sua et de aliis pomis quorum suis mensibus disciplina descripta est
V De oleo uiolacio et uino

2 deprehendas **KJL** | consensit **DPKLM** consentit **JGS** ‖ 5 XI] XIII **KJ** ‖ 6 VIII] XI **KJ** ‖ 7 VI] VIIII **KJ** ‖ 8 V] VII **KJ** ‖ 9 VI] VIIII **KJ** ‖ 10 VIII] XI **KJ** ‖ 11 XI] XIII **KJ** ‖ 14 medicina **L** ‖ 15 olea *om.* **G** | et *om.* **K** ‖ 17 prosciendis **J** ‖ 20 colocasio **PKJLGSM** collocasio **D**^{1} colocasia **D**^{c} ‖ 21 beta **SM** betae **DPKJLG** | coriandro **M** | cocurbit **K** ‖ 22 ac menta *om.* **S**^{1} ‖ 23 de^1 *om.* **S**^{1} | zyzyfa **L** zizifa **GSM** ‖ 24 destructa **L** discripta **M** ‖ 26 uiolatico **L**

VI De armentis: in eo de uitulis nutriendis, de tonsuris et signaturis
VII De apibus: in eo de uestigandis apibus et purgandis aluearíis
VIII De horis

MENSIS APRILIS

1 ### I. De Medica serenda et disciplina eius

Hoc mense in areis quas ante, sicut diximus, praeparasti Medica serenda est. quae semel seritur et decem annis permanet, ita ut quater uel sexies possit per annum recidi. agrum stercorat, macra animalia reficit, curat aegrota. iugerum eius toto anno tribus equis abunde sufficit. singuli quiati seminis occupant locum latum pedibus quinque,
2 longum pedibus decem. sed mox ligneis rastellis obruantur iacta semina, quia sole citius conburuntur. post sationem ferro locum tangi non licet, sed rastris ligneis frequenter
3 herba mundetur, ne teneram Medicam premat. prima messis eius tardius fiat, ut aliquantum semen excutiat. ceterae uero messes quam uolueris cito peragantur et iumentis praebeantur. sed primo parcius praebenda est nouitas pabuli. inflat enim et multum sanguinem creat. ubi secueris, saepius riga. post paucos dies, cum fruticare coeperit, omnes alias herbas runcato. ita et sexies per annum metis et annis decem poterit manere continuis.

c. 1 *Colum. 2, 10, 25–28* || § 1 (sicut diximus) *supra lib. 3, 6*

1–2 de tonsuris et signaturis *om.* **G** || 3 uistigandis **L** || 4 aluearíis *om.* **G** || 7 *tit. om.* **KJ** || 8 in areis] inartis **G** | preparari **M** || 9 medicina **JL** | in *ante* decem *ins.* **L** || 10 unum *ante* annum *ins.* **K** || 13 quiati **DPKJLS**^{1} quati **G** uel ciati *in marg.* **S**^{2} cyati **M** | seminibus **K** || 14–15 obruantur. iacta *dist.* **DPKJL** || 15 conburantur **G**^{1} || 16 ferro] ferrum **K**^{1} sero **G** | loco **K**^{1} | licet] appellet **J** || 17 teneram] terena **J** | premet **D**^{1} || 18 mensis **JLM** | excutiet **J** || 22 securis **JS**^{1} | fruticare **KS**^{2}**M**, *cod.* **S** *Colum.* fructicare **P** fructificare **DJLGS**^{1}, *codd.* **AR** *Colum.* || 24 potuit **L**

II. De inserenda olea et cetera 2

Nunc locis temperatis oliua inseratur. quae inseritur
inter corticem more pomorum, sicut supra dictum est. sed
ut oleastro inseras, contra illud quod ex olitueto insito et
casu incenso renascitur oleaster infelix, sic prouidendum
est: positis prius oleastri brachiis in scrobe in qua dispo-
nemus inserere; scrobes ita replebimus, ut mediae uacuae
sint. cum conprehenderit oleaster, inseremus in infimo uel 2
insitum ponemus, et insitionem prope infra terram nutrie-
mus. deinde sicut adolescit, terram subinde colligimus. ita
commissura in profundo latente, quisquis urit aut caedit
oliuae locum non auferet pullulandi; quae et apertam rede-
undi felicitatem de olea et occultam ualendi feracita-
tem de oleastri conexione retinebit. aliqui oleas in radici- 3
bus inserunt et, ubi conprehenderint, cum aliqua parte
radicis auellunt et transferunt more plantarum. Graeci
oleas ab octauo Kalendarum Aprilium die usque in tertio
Nonas Iulias inseri debere praecipiunt, ita ut locis frigidis
serius, calidis maturius inseratur.
Locis frigidissimis nunc uinearum fossio ante Idus per-
agenda est et si qua de Martio mense restabunt. uites 4
quoque inserimus. seminaria, quae sunt ante facta, herbis
liberentur et leuiter circumfodiantur. nunc locis mediocri-
ter siccis milium seremus et panicum. hoc mense pingues

c. 2 §§ **1–2** *ex fonte ignoto (an Garg. Mart.?)*; *cf. Verg. georg. 2, 302–314*; *Colum. 5, 11, 2*; *infra carm. de ins. uu. 53–54* | (supra dictum) *lib. 3, 17* ‖ § **3** (aliqui ... plantarum) *Geopon. 9, 16, 4* | (Graeci ... inseratur) *cf. Geopon. 3, 4, 3*; *9, 16, 3* ‖ §§ **3–4** (Locis ... circumfodiantur) *Colum. 11, 2, 35* ‖ § **4** (nunc ... firmata sunt) *Colum. 11, 2, 33 et 32*

1 OLEA INSERENDA **J** ‖ **2** inseritur **S**^{1} ‖ **5** renascuntur **S**^{1} ‖ **6** disponimus **M** ‖ **10** collegimus **K** colligemus **S**^{1} ‖ **12** auferret **D** | pupullandi **J** ‖ **13** de olea ... feracitatem *om.* **GM** | occulta **L** ‖ **14** aliquin **G** ‖ **17** octabo **D**^{1} octouo **G** | terciam **G** ‖ **19** inseratur **DPKJLGS** (*u. Widst. 22*) inserantur **VM** ‖ **21** qua] quae **G** | restabunt **S** (*cf. 3, 23, 2*) restabant **DPKJLGM** (*def. Widst. 63sq.*; *Sven.*^{1} *466*) ‖ **22. 23** liberentur herbis *cum notis reu.* **M** ‖ **24** seremus **E** *rhythmi causa, sed fort. audacius recepi* serimus **DPKJLGSM**

campi et agri qui diu aquam tenent proscindantur post Idus, cum et omnes herbas protulerunt et earum semina nondum maturitate firmata sunt.

3 III. De hortis

Hoc etiam mense ultimo et prope uere transacto brassicam serere possumus. quae cauli seruiet, quia quimae tempus amisit.

Nunc apium bene seritur locis calidis et frigidis terra quali uolueris, dum modo ibi umor adsiduus est, quamuis nasci, si necesse fuerit, et in siccitate non deneget; et prope omnibus mensibus a primo uere ad autumnum
2 seratur extremum. ex ipsius genere est ipposelinon, durius tamen et austerius, et eleoselinon molli folio et caule tenero quod nascitur in lacunis, et petroselinon maxime locis asperis. haec omnia genera possunt habere diligentes. apios maiores facies, si semen quantum tribus digitis conprehendi potest linteolo clauseris rariore et breui fossa obrueris. ita omnium seminum germen capitis unius soliditate nectetur. crispi fiunt, si semina ante tundantur uel si super areas nascentes aliqua pondera uolutentur aut pedibus proculcentur enata. apii semina uetustiora citius nascuntur, quae nouella sunt, serius.

3 Hoc mense atriplicem seremus, si rigare poterimus, et Iulio uel ceteris usque ad autumnum mensibus. amat adsiduo umore satiari. semen statim, cum spargitur,

c. **3** *ex Garg. Mart.* ‖ § **1** (brassicam) *u. supra 3, 24, 5—7* ‖ §§ **1—2** (Nunc apium ... serius) *de apio u. Colum. 11, 3, 33—34; Plin. nat. 19, 158; Geopon. 12, 23, 1—2 (cf. 12, 29, 5)* ‖ § **2** (ex ipsius ... lacunis) *Plin. nat. 19, 124* | (petroselinon) *Colum. 11, 3, 36; Plin. nat. 20, 118* ‖ § **3** *de atriplice u. Colum. 11, 3, 42; Plin. nat. 20, 219—221*

1 tenent] terreant **M** ‖ **2** protulerint **S** ‖ **5** uero **L** | brasicam **KJ** brassica **M** ‖ **6** quimae] id est cimae *add.* **S**² ‖ **7** admisit **JL** ‖ **8** tunc **G** ‖ **9** ubi **KM** ‖ **12** ex] et **KJ** in **G** |ipposerinon **P** ‖ **13** oleoselinon **KJGS** ‖ **13—14** molli ... petroselinon *om.* **G** ‖ **16** digitis tribus *cum notis reu.* **S** ‖ **20** nascentes] acentes **G** ‖ **21** renata **M**

obruendum est; herbae ei subinde uellantur. transferri etsi necessarium non est, cum bene seritur, tamen potest melius adolescere, si spatio rariore pangatur et iuuetur suco laetaminis et umoris. ferro tamen semper est reciden-dum, quia ita pullulare non cessat.

Nunc ocimum seritur. cito nasci dicitur, si statim, cum 4
seueris, aqua calida perfundas. rem miram de ocimo Martialis adfirmat, quod modo purpureos modo albos flores modo russeos pariat et, si ex eo semine frequenter seratur, modo in serpyllum modo in sisymbrium mutetur.

Hoc etiam mense melones et cucumeres seruntur et 5
porrus, et in primordio capparis et serpyllum et colocasei plantaria ponemus, et lactucas et betas et cepullas et coliandrum seremus, et intiba secunda satione, quibus utamur aestate, et cucurbitas et mentam radice uel planta.

IIII. De pomis 4

Zizyfa. Locis calidis Aprili mense zizyfum conseremus, frigidis uero Maio uel Iunio. amat loca calida, aprica. seritur ossibus et stipite et planta. crescit tardissime.

§ 4 *de ocimo u. Colum. 11, 3, 34; Plin. nat. 19, 111–116 et 176* ‖ § 5 (melones) *supra 4, 9, 6* | (cucumeres) *supra 4, 9, 7–9* | (porrus) *supra 3, 24, 11–12* | (capparis) *infra 10, 13, 2–3* | (serpyllum) *supra 4, 9, 17* | (colocasei) *supra 3, 24, 14* | (lactucas) *supra 2, 14, 1–4* | (betas) *supra 3, 24, 10* | (cepullas) *supra 3, 24, 3–4* | (coliandrum) *supra 4, 9, 15* | (intiba) *infra 11, 11, 1* | (cucurbitas) *supra 4, 9, 16* | (mentam) *supra 3, 24, 9* ‖ c. 4 *ex Garg. Mart.* ‖ §§ 1–3 *de zizyfis u. Plin. nat. 15, 47; 17, 75; Geopon. 10, 43–44*

1 etsi **V²M** ei (*breu. spat. rel.*) **S** et **DPJL**, *eras.* **K** (*uoc. om.* **G**) ‖ 5 quia **QSM** qui **DPKJLG** | pullare **M** ‖ 6 citius **K** ‖ 8 marcialis **L** | purporeos **KJ** purporeus **L** ‖ 9 russeos **DKGM** ruseos **J** rosseos **P** roseos **S** ruseus **L** | si **GSM** sic **DPKJL** | eo] eodem **G** ‖ 10 sisymbrium **KJ** sisimbrium **GSM** sisibrum **DPL** ‖ 12 porrum **GSM** | colocasei ω (*cf. 3, 24, 14*) ‖ 14 coliandrum **D** (*cf. 3, 24, 2; 6, 5 etc.*) coriandrum **PKJLGSM** (*cf. 4, 9, 15*) ‖ 15 menta **J** ‖ 16 plantam **L** ‖ 18 ZIZYFA **DPJ** ZYZYFA **K²LG** ZIZIFA **S** ZYZAFA **K¹** | prili **M** | zizyfum **S** zyzyfum **DPKL** zizifum **JGM** | seremus **M** ‖ 19 frigidis ... Iunio *om.* **M** | fridis **L** | aprica calida **M**

sed si plantam ponas, Martio magis terra molli, si ossibus
seras, in scrobe palmari, ita ut terna grana per scrobem
cacuminibus ponantur inuersis. quibus in imo et in summo
adfundatur laetamen et cinis et herbis adnascentibus
2 manu planta liberetur erumpens. cum pollicis soliditati
similis fuerit, transferatur in locum pastinatum uel in
scrobem. terram diligit non nimis laetam, sed proximam
tenui atque ieiunae. per hiemem prodest illi ut circa
codicem lapidum cumulus adgeratur, qui aestate debet
3 auferri. si arbor haec tristis est, ferrea strigili subrasa
hilarior fiet uel si fimum bubulum radicibus modice et
frequenter adfundas. zizyfa collecta matura in longo uase
fictili seruantur oblito et loco sicciore conposito. uel recens
lecta poma si guttis uini ueteris perfundas, efficitur, ne ea
rugarum deformet adtractio. seruantur etiam decisa cum
ramis suis aut sua fronde inuoluta atque suspensa.
4 De pomis aliorum mensum. Hoc etiam mense locis
temperatis mala granata ponuntur ea ratione qua dictum
est, et inseruntur. nunc circa Kalendas Maias persicus
inoculari potest quo more inplastratur ficus, sicut diximus
cum de insitione loqueremur. hoc mense calidis locis citri
arbor inseritur, sicut supra memoraui. nunc locis frigidis
fici plantaria disponemus seruantes eam quae supra dicta
5 est disciplinam. nunc etiam ficum debemus inserere in
ligno uel sub cortice, sicut ante praecepi, et eam locis
siccis inoculare. nunc palmarum planta, quam cefalonem

§ 4 (mala granata) *u. supra lib. 4, 10, 1—10* | (persicus) *infra 12, 7, 7* | (ficus ... diximus) *supra 4, 10, 31—32* | (citri) *supra 4, 10, 16* || §§ 4—5 (nunc ... inoculare) *supra 4, 10, 23—36* || (palmarum) *infra 11, 12, 1—2*

1 si[1] *om.* **J** | planta **M** | ponamus **K**[1] || **2** seras] seram **L** | terna] terra **P**[1] || **3** et in summo *om.* **G** || **5** solidati **D**[1]**PM** || **7** digit **K** | nimis] minis **J** || **8** prode est **DL** || **9** lapidem **L** | cumulis **L** | qui **GSM** quia **DPKJL** || **10** arbos **P** | ferre astrigili *dist.* **D**[1]**PKJL** ferro astrigili **G** || **12. 13** fictili uase **M** || **15** cum] et **K** || **17** ALIARVM **D** | MENSVM **DP** MENSVVM **KJL** MENSIVM **S** MENS̄ **G** | mense etiam **M** || **18** malo **S** | qua] quia **J** | dictu **G** || **20** more (re *in ras.*) **S**[2] modo **E** | inplastatur **L** || **21** loqueretur **KJ** | locis calidis **G** || **22** diximus *ante* memoraui *ins.* **M** || **23** ea **J** || **26** quam] quem **D**[1] quae **G** | cephalonem **S**

uocamus, locis apricis et calidis est ponenda. hoc mense sorbum poterimus inserere in se, in cydoneo, in spina alba.

V. De oleo et uino uiolacio 5

Tot uiolae uncias infundas quot olei libras miseris, et diebus quadraginta sub diuo habere debebis. uiolae purgatae, ut de rore nil habeat, libras quinque uini ueteris decem sextariis debebis infundere et post triginta dies decem mellis ponderibus temperare.

VI. De armentis 6

Hoc mense uituli nasci solent. quorum matres abundantia pabuli iuuentur, ut sufficere possint tributo laboris et lactis. ipsis autem uitulis tostum molitumque milium cum lacte misceatur saliuati more praebendum. nunc locis calidis tondeantur oues, et serotini fetus hoc mense signentur. nunc prima est admissura, quae excellit, arietum, ut agnos iam maturos hibernum tempus inueniat.

VII. De apibus 7

Hoc mense locis aptis apes quaeremus. sed loca mellifica indicant apes, si circa fontes frequentissimae pascantur; nam si rariores uidebuntur, in his locis mellificari utiliter

§ 5 (sorbum) *supra 2, 15, 4* ‖ c. 5 *ex fonte ignoto*; *cf. Apic. 1, 4, 1* ‖ c. 6 (Hoc mense … praebendum) *Colum. 6, 24, 4–5* | (nunc … oues) *cf. Varr. rust. 2, 11, 6*; *Colum. 7, 4, 7*; *Geopon. 18, 8, 1 et u. infra lib. 6, 8* | (serotini … signentur) *Colum. 11, 2, 38* | (nunc prima … inueniat) *Colum. 7, 3, 11* ‖ c. 7 §§ 1–6 *Colum. 9, 8, 7–14*

3 abba **L** ‖ 4 VIOLATIO **KG** VIOLACEO **DPJLS** ‖ 5 infundas **V**^{2}**M** (*om.* **DPKJLGS**: *u. Widst. 32*; *Sven.*^{1} *189*) | quot] quod **K**^{1}**JL** ‖ 7 nil **DPKJLM** nihil **GS** ‖ 8 sext. decem **M** | debemus **L** debes **S**^{1} ‖ 8–9 debebis … mellis *om.* **KJ** ‖ 9 ponderibus *om.* **M** ‖ 11 Hoc mense] Haec melle **L** | etiam *ante* mense *ins.* **M** ‖ 13 mollitumque **G** inolitumque **L** ‖ 14 saliua timore *uel sim. dist.* ω saliuatim ori **G** | est *post* praebendum *ins.* **K** ‖ 16 admissuram **J** ‖ 17 agnus **J** ‖ 18 DE INVESTIGANDIS APIB. IN EO ET PVRGANDIS **G** ‖ 19 aptis] apricis **M**

non potest. quod si frequentes aquantur, ubi sint examina
2 earum, hoc genere possumus inuenire. ac primo quam
longe sint exploremus aut proxime: rubricam liquidam
breui uasculo infusam geramus et obseruemus fontes aut
aquas uicinas. tunc dorsa apum bibentium tangat illo
liquore tincta fistucula atque ibidem moremur. si cito
reuersae fuerint quas tinximus, hospitia earum proxima
esse noscemus, si tarde, spatio longiore summota. quod
pro mora temporis aestimamus. ad proxima facile uenies;
3 ad longinqua hoc genere perduceris: cannae unum inter-
nodium cum suis recidis articulis et in latere aperies. ibi
mel exiguum uel defritum mittis et iuxta fontem pones.
cum ad eum conuenerint apes atque ingressae fuerint
post odorem, foramen pollice claudis adposito et unam
tantum patieris exire. cuius fugam persequere; ea tibi
partem demonstrat hospitii. cum ipsam coeperis non
uidere, alteram continuo dimittis et sequeris. ita singulae
subinde dimissae te faciunt usque ad locum examinis
4 peruenire. aliqui mellis breuissimum circa aquas uasculum
ponunt, de quo cum apes aquanda gustauerit, ad com-
mune pabulum pergens alias exhibebit. quarum frequen-
tiam subinde crescentem notata reuolantium parte usque
ad examina persequeris.
5 Quod si est examen in spelunca reconditum, fumo
eicietur et, cum exierit, aeris sonitu territum in frutice
uel in aliqua siluae se parte suspendet et ita admoto uas-

1 frequenter **D** ‖ **3** rubrica **M** ‖ **4** generamus (ne *exp.*) **K** | obruemus **D**^{1} ‖ **5** tangat ω (*u. Widst. 32*) tangamus *edd.* ‖ **6** fistucula **DLM**, (cula *in ras.*) **S**^{2} (*u. Sven.*^{1} *118sq.*) fisticula **PKJ** festucula **G** fistula **E** ‖ **10** intermodium **G** ‖ **11** recisis **S**^{1} | ubi **S** ‖ **12** defructum (c *eras.*) **S** defrictum **M** ‖ **13** conuenerint] cum uenerint **L** uenerint **J** peruenerint **M** ‖ **14** adposito *om.* **S**^{1} | unum **S**^{1} ‖ **15** patieris *om.* **J** ‖ **16** ipsam *om.* **KJ** ‖ **16.17** uidere non **M** ‖ **17.18** subinde singulae **G** ‖ **18** demisae **S**^{1} ‖ **20** apes … gustauerit] *locum expediuit Widst. 33sq.* | apes ω (*de forma nom. u. TLL 2: 235, 32*) apis *edd.* | aquanda **DPKJLGM** aquando *edd.* aquam degustauer*t **S** (-int **E**) ‖ **21** frequentiam] etiam **M** ‖ **23** persequere **J** ‖ **24** examen *om.* **M** | fumo **V**^{2}**SM** fimo **DPKJLG** ‖ **25** iecietur **L** | exerit **P** | sonitum **J** ‖ **26** parte siluae *cum notis reu.* (se *om.*) **G** | suspendat **K**

culo recipietur. si uero in cauae arboris ramo fuerit, acutissima serra idem ramus supra infraque decisus et munda ueste coopertus poterit adferri et inter aluearia conlocari. uestigantur autem mane, ut tota dies sufficiat ad sequen- 6
dum. nam uespere peracto opere ad aquas plerumque non redeunt. uasa autem quibus recipiuntur perfricanda sunt citreagine uel herbis suauibus et conspargenda imbre mellis exigui. quod si uerno fiat et circa fontes aluearia sic tincta ponantur, locis quibus apum frequentia est multitudinem sibi sponte conducent, si tamen seruari a furibus possint.

Hoc etiam mense, sicut supra, purganda sunt aluearia 7
sordibus et necandi papiliones qui maxime abundant florentibus maluis. quos hoc genere intercipiemus: uas aeneum miliario simile, id est altum et angustum, uespere inter aluearia conlocemus et in fundo eius ponamus lumen accensum. illuc papiliones conuenient et circa lumen uolitabunt et angustia uasculi ab igne proximo interire cogentur.

VIII. De horis 8

Huius mensis horae horis mensis Septembris aequantur hoc genere:

Hora I	pedes XXIIII
Hora II	pedes XIIII
Hora III	pedes X
Hora IIII	pedes VII
Hora V	pedes V
Hora VI	pedes IIII

§ 7 (Hoc … sordibus) *u. supra lib. 4, 15, 4* | (necandi … cogentur) *Colum. 9, 14, 9*

3 adferre **K** || 4 toto **G** | dies **SM** die **DPKJLG** || 6 perfriganda **M** || 9 sic] si **JL** | tincta] tanta **D** || 10 sibi] si **M** || 10. 11 a furibus] asuribus **KJ** || 11 possunt G^1 || 12 purgata **K** || 14 inter *post* uas *ins.* **L** || 17 conueniet K^1**J** | uolitabant **L** || 18 igni **G** | cogetur **K** || 23 XXIIII] XXIII **KJ** || 24 XIIII] XIII **KJ** || 25 X] XI **KJ** || 26 VII] VIIII **KJ** || 27 V] VII **KJ** || 28 IIII] V **K** VI **J**

Hora VII	pedes V
Hora VIII	pedes VII
Hora VIIII	pedes X
Hora X	pedes XIIII
Hora XI	pedes XXIIII

TITVLI MENSIS MAII

I De panico et milio, de florentibus satis, de recidendo feno

II De nouellae sarmentis relinquendis et pampinandis uitibus

III De proscindendis et aperiendis nouis agris

IIII De occandis uitibus arboribusque et rude caedenda, fodiendis seminariis, putandis oleis ac lupino uertendo

V De hortis: in eo de spatiis, de apio, coliandro, melone, cucurbita, carduo, radice, ruta

VI De pomis: de flore mali Punici, persico inplastrando, citro inserendo et ficu plantanda uel inserenda, de zizyfa et palma plantanda

VII De armentis: in eo de castrandis bubus

VIII De tonsuris ouium

VIIII De caseo faciendo

X De apibus

XI De pauimentis et solariis

XII De lateribus faciendis

XIII De rosato

XIIII De oleo liliacio

1–5 *pedum numeros om.* **L** ‖ **1** V] VII **KJ** ‖ **2** VII] VIIII **KJ** ‖ **3** X] XI **KJ** ‖ **4** XIIII] XIII **K** ‖ **5** XXIIII] XXIII **K** ‖ **7** florentis **G** | et *post* satis *ins.* **K** ‖ **9** papinandis **JL** ‖ **12** arbustibusque **K** ‖ **15** et oleribus *post* spatiis *ins.* **S** | coliandro **D** (*cf. infra c. 5*) coriandro *cett.* ‖ **17** male **G** ‖ **19** plantandum **G** plantandis **M** ‖ **26** roseo **G** ‖ **27** liliacio **DPS** (-tio **KG**) libacio **J** (-tio **M**) liliaco **L**

XV De oleo roseo
XVI De rodomelli
XVII De rosis uiridibus seruandis
XVIII De horis

MENSIS MAIVS

I. De panico et milio, de florentibus satis, de recidendo feno 1

Locis frigidis et umectis panicum seremus et milium more quo dixi. nunc omnia prope quae sata sunt florent neque tangi a cultore debebunt. florent autem sic: frumenta et hordeum et quae sunt seminis singularis octo diebus florebunt et deinde per dies quadraginta grandescent flore deposito usque ad maturitatis euentum. quae uero duplicis seminis sunt, sicut faba, pisum, ceteraque legumina, quadraginta diebus florent simulque grandes-
cunt. hoc mense in locis siccis, calidis siue maritimis fena 2
recidantur, prius tamen quam exarescant. quod si pluuiis infusa fuerint, conuerti ante non debent quam pars eorum summa siccata est.

II. De nouellae sarmentis relinquendis et pampinandis uitibus 2

Nunc consideremus nouella uitis sarmenta quae protulit, et ei pauca et solida relinquamus et adminiculis firmemus, donec brachia prolata durescant. non autem

c. 1 § 1 (Locis ... dixi) *u. supra lib. 4, 3* | (nunc. ... grandescunt) *Colum. 2, 11, 9–10* ‖ § 2 *Colum. 2, 18, 1* ‖ c. 2 § 1 *Colum. 4, 6, 1–2*

1 rose **J** rosato **G** ‖ 3 uiridibus **K^2V^2SM**, *man. rec. in* **D** uiribus **DPK^1JLG** ‖ 9 more *om.* **L** | quo] quoque **L** quod (d *exp.*) **M** ‖ 11 singuli **G** ‖ 12 dein **G** ‖ 13 ad *om.* **G** ‖ 16 in *om.* **M** ‖ 17 exarescunt **J** arescant **G** | pluuis **K^1** pluiis *ut uid.* **L** ‖ 18 debebunt **PS** ‖ 22 nouellae **QS^1** *probat Widst. 34sq. sed locum recte interpretatus est Schneider (qui minime tamen textum ita mutare debuisset)*: nouella uitis quae protulit sarmenta ‖ 23 adminuculis **L**

amplius resectae et pullulanti uiticulae quam duae uel
tres materiae relinquantur et alligentur propter iniuriam
uenti. ideo autem tres materias dixi debere dimitti, ne
dissipantibus uentis nulla remaneat, si in primordio reli-
2 queris pauciores. hoc mense pampinari conueniet. sed
tunc est oportuna pampinatio, cum teneri rami digitis
stringentibus crepabunt sine difficultate carpentis. haec
res uuas efficit pinguiores et maturitati consulit solis
admissu.

3 III. De proscindendis et aperiendis nouis agris

Nunc quoque pingues agri et herbosi proscindantur.
sed si agros incultos uolueris aperire, considerabis siccus
an umidus sit ager, siluis aut gramine, frutectis uestitus
aut filice. si umidus erit, fossarum ductibus ex omni parte
siccetur. sed apertae fossae notae sunt, caecae uero hoc
genere fiunt: inprimuntur sulci per agrum transuersi alti-
tudine pedum ternum; postea usque ad medietatem lapi-
dibus minutis replentur aut glarea et super terra, quam
2 egesseramus, aequatur. sed fossarum capita unam paten-
tem fossam petant, ad quam decliues recurrant. ita et
umor deducetur et agri spatia non peribunt. si defuerint
lapides, sarmentis uel stramine subiecto coperiantur uel
quibuscumque uirgultis. sed si nemorosus est, extirpatis
3 aut raro relictis arboribus excolatur; si lapidosus, per
macerias saxorum turba collecta et purgari poterit et
inde muniri. iuncus et gramen et filices frequenti aratione

§ 2 *Colum. 4, 7, 1* ‖ c. 3 *Colum. 2, 2, 8—13*

1 pululanti **LG** pupulanti **J** ‖ 4 relinqueris **JGM** relinque **S**¹ ‖ 7 crepabant **J** ‖ 8 res *om.* **M** | consulet **K** consulis **J** ‖ 10 PRO-SINDENDIS **G** ‖ 11 Hunc **K** ‖ 12 si *ante* siccus *exp.* **S** ‖ 13—14 siluis ... filice *om.* **S**¹ ‖ 14 ficile *ut uid.* **G** ‖ 15 caecae] ceterae **G** ‖ 17 usque ad medietatem] ternum ad meridianam **P**¹ ‖ 18 munitis **G** | replentur *om.* **G** | terram **GS** ‖ 19 aequetur **G** ‖ 20 quam] aquam **J** ‖ 21 spatio **M** ‖ 22 cooperiantur **KJG** operiantur **S** ‖ 23 nemerosus **M** | ager *post* est *ins.* **S**² ‖ 25 materias **S**¹ maceries **J** | turbas **L** | purgari] turbari **S**¹ ‖ 26 muneri **P** | felices **JL** | frequentia ratione **J**

uincentur. sed filicem, si saepe fabam conseras uel lupinos et si subinde nascentem mucrone falcis incidas, intra exiguum tempus absumes.

IIII. De occandis uitibus arboribusque et rude caedenda, fodiendis seminariis, putandis oleis ac lupino uertendo 4

Hoc mense arbores et uites, quae ablaqueatae fuerant, occare, hoc est operire, iam conuenit. nunc ad rudem faciendam silua caedatur, quando omni fronde uestita est. caedendi autem hic modus est, ut optimus operarius in alta silua modii spatium, mediocris uero tertia minus
possit abscidere. nunc et seminaria fodiuntur adsidue, et 2
locis praegelidis et pluuiosis oleae putantur et eis muscus abraditur. ac si qui lupinum stercorandi agri causa seminauit, aratro illum nunc debebit euertere.

V. De hortis 5

Hortorum spatia, quae per autumnum seminibus inplenda destinantur aut plantis, nunc conueniet pastinare. hoc mense apium bene seritur, sicut ante iam dictum est, uel coliandrum et melones et cucurbitae, carduus et radices et ruta pangetur. porri quoque planta transfertur, ut rigationibus animetur.

c. 4 § 1 (Hoc ... conuenit) *Colum. 11, 2, 40* | (nunc ... abscidere) *ex suo add. Pallad. uidetur* ‖ § 2 (nunc ... abraditur) *Colum. 11, 2, 41* | (ac si ... euertere) *Colum. 11, 2, 44* ‖ c. 5 *ex Garg. Mart.* | (apium) *u. supra 5, 3, 1—2* | (coliandrum) *supra 4, 9, 15* | (melones) *supra 4, 9, 6* | (cucurbitae) *supra 4, 9, 16* | (carduus) *supra 4, 9, 1—4* | (radices) *infra 9, 5, 1—3* | (ruta) *supra 4, 9, 13—14* | (porri) *supra 3, 24, 11—12*

1 felicem **J** | si *om.* **L** ‖ 2 et si] sed **J** | mocrone **L** ‖ 3 adsumes **L** ‖ 4 RVDE *ut uid.* **S** (*cf. supra ind.*) RVR(A)E **DPKJLG** | CEDANDA **K** ‖ 5 SEAEAMINARIIS **P** ‖ 6 arboris **J** | fuerint **K** ‖ 7 operis **J** ‖ 8 fronte **L** ‖ 9 hic] hoc **JL** ‖ 10 mediocres **K** | minus] manus **J** ‖ 12 pluicsis **D** | ole **M** | eis] ei **G** ‖ 13 ac **DPKJLGS^{2}M** (*cf. 1, 20*) at **VS^1** | qui **DPKJSM** quis **GV** (*om.* **L**) | seminauit **SM** (*cf. Colum.* seuit) seminabit **DPKJLG** ‖ 16 Hortum **J** ‖ 17 aut] ut **G** | plantes **G** ‖ 18 bene ser. apium *cum notis reu.* **S** ‖ 19 coriandrum **GS^{1}M** ‖ 21 ut] cum **L**

6 ## VI. De pomis

Locis calidis nunc mala Punica florere incipiunt. ramus ergo cum flore, sicut Martialis dicit, si obruto circa arborem fictili uase claudatur et, ne resiliat, ligetur ad palum, pro uasculi magnitudine pomum reddit autumno. hoc etiam mense locis calidis inplastrari persicus potest. locis frigidis nunc citri arbor inseritur, ut ea quae dicta est disciplina seruetur. nunc frigidis locis zizyfum conseremus et ficum uel inserimus. hoc etiam mense palmae planta disponitur.

7 ## VII. De armentis

Nunc castrandi sunt uituli, sicut Mago dicit, tenera aetate, ut fissa ferula testiculi conprimantur et paulatim confracti resoluantur. sed hoc luna decrescente uerno uel autumno fieri debere praecepit. alii ligato ad machinam uitulo duabus angustis regulis stagneis sicut forcipibus ipsos neruos adprehendunt, qui Graece cremasteres di-
2 cuntur. his conprehensis tentos testiculos ferro resecant et ita recidunt, ut aliquid de his capitibus neruorum suorum dimittatur haerere. quae res et sanguinis nimietatem prohibet et non omnino iuuencos subducto robore uirilitatis effeminat. nec admittendum est, quod plerique faciunt, ut statim castratos coire conpellant. nam certum est ab eis generari, sed ipsos fluxu sanguinis interire. uulnera uero castraturae cinere sarmentorum et spuma

c. 6 *ex Garg. Mart.* | (mala Punica) *u. supra 4, 10, 5* | (persicus) *infra 12, 7, 7* | (citri) *supra 4, 10, 16* | (zizyfum) *supra 5, 4, 1* | (ficum) *supra 4, 10, 31–32* | (palmae) *infra 11, 12, 1* || **c. 7 §§ 1–3** *Colum. 6, 26* || **§ 1** (Mago) *nomen ex Colum.*

3 florere **J** | marcialis **L** | si] sicut **L** || **4** legetur **L** ligeretur **M** || **5** redit **KL** reddidit **D** | autumno] aut trunco **L** || **7** frigidus **L** | locis frig. **M** || **9** et ficum ... inserimus *om.* **G** | inseremus **M** || **9. 10** planta palmae **G** || **12** castrati **K**[1] | magno **M** || **13** serula **J** || **14** decrescento **L** || **16** forcibus **G** || **17** greces **M** | κρεμαστῆρες *edd.* || **20** dimittantur **M** | sanguis **J** | nimia etatem **M** || **21** prohibetur **K** | sub *ante* subducto *ins.* **P** | subdito **G** || **22** est *om.* **G** || **23** facient **D**[1] || **24** est *om.* **KJ** || **25** cinerere **J**

linentur argenti. castratus abstineatur a potu et cibis 3 pascatur exiguis ac sequenti triduo praebeantur ei tenerae arborum summitates et frutecta mollia et herbae uiridis coma dulciore sagina roris aut fluminis. pice etiam liquida mixto cinere et modico oleo post triduum uulnera diligenter ungenda sunt.

Sed melius genus castrationis sequens usus inuenit: alligato enim iuuenco atque deiecto testiculi stricta pelle 4 clauduntur atque ibi lignea regula premente deciduntur ignitis securibus uel dolabris uel, quod est melius, formato ad hoc ferramento, ut gladii similitudinem teneat. ita enim circa ipsam regulam ferri acies ardentis inprimitur unoque ictu et moram doloris beneficio celeritatis absumit et ustis uenis ac pellibus a fluxu sanguinis strictis plagam cicatrix quodam modo cum ipso uulnere nata defendit.

VIII. De tonsuris ouium 8

Locis temperatis nunc ouium celebranda tonsura est. sed tonsas oues hoc unguine medicemur: sucum decocti lupini, faeces uini ueteris et amurcam pari mensura miscebis et in unum corpus omnia redacta curabis adlinere. post triduum deinde, si mare uicinum est, litori 2 mergantur extremo; si in mediis terris pascimus, aqua caelestis cum sale paululum decocta sub diuo debebit pecorum tonsa et uncta membra diluere. hoc enim modo curatum pecus toto anno nec scabrum fieri dicitur et prolixas lanas creare fertur ac molles.

§4 *ex suo add. Pallad.*: *u. Sven.*[2] *130*; *cf. Hipp. B. 99, 1* (*de equo*) ‖ c. 8 *Colum. 7, 4, 7–8*

2 sequenti **J** sequente *cett.* ‖ 3 uirides **K** ‖ 4 coma dulciore] cum adulciore **J** | dulcior. asagina **G** | rore **S** ‖ 5 mixta **G** | modio **S**[1] ‖ 6 unguenda **G** ‖ 7 gener **J** ‖ 8 testiculis **K** ‖ 10 ignitis *om.* **M** (*sp. rel.*) ‖ 12 ipsa **G** ‖ 14 usis **J** | a *om.* **M** | plagis **L** ‖ 15 quodam modo **GSM** quod admodo **DPKJL** | uuln. nata] uulnerata **M** ‖ 17 est *om.* **G** ‖ 19 et amurcam ... mensura *om.* **G** | armucam **S** | mensuram **J** ‖ 20 adlinire **JS**[1]**M**[1] ‖ 21 postriduum **L** ‖ 22 pascimur **G** ‖ 23 decoctas **J** ‖ 24 et uncta] cuncta **S** | unta **L** ‖ 25 curandum **J**

9 VIIII. De caseo faciendo

Hoc mense caseum coagulabimus sincero lacte coagulis
uel agni uel haedi uel pellicula quae solet pullorum uentri-
bus adhaerere, uel agrestis cardui floribus uel lacte fi-
culno. cui serum debet omne deduci, ut [et] ponderibus
urgeatur. ubi solidari coeperit, loco opaco ponatur aut fri-
gido et pressus subinde adiectis pro adquisita soliditate
ponderibus trito ac torrefacto sale debet aspergi et iam
2 durior uehementius premi. post aliquos dies solidatae
iam formulae per crates ita statuantur, ne inuicem se
unaquaeque contingat. sit autem loco clauso et a uentis
remoto, ut teneritudinem seruet atque pinguedinem. uitia
casei sunt, si aut siccus sit ⟨aut salsus⟩ aut fistulosus.
quod eueniet, si aut parum prematur aut sales nimios
accipiat aut calore solis uratur. in recenti caseo conficiendo
aliqui nucleos uirides pineos terunt atque ita lacte mixto
3 gelant. aliqui thymum tritum et frequenter colatum
congelant. qualemcumque etiam saporem uelis, efficere
poteris adiecto quod elegeris condimento, seu piperis seu
cuiuscumque pigmenti.

10 X. De apibus

Hoc mense incipiunt augeri examina et in extremis fauorum partibus maiores creantur apiculae. quas aliqui

c. 9 *Colum. 7, 8* ‖ § 1 (pellicula ... adhaerere) *Geopon. 18, 19, 2* | (cui serum ... urgeatur) *locum resp. Isid. orig. 20, 2, 33* ‖ c. 10 *Colum. 9, 14, 4*; *hunc locum respexit Isid. orig. 12, 8, 3*

2 coagulabimus **GSM** (-uimus **KJ**) quoagulauimus **P** quagulauimus **DL** | coagulis **M** quagulis **DPKJLGS** ‖ 3 pellicula] licula **G** ‖ 5 omne] curae **K**^{1} | *seclusi* ‖ 6 solidare **K** | coeperit **QVSM** coepit **DPKJLG** ‖ 7 abiectis **J**^{1} | solidate **M** ‖ 8 torefacto **J** ‖ 9 aliquos ω (*u. Sven.*^{1} *319*) aliquot *edd.* | soliditati **G** ‖ 11 unaquaque **K** ‖ 12 uitiati **J** ‖ 13 *add. Pontedera ex Colum.* ‖ 14 euenit **S**^{1} | parum] non satis **G** ‖ 15 calorem **J** | aduratur (ad *exp.*) **S** ‖ 16—17 nucleos ... aliqui *om.* **L** ‖ 16 pineo **M** | atque *om.* **G** ‖ 18 congectant **K** ‖ 22 examina] semina **L**

reges putant, sed Graeci eos oestros appellant et necari iubent, quia requiem concutiunt quiescentis examinis. nunc papiliones abundant, quos necemus more quo dixi.

XI. De pauimentis et solariis 11

Nunc circa extremum mensem pauimenta in solariis
fiunt. quae in frigidis regionibus et ubi pruinae sunt glacie
suspenduntur et pereunt. sed si hoc placuerit, sternemus
duplices ordines tabularum transuersos atque directos
et paleam uel filicem supra constituemus aequaliter.
aequabimus saxo quod manum possit inplere. pedaneum 2
super rudus inducimus et adsiduo uecte densamus. tunc
antequam rudus siccetur, bipedas quae per omnia latera
canaliculos habeant digitales iungemus, ita ut calce uiua
ex oleo temperata bipedarum canales, qui inter se conec-
tendi sunt, inpleantur et earum coniunctio rudus omne
coperiat. nam siccata omnis materia unum corpus efficiet
et nullum transmittet umorem. postea sex digitorum 3
testacium superfundimus et frequenter uirgis uerberabi-
mus, ne rimis possit aperiri. tunc tessellas latiores uel ta-
bellas qualescumque marmoreas aut paginas inprimemus
et hanc constructionem res nulla uitiabit.

XII. De lateribus faciendis 1

Hoc mense lateres faciendi sunt ex terra alba uel creta uel rubrica. nam qui aestate fiunt celeritate feruoris in summa crate siccantur interius umore seruato. quae res

c. 10 (Graeci) *nomen ex Colum.* | (dixi) *supra 5, 7, 7* ‖ c. 11 *Cet. Fau. 19* ‖ c. 12 *Cet. Fau. 10*

1 eos *om.* **J** | oestros *Schmitt* eostros *ω* costros (*'dicti quod castra ducant'*) *Isid.* *οἴστρους* *edd. ex Colum.* ‖ **2** exanimis **J** ‖ **3** quo] quod **JL** ‖ **5** in] qui **J** ‖ **10** aequauimus **DPK¹JL** | explere **S¹** ‖ **11** rudis **L** | densemus **M** | tun **M** ‖ **13** habent **G** ‖ **14** pedarum carnales **J** ‖ **15** coniunctio **DPK¹JL** coniectio **G** coniunctione **K²VSM** ‖ **16** coperiat *scripsi* (*cf. 9, 8, 5*) coperiatur **D¹PK** cooperiatur **DᶜJGSM** cooperiantur **L** | siccata] sic apta **J** ‖ **18** uerberauimus **DPK¹JL** uerberamus **M** ‖ **19** rimus **L** | latiores] altiores **S¹** ‖ **22** FACIENDIS *om.* **G** ‖ **25** crate *ω* (*u. Gronov. obs. 3, 18*) cute *ed. Ald.* | seruetur **K**

scissuris eos faciet aperiri. fiunt autem sic: terra creta diligenter et omni asperitate purgata mixta cum paleis diu macerabitur et intra formam lateri similem reprimetur. tunc ad siccandum relicta subinde uersabitur ad solis aspectum. sint uero lateres longitudine pedum duorum, latitudine unius, altitudine quattuor unciarum.

13 XIII. De rosato

Quinque libras rosae pridie purgatae in uini ueteris decem sextariis mergis et post triginta dies decem despumati mellis libras adicies et uteris.

14 XIIII. De oleo liliacio

Per olei libras singulas dena lilia curabis infundere et uas uitreum quadraginta diebus locare sub diuo.

15 XV. De oleo roseo

In olei libras singulas rosae purgatae singulas uncias mittis et septem diebus in sole suspendis et luna.

16 XVI. De rodomelli

In suci rosae sextariis singulis libras singulas mellis admisces et diebus quadraginta sub sole suspendis.

17 XVII. De rosis uiridibus seruandis

Rosas nondum patefactas seruabis, si in canna uiridi stante fissa recludas, ita ut scissuram coire patiaris, et

c. 13 *ex fonte ignoto; cf. Plin. nat. 14, 106; Geopon. 8, 2* || **c. 14** *ex fonte ignoto* || **c. 15** *ex fonte ignoto* || **c. 16** *ex fonte ignoto; cf. Geopon. 8, 29* || **c. 17** (Rosas ... uolueris) *Geopon. 11, 18, 12*

1 eos scissuris **M** | creta] creata **J** || 2 omnia asperita **M** || 3 lateris similitudine **G** || 4 ad^{2}] a **J** || 8 in *om.* **K** || 10 libras *om.* **S**^{1} || 11 LILIACEO **S**^{1} LIBACIO **G** || 12 oleibras **J** || 16 mellis *ante* mittis *ins. ed. Ald., nescio quare* || 18 suce **J** || 20 VIRIBVS **G**

eo tempore cannam recidas quo rosas uirides habere uolueris. aliqui olla rudi conditas ac bene munitas sub diuo obruunt ac reseruant.

XVIII. De horis 18

In horarum mensuris Maius respondet Augusto.

Hora I	pedes XXIIII
Hora II	pedes XIIII
Hora III	pedes VIIII
Hora IIII	pedes VI
Hora V	pedes IIII
Hora VI	pedes III
Hora VII	pedes IIII
Hora VIII	pedes VI
Hora VIIII	pedes VIIII
Hora X	pedes XIIII
Hora XI	pedes XXIIII

TITVLI MENSIS IVNII

I De area paranda

II De messibus

III De agris proscindendis; de uineis occandis, fodiendis; uicia, feno Graeco, lenticula, faba, lupino colligendis

IIII De hortis: in eo de brassica, apio, betis, radicibus, lactucis, coliandro

V De pomis: in eo de flore Punici, de piro, de melo, zizyfo, fico; de inplastratione

c. 17 (aliqui ... reseruant) *Geopon. 11, 18, 8*

1 uiridas **G^{1}** ‖ **2** ruda **G** ‖ **5** respondit **PS^{1}** ‖ **6** XXIIII] XXI **K** ‖ **7** XIIII] XI **K** ‖ **8** VIIII] XI **J** VIII **L** ‖ **9** VI] VII **K** VIIII **J** ‖ **10** IIII] V **K** VII **J** ‖ **11** III] V **J** ‖ **12** IIII] V **K** VII **J** ‖ **13** VI] VII **K** VIIII **J** ‖ **14** VIIII] XI **J** ‖ **15** XIIII] XI **K** ‖ **16** XXIIII] XXI **K** ‖ **19** mensibus **JLS^{1}M** ‖ **20** et *ante* de *ins.* **K** ‖ **21** fenigreco **J** ‖ **24** lacturarum **J** | coriandro **PS^{1}M** ‖ **26** ficu **KJ**

VI De armentis: in eo de castratura, de caseo, tonsuris
VII De apibus: in eo de legendo et conficiendo melle uel cera, de seruandis examinibus et signis eorum et regibus, de inopia examinum, de subplendis alueariis
VIII De pauimentis et latere
VIIII Qualiter fructuum uenturorum experimenta sumantur
X De oleo camemelo
XI De oenanthe
XII De alfita
XIII De horis

MENSIS IVNIVS

1 I. De area paranda

Hoc mense area paranda est ad trituram. cuius primo terra radatur, deinde effossa leuiter mixtis paleis et amurca aequatur insulsa; quae res a muribus et formicis frumenta defendit. tunc premenda est rotundo lapide uel columnae quocumque fragmento, cuius uolutatio possit eius spatia solidare. dehinc sole siccetur. aliqui mundatis areis aquas spargunt et minuta ibi pecora diu spatiari ac proculcare conpellunt, et cum terra ungulis stricta fuerit, spectant solidam siccitatem.

c. 1 *Colum. 2, 19*; *Geopon. 2, 26*; *cf. supra lib. 1, 36* | (columnae) *u. White*^{2} *185*

7 lateribus S^2 || 8 fructum **LM** | uentorum **J** || 10 camemelo **DPKLS** camomelo **G** camelo **JM** chamaemilleo *ed. Ald.* chamaemelino *Schmitt* || 11 De oenanthe **DPJSM** De oenante **K** Deo enante **L** Deo enantho **G** || 18 aequetur S^1**M** || 20 uoluptatio **J** || 21 spetia **K** | inundatis *Schneider* || 22 areis] aeris **P** | aquas **M** aquam **GS** aqua **DPKJL** (*u. Sven.*^{1} *632*) fabam *Schneider* || 23 terra] herba *Schneider* | fricta **G** || 24 spectam **L**

II. De messibus 2

Nunc primo hordei messis incipitur. quae consummanda est antequam grana refractis spicis lapsa decurrant, quia nullis sicut triticum folliculis uestiuntur. quinque modios recidere potest pleni agri opera una messoris experti, mediocris uero tres, ultimi etiam minus. sed hordei culmos iacere in agris aliquantum sinamus, quia fertur hoc more grandescere. nunc etiam mense postremo locis mari- 2
timis et calidioribus ac siccis tritici messis absciditur. quam paratam esse cognoscis, si aequaliter spicarum populus maturato rubore flauescat.

Pars Galliarum planior hoc conpendio utitur ad metendum et praeter hominum labores unius bouis opera spatium totius messis absumit. fit itaque uehiculum quod duabus rotis breuibus fertur. huius quadrata superficies 3
tabulis munitur, quae forinsecus reclines in summo reddant spatia largiora. ab eius fronte carpenti breuior est altitudo tabularum. ibi denticuli plurimi ac rari ad spicarum mensuram constituuntur in ordine, ad superiorem partem recurui. a tergo uero eiusdem uehiculi duo breuissimi temones figurantur uelut amites basternarum. ibi bos capite in uehiculum uerso iugo aptatur et uinculis,

c. 2 § 1 (Nunc ... uestiuntur) *Colum. 2, 9, 15* | (quinque ... minus) *cf. Colum. 2, 12, 2* | (sed hordei ... grandescere) *ex fonte ignoto, sed cf. Colum. 2, 20, 2; 12, 52, 18* ‖ § 2 (nunc ... absciditur) *Colum. 11, 2, 54* | (quam ... flauescat) *Colum. 2, 20, 1–2* ‖ §§ 2–4 (Pars ... habetur) *cf. Varr. rust. 1, 50, 2; Plin. nat. 18, 296; et u. White*[1] *157sqq.*

1 MENSIBVS S^1 ‖ 2 inciditur (d *in ras.*) **S** | consummanda **GM** consumenda **DPJ** consummenda **L** (*per conp.* **KS**) ‖ 3 grana refractis **PLG** granare fractis **DKJ** grana** fractis **V** grana arefactis **SM** ‖ 5 plena **G** ‖ 7 agris *om.* **K** | aliquantulum **S** ‖ 7–8 hoc more fertur **S** ‖ 9 mensis **L** | abscidatur **K** ‖ 10 parata **M** ‖ 11 et *ante* maturato *ins.* **L** | robore **L** ‖ 12 metiendum *ut uid.* J^1 ‖ 14 totis **K** | mensis **L** | assumit **S** | itaque] absque **K** | uegiculum **M** ‖ 15 quadratas **K** quadra***ta **S** quadraginta **E** ‖ 18 dentili **G** | rari ω (*u. Renard 98sqq., cf. Isid. orig. 20, 14, 6*) apti *Thaer 59sq.* aptati *Blümner* (*Das röm. Privatleben, 1911, 569sq.*) ‖ 19 ordinem *edd.* ‖ 20 uero *om.* **K** ‖ 21 themones **DPKJLG** | amites] mittes **M** | amite sua sternarum **DL** | basternarum **KJS** uasternarum **PGM** ‖ 27 uinculis] uehiculis S^1

4 mansuetus sane, qui non modum conpulsoris excedat. hic ubi uehiculum per messes coepit inpellere, omnis spica in carpentum denticulis conprehensa cumulatur abruptis ac relictis paleis, altitudinem uel humilitatem plerumque bubulco moderante, qui sequitur. et ita per paucos itus ac reditus breui horarum spatio tota messis inpletur. hoc campestribus locis uel aequalibus utile est et his quibus necessaria palea non habetur.

3 III. De agris proscindendis; de uineis occandis, fodiendis; uicia, feno Graeco et ceteris colligendis

Nunc frigidissimis locis quae Maio sunt praetermissa faciemus. agros aeque proscindemus herbosis et gelidis partibus. uineta occabimus. colligemus uiciam. fenum Graecum resecamus ad pabulum. hoc mense locis frigidis peragenda est leguminum messis. itaque lenticulam collectam cineri mixtam bene seruabimus uel uasis oleariis aut
2 salsamentariis repletis statimque gypsatis. nunc et faba luna minuente uelletur, ante lucem sane, et antequam luna procedat, excussa et refrigerata ponatur. ita gurguliones non patietur infestos. hoc mense lupinus colligitur et, si placuerit, statim seretur ex area. sed longe ab umore est ponendus in horreis. sic enim diutissime custoditur, maxime si granaria eius adflauerit fumus adsiduus.

c. **3** § **1** (Nunc ... uiciam) *Colum. 11, 2, 46—50* | (fenum Graecum ... pabulum) *cf. Colum. 2, 10, 33* | (lenticulam ... gypsatis) *Colum. 2, 10, 16* || § **2** (nunc ... infestos) *Colum. 2, 10, 12* | (hoc ... adsiduus) *Colum. 2, 10, 2—3*

1 mansuetos **L** | non modum] nondum **KJ** || **5** insequitur **J** || **7—8** hoc ... habetur *om.* $\mathbf{D}^1$ || **8** talea $\mathbf{D}^c$ || **10** FENEGRECO **J** | CETERIS **PS** CETERA **KJL** (*per conp.* **DG**) || **11** locis frigidissimis **M** || **13** colligimus **G** || **14** resecemus **S** resecabimus *ed. Ald.* || **18** uellatur **K** || **19** excussata $\mathbf{S}^1$ || **20** collegitur **KJ** | colligitur lupinus *cum notis reu.* **S** || **22** podendus **M** | sic] si **G** || **23** adflauauerit **P**

IIII. De hortis 4

Hoc mense circa solstitium brassicam seremus, quam inchoante transferamus Augusto uel inriguo loco uel pluuia initiante madefacto. apium quoque bene serere poterimus, betas et radices et lactucas et coliandrum, si rigemus.

V. De pomis 5

Hoc etiam mense ramus Punici, sicut supra diximus, poterit intra fictile uasculum claudi, ut ad eius magnitudinem poma restituat. nunc pira uel mela, ubi ramos multa poma densabunt, interlegenda sunt quaecumque uitiosa, ut sucus qui ingrate his posset inpendi ad meliora uertatur. hoc etiam mense locis frigidis zizyfum serere poterimus. nunc caprificandae sunt arbores fici, sicut 2
in eius narrauimus disciplina. aliqui eas et hoc mense inserunt. locis frigidis persicus inoculatur, palmae planta circumfoditur.

Hoc mense uel Iulio celebratur insitio in pomis quae inplastratio dicitur. solis arboribus conuenit, quibus pinguis sucus in cortice est, ut ficis et oleis ac similibus, ut Martialis dicit, et persico. fit autem sic: ex nouellis 3
ramis et nitidis ac feracibus gemmam, quae bene adpare-

c. 4 *ex Garg. Mart.* | (Hoc ... madefacto) *de brassica u. infra lib. 10, 13, 1* | (apium) *supra 5, 3, 1–2* | (betas) *supra 3, 24, 10* | (radices) *infra 9, 5, 1–3* | (lactucas) *supra 2, 14, 1–4* | (coliandrum) *supra 4, 9, 15* || c. 5 *ex Garg. Mart.* || § 1 (Hoc ... restituat) *u. supra lib. 4, 10, 5* | (nunc ... uertatur) *cf. Plin. nat. 17, 260 et u. supra 3, 25, 16* | (zizyfum) *supra 5, 4, 1* || § 2 (nunc ... inserunt) *supra 4, 10, 28 et 32* | (persicus) *infra 12, 7, 7* | (palmae) *infra 11, 12, 2* | (Hoc mense ... persico) *cf. Garg. Mart. pom. 2, 12 (Mai 1, 402sqq.)*; *de inserendi generibus supra 3, 17, 1–6* || §§ 3–4 *cf. Colum. 5, 11, 9–11*

2 brasscicam M || 3 uel² *om.* M || 4 initante K¹ | madefacta G¹ | quoque *om.* M || 5 et radices et lactucas *om.* G | coriandrum PS¹M || 8 mense etiam M || 9 poterit *om.* L | claudi *iter.* L || 10 nunc] nam M | mela (e *ex* a) S || 12 posset ω (*cf. 11, 1, 2*) possit *Schmitt* || 13 serre D¹ sere L || 14 capricande M || 16 plante J || 18 uel *om.* G || 19 inpalastratio J || 21 marcialis L

bit sine dubio processura, duobus digitis quadratis circumsignabis, ut ipsa statuatur in medio, et ita subtiliter corticem leuabis acutissimo scalpro, ne gemma laedatur. item ex ea arbore, cui uelimus inserere, similiter cum gemma
4 tolletur emplastrum, nitido tamen atque uberi loco. tunc ibi conuenienter adstringitur et pressum circa gemmam uinculis cogitur sine germinis laesione cohaerere, ut ea, quae adpositae redditur, locum gemmae prioris includat. tum luto superlinis et liberam gemmam relinques. ramos superiores eius arboris secabis ac stirpes ac uiginti uno diebus exactis resoluto uimine uinculorum repperies externi seminis gemmam mire in arboris alienae membra transisse.

6 VI. De armentis: in eo de castratura, de caseo, tonsuris

Hoc etiam mense uituli recte, ut dictum est ante, castrantur. nunc etiam caseum iure conficimus, et oues in frigida regione tondemus.

7 VII. De apibus

Hoc mense aluearia castrabuntur, quae matura esse ad mellis redactum signis pluribus instruemur. primum, si plena sunt, apum subtile murmur audimus. nam uacuae sedes fauorum uelut concaua aedificia uoces, quas acceperint, in maius extollunt. quare cum murmuris sonus magnus et raucus est, agnoscimus non esse idoneas ad

c. 6 (dictum est) *supra lib. 6, 7* | (caseum ... conficimus) *supra 6, 9* | (tondemus) *supra 6, 8* || **c. 7** § **1** *cf. Colum. 11, 2, 50* | (primum ... fauorum) *ex suo add. Pallad. uidetur*

2 statur $\mathbf{K}^{1}$ || **3** ne] nec **L** | laetiatur **J** || **4** cui *om.* **KJ** || **5** inplastrum **S** || **6** astringitur **DGM** || **8** apposita **G** | locum] longum **L** | inducat **M** || **9** tum] tunc **M** | relinquis **K** || **10** ac uiginti] auiginti **KJ** || **11** reperies **GS** || **12** externis **M** || **13** transire **M** || **18** DE LEGENDO ET CONFICIENDO MELLE VEL CERA *add.* $\mathbf{S}^{2}$ || **20** redactum ω (*u. Gronov. obs. 1, 19, 2*) redditum *adnot. Politianus* || **21** suptiliter $\mathbf{M}^{1}$ | audiuimus (ui *exp.*) **D** audiamus **K** || **22** acciperint **L** acceperunt $\mathbf{S}^{1}$ || **23** murmoris **J**

metendum crates fauorum. item cum fucos a sedibus suis,
qui sunt apes maiores, grandi intentione deturbant, ma-
tura mella testantur. castrabuntur autem aluearia matu- 2
tinis horis, cum torpent apes nec caloribus asperantur.
fumus admouetur ex galbano et arido fimo bubulo, quem
in pultario factis carbonibus conuenit excitare. quod uas
ita figuratum sit, ut uelut inuersi infidubli angusto ore
fumum possit emittere. atque ita cedentibus apibus mella
recidentur. ad examinis pabulum hoc tempore pars fauo-
rum debet quinta dimitti. sane putres ac uitiosi faui de
aluearibus auferantur.

Nunc mella conficimus congestis in mundissimum sa- 3
banum fauis ac diligenter expressis. sed antequam pre-
mamus, partes fauorum corruptas uel pullos habentes
recidemus, nam malo sapore mella corrumpunt. mel recens
paucis diebus apertis uasculis habendum est atque in
summitate purgandum, donec refrigerato musti calore
deferueat. nobilius mel erit, quod ante expressionem se-
cundam uelut sponte profluxerit.

Hoc etiam mense ceram conficimus, quae in uase aeneo 4
feruenti aqua pleno minute concisis fauorum reliquiis
mollietur et deinde in aliis uasculis sine aqua resoluta
digeretur in formas.

Nunc, sed mense ultimo, noua egrediuntur examina. custos esse debebit attonitus, quia nouellae apes uagantibus animis iuuentute, nisi seruentur, effugiunt. exeuntia in aditu suo morantur uno aut duobus diebus; quae statim

§§ 1—3 (item ... profluxerit) *Colum. 9, 15* ‖ § 4 (Hoc etiam ... formas) *Colum. 9, 16, 1* ‖ § 4—9 (Nunc ... uber adparet) *Colum. 9, 9—11*

1 suis *om.* **M** ‖ 2 qui sunt apes maiores *ante* a sed. suis *pos. Schneider* (*u. Sven.*^{1} *549*) ‖ 3 mella testantur] mellantur **G** | alberia **L** ‖ 4 cum] et **K** | caloribus] laboribus **G** ‖ 5 arido] alio **L** ‖ 6 factis **DPKJLSM** (*u. Widst. 35*) fictis **G** (*unde* fictile *Schneider*) ‖ 7 uelut] uel **S**^{1} | augusto **J** ‖ 8 ita] inter **K** ‖ 10 quinta *om.* **M** | faui uiciosi **M** ‖ 11 albaribus **L** ‖ 12 coniectis **J** ‖ 13 fauus **J** | prememus **P**^{1} pre manus **J** ‖ 14 habentes pullos **M** ‖ 16 apertis *om.* **S**^{1} ‖ 20 in *om.* **D**^{1} ‖ 21 reliquis **M** ‖ 22 deinde] inde **S** ‖ 23 dirigetur **G** ‖ 25 attonitus *ω* (*u. Widst. 36*) adtentus *edd.* ‖ 26 iuuentute nisi] iubent ut enisi **DPKJL** ‖ 27 adito **L**

5 nouis aluearíis excipienda sunt. obseruabit autem custos adsiduus usque in octauam uel nonam horam, quia post haec tempora non facile fugere aut emigrare consuerunt, quamuis aliquae statim et procedere et abire non dubitent. signa futurae fugae haec sunt: ante biduum uel triduum acrius tumultuantur et murmurant. quod ubi adposita frequenter aure explorator agnouerit, sollicitior aduersum haec esse debebit.

6 Solent hoc signi et cum pugnaturae sunt facere. quarum pugnam conpescit puluis aut mulsae aquae imber aspersus. inest illi ad originis suae reparandam concordiam dulcis auctoritas. sed cum se agmina sic pacata in ramo aut loco quocumque suspenderint, si unius uberis eductione pendebunt, noris aut unum regem esse uniuersis aut reconciliatis omnibus manere concordiam. si uero duo uel plura ubera suspendens se populus imitatur, et discordes sunt et tot reges esse, quot uelut ubera uideris, confitentur.

7 Vbi globos apium frequentiores uideris, uncta manu suco mellissofilli uel apii reges requiras. sunt autem paulo maiores et oblongae magis quam ceterae apes, rectioribus cruribus neque grandibus pinnis, pulchri coloris et nitidi, leues sine pilo, nisi forte pleniorem quasi capillum gerunt in uentre, quo tamen non utuntur ad uulnus. sunt alii

2 assiduis **J** adsiduos **L** | in] ad **K** || 3 consueuerunt **G** || 8 debebit esse *cum notis reu.* **M** || 9 autem *ante* hoc *ins.* **KJ** | hoc signi *ω* (*u. Sven.*^{1} *207*) haec signa *edd.* || 10 pugnam **SM** pugna **PKJLV** pugnae (e *exp.*) **D** (*uoc. om.* **G**) | tumultum *ante* puluis *ins.* **G** | aquae] atque **J** || 12 actas **J** | agmine **P**^{1} || 13 loco *om.* **M** | educatione **S** || 14 aut unum] autunnum **M** || 15 enim *ante* uero *exp.* **M** || 16 planta *ante* plura *exp.* **M** | imitatur] inimicantur **S**^{1} || 16.17 discordesunt **P** || 17 quot **PGSM** quod **DKJL** || 19 globus **K**^{1}**L** | apum **GS**^{1} || 20 mellis sofilli **DPKLGS** mellisofilli **J** mellis soffili **M** | reges *om.* **G** || 21 oblongae *ω* oblongi *ed. Ald., Colum.* (*u. Sven.*^{1} *265*) || 22 cruribus *om.* **L**^{1} | pennis **GS**^{2} || 23 leues *ed. Ald., Colum.* lenes *ω* | pleniorem *Morgagni* (*cf. Colum.* leuesque ac sine pilo, sine spiculo, nisi quis forte pleniorem quasi capillum quem in uentre gerunt aculeum putat) pleniores *ω* uel leniores *in marg.* **S**^{2} *dubitari tamen potest an Pallad. ipse fontem satis diligenter exscripserit* | gerant **G**

fusci atque hirsuti, quos oportet extingui et pulchriorem relinqui. qui si frequenter uagatur cum examinibus, ereptis alis reseruetur. hoc enim manente nulla discedet.

Sed si nulla nascantur examina, duorum uel trium 8
multitudinem uasculorum in unum conferre possumus. dulci tamen liquore conspersas apes atque inclusas per triduum tenebimus adposito cibo mellis et exigua tantum spiracula relinquemus in cella. quod si uelis aluearium, cui per aliquam pestem multitudo subducta est, populi adiectione reparare, considerabis in aliis abundantibus ceras fauorum et extremitates quae pullos habent, et ubi signum nascituri regis inueneris, cum subole sua recides et in id aluearium pones. est autem hoc regis futuri signum: 9
inter cetera foramina, quae pullos continent, unum maius ac longius uelut uber adparet. sed tunc transferendi sunt, quando erosis coperculis ad nascendum maturi capita nituntur exerere. nam si inmaturos transtuleris, interibunt. si autem se subitum leuabit examen, strepitu aeris terreatur aut testulae. tunc ad aluearium rediet aut in proxima fronde pendebit, et inde in nouum uas herbis consuetis et melle conspersum manu adtrahatur aut trulla et, cum in eo loco requieuerit, uespere inter alia conlocetur.

VIII. De pauimentis et latere 8

Hoc etiam mense pauimenta faciemus sub diuo et lateres more quo dixi.

§ 9 (sed tunc ... interibunt) *Colum. 9, 13, 10* | (si autem ... conlocetur) *Colum. 9, 12* || c. 8 *cf. supra lib. 6, 11 et 12*

2 eruptis **KJG** exemptis *ed. pr.* exsectis *ed. Ald.* || 3 manante **D** || 4 nascantur *om.* **S**[1] || 6 apes *om.* **S**[1] | includas **D** | per] post **L** || 7 tenebimus] tenebuntur **K** | et *om.* **L** || 8 spiramina **S**[1] | quo die seuelis **P** | uelis] uel **S**[1] || 9 pestem] partem **G** || 10 ad lectione **M** || 13 reges **L** || 14 unum *om.* **J** || 15 uber] tuber *Harduinus* | appareat (*ult.* a *in ras.*) **S** || 16 cooperculis **GS** || 17 nam si] mansi **M** | inmaturos] iam maturos **G** || 19 albarium **P** | redigeт **J** || 21 conspersum *edd.* consperso **DPKJLSM** conspersa **G** || 24 LETERE **G**

9 VIIII. Qualiter fructuum uenturorum experimenta sumantur

Graeci adserunt Aegyptios hoc more prouentum futuri cuiusque seminis experiri. aream breuem loco subacto et umido nunc excolunt et in ea diuisis spatiis omnia frumenti uel leguminum semina spargunt. deinde in ortu caniculae, qui apud Romanos quarto decimo Kalendarum Augustarum die tenetur, explorant quae semina ortum sidus exurat, quae inlaesa custodiat. his abstinent, illa procurant, quia indicium noxae aut beneficii per annum futurum generi unicuique sidus aridum praesenti exitio uel salute praemisit.

10 X. De oleo camemelo

Per olei libras singulas camemeli herbae florentis auream medietatem, proiectis albis foliis quibus flos ambitur, unciarum singularum pondus infundis et quadraginta diebus in sole constitues.

11 XI. De oenanthe

Siluestres uuas, cum florent, sine rore colligimus; expandemus in sole, ne quid restet umoris et flos ad excutiendum siccior adparetur. tunc cribello spisso cernemus, ut grana non transeant sed flos solus decidat. hunc in melle seruamus infuso et, cum diebus triginta fuerit conditum, temperamus eo genere et more quo rosatum moris est temperare.

c. 9 *Geopon. 2, 15* (Aegyptios) τινές *Geopon., sed Aegyptii nominantur ap. Syr. 2, 16* | (quarto decimo ... die) τῇ ιθ' τοῦ Ἰουλίου μηνός *Geopon.* || **c. 10** *cf. Diosc. 3, 154* || **c. 11** *cf. Plin. nat. 14, 18; Geopon. 5, 51; Diosc. 5, 33* | (quo rosatum) *supra 6, 13*

1 VENTRORVM **P** || 3 more] mare **J** || 7 qui] quae **G** || 8 agustarum **K** || 9 abstine*nt **S** || 10 procurent **J** || 12 salutem **J** || 13 CAMEMELO **DPKJLG** CAMIMELO **S** chamaemeleo *uel sim. edd.* CHAMAEMELINO *Schmitt* || 14 camimeli **PKJS** chamimeli **DLG** chamemele **M** || 15 follis **M** || 16 infundes **G** || 18 DEO (A)ENANTHE **J** || 19 colligemus **G** conuenimus **K**^{1} | et *ante* expand. *ins.* **GS** || 21 cribello *om.* **M** || 22 transeant] seant **P** | hunc] hoc **S**^{1} || 23 in *ante* diebus *ins.* **P**

XII. De alfita 12

Hordeum semimaturum, cui adhuc superest aliquid de uirore, per manipulos ligabis et torrebis in forno, ut facile mola possit infringi, et in modio uno salis aliquantum, dum molitur, miscere curabis ac seruas.

XIII. De horis 13

Iunius ac Iulius horarum sibi aequa spatia contulerunt.

Hora I	pedes XXII
Hora II	pedes XII
Hora III	pedes VIII
Hora IIII	pedes V
Hora V	pedes III
Hora VI	pedes II
Hora VII	pedes III
Hora VIII	pedes V
Hora VIIII	pedes VIII
Hora X	pedes XII
Hora XI	pedes XXII

TITVLI MENSIS IVLII

I De iterandis agris, de messe triticea, de extirpandis uepribus et filectis, de arboribus operiendis, puluerandis nouellis

II De hortis: in eo de cepullis, radicibus, atriplice, ocimo, malua, beta, lactuca, porro; item napis et rapis cum disciplina sua

c. 12 *cf. Plin. nat. 18, 72–74*

2 Hordeo **L** | semimaturum **PS** seminaturum **DKJLM** seminarium **G** ‖ 3 terrebis **K**[1] ‖ 4 mola *om.* **L** | modio] medio **L** | uno] uino (i *eras.*) **D** ‖ 5 serues **G** ‖ 7 sibi *om.* **L** ‖ 8 XXII] XXI **L** XVIIII **K** ‖ 9 XII] VIIII **K** ‖ 10 VIII] VII **K** X **J** ‖ 11 V] VIII **J** ‖ 12 III] VI **J** IIII **PLG** ‖ 13 II] I **K** IIII **J** ‖ 14 III] VIII **J** ‖ 15 V] VIIII **J** ‖ 16 VIII] X **J** ‖ 17 XII] VIIII **K** ‖ 18 XXII] XVIIII **K** ‖ 21 arbustibus **K** ‖ 24 acimo **G** ocino **M**

III De pomis: in eo de inplastratione; de piro, melo, citreo, ficu, palma
IIII De armentis et gregibus: in eo de admittendis tauris et arietibus
V De extirpando gramine
VI De uino scyllite
VII De ydromelli
VIII De aceto scylletico
VIIII De senapi
X De horis

MENSIS IVLIVS

1 I. De iterandis agris, de messe triticea, de extirpandis uepribus et filectis, de arboribus operiendis, puluerandis nouellis

Hoc mense agri, qui Aprili proscissi fuerant, circa Kalendas iterentur. nunc locis temperatis tritici messis expletur more quo dictum est. siluestres agri utillime extirpabuntur arboribus atque uirgultis, cum luna decrescit, desectis radicibus atque conbustis. hoc mense arbores, quae in messe steterant, sectis messibus obruantur adgestione terrarum propter nimios solis ardores. opera una uiginti maximas obruet. nunc et nouellae uites mane et

c. 1 (Hoc ... iterentur) *Colum. 11, 2, 52* | (nunc ... dictum est) *Colum. 11, 2, 54*; *u. supra lib. 7, 2, 2* | (siluestres ... conbustis) *Colum. 11, 2, 52* | (hoc ... ardores) *Colum. 11, 2, 54* | (opera ... obruet) *cf. Colum. 11, 2, 40* | (nunc ... puluerari) *Colum. 11, 2, 55*

1 in eo de] in eodem in eo de *sic* **L** || **2** fucu **K** || **3** in eo et gregibus *cum notis reu.* **S** || **7** ydromelli **DPM** hydro melli **L** idromelli **G** hidromelli **S** idromelle **KJ** || **12–14** DE MESSE ... NOVELLIS *om.* **JL** || **12** MENSSE **P** MENSE **G** || **14** de *ante* puluerandis *ins.* **S** *qui litt. minusc. usus est* || **15** proscisi **DPK**[1] procisi **J** proscisci **L** || **16** mensis **PL** | expleretur **L** || **17** quo] quod **JL** || **19** defectis **G** | arbores *om.* **S**[1]**M** || **20** in messe] inuerse **M** || **20** adgestionem **J** || **21** nimias **G** | ardore **K** ardoris **S**[1] uespere iam calore deposito effodi debent et auerso gramine puluerari. hoc mense utiliter uel ante caniculares dies filices extirpabis et caricem.

II. De hortis 2

Hoc etiam mense cepullas serimus inriguis aut frigidis locis et radices et atriplicem, si rigare possumus, et ocimum, maluas, betas, lactucas et porros rigandos.

Hoc mense loco riguo napos seremus et rapa solo putri
et soluto nec spisso. locis umidis laetantur et campis, sed
napus in sicco et prope tenui atque deuexo et sabuloso
melior nascitur. loci proprietas utrumque semen in alterum 2
mutat. nam rapa in alio solo per biennium sata mutantur
in napos, alio uero napus transit in rapa. subactum solum
stercoratum uersatumque conquirunt, quod et ipsis et
segetibus proderit quae ibi anno eodem seruntur. iugero
raporum quattuor sextarii, napi autem quinque sufficiunt. si spissa sunt, interuelles aliqua, ut cetera roboren- 3
tur. ut uero semina maiora redigantur, eruta rapa foliis
omnibus purgas et ad dimidii digiti crassitudinem in
caule succides. tunc in sulcis diligenter subactis octonis
digitis separata obrues et inicis terram et calcabis. ita
magna nascentur.

c. 1 (hoc ... caricem) *Colum. 11, 2, 62* ‖ **c. 2** *ex Garg. Mart.* ‖ § 1 (cepullas) *u. supra lib. 3, 24, 3–4* | (atriplicem) *supra 5, 3, 3* | (ocimum) *supra 5, 3, 4* | (maluas) *infra 11, 11, 3* | (betas) *supra 3, 24, 10* | (lactucas) *supra 2, 14, 1–4* | (porros) *supra 3, 24, 11–12* ‖ §§ 1–3 (Hoc mense ... nascentur) *de napis et rapis u. Colum. 2, 10, 22–24; Plin. nat. 18, 126–132; cf. Geopon. 12, 21. locum ex ipso Colum. sumptum putat Sven.* ^{2}*172sq.* ‖ § 2 (nam rapa ... in rapa) *respexit Isid. orig. 17, 10, 8*

1 offodi **KJ** | euerso **M** ‖ 3 felices **JLS**^{1} | stirpabis **M** ‖ 5 aut] ac **G** | in *ante* frigidis *ins.* **M** ‖ 6 atriplice **G** | possimus **KJ** ‖ 8 inriguo **V**, *edd.* ‖ 10 napos **L** ‖ 11 nascitur melior **G** ‖ 12 sata *om.* **S**^{1} ‖ 13 napus] napos **P**^{1} napis **L**^{1}**S**^{1} | transiit **K** ‖ 15 seruntur eodem **M** ‖ 16 autem] minora **K**^{1} ‖ 17 sint **G** ‖ 18 redigantur maiora **G** | sapa **K** ‖ 19 purgabis *ed. Ald.* | et *om.* **M** ‖ 20 nunc **J** ‖ 21 inicies **G** | inicis terram] in cisternam **L** ‖ 22 nescentur **P** nascetur **G**

3 III. De pomis

Hoc etiam mense inplastratio celebrari potest, sicut ante demonstraui, et pirus uel malus locis umidis nunc insita me explorante processit. hoc etiam mense in pomis serotinis quae ubertate nimia ramos onerauerunt, sicut praedixi, interlegenda sunt si qua uitiosa reppereris, ut arboris sucum uertamus ad meliorum nutrimenta pomo-
2 rum. nunc citri taleam loco inriguo, frigidis regionibus plantasse me memini et cotidianis animasse liquoribus, quae et nascendo et adferendo uotum felicitatis aequauit. hoc tempore locis umidis inoculari ficus et inseri citreum potest, mense iam medio palmae planta circumfodi. nunc locis temperatis amygdala matura sunt ad legendum.

4 IIII. De armentis

Hoc tempore maxime tauris summittendae sunt uaccae, quia decem mensum partus sic poterit maturo uere concludi; et certum est eas post uernam pinguedinem gestientes ueneris amare lasciuiam. uni tauro quindecim uaccas Columella adserit posse sufficere curandumque, ne concipere nequeant nimietate pinguedinis. si abundantia pabuli est in regione qua pascimus, potest annis omnibus in feturam uacca summitti; si uero indigetur hoc genere, alternis temporibus onerandae sunt, maximeque si eaedem uaccae alicui operi seruire consuerunt.

2 Hoc mense arietes candidissimi eligendi et admittendi sunt mollibus lanis, in quibus non solum corporis candor

c. 3 *ex Garg. Mart.* ‖ § 1 (demonstraui) *supra lib. 7, 5, 2—4* | (pirus) *supra 3, 25, 6* | (malus) *supra 3, 25, 17* | (praedixi) *supra 7, 5, 1* ‖ § 2 (ficus) *supra 4, 10, 32* | (citreum) *supra 4, 10, 16* | (palmae) *infra 11, 12, 2* | (amygdala) *supra 2, 15, 12* ‖ c. 4 § 1 *Colum. 6, 24, 1—4* ‖ §§ 2—5 (Hoc ... absumat) *Colum. 7, 2, 6; 7, 3, 1—14*

3 monstraui **M** | pirus] prius **PM** ‖ 6 reppererereris (*ult.* er *exp.*) **D** repereris **GM** ‖ 7 meliorem **D** ‖ 9 me *om.* **S**^{1} ‖ 10 et^{2} *om.* **G** | aequauit **S** aequabit **DPKJLGM** ‖ 15 summ. sunt tauris **S** ‖ 16 mensum **DPLM** mensium **GS** mensem **KJ** ‖ 21 de *ante* qua *ins.* **L** ‖ 22 futuram **G** | si *om.* **G** ‖ 23 eadem **D**^{c}**KM** ‖ 24 consueuerunt (*alt.* ue *exp.*) **S**

considerandus est sed etiam lingua. quae si maculis fuscabitur, uarietatem reddit in subole. de albo plerumque nascitur coloris alterius; de fuscis numquam, sicut Columella dicit, potest albus creari. eligemus arietem altum, procerum, uentre promisso et lanis candidis tecto, cauda longissima, uelleris densi, fronte lata, magnis testibus, aetatis trimae, qui tamen usque in octo annos potest utiliter inire. femina debet bima summitti, quae usque in 3
quinquennium feturae necessaria est; anno septimo deficit. eligenda est uasti corporis et prolixi uelleris ac mollissimi, lanosi et magni uteri. sed prouidendum est in hoc genere, ut pabuli ubertate saturetur et longe pascatur a sentibus, qui et lanam minuunt et corpus incidunt. ad- 4
mittendi sunt mense Iulio, ut nati ante hiemem conualescant. Aristoteles adserit, si masculos plures creari uelis, admissurae tempore siccos dies et halitum septentrionis eligendum et contra eum uentum greges esse pascendos; si feminas generari uelis, Austri captandos flatus et in eum pascua dirigenda ac sic ineundas matres. mortuarum uel uitiosarum numerus nouella subole reparetur. au- 5
tumno debiles quaeque pretio mutentur, ne eas inbecillas hibernum frigus absumat. aliqui duobus ante mensibus arietes a coitu reuocant, ut facem libidinis augeat dilatio uoluptatis. quidam coire sine discretione permittunt, ut hoc eis genere per annum totum fetura non desit.

§ 4 (Aristoteles) *nomen ex Colum.* (*u. Sirch 15*); *aliter enim se res habet ap. Arist. gen. anim. 765a, 23*; *cf. 767a, 9* ‖ § 5 (aliqui … uoluptatis) *Geopon. 18, 3, 1* | (quidam … desit) *Geopon. 18, 3, 4*

1 linguae **S** | masculis **D**^{1} ‖ 2 redit **KL** rediddit **M** | plerumque] quoque **S**^{1} ‖ 3 nascetur **K** | sicut] nisi **KJ** ‖ 4 dici **K** ‖ 4—5 albus … lanis *om.* **J** ‖ 4 creare **D** | eligimus **K** ‖ 5 candidissimis **G** ‖ 6 longissima cauda *cum notis reu.* **S** | densis **L** | frente **J** ‖ 7 trimae *ed. Ald.* (*u. Colum. 7, 3, 6*) primae *ω* | annis **JL** ‖ 8 bina **M** | in] ad **S** ‖ 9 feturae] futurae **JL** | defecit **K** ‖ 10 magnissimi **M** ‖ 11 et] ac **S**^{1} | est *om.* **S** ‖ 12 pascantur **M** ‖ 13 admittende **L** ‖ 15 aristotiles **KJS**^{2} arestotiles **G** | creare **KJG**^{1} ‖ 16 siccos dies **GM** (*cf. Colum.* siccis diebus) siccus dies (us *in ras.*) **S**^{2} sic custodies **DPKJ** si custodies **L** ‖ 18 generare **G**^{1}**S**^{1} | austri **GSM** austeri **DPKJL** | flatos **J** ‖ 19 sic] si **G** ‖ 20 nouellae **JL** ‖ 21 quaeque] quoque **G** ‖ 23 a coitu reuocant **GSM** acoitu ireuocant **D** acoitu ire uocant *uel sim. dist.* **PKJL** ‖ 25 eis] eos **K** | desinit **KJ**

5 V. De extirpando gramine

Hoc mense, cum sol Cancri tenebit hospitium luna sexta in Capricorni signo posita, gramen ablatum Graeci adserunt nihil de radicibus redditurum; item si bidentes cyprei fiant et sanguine tinguantur hircino et post fornacis ardores non aqua sed eodem sanguine temperentur, per eos erutum gramen extingui.

6 VI. De uino scyllite

Hoc mense uinum scyllite sic facimus: scyllam de montanis aut maritimis locis sub ortu canicularium procul a sole siccamus. ex hac in uini amfora unius librae mensuram mittimus, incisis tamen ante superfluis et abiectis foliis
2 quibus pars extrema uallatur. quidam uelamina ipsa filo inserta suspendunt, ut uino infusa mergantur et non admixta faecibus post quadraginta dierum spatium serta, quae adpensa sunt, auferantur. hoc uini genus tussi resistet, uentrem purgabit, flegma dissoluet, splenicis proderit, acumen praestabit oculorum, concitabit digestionis auxilia.

7 VII. De ydromelli

Inchoantibus canicularibus diebus aquam puram pridie sumis ex fonte. in tribus aquae sextariis unum sextarium non despumati mellis admisces ac diligenter per caroena-

c. 5 *ex fonte ignoto, fort. Garg. Mart.* | (Hoc ... redditurum) *cf. Geopon. 3, 10, 1* || **c. 6** *Syr. 8, 31*; *cf. Colum. 12, 33*; *Plin. nat. 20, 97–99*; *Geopon. 8, 42* || **c. 7** *ex fonte ignoto*; *cf. Colum. 12, 12*; *Plin. nat. 14, 113*; *Geopon. 8, 28*

1 GRAMINO **D**^{1} || 3 capricornu **GS** || 4 sibi dentes **DPSM** || 5 ciprei **S**^{1} cypre **J** | tinguantur **DPKLGM** (*u. Sven.*^{1} *105*) tingantur **JS** || 6 ordcres **L** || 8 SCILLITE **S** || 9 scyllite **DPKJM** scillite **LGS** | scyllam **DPKJM** scillam **LS** squillam **G** || 10 maritimi **M** | crtum **G** | cannicularium **L** canicularum **M** | lectam *ante* procul *ins. ed. Ald.* (*u. Widst. 36*) || 13 folo **D**^{1} || 15 faecibus] faciebis **M** || 16 resitet **M** || 17 flecma **P** | dissoluet **G** dissoluit **DPKJLSM** | spleneticis **GS** || 18 acumen] ac lumen **M** | digestiones **KJ** || 19 YDROMELLI **DPKLG** YDROMELLE **S** CYDROMELLI **J** || 20 cannicularibus **JL** canicularis **M** || 22 despumati *edd.* dispumati *ω* | admisces **GSM** admiscis **DPKJ** (*def. Sven.*^{1} *104*) ac miscis **L**

rias diuisum quinque horarum spatio continuo per inuestes pueros curabis agitare, uasa ipsa concutiens. tunc quadraginta diebus ac noctibus patieris esse sub caelo.

VIII. De aceto scylletico 8

Squillae albae crudae proiectis duris atque extrinsecus positis omnibus teneram medietatem ad libram et sex uncias per minutas partes recides et in aceti acerrimi duodecim sextariis merges. uas signatum quadraginta diebus patieris esse sub sole. post abiecta squilla acetum diligentius excolabis et in bene picata uasa transfundes.
aliud acetum digestioni et saluti adcommodum: squillae 2
dragmas octo, aceti sextarios triginta mittis in uasculo et piperis unciam unam, mentae et cassiae aliquantum et post tempus uteris.

VIIII. De senapi 9

Senapis semen ad modum sextarii unius et simiciculi redigere curabis in puluerem, cui mellis pondo quinque, olei Spani unam libram, aceti acris unum sextarium misces et tritis omnibus diligenter uteris.

c. 8 § 1 *Geopon. 8, 42* (*Syr. 8, 33*) || § 2 *Geopon. 8, 35* (*Syr. 8, 34*) || c. 9 *cf. Colum. 12, 57*

2 concutiens (*alt.* n *exp.*) **J** || 4 SCYLLETICO **DPLG** SCYLLITICO **KJ** SCILLETICO **S**^{2} SQVILLETICO **S**^{1} || 5 s Icylle (I *exp.*) **M** || 7 minatas **P**^{1} || 8 mergis **K** || 10 transfundas **P**^{1} || 11 digestionis **G** || 12 dracmas **K** || 13 mentae **GSM** menta **DPKJ** mentam **L** | casiae **JS** || 15 SINAPI **G** SINAPE **S** || 16 Sinapis **GS** | unius *om.* **J** | simiciculi **DPKLS**^{2}**M** (*cf. 12, 22, 3*: *u. Widst. 36sq.*; *Sven.*^{1} *606*) simiculi **JS**^{1} semicirculi **G** semis *ed. Ald.* || 18 olei spani **DPG** (*u. Souter, Glossary*) oleis pani **L** olei ispani **KJ** olei hispani **SM** | libram unam **S** || 19 misces **VGM** miscis **DPKJLS** (*u. Sven.*^{1} *104*)

10 X. De horis

Iulii et Iunii horas par mensurarum libra conposuit.

Hora I	pedes XXII
Hora II	pedes XII
Hora III	pedes VIII
Hora IIII	pedes V
Hora V	pedes III
Hora VI	pedes II
Hora VII	pedes III
Hora VIII	pedes V
Hora VIIII	pedes VIII
Hora X	pedes XII
Hora XI	pedes XXII

TITVLI MENSIS AVGVSTI

I De agris exilibus arandis, de adparanda uindemia, de occatione uinearum locis frigidis

II De exili et misera uinea reficienda

III De pampinandis et obumbrandis uitibus et extirpandis carectis atque filectis

IIII De urendis pascuis

V De hortis: in eo de rapa et napo, de radice cum disciplina sua, de pastinaca

VI De pomis

VII De apibus

VIII De aqua inuenienda

VIIII De puteis

X De aqua probanda

2 Iuli et iuni **PKJM** | par] per (*conp.*) **DG** | mensurarum **DP^{2}KSM** mensuram **JLG** mensura **P^1** | libras (s *eras.*) **G** || 3 XXII] XVIIII **K** || 4 XII] VIIII **K** || 5 VIII] VII **K** X **J** || 6 V] VIII **J** || 7 III] VI **J** || 8 II] I **K** || 11 VIII] VII **K** || 12 XII] VIIII **K** || 13 XXII] XII **K** || 14 AVGVSTI **JGS** AGVSTI **DP KL** || 19 caretis **S^1**

XI De aquae ductibus
XII De mensuris et ponderibus fistularum
XIII De onfacomelli
XIIII De horis

MENSIS AVGVSTVS

I. De agris exilibus arandis, de adparanda uindemia, de occatione uinearum locis frigidis 1

Hoc mense ultimo circa Kalendas Septembres ager planus, umidus, exilis incipiat exarari. nunc maritimis locis uindemiae adparatus urgetur. hoc etiam mense locis frigidissimis occatio uinearum est.

II. De exili et misera uinea reficienda 2

Hoc tempore, si terra exilis in uinea est et uinea ipsa miserior, tres uel quattuor lupini modios in iugero spargis atque ita occabis. quod ubi fruticarit, euertitur et optimum stercus praebet in uineis, quia laetamen propter uini uitium non conuenit inferre uinetis.

III. De pampinandis et obumbrandis uitibus et extirpandis carectis atque filectis 3

Nunc locis frigidis pampinatur, locis uero ardentibus ac siccis obumbratur potius uua, ne ui solis arescat, si

c. 1 (Hoc ... exarari) *Colum. 2, 4, 11* | (nunc ... urgetur) *cf. Colum. 11, 2, 64* | (hoc ... uinearum est) *Colum. 11, 2, 60* || **c. 2** *Colum. 11, 2, 60* (*fusius 2, 15, 5–6*) || **c. 3** (Nunc ... operarum) *Colum. 11, 2, 61*

3 confecto melle *Gesner* || 5 AVGVSTVS **JGS** AGVSTVS **PKL** AGVSTI **D** || 6 VINDEMIA *om.* **G** || 8 circa *om.* **M** | septembris **DJLG** || 10 locis ... adparatus *iter.* **L** | urguetur **L** || 11 est *om.* **G** || 12 VINEA *om.* **JL** || 14 misereor **M** | in *om.* **M** || 15 fruticarit **DPGM** fruti**carit **L** frutificarit **J** fructificarit **S** fructificauerit **K** || 16 propter] pro S^1 || 17 uitio S^1 || 18 OBRANDIS **G** || 19 CARETIS S^1 || 20 pampinantur **J** || 21 obunbrantur **M** | uue ne uin **M**

aut uineae breuitas aut facultas permittit operarum. hoc etiam mense extirpare possumus carecta atque filecta.

4 IIII. De urendis pascuis

Nunc urenda sunt pascua, ut et altorum fruticum festinatio reprimatur ad stirpes et incensis aridis noua laetius herba succedat.

5 V. De hortis

Hoc etiam mense ultimo siccis locis rapa et napus serenda sunt hac ratione qua dictum est.

Hoc mense ultimo locis siccioribus radices seruntur, quae hieme sui usum ministrent. amant terram pinguem, solutam, diu subactam, qualem rapa; tofum et glaream reformidant. gaudent caeli statu nebuloso. serendae sunt
2 spatiis grandibus et alte fossis. meliores proueniunt in harenis. serantur post nouam pluuiam, nisi forte possint rigari. quod satum est statim debet operiri leui sarculo. iugerum duo sextarii uel, ut quidam, quattuor, cum seruntur, inplebunt. laetamen non est ingerendum, sed potius paleae, quia inde fungosae sunt. suauiores fiunt, si eas aqua salsa frequenter aspergas. radices feminini generis putantur, quae minus acres sunt et habent folia
3 latiora, leuia et cum iocunditate uirentia. ex his ergo semina colligemus. maiores fieri creduntur, si sublatis omnibus foliis et solo tenui caule dimisso saepe terris

c. 3 (hoc ... filecta) *Colum. 11, 2, 62* || **c. 4** *Colum. 6, 23, 2* || **c. 5** *ex Garg. Mart.* (*u. Sirch 19sq.*) || **§ 1** (rapa et napus) *u. supra lib. 8, 2, 1—3* || **§§ 1—3** (Hoc mense ... refugiunt) *de radicibus seu raphanis u. Colum. 11, 3, 47*; *Plin. nat. 19, 83—85*; *Geopon. 12, 22* || **§ 2** (radices ... latiora) *cf. Plin. nat. 19, 75* (*de rapis*)

1 operarium **M** || 2 careta **S**[1] || 5 alterum **G** | fructicum **P**, *ante ras.* **S** || 9 napus et rapa *cum notis reu.* **L** || 13 et *ante* diu *ins.* **Q**, *edd.* || 14 nebulose **J** | serenda **K** || 15 speties **K**[1] | meliore **J** || 18 cum *om.* **M** || 19 inplebunt **DPKJLSM** (*u. Widst. 58*) inplent **G** || 21 femini **P**[1]**J** || 22 acres sunt] acresunt **P** acrescunt **D** || 24 colligimus **G** || 25 demisso **K** | saepe] se **K**

operiantur. si ex nimis acra dulcem fieri uelis, semina die et nocte melle macerabis aut passo. rafanum tamen sicut brassicam constat esse uitibus inimicum. nam si circa se serantur, natura discordante refugiunt.

Hoc etiam mense pastinacas seremus.

VI. De pomis 6

Etiam nunc inplastrantur arbusta. pirum nunc plerique inserunt et locis inriguis arborem citri.

VII. De apibus 7

Hoc mense crabrones molesti sunt aluеariis apium, quos persequi ac necare debemus. nunc etiam, quae Iulio non occurrimus, exequamur.

VIII. De aqua inuenienda 8

Nunc si deerit aqua, eam quaerere ac uestigare debebis. quam taliter poteris inuenire: ante ortum solis his locis, quibus aqua quaerenda est, aequaliter pronus mento ad solum depresso iacens in terra spectabis orientem, et in quo loco crispum subtili nebula aerem surgere uideris et uelut rorem spargere, signo aliquo uicinae stirpis aut arboris praenotabis. nam constat siccis locis, ubi hoc fiet, aquam latere. sed terrarum genus considerabis, ut possis uel de tenuitate uel de abundantia iudicare. creta tenues 2

§ 3 (si ex nimis ... passo) *cf. Geopon. 12, 22, 1* | (uitibus inimicum) *cf. Plin. nat. 19, 87* | (pastinacas) *supra 3, 24, 9* || **c. 6** (Etiam ... arbusta) *cf. supra 7, 5, 2–4* | (pirum) *supra 3, 25, 6–7* | (citri) *supra 4, 10, 16* || **c. 7** *Colum. 9, 14, 10* || **c. 8** *Cet. Fau. 3; cf. Geopon. 2, 4–6*

1 acra ω (*cf. TLL 1: 357, 13*) acri *edd.* || 2 et] ac **G** | aut] at **J** || 3 inimicam **KJ** || 5 serimus **J** || 7 inpalastrantur **J** || 10 *crabones (s *eras.*) **S**^{1} carbones **M** | sunt molesti **G** | albearibus **KJ** | apum **G** || 12 excurrimus **G** | exequantur **J** exequemur **M** || 13 INVESTIGANDA **S**^{1} || 14 eam *om.* **KJ** || 15 solus **D**^{1} | his *om.* **KJ** || 19 rorem *om.* **G** || 20 fiet] fuerit **S**^{1} || 21 terra **S**^{1}

nec optimi saporis uenas creabit; sabulo solutus exiles,
insuaues, limosas et spatio altiore summersas; nigra terra
umores et stillicidia non magna ex hibernis imbribus et
liquore collecta sed saporis egregii; glareae mediocres
et incertas uenas sed suauitate praecipua; sabulo mas-
culus et harena et carbunculus certas et ubertate copiosas.
3 in saxo rubro bonae et abundantes sunt. sed prouidendum
est, ne inuentae inter rimas refugiant et per interuenia
dilabantur. sub radicibus montium et in saxis silicibus
uberes, frigidae, salubres; locis campestribus salsae,
graues, tepidae, insuaues. quarum sapor si optimus fuerit,
noueris eas sub terris exordium de monte sumpsisse. sed
in mediis campis montanorum fontium suauitatem se-
4 quentur, si umbrantibus tegantur arbustis. sunt et haec
signa uestigandae aquae, quibus tunc credimus, si neque
lacuna est neque aliquis ibi ex consuetudine umor insidet
aut praeterit: iuncus tenuis, salix siluatica, alnus, uitex,
arundo, edera ceteraque si qua umore gignuntur.
5 Locis ergo, ubi praedicta signa reppereris, fodiatur lati-
tudine pedibus tribus, altitudine pedibus quinque et
proxime solis occasum mundum uas ibi aereum uel plum-
beum interius unctum inuersum ponatur in solo ipsius
fossionis. tunc supra fossae labra crates facta de uirgis ac
6 frondibus additaque terra spatium omne coperiat. se-
quenti die aperto loco, si in eodem uase sudores intrin-
secus inuenientur aut stillae, aquas ibi esse non dubites.
item si uas figuli siccum neque coctum eadem ratione
ponatur ac similiter operiatur; altero die, si aquarum
uena est in praesenti, uas concepto umore soluetur. item

1 nec] ne **J** | creauit **DPKJL** || 4 glareae **DPKJLGS** (*u. Widst. 39*) glarea **M** || 5 suauitatem **K** | praecipua **DPKJLSM** (*u. Widst. 38sq.*; *cf. Fau.* egregia suauitate) praecipuas **G** || 6 certa **D** || 8 est *om.* **G** || 9 saxis] saccis **L** | salicibus **J** || 12 terras **J** | subisse **S**^{1} | sed] de **L** || 15 aquae *om.* **S**^{1} || 16 inside*t **S** insidiet **J** || 17 tenuit **J** | si *ante* siluatica *ins.* **G** || 17—19 alnus ... signa *om.* **G** || 19 locis **DKJV**^{1} locus **PLV**^{2}**SM** | ergo] tunc **J** || 21 uas *om.* **S**^{1} || 22 inuersu **K** || 23 labra **V**^{2}**SM** libra **DPKJLG** || 24 omne] curae **K**^{1}**J** | cooperiat **KJGS** cooperiatur *ed. Ald.* || 26 aut] au **G** | aquam **S** || 28 uero *ante* die *ins.* **G** || 29 *post* praesenti *dist. Sven.*^{1} *597sq.*

uellus lanae aeque positum uel copertum, si tantum colli-
git umoris, ut alia die fundat expressum, copias inesse
testabitur. item lucerna oleo plena et incensa, si ibi si- 7
militer tecta ponatur et secuto die inueniatur extincta
superantibus alimentis, aquas idem locus habebit. item
si in eo loco focum feceris et terra uaporata umidum fu-
mum nebulosumque ructauerit, aquas inesse cognoscis.
his itaque repertis certa signorum firmante notitia puteum
fodies et aquae caput requires uel, si plura sunt, in unum
colliges. tamen maxime sub radicibus montium in septen-
trionali parte quaerendae sunt aquae, quia in his locis
magis abundant utilioresque nascuntur.

VIIII. De puteis 9

Sed in fodiendis puteis cauendum est fossorum peri-
culum, quoniam plerumque terra sulfur, alumen, bitumen
educit. quorum spiritus mixti anhelitum pestis exhalant
et occupatis statim naribus extorquent animas, nisi quis
fugae sibi uelocitate succurrat. prius ergo quam descenda-
tur ad intima, in eis locis lucernam ponis accensam. quae
si extincta non fuerit, periculum non timebis; si uero
extinguetur, cauendus est locus, quem spiritus mortifer
occupauit. quod si alio loco aqua non potest inueniri, 2
dextra laeuaque puteos fodiemus usque ad aquae ipsius
libramentum et ab his foramina hinc inde patefacta uelut
nares intro agemus, qua nocens spiritus euaporet. quo
facto latera puteorum structura suscipiat. fodiendus est

c. 9 *Cet. Fau. 4*

1 coopertum **GSM** ‖ 2 copiosas (os *exp.*) **S** ‖ 3 si ibi] sibi **D**[1]**L** ‖ 4 secundo **G** ‖ 6 eo] eodem **S** | uaparata **G** ‖ 7 ructauerit] suscitauerit *Fau.* (*cf. Sven.*[1] *607 n. 2*) | cognosces *ed. Ald. fort. recte* ‖ 8 firmitate **M** ‖ 9 requiris **S** ‖ 14 Sed *om.* **J** Si **K** | defodiendis **G** | fossarum **M** | periculum *om.* **J** ‖ 15 terrae **G** ‖ 16 mixta **D**[1] ‖ 17 naribus statim **S** ‖ 19 intima] ultima **S**[1] ‖ 22 occupauit (*ex* -bit) **M**[1] (*iam Schmitt*) occupabit **DPKJLGS** ‖ 23 fodiamus **J** ‖ 24 patafacta **JL** ‖ 25 nocens] nos **J** | intro *ante* spiritus *ins.* **JL** ‖ 26 latera] altera **S** | est *om.* **JL**

autem puteus latitudine octo pedum quoquouersum, ut binos pedes structura concludat. quae structura uectibus ligneis subinde densetur et structa sit lapide toficio uel
3 silice. si aqua limosa fuerit, salis admixtione corrigitur. sed dum fodiatur puteus, si terra non stabit uitio generis dissoluti aut umore laxabitur, tabulas obicies directas undique et eas transuersis uectibus sustinebis, ne fodientes ruina concludat.

10 X. De aqua probanda

Aquam uero nouam sic probabis: in uaso aeneo nitido spargis, et si maculam non fecerit, probabilis iudicetur. item decocta aeneo uasculo, si harenam uel limum non relinquit in fundo, utilis erit. item si legumina cito ualebit excoquere, uel si colore perlucido carens musco et omni labe pollutionis aliena. sed qui in alto sunt putei, perforatis usque ad infimam partem terris ad loca inferiora possunt uice fontis exire, si uallis subiectae natura permittat.

11 XI. De aquae ductibus

Cum uero ducenda est aqua, ducitur aut forma structili aut plumbeis fistulis aut canalibus ligneis aut fictilibus tubis. si per formam ducetur, solidandus est canalis, ne per rimas aqua possit elabi. cuius magnitudo pro aquae mensura facienda est. si per planum ueniet, inter centenos uel sexagenos pedes sensim reclinetur structura sesqui-
2 pedem, ut uim possit habere currendi. si qui mons inter-

c. 10 *Cet. Fau. 5* || **c. 11** *Cet. Fau. 6*

1 puteus *om.* **S**^{1} | quouersum **K** || 2 concludet **L** || 3 densetur *edd.* denseatur **DPKJLS**^{2} densatur **GS**^{1} denseantur **M** | tofico **M** tofacio *ed. Ald.* || 4 salis] salix **J** | corrigatur *ed. Ald.* corrigetur *Schmitt* || 5 dum fod.] confoditur **M** | fodietur **S** || 7 sustinebis *om.* **G** || 10 uaso **DPKJ**, *Fau.* (*cf. 1, 5, 3*) uase **LGSM** || 16 infimam] fimam **D**^{1}**L** || 17 subiactae **D** || 20 forma *om.* **P**^{1} || 21 fictilibus] fictibus **PKJ** || 23 possit aqua *cum notis reu.* **S** || 25 in *ante* sesquipedem *ins.* **G** || 26 si] sed **J** | inter iectos **JL** inter iectis **M**

iectus occurrerit, aut per latera eius aquam ducemus obliquam aut ad aquae caput speluncas librabimus, per quas structura perueniat. sed si se uallis interserat, erectas pilas uel arcus usque ad aquae iusta uestigia construemus aut plumbeis fistulis clausam deici patiemur et explicata ualle consurgere. sed, quod est salubrius et utilius, fictilibus tubis cum ducitur, duobus digitis crassi et ex una parte reddantur angusti, ut palmi spatio unus in alterum possit intrare. quas iuncturas uiua calce oleo subacta debemus inlinere. sed antequam his aquae cursus admittitur, fauilla 3
per eos mixta exiguo liquore decurrat, ut glutinare possit si qua sunt uitia tubulorum. ultima ratio est plumbeis fistulis ducere quae aquas noxias reddunt. nam cerossa plumbo creatur adtrito, quae corporibus nocebit humanis. diligentis erit aquarum receptacula fabricari, ut copiam uel inops uena procuret.

XII. De mensuris et ponderibus fistularum 12

Mensura uero fistularum plumbo seruetur huiusmodi: centenaria decem pedum mille ducentas libras habeat, octogenaria nongentas quadraginta, quinquagenaria similiter decem pedum pondo sescenta octoginta, quadragenaria pondo sescenta, tricenaria pondo quadringenta quinquaginta, uicenaria pondo ducenta quadraginta, octonaria pondo centum.

c. 12 *Cet. Fau. 7* (*ex Vitr. 8, 7, 4*; *cf. Plin. nat. 31, 58*)

1 occurrerit **V²SM** succurrerit **DPKJLG** ‖ 2 ad *om.* **GS¹** | aquae] que **M** | in *ante* speluncas *ins.* **G** ‖ 3 quarum structuram *ed. Ald.* | se *om.* **G** ‖ 5 aut] au **G** ‖ 7 duos **D** | parte *om.* **D** ‖ 8 ut] quinque **K¹ V J** | unius **M** ‖ 10 inlinire **GS¹M** | admittatur **GS¹** ‖ 12 tubulorum **V²S²M** tabulorum **DPKJLS¹** (*cf. 1, 39, 5*) tabularum **G** ‖ 13 cerussa **GS** ‖ 15 copia **KJ** ‖ 16 uana **K** ‖ 17 MENSVRA **L** | PONDERIBVS **LS** PONDERIS **DPKJG** ‖ 19 habuerit **J** ‖ 20 nongentas quadraginta *scripsi sec.* DCCCCXL *codd. Fau.* octingentas quadraginta ω noningentas LX *ed. Ald. sec.* DCCCCLX *Vitr.* ‖ 21 sescenta octoginta ω DCLXXX *codd. Fau.* sescenta *ed. Ald.* (DC *Vitr.*) ‖ 22 sescenta ω DC *codd. Fau.* quadringenta LXXX *ed. Ald.* (CCCCLXXX *Vitr.*) | trigenaria **GM** ‖ 22.23 quadringenta quinquaginta ω CCCCL *codd. Fau.* tricenta sexaginta *ed. Ald.* (CCCLX *Vitr.*) | quadringenta] quadraginta **G** ‖ 23 uigenaria **G** ‖ 24 centum ω (*sim. Fau., Vitr., Plin.*) nonaginta sex *ed. Ald.*

13 XIII. De onfacomelli

In uuae semiacerbae suci sextariis sex mellis triti fortiter duos sextarios debebis infundere et sub solis radiis diebus quadraginta decoquere.

14 XIIII. De horis

Augustum Maio par solis cursus aequauit.

Hora I	pedes XXIII
Hora II	pedes XIII
Hora III	pedes VIIII
Hora IIII	pedes VI
Hora V	pedes IIII
Hora VI	pedes III
Hora VII	pedes IIII
Hora VIII	pedes VI
Hora VIIII	pedes VIIII
Hora X	pedes XIII
Hora XI	pedes XXIII

TITVLI MENSIS SEPTEMBRIS

I De agris pinguibus tertiandis uel inplendis exilibus, de stercorando
II De serendo tritico et adoreo in locis frigidis et opacis
III De remedio salsi umoris, de seminum mensuris et diuersis remediis ad sationem pertinentibus
IIII De serendo hordeo canterino

c. 13 *ex fonte ignoto*; *cf.* (*Ps.?*) *Garg. Mart. exc. ap. Rose 212*

2 In uuae] Ianuae **G** | melli **S** || 3 sextar̄. II **J** || 4 quoquere **G** || 6 aequauit **S** (*cf. 8, 10* conposuit; *11, 23* fecit, *etc.*) aequabit **DPKJLGM** || 7 XXIII] XXI **K** || 8 XIII] XI **K** || 9 VIIII] XI **J** || 10 VI] VII **K** VIIII **J** || 11 IIII] V **K** VII **J** || 12 III] V **J** || 13 IIII] V **K** VII **J** || 14 VI] VII **K** VIIII **J** || 15 VIIII[2]] XI **J** || 16 XIII] XI **K** || 17 XXIII] XXI **K** || 20 De stercorando *tit. num.* II *habet* **G** | stercorandis **L** || 21 adoreo] hordeo **G** || 23 salis **J** || 25 sendo **D**[1]

V De lupino serendo

VI De piso serendo

VII De sisamo serendo et proscindendis agris ad Medicam

VIII De uicia et feno Graeco et farragine serendis

VIIII De lupino serendo qui natus euertatur et loca fecundet exilia

X De pratis nouellis formandis uel ueteribus excolendis

XI De uindemia celebranda

XII De panico et milio metendis et faselo ad escam serendo et adparandis aucupiis

XIII De hortis: in eo de papauere, brassica, thymo, origano, cappari cum disciplinis, item nasturcio, aneto, radicibus, pastinacis, cerefolio, lactuca, betis, coliandro, rapis et napis

XIIII De pomis: in eo de tubure

XV De pauimentis solariorum et lateribus

XVI De diamoron

XVII De seruandis uuis

XVIII De uite cuius fructus umore putrescit

XVIIII De horis

3—4 ad medicam agris **M** ‖ **5** et^{1} *om.* **S** | grego **G** | faragine **L** ferragine **G** ‖ **6** nati **J** ‖ **11** faselio (i *eras.*) **S** ‖ **12** aucupiis **V**^{2}**SM** aucupis **DPJLG** accupis **K** ‖ **13** pauere **J** | thymo *om.* **G** ‖ **15** cerofolio **G** ‖ **16** coriandro **PKSM** | nauis **J** ‖ **17** tubure **DPJLGM** tubere **KS** ‖ **18** faciendis *post* lateribus *add.* **S** ‖ **19** diamoron **DPKJLM** (*i. q. διὰ μόρων u. Sven.*^{1} *20*) diamaron **G** diamero **S**^{1} (o *supra* e **S**^{2}) *cf. infra c. 16 tit.*

MENSIS SEPTEMBER

1 I. De agris pinguibus tertiandis uel inplendis exilibus, de stercorando

Hoc mense ager pinguis et qui diu tenere consueuit umorem tertia uice arabitur, quamuis umido anno possit et antea tertiari. nunc ager umidus, planus, exilis, quem primo Augusto arari diximus, iteratur ac seritur. graciles cliui nunc primum arandi sunt et serendi statim circa aequinoctium.

2 Agri nunc stercorandi sunt, sed in colle spissius, in campo rarius laetamina disponentur, cum luna minuitur. quae res herbis, si seruetur, officiet. uni iugero adserit Columella uiginti quattuor stercoris carpenta sufficere, in plano uero decem et octo. sed idem cumuli tot dissipandi sunt quot ea die poterunt exarari, ne stercora exsucata
3 nil prosint. eiciuntur quidem laetamina et qualibet hiemis parte. sed si tempore suo eici aliqua ratione non poterunt, antequam seras, more seminis per agros puluerem stercoris sparge uel caprinum manu proice et terram sarculis misce. nec prodest nimium stercorare uno tempore sed frequenter et modice. ager aquosus plus stercoris, siccus
4 uero minus requirit. sed si laetaminis copia non abundat, hoc pro stercore optime cedit, ut sabulosis locis cretam,

c. 1 § 1 (Hoc ... tertiari) *Colum. 2, 4, 1* | (nunc ... aequinoctium) *Colum. 2, 4, 11* | (diximus) *supra lib. 9, 1* ‖ § 2 *Colum. 2, 5, 1–2* ‖ § 3 *Colum. 2, 15, 1–5*

1 SEPTEMBRIS **J** ‖ 3 STERCORANDIS **L** ‖ 5 possit anno *cum notis reu.* **G** ‖ 6 si *ante* umidus *exp.* **D** | exillis **P** ‖ 7 diximus arari **L** ‖ 8 *post* cliui *dist.* **DPKJ** | circa *om.* **G** ‖ 10 nunc] de **K** ‖ 11 disponuntur **S**^{1} ‖ 12 herbis, si seru. *ω* (*u. Widst. 40*) si seruetur herbis *ed. Ald.* ‖ 14 planem **G** | iidem **S**^{2} ‖ 15 quot] quod **JL** formante **K**^{1} | ea] eadem **S**^{1} | stercorata **M** | exucata **SM** ‖ 16 nil **DPJGSM** nihil **K** nh' **L** | ecientur **J** ‖ 16.17 parte hiemis *cum notis reu.* **G** ‖ 17 eici] ei **J** | non pot. ratione **M** | poterant **J** ‖ 19 manu **DPGSM** manum **K**^{2}**JL** munum **K**^{1} | serculis **J** surculis **G** ‖ 20 prode est **D**^{1} | stercore **G** ‖ 22 laetaminis] laeta nimis (nimis *in ras.*) **S**^{2} ‖ 23 pro *om.* **G** | stercore *in ras.* **S**^{2} tempore **E** | cecidit **J**

id est argillam, spargas, cretosis ac nimium spissis sabulonem. hoc et segetibus proficit et uineas pulcherrimas reddit. nam laetamen in uineis saporem uini uitiare consueuit.

II. De serendo tritico et adoreo in locis frigidis et opacis 2

Hoc mense uliginosis locis aut exilibus aut frigidis aut opacis circa aequinoctium triticum et adoreum seretur, dum serenitas constat, ut radices frumenti ante hiemem conualescant.

III. De remedio salsi umoris, de seminum mensuris et diuersis remediis ad sationem pertinentibus 3

Solet terra umorem salsum uomere qui segetes necat. ubi hoc fit, columbinum stercus aut cupressi folia oportet inspargere et ita, ut eadem misceantur, inarare. melius tamen omnibus remediis erit, si aquarius sulcus noxium deducat umorem. in mediocris agri iugero quinque tritici modios et adorei totidem conseremus; nam quattuor ager pinguis accipiat. si modium quo seretur hyenae pelle uestieris et ibi aliquandiu quod serendum est esse patiaris, sata bene prouenire firmantur. item, quoniam quaedam 2
animalia subterranea sectis radicibus necant plerumque frumenta, contra hoc proderit, si herbae, quae sedum dicitur, sucus aquae mixtus una nocte madefaciat quae spargenda sunt semina; uel agrestis cucumeris umor expressus et eius radix trita si aqua diluatur et eodem quae

c. 2 *Colum. 2, 8, 1–2; 11, 2, 74* ‖ c. 3 § 1 (Solet ... umorem) *Colum. 2, 9, 8–9* | (in mediocris ... conseremus) *Colum. 2, 9, 1* ‖ §§ 1–2 (nam ... perfundunt) *Colum. 2, 9, 9–10*

1 cretosis ... sabulonem *om.* S^1 ‖ 2 et^1 *om.* G ‖ 14 columbium M | cupressu J ‖ 15 et *ante* inspargere *ins.* L | inararare L ‖ 18 modios] medios L | adordei *ante ras.* S | agri J ‖ 19 seratur S^1 ‖ 20 patieris M ‖ 23 prode erit M ‖ 24 noctem defaciat M | madefaciet J

serenda sunt macerentur umore. aliqui ubi hoc segetes suas perferre senserunt, inter initia uitiorum insulsa amurca uel praedicta aqua sulcos et arata perfundunt.

4 IIII. De serendo hordeo canterino

Nunc gracili solo hordeum seritur canterinum modiis quinque per iugerum. post hoc genus agros cessare patieris, nisi forte laetamen aspergas.

5 V. De lupino serendo

Nunc uel maturius aliquanto lupinus seritur in qualicumque terra uel crudo solo. cui hoc proderit ut seratur antequam frigus incipiat. limoso agro non nascitur, cretam reformidat, amat exilem terram atque rubricam. decem modiis iugeri mensura conpletur.

6 VI. De piso serendo

Hoc mense postremo pisum seremus terra facili et soluta loco tepido; caelo delectatur umecto. iugero quattuor modios uel tres sparsisse sufficiet.

7 VII. De sisamo serendo et proscindendis agris ad Medicam

Nunc sisamum seretur putri solo uel pinguibus harenis uel terra congesticia. iugero quattuor uel sex sextarios seuisse conueniet. hoc mense postremo prima uice agros proscindemus qui habituri sunt Medicam.

c. 4 *Colum. 2, 9, 15* ‖ c. 5 *Colum. 2, 10, 2—4* ‖ c. 6 *Colum. 2, 10, 4* ‖ c. 7 (Nunc ... congesticia) *Colum. 2, 10, 18* | (iugero ... conueniet) *Colum. 2, 9, 18* | (hoc ... Medicam) *Colum. 2, 10, 26*

1 ubi *om.* K^1 ‖ 2 inter *om.* S^1 ‖ 3 arata **DPKJL** aratra **GSM** ‖ 5 modis **G** ‖ 6 caesare **L** ‖ 9 maturus **M** | aliquando LS^1 ‖ 10 prode erit **DL** ‖ 11 noscitur **J** ‖ 12 non *ante* reformidat *ins.* **L** ‖ 13 conpleta **L** ‖ 15 posttremo **J** ‖ 17 modiis **L** ‖ 20 seretur *om.* L^1 | putrido **G** ‖ 21 iugoro **J**

VIII. De uicia et feno Graeco et farragine serendis 8

Nunc uiciae prima satio est et feni Graeci, cum pabuli causa seruntur. uiciae septem modii iugerum, aeque et feni Graeci semen inplebit. farrago etiam loco restibili stercorato seritur hordeo canterino. in iugero decem modios spargimus circa aequinoctium, ut ante hiemem conualescat. si depasci saepius uelis, usque in Maium mensem eius pastura sufficiet; quod si ex ea etiam semen redigere, usque ad Martias Kalendas, et dehinc pecora prohibebis.

VIIII. De lupino serendo 9

Hoc mense, ut loca fecundentur exilia, lupinus circa Idus seratur et, ubi creuerit, uertente uomere putrefiat excisus.

X. De pratis nouellis formandis uel ueteribus excolendis 10

Nunc prata, si libuerit, possumus nouella formare. si eligendi facultas est, locum pinguem, roscidum, planum, leuiter inclinatum uel huiusmodi uallem deputabimus, ubi umor nec statim praecipitari cogitur nec diu debet haerere. potest quidem et soluto et gracili solo prati forma, 2
si rigetur, inponi. extirpandus est itaque locus hoc tempore et liberandus inpedimentis omnibus uel herbis laetioribus et solidis atque uirgultis. deinde cum frequen-

c. 8 (Nunc ... inplebit) *Colum. 2, 10, 29 et 33* | (farrago ... prohibebis) *Colum. 2, 10, 31–32* ‖ c. 9 *Colum. 2, 10, 1*; *2, 15, 5–6*; *cf. supra lib. 6, 4, 2* ‖ c. 10 §§ 1–2 (Nunc ... inponi) *Colum. 2, 16, 3–5* | (extirpandus ... uirgultis) *Colum. 2, 17, 1* | (deinde ... laetamine) *Colum. 2, 17, 2*

1 SERENDIS ς (*cf. supra ind.*) SEREND̄ **DP** SERD̄ **K** SERENDO **JLGS** ‖ 4 loco etiam **M** ‖ 5 hordeo canterino **DPKJLSM** (*u. Sven.*[1] *234*) hordei canterini **G** ‖ 6 modiis **L** | spargemus **G** ‖ 7 in] ad **K** ‖ 9 pascis *ante* Kalendas *ins.* **SM** | dehic **J** ‖ 13 uertentente **L** ‖ 17 possumus **V^2SM** (*om.* **DPKJLG**) ‖ 19 huiusmodi] huius **S^1** | deportabimus **S** ‖ 20 nec statim *om.* **G** ‖ 21 inhaerere **G** | quidam **G** ‖ 22 est *om.* **G** | itaque] ubique *ante corr.* **G** ‖ 24 laetioribus *Winterbottom* latioribus ω | atque] itaque **K^1**

ter exercitus fuerit ac multa aratione resolutus, summotis lapidibus et glebis ubique confractis stercoretur luna
3 crescente recenti laetamine. ab ungulis iumentorum summa intentione seruetur intactus, praecipue quotiens umescit, ne inaequale solum reddant mollibus locis inpressa uestigia. sed si prata uetera muscus obduxerit, abradendus est et scalptis eisdem locis feni spargenda sunt semina et, quod ad necandum muscum prodest, cinis saepius inge-
4 rendus. quod si sterilis factus est locus carie, incuria, uetustate, exaretur ac de nouo rursus aequetur, nam prata sterilia plerumque arare conueniet. sed in nouo prato rapa conserere possumus, quorum messe finita cetera, quae dicta sunt, exequemur. uiciam tamen feni seminibus mixtam post haec spargemus. rigari uero, antequam durum solum fecerit, non debebit, ne eius cratem minus solidam uis interflui corrumpat umoris.

11 XI. De uindemia celebranda

Hoc mense locis tepidis maritimisque celebranda uindemia est, frigidis adparanda. in doliis picandis hic modus erit, ut dolium ducentorum congiorum duodecim libris picetur et deinde pro minoris aestimatione subducas. sed maturitatem uindemiae cognoscimus hoc genere: si expressa uua uinacia quae in acinis celantur, hoc est grana, sint fusca et nonnulla propemodum nigra. quam

§ 3 (ab ungulis ... uestigia) *Colum. 2, 17, 1 et 6* | (sed si ... ingerendus) *Colum. 2, 17, 1* || § 4 *Colum. 2, 17, 3—5* || c. **11** § 1 (Hoc ... adparanda) *Colum. 11, 2, 67* | (in doliis ... subducas) *Colum. 12, 18, 5—7*; *Plin. nat. 14, 127*; *Geopon. 5, 45, 2* | (sed maturitatem ... facit) *Colum. 11, 2, 69*

1 exercitatus **G** | oratione $\mathbf{K}^1$ || 2 extercoretur **L** || 3 angulis **KJ** || 5 solum *om.* **L** | mollibus **SM** (*cf. Colum.* molli solo) multibus **DPKJLG** multis **V** || 6 uestigia] uentura $\mathbf{S}^1$ | abarandus **S** || 7 scalpis **KJ** scaptis $\mathbf{S}^1$ | fenis **J** | spargende **M** || 8 prode est $\mathbf{D}^1$ | inserendus $\mathbf{S}^1$ || 9 carie *om.* **G** | incuria $\mathbf{V}^2\mathbf{S}^2\mathbf{M}$ incuri(a)e $\mathbf{GS}^1$ incuri **DPKJL** || 10 de nouo] denuo **S** | prate **M** || 12 mense **L** || 15 solum] solutum **P** | cratrem **D** || 16 corrumpant **J** || 19 dolis **D** | piandis **J** || 21 proicietur **G** || 23 uinacia *om.* **J** || 24 prope nigra modum **M**

rem naturalis maturitas facit. diligentiores optimae cerae 2 in uiginti picis libras unam libram miscent, quae et odori proficit et sapori et picem lenitate permulcens frigoribus eam non patitur dissilire. picis tamen gustu exploranda dulcedo est, quia saepe uina eius amaritudine uitiantur.

XII. De panico et milio metendis et faselo ad escam serendo et adparandis aucupiis 12

Nunc quibusdam locis panicum metetur et milium. tempore hoc faselus ad escam seratur. nunc in amitibus adparetur aucupium noctuae ceteraque instrumenta capturae, ut circa Kalendas exerceatur Octobres.

XIII. De hortis 13

Nunc papauer seritur locis siccis et calidis. potest et cum aliis oleribus seminari. fertur utilius prouenire, ubi uirgae et sarmenta conbusta sunt.

Tempore hoc brassicam seres utilius, ut plantas eius Nouembri inchoante transponas; de quibus et hieme olus et uere possit quima produci.

Hoc mense spatia hortorum, quae per uernum seminibus 2 inpleturus es, alte tribus pedibus pastinare debebis et luna decrescente his stercus inferre.

Hoc mense ultimo thymum seremus, sed melius plantis nascitur, quamuis possit et semine. agrum diligit apricum, macrum, maritimum.

§ 2 *Plin. nat. 14, 128*; *Geopon. 6, 5, 10*; *6, 7, 2* || c. **12** (Nunc ... seratur) *Colum. 11, 2, 72* | c. **13** *ex Garg. Mart.* || § 1 (Nunc ... conbusta) *de papauere cf. Colum. 11, 3, 42*; *Plin. nat. 18, 229* (*Cato 38, 4*); *19, 167–169* | (Tempore ... produci) *de brassica u. supra lib. 3, 24, 5–7* || § 2 (Hoc mense ... inferre) *cf. supra 1, 34, 7* | (Hoc mense ... maritimum) *de thymo u. Colum. 11, 3, 39–40*; *Plin. nat. 21, 56–57*

3 lenitatem mulcens **K** || 4 patiatur **K** | dissilere **M** | piscis (*pr.* s *exp.*) **D** || 5 eius *om.* **M** || 7 APPARENDIS **G** | AVCVPIIS **DPLS** AVCVPIS **KJG** (*cf. supra ind.*) || 8 punicum **J** || 9 amitibus **D¹PKGSM** amnitibus **Dᶜ** ammitibus **L** aminibus **J** || 10 strumenta **KJ** || 11 exercea*tur **S** || 13. 14 et cum] etiam **S** || 14 fertus **L** || 15 uirga **KJ** || 17 nouembris **M** || 18 quima ω uel cima *supra* **Dᶜ** (*cf. 5, 3, 1*) || 21 hi **J** | stercus his **G** || 22 plantis *om.* **S**

Nunc circa aequinoctium seres origanum. stercorari ac rigari, donec conualescat, amplectitur. amat loca aspera atque saxosa.

Hisdem diebus seritur cappari. late serpit; suco suo terris nocet. serendum est ergo, ne procedat ulterius, circumueniente fossato uel luto strictis parietibus solo sicco et gracili. herbas sponte persequitur. floret aestate; sub occasu Vergiliarum cappar inarescit.

3 Giddi hoc mense ultimo bene seritur. hoc mense nasturcium seremus et anetum locis temperatis et calidis et radices locis siccis et pastinacas et cerefolium circa Octobres Kalendas et lactucas et betas et coliandrum et primis diebus rapa et napos.

14 XIIII. De pomis

Mense Septembri circa Kalendas Octobres uel Februario tubures seremus subole uel nucleis. cuius tenera diligenter nutriri debet infantia. sumatur cum radicibus planta diuulsa; bubulo fimo linetur ac luto. statuatur pingui terra et subacta subditis conchis et marina alga; terris magna
2 sui parte condatur. alii pomis statim grana decussa et sole siccata pingui et prope cribrata terra autumno tria

§ 2 (Nunc ... saxosa) *de origano cf. Plin. nat. 20, 175* | (Hisdem ... inarescit) *de cappari cf. Colum. 11, 3, 54—55; Plin. nat. 19, 163* || § 3 (Giddi) *cf. Plin. nat. 19, 167 et 20, 182* | (nasturcium) *supra 2, 14, 5* | (anetum) *supra 3, 24, 5* | (radices) *supra 9, 5, 1—3* | (pastinacas) *supra 3, 24, 9* | (cerefolium) *supra 3, 24, 9* | (lactucas) *supra 2, 14, 1—4* | (betas) *supra 3, 24, 10* | (coliandrum) *supra 4, 9, 15* | (rapa et napos) *supra 8, 2, 1—3* || c. **14** *ex. Garg. Mart.*; *de tuburibus u. Plin. nat. 15, 47*

1 seremus (mu *exp.*) **M** || 4 hisdem **DPKLGM** isdem **JS** | cappari **DPKJLM** capparis **GS** | sucu **G** || 6 lutu **L** | strictis **DPKJLGS** (*u. Sven.*[1] *609*) structis **V^{2}M** | lapidibus et *ante* parietibus *exp.* **S** || 8 cappar inarescit **KS^2** (*u. Sven.*[4] *95*) capparinarescit **PM** cappari narescit **DJL** capparis arescit **G** cappar marcescit **S^1** || 9 gid **G** git **M** || 11 pastinacis **P^1** || 12 coriandrum **PG** coriandum **M** || 15 octobris **S** || 16 tubures **DPK^{2}LSM** tuberes **K^{1}JG** | nuceis **M** || 17 nutrire **GM** | summatur **P** | cum] cuius **K^1** || 18 firmo **J** | liniatur **G** || 19 conchis] causae his **J**

simul ponunt. quae feruntur in unicum coire uirgultum. quod adsidua rigatione iuuandum est atque fossura, quae solum leuiter scalpens teneritudini robur inducat. post annum deinde uel aliquanto tardius, quae fuerit de semine planta transfertur et hoc genere fructus efficit dulciores.
mense Ianuario ultimo uel Februario tuburum surculus 3
mirabiliter proficit cydoneo insitus. inseritur autem melis omnibus et piris et prunis et calabrici, melius trunco fisso quam cortice. desuper qualo uel fictili uase munitur, repletis usque prope summitatem surculis, terra subacta cum stercore. prosunt tuburibus quae melis prodesse memoraui. tubures seruabuntur, si obruantur in milio uel urceolis picatis et oblitis.

XV. De pauimentis solariorum et latere 15

Hoc etiam mense pauimenta in solariis et lateres faciemus eo more quo Maio mense descripsi.

XVI. De diamoron 16

Sucum mori agrestis paululum facies deferuere. tunc suci duas partes et unam mellis admisces et mixta curabis ad pinguedinem mellis excoquere.

XVII. De seruandis uuis 17

Vuas, quas seruare uolumus, legamus inlaesas neque acerbitate rigidas neque maturitate refluentes, sed quibus

§ 3 *cf. Colum. 11, 2, 11 et 96*; *Plin. nat. 17, 75* ‖ **c. 15** *u. supra lib. 6, 11–12* ‖ **c. 16** *ex Garg. Mart. ut uid.*; *similia praebet Plin. nat. 23, 136* ‖ **c. 17** *cf. Colum. 12, 44*; *Geopon. 4, 15*; *Apic. 1, 17*

1 fertur **S** | in] ut **L** ‖ 2 adsidua **G** adsidue **DPKJLSM** ‖ 3 calpens S^{1} | robor **J** rubur **L** ‖ 4 fuerint (n *eras.*) **S** ‖ 7 mellis (*pr.* l *eras.*) **P** ‖ 8 et piris *om.* **G** | pruinis *ante ras.* **G** ‖ 11 mellis **J** | prode esse **DJM** ‖ 12 uel *om.* **M** | urcedis S^{1} ‖ 14 LATERE *ex* -IBVS *ut uid.* S^{2} | FACIENDIS *post* LAT. *add.* **S** ‖ 16 eo] et S^{1} ‖ 17 DIAMORON **K** (*cf. supra ind.*) DIAMORO **DPLGS** DIAMARON **J** ‖ 18 pabulum S^{1} paulum **M** | deferre S^{1} | nunc **J** ‖ 20 pinguedinem] spissitudinem S^{1} | exquore **L** ‖ 21 SERANDIS **J** ‖ 22 quas] quae **G**

est et granum luce penetrabili splendidum et tactus cum molli iocunditate callosus. si qua sunt corrupta uel uitiosa, resecemus; nec patiamur interesse quibus inexpugnabilis acerbitas contra blandimenta aestiui caloris induruit. tunc incisos botryonum tenaces calida pice oportet amburi atque ita in loco sicco, frigido et obscuro sine luminis inruptione suspendi.

18 XVIII. De uite cuius fructus umore putrescit

Vitis cuius fructus umore putrescit per latera pampinanda est ante tricesimum uindemiae diem et sola frons illa seruanda est, quae in summitate posita solem nimium defendit a uertice.

19 XVIIII. De horis

Septembris et Aprilis dies horis similibus conferuntur.

Hora I	pedes XXIIII
Hora II	pedes XIIII
Hora III	pedes X
Hora IIII	pedes VII
Hora V	pedes V
Hora VI	pedes IIII
Hora VII	pedes V
Hora VIII	pedes VII
Hora VIIII	pedes X
Hora X	pedes XIIII
Hora XI	pedes XXIIII

c. 18 *Geopon. 5, 29, 2—3*

3 recessemus **L** recensemus **G** **secemus (re *eras.*) **S** | patiantur **G** || 4 coloris **K**^{1} || 5 incisus **L** | oportem **L** || 6 amburi **DPLGS**^{1}**M** ambulari **J**, (la *exp.*) **K** ambiri **S**^{2} | ita *om.* **M** | sicco *om.* **S**^{1} || 7 incorruptione **L** || 10 trigesimum **G** || 12 defendat (dat *in ras.*) **S**^{2} || 13 *tit. om.* **J** || 15 XXIIII] XXIII **K** || 16 XIIII] XIII **KG** || 17 X] XI **K** XII **J** || 18 VII] VIIII **K** X **J** || 19 V^2] VII **K** VIII **J** || 20 IIII] V **K** VI **J** III **G** || 21 V] VII **K** VIII **J** || 22 VII] VIIII **K** X **J** || 23 X] XI **K** XII **J** || 24 XIIII] XIII **KG** || 25 XXIIII] XXIII **K**

TITVLI MENSIS OCTOBRIS

I De adoreo et tritico et hordeo canterino et herbo et lupino et piso et sisamo et faselo serendis

II De lini semine serendo

III De notanda uitium fertilitate quam prouidebimus panctioni

IIII De ponendis uineis uel propagandis, reparandis, putandis; et arbustis

V De ablaqueanda nouella

VI De utilitate propagandae nunc uineae

VII De inserendis arboribus uel uitibus

VIII De oliuetis instituendis et colendis, laetandis, uel remediis eorum uel oliuis condiendis uel fossis riuisque purgandis

VIIII Remedium, si uua conpluta est

X De oleo uiridi faciendo et laurino

XI De hortis: in eo de intibis, de carduis, de senapi, malua cum disciplinis, item de aneto, cepulla, menta, pastinaca, thymo, origano, cappari, beta, armoracea, porro transferendo et ocimo

XII De pomis: in eo de palma, pistaciis, cerasis et aliis pomis quorum per menses suos disciplina digesta est, item de condiendis pomis

XIII De apibus

XIIII Quae Graeci uel alii super uina condienda curandaque dixerunt

XV Rosatum sine rosa fieri

XVI De uinis pomorum

XVII De ynomelli

2 De adoreo ... canterino] De ordeo et tritico et adoreo S^1 ‖ 6 pactioni **S** ‖ 8 potandis **PK** dispotandis **J** ‖ 10 nunc propagandae *cum notis reu.* **S** | nunc *om.* **G** ‖ 11 arbustibus K^1 ‖ 12 instruendis **L** | et] uel **K** ‖ 13–14 uel oliuis ... purgandis *om.* **G** ‖ 13 custodiendis **L** ‖ 14 ribisque D^1PK^1J ripisque D^cL ‖ 16 uirido **K** | faciendi **D** ‖ 18 aneto] caneto **L** ‖ 18–19 cepulla ... thymo *om.* **G** ‖ 20 amorracea **G** ‖ 21 pistaciis S^2M pistacis **DPKJLG**S^1 ‖ 25 ali **D** ‖ 27 de *ante* rosatum *omnes praeter* **M** ‖ 28 uini **G** ‖ 29 ynomelli **DPKGSM** ynno melli **J** hynomelli **L**

XVIII De defrito, caroeno, sapa
XVIIII De passo
XX De cydonite
XXI De fermento musteorum seruando
XXII De uua passa
XXIII De horis

MENSIS OCTOBER

1 I. De adoreo et tritico et hordeo canterino et herbo et lupino et piso et sisamo et faselo serendis

Hoc tempore adoreum seremus ac triticum. iusta satio est a decimo Kalendas Nouembres usque ad sexto Idus Decembres regionibus temperatis. nunc etiam laetamen
2 effertur ac spargitur. hoc etiam mense seremus hordeum quod dicitur canterinum. seritur macra et sicca terra uel satis pingui. hac uincitur; alteri non habet amplius quod nocere, quae semen aliud ferre non posset. laeto agro nunc
3 est serendum. etiam nunc herbum, lupinum et pisum et sisamum seremus, ut dixi, sisamum usque ad Idus Octobres et faselum, tamen terra pingui aut restibili agro. quattuor modiis iugerum conplebimus.

c. 1 § 1 (Hoc ... temperatis) *Colum. 11, 2, 74 et 90* | (nunc ... spargitur) *cf. Colum. 2, 15, 1* ‖ § 2 *Colum. 2, 9, 14* ‖ § 3 (herbum) *supra lib. 2, 8; 3, 7* | (lupinum) *supra 10, 5* | (pisum) *supra 10, 6* | (sisamum) *supra 10, 7; Colum. 2, 10, 18* | (faselum ... conplebimus) *Colum. 2, 10, 4; cf. 11, 2, 74*

1 De defrito] Defrito **DGS**^{1} | caraeno **K** caroena **S** ‖ 4 frumento **G** ‖ 5 *hunc tit. om. omnes praeter* **SM** ‖ 6 *tit. om.* **J** ‖ 9 SERENDIS **D** SEREND̄ **P** SERENDO **KJLGS** ‖ 10 tempore] mense **S** ‖ 11 Kalendarum **G** | nouembres **DK**^{1}**M** nouembris **PJLGS** (*fort. recte: u. Sven.*^{1} *247sqq.*) octobres **K**^{2} | sextum **GM** ‖ 12 decembres **DKLM** decembris **PGS** (*per conp.* **J**) ‖ 13 offertur **G** | seremus **K**^{2}**GSM** seremur **DPK**^{1}**JL** ‖ 15–17 alteri ... serendum *locum expediuit Sven.*^{3} *205 n. 1* ‖ 16 nocere ω nocere possit *ed. Ald.* noceat *Schmitt* | posset] possit **G**^{2} ualeat *ed. Ald.* | nunc] non *edd.* (*cf. supra 10, 4*) ‖ 17 nunc *om.* **G** | herbum] herium *ut uid.* **K**^{2} herbium **J** ‖ 18 didixi (dixi *in ras.*) **S**^{2} ‖ 19 faselum *iter.* **V**^{2}**M** | aut] ac **G** ‖ 20 modis **G** modios **S**^{1}

II. De lini semine serendo 2

Hoc mense lini semen seremus, si placet. quod pro malitia sui serendum non est, nam terrae uber exhaurit. sed si uelis, loco pinguissimo et modice umido seretur; in iugero octo modiis. aliqui macro solo spissum serunt; ita adsecuntur ut linum subtile nascatur.

III. De notanda uitium fertilitate quam prouidebimus panctioni 3

Nunc oportuna uindemia est, cuius tempore notanda est fecunditas uitium et notis quibuscumque signanda, ut ex his ad ponendum sarmenta possimus eligere. adserit autem Columella uno anno explorari fertilitatem non posse sed quattuor, quo numero cognoscitur uera generositas surculorum.

IIII. De ponendis uineis uel propagandis, reparandis, putandis; et arbustis 4

Hoc mense postremo, ubi calidi ac sicci aeris qualitas est, ubi exilis et aridus campus, ubi collis praeruptus aut macer, uites utillime ponuntur, de quibus satis mense Februario disputaui. nunc locis siccis, calidis, exilibus, macris, harenosis, apricis, quaecumque de pastinis, de uitibus ponendis, putandis, propagandis, reparandis uel arbusto faciendo ante dicta sunt, rectius fiunt, ut contra exilitatem glebae hibernis imbribus adiuuentur. sic et umorem sitientibus conferunt et recisa uel mersa glacie non adurunt, quia talibus locis pruinarum uis et natura nescitur.

c. 2 *Colum. 2, 10, 17* ‖ c. 3 *Colum. 3, 6, 4*; *cf. supra lib. 3, 9, 7* ‖ c. 4 *Colum. 3, 14, 1* | (disputaui) *supra lib. 3, 9*

1 SERENDO SEMINE *cum notis reu.* **S** ‖ 2 pro] si **K^1** ‖ 3 sui ser.] se inserendum **K^1** | exaruit **L** ‖ 5 modios **K^1** | adserunt (ad *exp.*) **K** ‖ 7 QVAM] QVAMCVM **JL** | VIDEBIMVS **L** ‖ 8 PACTIONI **P^1S** ‖ 9 est uindemia **S** | notanda **GSM** notandum **DP KJL** ‖ 10 et *ante* ex *ins.* **S** ‖ 10.11 ex his] exilis **G** his] eis **L** ‖ 16 ARBVSTIBVS **JL** ‖ 18 aut] ut **L** ‖ 24 imbribus] hymbrius **L** ‖ 24–26 sic ... adurunt *iter.* **L**, *om.* **S** ‖ 25 recissa **P**

5 V. De ablaqueanda nouella

Post Idus Octobres ablaqueanda est omnis nouella seu in pastino seu in scrobibus aut sulcis, ut amputentur radices superuacuae quas produxit aestate. quae si conualuerint, inferiores radices faciunt interire et ita remanebit uitis in summitate suspensa. quae res eam frigori obnoxiam faciet et calori. sed hae radiculae non ad siccum debent recidi, ne aut plures inde nascantur aut noua
2 plaga corpori uitis inpressa ui secuti algoris uratur. recidemus autem relicto digiti spatio et, si placida ibi hiems est, apertas relinquimus uites, si uiolenta, ante Decembres Idus operimus, si praefrigida, aliquantum columbini stercoris sub ipsa hieme circa uiticularum uestigia largiemur, quod contra frigus nimium Columella dicit toto faciendum esse quinquennio.

6 VI. De utilitate propagandae nunc uineae

Hoc tempore idcirco locis quibus dixi propagatio melior est, quia firmandis radicibus uitis incumbit, cum proferendi palmitis eam cura non permouet.

7 VII. De inserendis arboribus uel uitibus

Hoc mense aliqui uites et arbores locis calidissimis inserere consuerunt.

c. 5 *Colum. 4, 8* || c. 6 *Colum. 4, 15, 4* | (dixi) *supra c. 4* || c. 7 *cf. Colum. 4, 29, 1*

1 ABLAQVEANDIS **G** || 2 octobris **J** | et *ante* abl. *ins.* **L** || 4 aetate **G** | si *om.* S^1 | consualuerint (s *eras.*) **P** || 6–7 frigori ... faciet *in ras.* S^2 | noxiam **M** || 7 hae] haec **G** || 8 debet **G** || 9 corpore **K** | algoribus **M** | uratur *om.* **L** | recidimus **GM** || 10 digito **K** || 11 decembres **DKSM** decembris **PG** decembras **L** (*per conp.* **J**) || 14 colummella **K** || 15 est S^1 || 18 quia] quam **M** | infirmandis **L** | proserendi **KJ** || 19 palmites **K** | promouet **S** || 20 VEL VITIBVS *om.* **S** || 21 uites aliqui **M** || 22 consueuerunt (*alt.* ue *exp.*) **S**

VIII. De oliuetis instituendis et colendis, laetandis, uel remediis eorum uel oliuis condiendis uel fossis riuisque purgandis 8

Nunc etiam locis calidis et apricis oliueta instituemus more uel ordine quem Februarius mensis ostendit. seminaria quoque olearum locis talibus faciemus hoc tempore et omnia quae ad oleam pertinebunt. oliuas quoque albas condiemus sicut postea referetur.

Hoc tempore ablaqueandae sunt arbores oleae prouinciis siccioribus ac tepidis, ita ut eis a superiori parte umor possit induci. omnem subolem conuelli Columella praecepit; 2
mihi uidetur paucas dimitti semper ac solidas, ex quibus uel in uetustate matris loco delecta succedat uel melius nutrita et adgestae terrae beneficio et iam suas habens radices ad oliuetum faciendum sine cura seminarii transferatur arbuscula. nunc, si subpetit, intermisso triennio stercoranda sunt oliueta locis maxime frigidis. caprini stercoris sex librae uni arbori uel cineris modii singuli sufficient. muscus tamen semper radatur arboribus, et putentur, sicut Columella dicit, octo annorum aetate transacta. uidetur mihi unoquoque anno sicca, infructuosa, cum aliqua debilitate nascentia debere resecari. quod fructus arbor laeta non adferet, terebretur Gallica terebra usque ad medullam foramine inpresso, cui oleastri informis talea uehementer artetur et ablaqueatae arbori amurca insulsa uel uetus urina fundatur. hoc enim uelut coitu steriles arbores uberantur. quas tamen durante malitia oportebit inserere.

Hoc mense fossas riuosque purgabimus.

c. 8 § 1 (Nunc ... ostendit) *supra lib. 3, 18* | (oliuas ... referetur) *infra 12, 22* ‖ §§ 1–3 (Hoc tempore ... inserere) *Colum. 5, 9, 13–16* ‖ § 3 (Hoc mense ... purgabimus) *Colum. 11, 2, 82*

4 oliua **G** ‖ 5 mensis *om.* **M** ‖ 7 oliuas] abitias *ut uid.* **M** ‖ 8 refertur **S^1** ‖ 10 ac] et **M** | superiore **KM** superi **L** ‖ 11 praecipit **K** ‖ 13 maris **M** | delecta **S** dilecta **DPKJLGM** ‖ 14 adgesta **L** | beneficio terre **M** | habet *ante corr.* **G** ‖ 15 seminari **M** ‖ 16 intermissio **G** ‖ 18 arboris **L** | singuli *om.* **L** ‖ 21 michi uidetur **M** ‖ 25 aretur **D** ‖ 26 funditur **S^1** ‖ 27 cogitu **J** | durant **S^1** ‖ 29 purgauimus **DPJL**

9 VIIII. Remedium, si uua conpluta est

Graeci iubent, si uuam nimius imber infuderit, posteaquam mustum eius primo ardore feruebit, ut ad alia uascula transferatur. ita propter naturae grauitatem remanens aqua subsidet et translatum uinum pure seruabitur, relicto quicquid se illi ex imbre miscuerat.

10 X. De oleo uiridi faciendo et laurino

Nunc oleum uiride faciemus hoc genere: oliuam quam recentissimam, cum uaria est, colligis, et si diebus aliquot collegeris, expandis, ne calefiat. si qua ibi putris aut sicca est, remoues. ubi uero conpleueris modum factorii, sales tritos uel non tritos, quod est melius, in oliuam eandem mittis per decem modios tres salis et molis primo; et sic salitam in nouis canistris esse patieris, ut pernoctet cum salibus et ducat in se eosdem sapores, ac mane premi incipiat olei meliorem fluxum redditura salis sapore concepto.

2 Canales sane et omnia receptacula olei calida aqua prius lauabis, ut nihil de anni praeteriti rancore custodiant. focos etiam non propius admouebis, ne olei saporem fumus inficiat.

Nunc mense postremo locis siccis et calidis ad oleum faciendum lauri bacas legemus.

c. 9 *Geopon. 7, 4, 1—2* ‖ c. 10 §§ 1—2 (Nunc ... inficiat) *Colum. 12, 52, 9—15*; *cf. 11, 2, 83*; *Geopon. 9, 19, 4—6* ‖ § 2 (Nunc ... legemus) *cf. supra lib. 2, 19*

1 DE *ante* REMEDIVM *ins.* **G** | CONPLETA **K**[1]**G** ‖ 2 nubent **K**[1] | infunderit **JM** ‖ 3 ardore primo **M** | ad *om.* **L** ‖ 5 putre (t *eras.*) **P** ‖ 6 quidquid **DM** | miscuerit **J** ‖ 9 aliquod **KJL** ‖ 10 uirtus *ante* putris *ins.* **S** ‖ 11 factori **M** ‖ 12 eandam **P** ‖ 14 sallitam **S** | per noctem **L** ‖ 15 ducat] reducat **K** | primi **J** ‖ 16 redditur asalis *dist.* **DPKJL** ‖ 18 repticula **L** | oleo **K**[1] ‖ 20 proprius (*alt.* r *exp.*) **D** prius **M** ‖ 23 bagas **L**

XI. De hortis 11

Mense Octobri serenda sunt intiba quae hiemi seruiant. amant umores et terram solutam; harenis et salsis locis atque maritimis summa proueniunt. area his planior adparetur, ne radices eorum terra fugiente nudentur. quattuor foliorum transferantur ad locum stercoratum.

Nunc plantae cardui ponuntur. quas cum ponemus, radices earum summas ferro resecamus ac fimo tinguimus. ternum pedum spatio separamus incrementi causa pedali scrobe depositas binas aut ternas. cinerem saepe sub hieme diebus siccis fimumque miscebimus.

Hoc mense senapi seremus. terram diligit aratam et, si 2
fieri potest, congesticiam, quamuis ubicumque nascatur. sarculari debet adsidue, ut respergatur puluere quo fouetur. non nimis gaudet umore. de quo semen legere disponis, suo loco esse patieris; quod ad escam parabis, robustius facies transferendo. in senapi uetus semen inutile est uel sationi uel usui. quod dentibus fractum si intus uiride uidebitur, nouum est; si album fuerit, uetustatem fatetur.

Hoc mense malua serenda est, quae occursu hiemis ab 3
incrementi longitudine reprimetur. loco pingui delectatur et umido; gaudet laetamine. transferuntur plantae eius cum coeperint folia quattuor habere uel quinque. melius conprehendit eius planta quae tenera est; maior enim translata languebit. sapor illis melior est, si non trans-

c. 11 *ex Garg. Mart.* ‖ § 1 (Mense ... stercoratum) *de intibis cf. Colum. 11, 3, 27; Plin. nat. 19, 129–131; Geopon. 12, 28* | (Nunc ... miscebimus) *supra 4, 9, 1–4* ‖ § 2 *de sinapi cf. Colum. 11, 3, 29; Plin. nat. 19, 170* ‖ § 3 *de malua cf. Plin. nat. 20, 222; Geopon. 12, 12*

3 humoren **M** ‖ 7 nunc **JGM** tunc **DPKLS** | cum ponemus **LGM** conponemus **DPKJS** ‖ 8 ac] aut **G** | tingimus **JLS**^{1} ‖ 9 pedum *om.* **G** | pedalis **K** ‖ 10 hime **G** ‖ 11 miscebimus **PJLSM** miscebis **DKG** ‖ 12 sinapi **G** sinapim **S** senapis **M** ‖ 13 feri **M** ‖ 14 ut] et **K** ‖ 15 nimis ω (*u. Widst. 42*) minus *edd.* ‖ 17 in] et **JL** ‖ 18 factum **S**^{1} | in*tus **S** ‖ 19 nouum est] nouem esse **D**^{1} ‖ 21 serenda est (da est *in ras.*) **S**^{2} seretur **E** ‖ 24 quattuor folia **G** ‖ 26 illis] enim **G** | non *om.* **M** | transferatur **S**^{1}

ferantur. sed ne cito erigantur in caulem, in medio earum glebulas constitues aut lapillos. rara ponenda est; sarculo delectatur adsiduo. sic liberandae sunt herbis, ne motum sentiant in radice. si transferendis plantis nodum facias in radice, sessiles fient.

4 Nunc etiam locis temperatis et calidis anetum seremus. cepullae seruntur et hoc mense uel menta et pastinaca, thymum et origanum et cappar mensis initio. item betam locis siccioribus. nec non armoraceam seremus uel transferemus ad culta, ut melior fiat; nam haec agrestis est
5 rafanus. nunc porrum uerno satum transferre debemus, ut crescat in capite. sane sarculis circumfodiatur adsidue et conprehensa porri planta uelut tenacibus adleuetur, ut inanitas spatii quae radicibus suberit incremento capitis subpleatur. ocimum quoque etiam nunc seremus, quod citius nasci fertur hoc tempore, si aceti imbre leuiter spargatur infusum.

12 XII. De pomis

Cui placet curas agere saeculorum, de palmis cogitet conserendis. hoc igitur mense dactylorum non ueterum sed nouorum ac pinguium recentia ossa debebit obruere, terrae cinerem miscere. si plantam uelit, ponenda est Aprili mense uel Maio. locis delectatur apricis et calidis. fouenda est, ut crescat, umore. terram solutam uel sabu-

§ 4 (anetum) *supra 3, 24, 5* | (cepullae) *supra 3, 24, 3—4* | (menta) *supra 3, 24, 9* | (pastinaca) *supra 3, 24, 9* | (thymum) *supra 10, 13, 2* | (origanum) *supra 10, 13, 2* | (cappar) *supra 10, 13, 2* | (betam) *supra 3, 24, 10* | (armoraceam ... rafanus) *u. Plin. nat. 19, 82; 20, 22; cf. Diosc. 2, 138* || § 5 (nunc porrum ... subpleatur) *supra 3, 24, 11—12* | (ocimum ... infusum) *supra 5, 3, 4* || c. 12 *ex Garg. Mart.* || §§ 1—2 *de palmis u. Geopon. 10, 4; Plin. nat. 13, 26—50*

1 caule **K** || 2 glebas **S**^{1} | aut] ut **L** || 3 sic] sed **S**^{1} || 4 sentient **J** | facies **JG** || 5 sessile **K** | fiant **P** || 6 locis etiam **M** || 7 item *ante* cepullae *ins.* **M** | feruntur **J** || 8 beta **J** || 11 porro **KJL** || 16 citius] dicitis **M** || 20 consendis **M** | dactulorum **D**^{1}**P KSM** dactilorum **D**^{c}**JLG** || 22 terrae *om.* **P**^{1}**K** | uellit (*pr.* l *exp.*) **S** || 23 delectantur **G** || 24 humorem **J** | sabulone **K**

lonem requirit, ita tamen ut, quando planta disponitur, circa eam uel sub ea pinguis terra fundatur. annicula transferatur aut bima Iunio mense, incipiente uel Iulio. circumfodiatur adsidue et rigatione continuos aestatis 2 uincat ardores. aquis palmae aliquatenus salsis iuuantur, quae infici debent salibus etiam si tales eas natura non praebuit. si aegra est arbor, faeces uini ueteris ablaqueatae oportet infundi uel radicum superuacua capillamenta decidi uel cuneum salicis interfossis radicibus premi. constat autem locum prope nullis utilem fructibus in quo palmae sponte nascuntur.

Pistacia seruntur autumno mense Octobri et subole et 3 nucibus suis. sed melius ipsa pistacia iuncta ponuntur, mas ac femina. marem dicunt cui sub corio uelut ossei longi uidentur latere testiculi. qui diligentius facere uoluerit, pertusos caliculos et stercorata terra repletos parabit et in his pistacia terna constituet, ut ex omnibus germen quodcumque procedat. quod, ubi conualuerit planta, hinc facilius transferatur mense Februario. amat locum calidum sed umectum, et rigatione gaudet et sole. inseritur terebintho mense Februario uel Martio. [ut] alii et amygdalo inseri posse firmarunt.

Cerasus amat caeli statum frigidum, solum uero posi- 4 tionis umectae. in tepidis regionibus parua prouenit; calidum non potest sustinere. montana uel in collibus constituta regione laetatur. cerasi plantam siluestrem transferre debemus mense Octobri uel Nouembri et eam primo Ianuario, cum conprehendit, inserere. plantaria

§ 3 *de pistacia u. Geopon. 10, 11–12; cf. Plin. nat. 13, 51* || §§ 4–8 *de cerasis u. Geopon. 10, 41–42; Plin. nat. 15, 102–104*

1 plantandis ponitur **J** || 3 bina **S**¹ | uel Iulio incipiente *ed. Ald.* || 4 aestatim **L** || 8 et *ante* infundi *ins.* **K** || 10 nullus **L** || 12 Pistacia **JM** Pistacea **DPK²LGS** *fort. scribendum* (*u. Sven.*¹ *122*) Pistecea **K**¹ | seruntum auttumno **L** || 13 in *ante* ipsa *ins.* **S** | ipsa] ista **D** | pistacea *omnes praeter* **M** || 14 mas] masc̄. **L** | ac] et **G** | marem] arem **L** || 15 longe **J** || 17 pistacia **DPLM** pistacea **KJGS** || 19 facibus **M** || 20 sed] et **M** || 21 *del. Winterbottom* (*cf. infra* § *5*) at *edd.* || 26 laetantur **K** || 28 comprehenderit **S** prehenderit **G** | serere **S** | plantari (ta *supra*) **M**

uero creari possunt, si praedictis mensibus spargantur
5 poma, quae summa facilitate nascentur. ego sic huius
arboris facilitatem probaui, ut uirgulta ex ceraso pro
adminiculis per uineam posita in arborem prosiluisse
confirmem. et Ianuario mense seri potest.

Inseritur mense Nouembri melius uel, si necesse sit,
extremo Ianuario. alii et Octobri inserendam esse dixerunt. Martialis in trunco inseri iubet; mihi inter corticem
et lignum feliciter semper euenit. qui in trunco inserunt,
sicut Martialis dicit, omnem lanuginem quae circa est
auferre debebunt, quam, si remanserit, insitis nocere
6 manifestat. in cerasis hoc seruandum et in omnibus gumminatis, ut tunc inserantur, quando his uel non est uel
desinit gummen effluere. cerasus inseritur in se, in pruno,
in platano, ut alii, in populo.

Amat scrobes altas, spatia largiora, adsiduas fossiones.
putari in ea putria et sicca debebunt uel quae densius
artata protulerit, ut rarescat. fimum non amat atque
7 inde degenerat. cerasia ut sine osse nascantur fieri Martialis hoc ⟨genere⟩ dicit: arborem teneram ad duos pedes recides et eam usque ad radicem findes, medullam partis utriusque ferro curabis abradere et statim utrasque partes in se uinculo stringis et oblinis fimo et summam partem et laterum diuisuras. post annum cicatrix ducta solidatur. hanc arborem surculis qui adhuc fructum non adtulerunt inseris et, ut adserit, ex his sine ossibus poma nascentur.

§ 5 (qui in ... manifestat) *cf. Plin. nat. 17, 110* || § 7 *cf. Geopon. 4, 7, 4*

2 in *ante* summa *ins.* **K** | facilitate **GS** facillitate **DPKJL** falsitate **M** | sic] si **L** || 3 facillitatem **P** | ut *om.* **M** et **K** || 6 uel *om.* **G** || 7 alii et **GSM** et alii **D** et alii et **PKJL** | inserenda **J** || 10 marcialis **L** | lanuginem omnem **S** || 14 desint **M** | cerassus **P** cerasis **S** | in^{1} *om.* **S**^{1} || 18 artata] arta **K** artat **J** || 19 inde *om.* **M** | inde deg.] indegenerant **JL** | cerasia ut **D**^{c}**GS** (*u. Sven.*^{1} *142*) cerasi aut **D**^{1}**PKJLM** | ossa **G** | ita *ante* fieri *adnot. Politianus* | marcialis **L** || 19.20 hoc martialis **M** || 20 *addidi* (*cf. 2, 15, 10; infra c. 14, 17*) || 22 adradere **L**

Si cerasus concepto umore putrescit, in trunco foramen
accipiat quo possit educi. si formicas patitur, sucum por- 8
tulacae debebis infundere cum aceti media parte permixtum uel uini faecibus truncum arboris florentis adlinere. si aestu canicularium fatigatur, trium fontium singulos sextarios sumptos post solis occasum radicibus arboris iubeamus influere sic, ne remedium luna deprehendat. uel herbam symfoniacam circa arboris truncum torquebimus in coronam uel ex ea iuxta imum codicem cubile faciemus. cerasia non aliter quam in sole usque ad rugas siccata seruantur.

Mense Octobri aliqui mali arborem calidis et siccis 9
regionibus ponunt et cydonea circa Nouembres Kalendas et sorbum uel amygdala in seminariis obruunt et pini semen aspergunt. hoc mense poma condienda sunt atque seruanda eo more quo in singulorum titulis continetur, uel ut quaeque matura processerint.

XIII. De apibus 13

Hoc etiam mense aluearia castrabuntur more quo dictum est. quae tamen oportet inspicere et, si abundantia est, demere, si mediocritas, partem mediam relinquere pro hiemis inopia, si uero sterilitas adparet in cellis, nil prorsus auferre. mellis uero et cerae superius est demonstrata confectio.

§ 9 (mali) *supra 3, 25, 13* | (cydonea) *supra 3, 25, 20* | (sorbum) *supra 2, 15, 1* | (amygdala) *supra 2, 15, 6* | (pini) *infra 12, 7, 9* ‖ c. 13 (dictum est) *supra lib. 7, 7, 1–2*; *cf. 9, 7* | (quae ... auferre) *Colum. 9, 14, 11* | (mellis ... confectio) *supra 7, 7, 3–4*

1 contempto **L** ‖ 2 accipiet **G** ‖ 3 parte media **M** ‖ 4 adlinire **GS**[1]**M** ‖ 5 caniculárum **S**[1] ‖ 6 sextarios] denarios **K**[1] ‖ 8 symfoniacam **DP** symphoniacam **KL** simfoniacam **G** simphoniacam **S** simphoniacum **J** symfonicam **M** ‖ 9 in *om.* **K** ‖ 10 cubicule **KJ** | caesarea **L** | sole] sobole **M** ‖ 13 regionis **K** | nouembris **J** ‖ 14 in *om.* **G** | seminaris **M** ‖ 16 in *om.* **M** ‖ 19 quo] quod **JL** ‖ 20 quae] quo **KJ** ‖ 22 nihil **P**

14 XIIII. Quae Graeci uel alii super uina condienda curandaque dixerunt

Ne lecta praeteream, quae Graeci sua fide media de condiendi uini genere disputarunt demonstrare curaui. qui uini naturam tali ratione discernunt et hanc in eo uolunt esse distantiam, ut quod dulce est, grauius dicant, quod album et aliquatenus salsum, conuenire uesicae, quod croceo colore blanditur, digestioni accommodum, quod album et stypticum, prodesse stomacho laxiori; transmarinum pallorem facere et tantum sanguinem non creare; uuis nigris fieri forte, robeis suaue, albis uero plerumque mediocre.

2 In condiendo igitur uino aliqui Graecorum mustum decoctum ad medietatem uel tertiam partem uino adiciunt. alii Graeci ita iubent: aquam marinam mundam de puro et quieto mari, quam anno ante conpleuerint, reseruari. cuius talem esse naturam, ut et salsedine uel amaritudine per hoc tempus careat et odore et dulcis
3 fiat aetate. ergo eius octogesimam partem musto admiscent et gypsi quinquagesimam. post tertiam deinde diem fortiter commouent ac pollicentur non aetatem solum uino, sed splendorem quoque coloris adferre. oportet autem nona quaque die uinum moueri atque curari uel, si tardius, undecima. frequens enim respectus faciet iudicare utrum uendenda sit species an tenenda.

c. 14 *in uniuersum cf. Colum. 12, 19—38* || §§ 1—11 *ex fonte Graeco* || § 1 (qui ... mediocre) *Syr. 8, 2*; *cf. Diosc. 5, 8* | (uuis ... mediocre) *Geopon. 7, 3, 1* || § 2 (In condiendo ... adiciunt) *Geopon. 7, 13, 5* || §§ 2—3 (alii ... persuadent) *Syr. 8, 4*

2 CVRANDAMQVE **KJG** || 3 Ne] Nunc **G** | praeterea **J** | sua *om.* **S** || 4 generi **K** || 5 hanc *om.* **K**^{1} || 6 ut] et **M** | discant **S**^{1} || 8 digestione **K** | accomodum **D** accommodat **K** || 9 typpicum **J** | prode esse **M** || 10 tamen marinum **K**^{1} || 11 robeis **D**^{1}**KJLM** rubeis **PGS** || 13 igitur] ergo *edd.* | uinum **G** || 15 alii] aliqui **S**^{1} || 16 ante anno **S** || 19 fiat. aetate *dist.* **DPK**^{2}**JLG** | fiet *ante corr.* **G** | aestate **S** || 20 partem *post* quinqu. *ins.* **M** || 21 solo **L** || 23 noua **M** || 24 facienti **K**^{1} || 25 uenda **L** | species] spatiis **J**

Quidam resinae siccae tritae uncias tres dolio inmergunt et permouent et uina diuretica sic fieri posse persuadent.
mustum uero quod per pluuias frequentes leue est sic 4
curari debere iusserunt, quod probari gustu ipsius poterit. omne mustum decoqui iubent donec pars eius uicesima possit absumi; melius quoque fieri, si centesimam partem gypsi adicias; Lacedaemonios uero eo usque decoquere donec uini quinta pars pereat, et quarto anno usibus ministrare.

Suaue uinum de duro fieri docent, si hordeacei pollinis 5
quiatos duos simul cum uino subactos mittas in uini uasculo et hora una ibi esse patiaris. aliqui faeces uini dulcis admiscent. aliqui addunt glycyridiae siccae aliquantum et utuntur, cum diu uasorum commotione miscuerint. uinum quoque intra paucos dies optimi odoris effici, si bacas myrti agrestis montanas siccas et tunsas mittas in cado et decem diebus requiescere patiaris; tunc coles et utaris. uitis etiam flores arbustiuae collectos in umbra siccare curabis. tunc diligenter tusos et cretos habebis in uasculo nouo et, cum uolueris, tribus cadis unam floris mensuram, quam Syri choenicam uocant, adicis et superlines dolium et sexta uel septima die aperies et uteris.

§ 4 (mustum ... ministrare) *Geopon. 7, 4*; *Syr. 8, 5* ‖ § 5 (Suaue ... miscuerint) *Syr. 8, 8*; *cf. Geopon. 7, 26, 4* | (uinum ... uteris) *Syr. 8, 6*; *Geopon. 7, 20, 1 et 3*

1 rasine **J** | siccae *om.* **S**^{1} | unties **M** | dolio] de olio **M** ‖ 2 promouent **L** | diuritica **G** diureciaca **J** ‖ 3 per *om.* **GM** ‖ 5 omnem **K** | uigesima **DGS** ‖ 6–7 melius ... adicias *om.* **D**^{1} ‖ 6 partem *om.* **S**^{1} ‖ 8 quarta **S**^{1} ‖ 10 hordeacei **JLGS** hordeacii **DPKM** | pollini **M** ‖ 11 quiatos **D**^{1}**PKS**^{2} ciatos **D**^{c}**S**^{1} cyatos **JLM** quatos **G** | uasculum **G** ‖ 13 glycyridiae *edd.* (*cf. infra § 8*) glyciridiae **DPK JLG** gliciridiae **SM** ‖ 16 agrestes **G** | tonsas **J** tusas **M** ‖ 17 cadum **G** | requirere **K**^{1} ‖ 18 uteris **G** ‖ 19 tuses **K**^{1} tunsos **S**^{1} ‖ 20 cadis] calidis **G**, (li *eras.*) **S** ‖ 21 ⟨cabum, Graeci⟩ *ante* choenicam *addendum censuit Niclas ad Geopon. 7, 20, 1* | choenicam *edd.* (*cf. 12, 20, 1*) chynicam **DPK** *fort. scribendum* (*de oe/y cf. infra c. 17* ynomelli) chinicam **JL** kynicam **G** chiniam **S**^{1} cinicam **S**^{2}**M** | adicies **G** | et super- *om.* **J** | superlinies **S**^{1} ‖ 22 et^1 *om.* **K** | dies **M** | in *ante* uteris *ins.* **L**

6 Vinum fieri ad potandum suaue ita docent: feniculi uel satureiae singulorum congruum modum uino inmergi atque turbari, uel fructum quem duae nuces pineae produxerint torrefactum et linteo ligatum mitti in uasculo ac superlini et usui esse quinque diebus exactis.

7 Vinum autem uelut uetus effici de nouello, si amygdala amara, absentium, pini frugiferi gummen, fenum Graecum simul frigas quantum sufficere aestimaris et pariter tundas et ex his unum quiatum per amforam mittas; et magna uina conficies. si uero senseris peccatura, huic confectioni aloen, murram, crocomagma singula modis aequalibus tusa et in puluerem redacta cum melle miscebis et uno quiato unam amforam condire curabis.

8 Anniculum quoque uinum ut longam simulare uideatur aetatem, meliloti unciam unam, glycyridiae uncias tres, nardi Celtici tantundem, aloes epatites uncias duas tundis et cernis et in sextariis quinquaginta coclearia sex reconde et uas ponis in fumo.

9 In album colorem uina fusca mutari, si ex faba lomen-

§ 6 *Syr. 8, 9* ‖ § 7 (Vinum ... conficies) *Geopon. 7, 24, 1*; *Syr. 8, 10* | (si uero ... curabis) *Syr. 8, 10* ‖ § 8 *Geopon. 7, 24, 4*; *Syr. 8, 12* ‖ § 9 (In album ... repperiri) *cf. Apic. 1, 6*

1 optimum et *ante* suaue *ins.* **S** | docent **SM** (*cf. supra § 5*) dicent **D^{1}PKJL** dicunt **D^{c}G** ‖ 2 satureia **L** | modium **KS** | uini **L** ‖ 3 quem *om.* **M** | pinae **L** | produxerit **J** produxerunt **G** ‖ 4 uasculum **G** ‖ 5 et usui] tusui **J** ‖ 7 absintium **KJ** absinthium **GS** | frugiferi **KJSM** frugeri **DPLG** | gummen (*pr.* m *exp.*) **D** gummem **J** semen **G** (*κόμης Geopon. κράμβης Syr.*) ‖ 8 frigas **PKJS** fricas **DLG** frgas **M** (*μετὰ τὸ φρυγῆναι Geopon.*) | exstimatis **M** | tundas] ponderas **G** ‖ 9 ex **PSM** (*om.* **DKJLG**) | unum] uinum **J** | quiatum **D^{1}K^{2}S** ciatum **D^{c}PJ** cyatum **LM** quatum **G** quietum **K^1** ‖ 10 magna *quid h. l. significet docuit Sven.*^{1} *582* ‖ 11 myrram **D^{c}PGS** | croccomagma **P^2** crocomagna **P^{1}G** | modis *in ras.* **S^2** singulis **E** modia **G** ‖ 12 tunsa **S^1** ‖ 13 quiato **S^2** ciato **JS^1** cyato **PL** cyatho **DKGM** ‖ 14 longa **L** longum **D** ‖ 15 meliloti **D^{c}PJLS** meloti **D^1** melyloti **K** melilotae **G** melli loci **M** | glycyridiae **DPK** glyciridiae **L** gliciridiae **JSM** glycuridiae **G** | untia **L** ‖ 16 celciti **P** | tantundem celtici **J** | epatites *ω* (*u. Sven.*^{1} *147sqq.*) hepatices *edd.* | tundis *om.* **M** ‖ 17 coclearia **GSM** (*cf. infra § 15*) coclia **DPKJ** cloclia **L** ‖ 18 recondis **V^{2}M** (*u. Widst. 57*) ‖ 19 album] alium **J** | fabu **J**

tum factum uino quis adiciat uel ouorum trium lagunae infundat alborem diuque commoueat; sequenti die candidum repperiri. quod si ex afra pisa lomentum adiciatur, eadem die posse mutari.

Vitibus quoque hanc esse naturam, ut alba uel nigra si 10
redigantur in cinerem uinoque adiciantur, ei unamquamque formam sui coloris inponere, ut ex nigra fuscum, candidum uero reddatur ex alba, ea ratione scilicet, ut conbusti sarmenti cineris modii unius mensura mittatur in dolio quod habebit amforas decem, et triduo sic relictum post operiatur ac lutetur; album uel, si ita uisum fuerit, nigrum repperiri quadraginta diebus exactis.

Vinum quoque adserunt ex molli forte sic fieri: altheae, 11
hoc est ibisci, folia uel radices aut eius caulem tenerum decoctum mitti aut gypsum aut ciceris cotulas duas aut cupressi pilulas tres aut buxi folia quantum manus ceperit, aut apii semen aut cinerem sarmentorum, cui uis flammae corpus reliquit exile omni soliditate detracta.

Vinum uero ea die ex austero limpidum atque optimum 12
fieri, si grana piperis decem, pistacia uiginti adiecto modico uino simul conteras et in sex uini sextarios mittas diu omnibus ante commotis; tunc requiescere patiaris et

§ 9 (uel ouorum ... repperiri) *Geopon.* 7, 22 ‖ § 10 *Geopon.* 7, 21; *cf. Apic.* 1, 6 ‖ § 11 *Syr.* 8, 13 | (Vinum ... mitti) *Geopon.* 7, 23 | (ciceris) *cf. Geopon.* 7, 12, 22 ‖ §§ 12—18 *ex fonte ignoto* (*fort. Garg. Mart.*)

1 ouorum **K²GSM** oborum **DPK¹J** obolum **L** | lagunae **DPKLM** laguenae **JG** lagenae **S** ‖ 2—3 repp. seq. die cand. **G** ‖ 3 reperiri **S** repperire **K** | si *om.* **K¹** | af*ra **S** afara **E** ‖ 4 die *om.* **P¹** ‖ 6 uinoque] uino quoque **LS¹** ‖ 7 inponere ω (*u. Widst. 43sqq.*) imponant *dub. Schneider* possint inponere *Schmitt* | candida **K** ‖ 9 modi **M** ‖ 10 dolium **G** | decim **P** | et] ex **S** | relictur **P** ‖ 11 operatur **M** ‖ 12 reperiri **GS** ‖ 13 altheae **DP²KJGSM** (*cf. TLL 1: 1762, 13sqq.*) alteae **P¹L** ‖ 14 abisci **J** ‖ 15 ciceris] cineris **K¹M** ‖ 16 manus] munus **K¹** maius **L** ‖ 17 aut² *edd.* et ω ‖ 18 flammae] flammae flam **P** flaminis **G** | exili **K** ‖ 19 ea **DPKJLSM** (*u. Widst. 44sq.*) eadem **G** (*cf. supra* § 9) | exhaustero **PJ** ‖ 20 pistacea **KJ** | aiecto **J** | modico **GMV** modio **DPKJLS** ‖ 21 uini **S** | simul *om.* **S** ‖ 22 patieris **G**

coles usui mox futurum. item faeculentum statim limpidum reddi, si septem pini nucleos in unum uini sextarium mittas diuque commoueas et paululum cessare patiaris; mox sumere puritatem colarique debere et in usum referri.

13 Item uinum quod Cretensibus oraculum Pythii Apollinis monstrasse memoratur, fieri enim sic candidum et sumere uetustatis saporem: squinuanthos uncias quattuor, aloes epatites uncias quattuor, masticis optimae unciam unam, cassiae fistulae unciam unam, spicae Indicae semunciam, murrae optimae unciam unam, piperis unciam unam, turis masculi non rancidi unciam unam; tundis uniuersa et in tenuissimum puluerem cribro
14 excutiente deducis. cum uero mustum ferbuerit, despumabis et omnia uuarum grana quae feruor in summum regessit expelles. tunc gypsi triti atque cribrati tres Italicos sextarios mittis in uini amforas decem, prius tamen partem quartam uini condiendi in alia uasa transfundis et ita gypsum adicies et dolium uiridi ac radicata canna
15 per biduum fortiter agitabis. tertia uero die ex supra scriptis pulueribus quaterna coclearia conpleta modestius in denas uini amforas mittis et uini, sicut supra scriptum est, quartam partem, quam alibi defuderas, superadicies et dolium replebis et item diu agitare curabis, ut specierum
16 uis omne musti corpus inficiat. tunc operies atque adlinis,

1 colles **J** | item] ita **G** || 2 uini sext. unum *cum notis reu.* **S** || 4 summere **S** || 6 uinum **SM** (*om.* **DPKJLG**; *cf. infra § 17*) | apollini pythii *cum notis reu.* **S** | pithii **G** | apollonis **L** apollini **S** apolinis **M** || 7 monstrasse] monstrans se **JM** maximus se *ut uid.* **K**[1] || 8 summere **L** | squinuanthos **DPJLGS** (*u. Sven.*[1] *126*) squinuantos **K** cynuanthos **M** || 9 aloe sepatites **DL** | epatites *ω* (*cf. supra § 8*) | masticis **DPKLGSM** (*u. Sven.*[1] *151sq.*) masticicis **J** || 10 casiae **S** | piperis unciam unam *ante* spicae *habet* **G** || 11 Indicae] indie **M** | unc̄. I. **J** | semiunciam **S** | myrrae **PKS** mirrae **JG** || 11—12 piperis unciam unam *om.* **L**, *h. l. etiam* **G** || 12 rancidi] radici **G** recidi **K**[1] || 12—13 unciam unam non rancidi **L** || 14 dispumabis **G** || 15 feruor **DLSM** feruos **PKJ** feruens **G** | summum *in ras.* **S**[2] unum **E** || 16 cribati **L** || 19 et[1] *om.* **J** || 21 scriptis] dictis **S**[1] | cloclearia **L** || 22 uini[1]] ui **J** | scriptum] dictum **KJ** || 23 partem quartam **M** | diffuderas **G** || 25 inficiet *ante corr.* **G** | adlines **G**

relicto breui foramine quo aestuantia uina suspirent; sed exemptis quadraginta diebus et hoc spiraculum claudis et deinde, cum libuerit, gustas. illud memento seruare prae ceteris, ut quotiens uinum mouetur, inuestis puer hoc aut aliquis satis purus efficiat. linimentum quoque dolii non gypso sed sarmentorum cinere debebis inducere.

Item uinum quod salutare contra pestilentiam sit et 17
stomacho prosit fieri fertur hoc genere: in optimi musti metreta una, antequam ferueat, tusi absenti octo uncias linteo inuolutas demittis et exactis quadraginta diebus curabis auferre. id uinum refundis lagunis minoribus et uteris.

Nunc condiunt, primo amne musti spumantis egesto, 18
quibus moris est gypso uina medicari. sed si natura lenius uinum est et saporis umecti, in centum congiis duos gypsi sextarios misisse sufficiet. quod si uinum nascitur uirtute solidius, medietas abunde praedictis poterit satis esse mensuris.

XV. Rosatum sine rosa fieri 15

Nunc rosatum sine rosa facies sic: folia citri uiridia sporta palmea missa in musti nondum feruentis uase deponis et claudes, et exemptis quadraginta diebus melle addito ad modum rosati, cum placebit, uteris.

§ 16 (linimentum ... inducere) *cf. Plin. nat. 14, 126* || § 17 (Item ... demittis) *cf. Colum. 12, 35*; *Geopon. 8, 21*; *Plin. nat. 14, 109* || § 18 *cf. Plin. nat. 14, 126* || c. 15 *cf. Apic. 1, 4, 2*

2 suspiraculum **P** || 3 seruaris **G** || 5 efficiet **J** || 7 sit] fit **P¹S** || 8 prosit] possit **M**, **G¹** (*corr. man. rec.*) | in] et **K** || 9 metreta] me *tantum* (*sp. rel.*) **M** | tunsi **S¹** | absenti **DPJ** absinti **K** absinthii **G** abstintii **S** absentio **LM** || 10 inuolutos **G** inuotas **M** | demittis *ed. Ald.* demittes **G** dimittis **DPKJLSM** || 11 refundes **G** | lagunis **DPKJL** laguenis **G** lagenis **S** laugunis **M** || 13 condunt **M** | amnae **P** anne **S** | spumantis musti **M** | egeste **K** || 14 moris (r *in ras.*) **S²** modis **E** minoris **K** | gyso **M** gipso **S** | medicari **GSM** medicaris **DPKJL** || 15 sapores **K** | duobus **L** || 17 satis poterit *cum notis reu.* **S** || 21 palmae **G** || 22 depones **G** | melle *om.* **S¹** || 23 ad modum] admodo **L** | cum placebit] conplacebit **JLM** | uterius **M**

16 XVI. De uinis pomorum

Hoc mense omnia, quae locis suis leguntur, ex pomis uina conficies.

17 XVII. De ynomelli

Mustum de maioribus et egregiis uitibus post uiginti dies quam leuatum fuerit ex lacu, quantum uolueris sumis et ei mellis non despumati optimi quintam partem, prius tritam fortiter donec albescat, admisces et [ex] canna
2 radicata uehementer agitabis. mouebis autem sic per dies quadraginta continuos, uel, quod est melius, quinquaginta, ita ut, cum moueris, mundo linteo tegas, per quod facile confectio aestuabunda suspiret. post dies ergo quinquaginta munda manu purgas quodcumque supernatabit. in uasculo gypso diligenter includis et ad uetusta-
3 tem reseruas. melius tamen, si in minora et picata uascula proximo uere transfundas et gypsata diligenter operias et in terrena et frigida cella recondas uel harenis fluuialibus uel eodem solo uascula ex aliqua parte summergas. hoc nulla uitiatur aetate, si tamen diligenter effeceris.

18 XVIII. De defrito, caroeno, sapa

Nunc defritum, caroenum, sapam conficies. cum omnia uno genere conficiantur ex musto, modus his et uirtutem

c. 17 *Geopon. 8, 26* ‖ c. 18 *Colum. 12, 21, 21; Geopon. 8, 32; Plin. nat. 14, 80; cf. 23, 62. hunc locum resp. Isid. orig. 20, 3, 14—15*

2 sunt *ante* suis *ins.* **L** | leguntur suis *cum notis reu.* **S** ‖ 4 YNOMELLI *ω* ‖ 5 egregius **J** ‖ 6 summis **L** sumes **G** ‖ 7 desspumati (*pr.* s *eras.*) **G** dispumati **DPKJLSM** | quintam] quartam **JS**[1] ‖ 8 fortior **M** | et agitabis ex canna *ω* (*u. infra*) | *seclusi* (ex *instr. suspicionem mouet, quamuis def. Sven.*[1] *359*) ‖ 9 radicata **GSM** radica **DPKJL** | agitabis *huc transtuli* (*cf. supra c. 14, 14*) ‖ 10 continuos … quinquaginta *om.* **G** ‖ 11 ita *om.* **KJ** | cum moueris] commoueris **JLG** ‖ 12 respiret **S**[1] ‖ 14 et *ante* in uasc. *ins.* **S** ‖ 15 in *om.* **M** ‖ 16 proximo] anno **K** | transfundes **S**[1] | gipsata **S** gypsa **D** | operias *om.* **L**[1] operies **L**[2] ‖ 17 in *om.* **K** ‖ 19 aestate **S**[1] estatem **M** | tamen *adnot. Politianus* tam *ω* ‖ 20 DE *om.* **G** | DEFRVTO **D**[c] | CAROENA **L** CARDENO **J** ‖ 21 defrutum **D**[c] ‖ 22 muto **M**

mutabit et nomina. nam defritum, a deferuendo dictum, ubi ad spissitudinem fortiter despumarit, effectum est; caroenum, cum tertia perdita duae partes remanserint; sapa, ubi ad tertias redacta descenderit. quam tamen meliorem facient cydonea simul cocta et igni subposita ligna ficulna.

XVIIII. De passo 19

Passum nunc fiet ante uindemiam, quod Africa sueuit
uniuersa conficere pingue atque iocundum; et quo ad
conditum si utaris mellis uice, ab inflatione te uindices.
leguntur ergo uuae passae quam plurimae et in fiscellis
clausae iunco factis aliquatenus rariore contextu. uirgis
primo fortiter uerberantur; deinde ubi uuarum corpus 2
uis contusionis exsoluerit, cocleae subposita sporta con-
primitur. hinc passum est quicquid effluxerit, et conditum
uasculo mellis more seruatur.

XX. De cydonite 20

Abiecto corio mala cydonea matura in breuissimas et
tenuissimas particulas recides et proicies durum quod
habetur interius. dehinc in melle decoques, donec ad men-
suram mediam reuertatur, et coquendo piper subtile con-
spergis. aliter: sucum cydoneorum sextarios duos, aceti 2
sextarium unum semis et mellis duos sextarios misces
ac decoques, donec tota permixtio pinguedinem puri
mellis imitetur. tunc triti piperis atque zingiberis binas
uncias miscere curabis.

c. 19 *cf. Colum. 12, 39* ‖ **c. 20** *cf.* (*Ps.?*) *Garg. Mart. exc. ap. Rose 211*; *Marc. 27, 137*

1 defrutum **D**^{c} | a deferu.] adferuendo **K** ‖ 2 despumauerit (ue *exp.*) **S** ‖ 4 descenderit] remanserit **S**^{1} ‖ 5 ignis **M** ‖ 6 ligni **K** | ficulnea **G** ‖ 8 nunc *om.* **S**^{1} | africas uenit **J** ‖ 9 quo] quod (d *exp.*) **S** ‖ 14 contuosis **M** | ex*oluerit **S** | cocleae **DPKJLGM** coclea **S** | superposita **L** ‖ 15 quidquid **D**^{1}**G** ‖ 18. 19 et tenuissimas *om.* **G** ‖ 22 sucum *ω* (*u. Widst. 45sq.*) suci *edd.* | aceto **G** ‖ 23 sextarios duos **JS** | misces **GSM** miscis **DPKJL** (*cf. 8, 9*) ‖ 24 puri *om.* **K** (*sp. rel.*) pumus **J** ‖ 25 zingiberis **DKGM** zyngiberis **PJL** gingiberis **S**

21 XXI. De fermento musteorum seruando

Ex nouo tritico purgato farriculum facies et musto sub pedibus rapto curabis infundere, ita ut modio farris lagunam musti adicias; deinde sole siccabis et item similiter infundis ac siccas. hoc cum tertio feceris, panes ex eo breuissimos admodum facies musteorum et in sole siccatos uasculis nouis fictilibus recondis et gypsas. pro fermento, quo tempore anni musteos facere uolueris, hoc uteris.

22 XXII. De uua passa

Vuam passam Graecam sic facies: melioris acini et dulcis et lucidi botryones in ipsa uite torquebis et patieris sponte marcescere, deinde sublatos in umbra suspendis et uuam destrictam conponis in uasculis, substernis pampinos sicco algore frigentes et manu conprimis et, ubi uas inpleueris, item pampinos addis nihilo minus non calentes et operculabis ac statues in loco frigido sicco quem nullus fumus infestet.

23 XXIII. De horis

October Martium similibus umbris sibi fecit aequari.

Hora I	pedes XXV
Hora II	pedes XV
Hora III	pedes XI
Hora IIII	pedes VIII
Hora V	pedes VI
Hora VI	pedes V

c. 21 *cf. Plin. nat. 18, 102; Geopon. 2, 33, 3* || c. 22 *Geopon. 5, 52*

1 FRVMENTO **P**[1] || 2 farreolum **S**[1] || 3 medio **S**[1] | lagunam **DPKJM** laguenam **G**, *man. rec. in* **D** lagenam **S** lagunaem **L** || 5 autem *post* hoc *ins.* **S** | panis **K**[1] || 6 siccos **K** || 8 fromento **L** || 12 et[1]] ac **S** | uite] uita **JL** || 14 destrictam **DPKLM** (*u. Sven.*[1] *609*) districtam **GS** destructam **J** constrictam *ed. Ald.* | conponis *ω* (*u. Sven.*[1] *169sq.*) cum ponis *edd.* || 16 pampino **KJ** || 23 XI] XIII **KJG** || 24 VIII] XI **KJ** || 25 VI] VIIII **KJ** V **G** || 26 V] VII **KJ** VI **G**

Hora VII	pedes VI
Hora VIII	pedes VIII
Hora VIIII	pedes XI
Hora X	pedes XV
Hora XI	pedes XXV

TITVLI MENSIS NOVEMBRIS

I De satione tritici, farris, hordei, fabae cum disciplina, de lenticula mature serenda, de lini semine

II De pratis nouis instituendis, ponendis uitibus et propagandis et circumfodiendis nouellis ac recidendis mergis

III De uinea ueteri in iugo uel pergula reparanda

IIII De putandis uitibus et arboribus locis tepidis et oliuetis et faciendo oleo

V De oliuetis ponendis et curandis aegris arboribus, corbibus, palis, redicis faciendis, oleo laurino faciendo

VI De hortis: in eo de alio, ulpico cum disciplinis, de cepullis et plantis carduorum, de armoracea et cunela

VII De pomis: in eo de persico, de pinu, de prunis, de castaneis cum omni disciplina et pomis aliorum mensum

VIII De apibus: in eo de mundandis ac muniendis castris earum

VIIII Remedium uitibus quae sine fruge luxuriant

X Remedium sterili uiti

XI De rosario ex paucis uirgulis instituendo

1 VI] VIIII **KJ** || 2 VIII²] XI **KJ** || 3 XI] XIII **KJ** || 13 raparanda **K** || 14 arbustibus **K** || 16 arbustibus **K** || 17 curbibus **G** | redicis (re *in ras.*) **S²** radicis **DPKJLG** craticiis **M** || 20–21 carduorum ... cunela *om.* **J** || 22 et pomis *post* prunis *ins.* **L** || 23 et] de **S** || 24 mensum **DPKJ** mensuum **LG** mensium **SM** || 25 de² *om.* **K** | mundanis *in ras.* **G** || 26 eorum **JL** e *tantum* (*sp. rel.*) **M** || 29 uirgultis **JL**

XII Vt uua usque ad uer reseruetur in uite
XIII De gregibus ouilli generis et caprini et pascendi ordine
XIIII De glandibus legendis
XV De materie caedenda
XVI De transferendis arboribus maioris aetatis
XVII De oleo faciendo secundum Graecos et emendando
XVIII De oleo, ut Liburnico simile fieri possit
XVIIII Vt oleum sordidum purges
XX De oleo odoris horrendi
XXI De oleo rancido curando
XXII De condiendis oliuis
XXIII De horis

MENSIS NOVEMBER

1 I. De satione tritici, farris, hordei, fabae cum disciplina, de lenticula mature serenda, de lini semine

Hoc mense triticum seremus et far satione legitima ac semente sollemni. iugerum utriusque seminis modiis quinque tenebitur. nunc et hordeum maturum adhuc seremus.

In huius principio fabam spargimus, quae pinguissimum uel stercoratum desiderat locum uel uallem quam sucus ueniens a summitate fecundat. primo seritur, deinde proscinditur et tunc sulcatur. occanda est large, ut tegi pluri-

c. 1 § 1 (Hoc mense ... sollemni) *cf. Colum. 2, 8* | (iugerum ... tenebitur) *cf. Colum. 2, 9, 1* ‖ §§ 1–3 (In huius ... eligendam) *Colum. 2, 10, 5–10*

1 uer **SM** ueri **DPKLG**, (i *exp.*) **J** ‖ 2 ouilli] oliui **G** | caprin **L** ‖ 5 materiae **L** materia **K** ‖ 6 arbustibus **K** ‖ 7 *tit. om.* **J** ‖ 9 simili **G** | posset **J** ‖ 11 horrendi odoris *cum notis reu.* **S** ‖ 13 *tit. om.* **G** ‖ 14 *tit. om.* **J** ‖ 15 MENSIS NOV. *om.* **S** ‖ 17 DE] DO **J** | SEREDA **G** ‖ 25 fecundet **GM**[1] ‖ 26 tunc *om.* **L** ac **K** | occada **L** | tegi] egi **M**

mum possit. aliqui locis frigidis dicunt in fabae satione 2
glebas non esse frangendas, ut per eas gelicidiarum tempore possint germina obumbrata defendi. satione eius generis, sicut opinio habet, non fecundatur terra sed minus laeditur. nam Columella dicit agrum frumentis utiliorem probari qui anno superiori uacuus fuerit quam qui calamos fabaceae messis eduxit. pingue iugerum sex modii occupant, mediocre amplius. spisso bene prouenit; 3
macrum locum nebulosumque non patitur. curandum praecipue, ut luna quinta decima seratur, si adhuc ictum solis repercussa non sensit. aliqui dicunt quartam decimam potius eligendam. sanguine caponis Graeci adserunt fabae semina macerata herbis aduersantibus non noceri, aqua pridie infusa citius nasci, nitrata aqua respersa cocturam non habere difficilem.

Nunc seritur prima lenticula, sicut Februario mense narratum est. hoc etiam toto mense poterit lini semen aspergi.

II. De pratis nouis instituendis, ponendis uitibus et propagandis et circumfodiendis nouellis ac recidendis mergis 2

In huius maxime principio possumus instituere noua prata more quo dictum est. hoc etiam toto mense locis calidis et siccis uel apricis erit uitium celebranda positio. nunc et propago iure ducetur et locis frigidis nouellas uites et arborum plantas circumfodere atque operire

§ 3 (sanguine ... noceri) *ex fonte ignoto; deest ap. Syr. 2, 9* | (aqua ... difficilem) *Geopon. 2, 35, 2* | (Nunc ... narratum est) *supra lib. 3, 4* | (hoc ... aspergi) *cf. supra 11, 2* ‖ **c. 2** (dictum est) *supra lib. 6, 3* | (hoc ... positio) *cf. Colum. 3, 14, 1; cf. supra 11, 4*

2–3 glebas ... satione *om.* **S**[1] ‖ **2** gelicidiarum ω gelicidiorum *ed. Ald.* (*u. Widst. 12*) ‖ **3** obum. def.] aderendi **M** ‖ **5** colomella **P** ‖ **6** superiore **GM** securiori **J** ‖ **8** modi **J** | mediocrem **J** ‖ **10** seratur decima **M** | si] sed **S**[1] ‖ **11** aliqui] alii **S** ‖ **12** sanguinem **JL** ‖ **21** MERGIS *om.* **L** MORGIS **J** ‖ **23** quo] quod **L** ‖ **24** et *om.* **K**

conueniet. et ante Idus nunc mergus, hoc est propaginis curuatura, post triennium quam pressa fuerat recidetur a uite.

3 III. De uinea ueteri in iugo uel pergula reparanda

Nunc ac deinceps uinea uetus quae in iugo est uel pergula, si robusto et integro trunco sit, ablaqueata fimo satietur et angustius putata inter quartum et tertium pedem a terra, uiridissima parte corticis acuto ferramenti mucrone feriatur ac fossa frequentius incitetur. nam, sicut adserit Columella, ex eo loco germen plerumque producit et ueniente uere fundit materiam qua uitis reparetur antiqua.

4 IIII. De putandis uitibus et arboribus

Nunc putatio autumnalis celebratur in uitibus et arboribus, maxime ubi inuitamur tepore prouinciae, et putantur oliueta. et oliua, cum uaria coeperit esse, colligitur, ex qua primum fiet oleum. nam cum tota nigrescet, quod speciei merito posterauit fundendi ubertate conpensat.
2 est utilis olearum putatio ceterarumque arborum, si loci patitur disciplina, ut decisis cacuminibus rami fluentes per latera prona fundantur. quod si regio insolens et

c. 2 (et ante … uite) *Colum. 4, 15, 3—4, sed cf. supra 3, 16, 2* ‖ **c. 3** *Colum. 4, 22, 3—4* ‖ **c. 4** **§ 1** (Nunc … oliueta) *cf. Colum. 11, 2, 87* | (et oliua … conpensat) *cf. Colum. 11, 2, 83; 12, 49, 9; Geopon. 9, 17, 1* ‖ **§ 2** *cf. Colum. 5, 9, 11—13; Geopon. 9, 9, 9—11*

1 conueniet … nunc *sic dist. Schneider* (*u. Sven.*[1] *487 n. 3*), *post* Idus *edd.* ‖ **2** postriennium **G** | triennium] biennium *Schneider* (*at uid. Sven.*[2] *129*) ‖ **4** VEL] AC **J** ‖ **5** ac *om.* **G** | pergula] per singula **JL** ‖ **6** et] uel **P**[1] | trunco *om.* **KJ** ‖ **7** angustuis **J** angustitius **L** ‖ **8** a **V**[2]**M** (*om.* **DPKJLGS**) | terra *om.* **G** | corticis] corporis **P**[1] ‖ **10** colomella **P** ‖ **11** qua] quia **KJ** | repatur **L** ‖ **13** VITIS **P** | ET] VEL **G** ‖ **15** te*pore **S** tempore **M**, *per conp.* **J** ‖ **16** oliua] olicia **KJ** | cum] et **K** | ualia **J** ‖ **17** fiet] quam et **K** | tota] uota **G** | nigrescet **DPKJLM** (*u. Widst. 57sq.*) nigrescit **GS** ‖ **18** posterauit (*ἅπαξ λεγ.: u. Sven.*[1] *597*) | conpensant **G** conpescat **KM** ‖ **19** cerarumque **J** ‖ **19—21** si loci … fundantur *om.* **M** ‖ **20** rami **DPGS** ramis **KJ** rami* **L**

incustodita contigerit, agendum prius toto arboris corpore ab inferiore parte purgato, ut altitudine animalium supergressa modus transcendatur iniuriae et arbos iam spatio suo tuta curuetur.

V. De oliuetis ponendis et curandis aegris arboribus 5

Nunc etiam locis calidis ac siccis regionibus oliueta ponuntur, sicut Februario disputatum est. amat haec arbos arduo locorum situ mediocriter ab umore suspendi, scalpi adsidue, laetaminis ubertate pinguescere, feracibus uentis clementer agitari. hoc etiam mense oleis sterilibus quae supra dicta sunt remedia faciemus. nunc et corbes et pali et redicae bene fieri possunt. etiam nunc locis temperatis est laurini olei iusta confectio.

VI. De hortis 6

Hoc mense alium bene seritur et ulpicum terra maxime alba fossa et subacta sine stercore. sulcos in areis facies et semina in locis altioribus pones quattuor digitis separata neque altius pressa. sarculabis frequenter, inde plus crescent. si capitatum facere uolueris, ubi coeperit caulis prodire, proculca; ita sucus reuertetur ad spicas. fertur, si luna sub terris posita seratur et item sub terris luna latente uellatur, odoris foeditate cariturum. uel paleis

c. 5 (Nunc ... agitari) *u. supra lib. 3, 18*; *cf. Geopon. 9, 3* | (hoc ... faciemus) *supra 4, 8, 2* | (nunc ... possunt) *Colum. 11, 2, 90* | (etiam ... confectio) *cf. supra 2, 19* ‖ **c. 6** *ex Garg. Mart.* | (Hoc mense ... durabunt) *de alio et ulpico u. Colum. 11, 3, 20–23*; *Plin. nat. 19, 106 et 112–115*; *Geopon. 12, 30*

2 inferiori **S** ‖ 3 arbos **DPKJLGM** arbor **S** ‖ 3–4 iam sp. suo] in spatioso **G** ‖ 5 CVRVANDIS **G** ‖ 7 arbos **DPKJLGS^{2}M** arbor **S^1** ‖ 9 adsuae **L** asside **M** ‖ 10 clementer **DKJLGS^{2}M** (*cf. 1, 6, 9*) frequenter **PS^1** (*cf. 2, 15, 2*) ‖ 12 redicae (*pr.* e *in ras.*) **S^{2}M** radicae **DPKJLG** ‖ 16 sine *om.* **G** ‖ 17 seminaria **KJ** ‖ 18. 19 plus crescent] pulcrescent **D** ‖ 19 coeperint **J** ‖ 20 prosulcas **G** | spicas] picas **M**

condita alia uel fumo suspensa durabunt. nunc et cepulla seri potest et carduorum planta disponi et armoracea seritur et cunela.

7

VII. De pomis

Hoc mense locis calidis, ceteris uero Ianuario persici ossa in pastinatis areis sunt ponenda binis a se pedibus separata, ut, cum ibi plantae excreuerint, transferantur. sed ossa ponantur acumine deorsum uerso et non amplius quam duobus aut tribus palmis obruantur. ossa uero quae ponenda sunt aliqui siccata prius paucis diebus cineris mixtione terra soluta in qualis reseruant. ego uero usque
2 ad serendi tempus sine ulla cura saepe seruaui. locis quidem qualibuscumque proueniunt, sed et pomis et frondibus et durabilitate praecipua sunt, si caelum calidum, solum harenosum et umidum sortiantur; frigidis uero et maxime uentosis, nisi obiectu aliquo defendantur, intereunt. dum tenera sunt germina, saepe herbis circumfossa liberentur. bimam plantam recte transferemus scrobe breui. nec a se longius statuendae sunt, ut inuicem se a
3 calore solis excusent. ablaqueandae sunt per autumnum et suis stercorandae foliis. putanda persicus in eo est, ut arida et putria tantum uirgulta tollantur; nam si quid uiride resecemus, arescit. languenti arbori ueteris

c. 6 (cepulla) *supra lib. 3, 24, 3—4* | (carduorum) *supra 4, 9, 1—4; 11, 11, 1* | (armoracea) *supra 11, 11, 4* | (cunela) *supra 3, 24, 9* || **c. 7** *ex Garg. Mart.* || §§ 1—8 *de persicis u. Garg. Mart. pom. 2* (*Mai 1, 394sqq.*)

1 ulia S^1 || 2 seri] fieri P^1 | carduorum] car S^1 || 5 Hoc mense … *usque ad* transferri (*infra § 12*) *legitur in cod. Sangall.* (**W**) || 6 pastinis **G** | aeris **J** | bonis **L** || 7 transferantur **W**V^2S^2 transferatur **DPKJLG**S^1**M** (*u. Widst. 22*) *fort.* transferamus || 8 uero **K** || 9 duabus **J** || 11 reseruantur **W** | ego] ea **W** ergo **L** || 12 seruaui] seruari **W** curaui **S** (*corr. man. rec.*) | quidem *om.* **M** || 14 praecipue **W** | calidum *ex* candidum **G** || 15 fridis S^1 || 16 uentuosis **K** | obiecte **K** || 17 tenera] termina **D** || 18 binam **J**S^1 || 19 nec **G**, (c *supra*) **W** ne **DPKJL** neque **SM** || 20 excuset **W** || 21 sunt *ante* foliis *ins.* **M** || 23 resecemus (sec *in ras.*) S^2 desecemus K^1 recensemus **J** | ueteri **G**

uini faeces aquae mixtas oportet infundi. adfirmantibus
Graecis persicus scripta nascetur, si ossa eius obruas et
post septem dies, ubi patefieri coeperint, apertis his
nucleos tollas et his cinnabari quod libebit inscribas;
mox ligatos simul cum suis ossibus obruas diligentius
adhaerentes. genera eorum sunt haec: duracina [persica], 4
praecoqua, Armenia.

Si haec arbor ardore solis inarescit, frequenti adgestione
cumuletur, uespertino iuuetur umore, obiectis defendatur
umbraculis. iuuat in ea et spolium serpentis adpendi.
nunc etiam contra pruinas stercus ingeratur persico uel
faeces uini cum aqua permixtae uel, quod magis prodest,
aqua in qua faba decocta est. si uermes persicus patitur, 5
cinis eos amurcae mixtus extinguet uel bouis urina cum
aceti tertia parte confusa. si poma caduca sunt, nudatae
radici eius uel trunco lentisci aut terebinthi cuneus ad-
figitur uel terebratae in medio palus salicis inprimetur.
si poma rugosa creabit aut putria, circa imum truncum
cortex recidatur et, cum inde modicus umor effluxerit, ar-
gilla uel paleato luto plaga retegatur. magna poma persi- 6
cus adfert, si florenti per triduum ternos sextarios caprini
lactis ingesseris. contra uitia persici proficit spartum liga-
tum uel spartea suspensa de ramis.

§ 4 (genera eorum) *cf. Plin. nat. 15, 39–40; Isid. orig. 17, 7, 7*

2 gregis **L**, (s *eras.*) **J** | scripta] sicca **J** ‖ 4 nuculeos **M** | tollas *om.* **J** | quod] quo **L** | inscribas *ex* -bis **G** scribas **KJ** ‖ 5 diligentius] dilectius **K** ‖ 6 earum **D** | sunt] sument **W** ‖ 6–8 duracina ... Si haec **V²SM** (*om.* **DPKJLGW**) *sunt qui* genera ... Armenia *uelut interpolatum damnant* (*cf. RE 19, 1024, 7sqq.*) ‖ 6 *seclusi* (*gloss. suspicor*) ‖ 7 praecoqua **S** *tantum* (*om.* **V²M**) ‖ 8 arbos **W** | marescit **K** marescet **W** | frequenti *om.* **S¹** ‖ 10 serpertis **L** ‖ 11 etiam *scripsi* (*cf. 11, 1, 1; 11, 8, 1 etc.*) iam *ω* ‖ 12 cum aq. perm.] aquae mixtae **G** | prode est **DPJ** ‖ 13 qua] aqua **P¹** | decorata **J** ‖ 14 eos] eius **L** | urinam **M** ‖ 16 radice **D¹** | adfigitur **JWGM** adficitur **DPKL** (*cf. 4, 9, 13*) affigetur **S** ‖ 17 palis **J** plus **S¹** ‖ 19 et *om.* **M** | umox *ut uid.* **P** ‖ 20 in *ante* plaga *ins.* **J** | plagare tegatur **K** ‖ 21 adfero **J** | florenti] quando florent **W** | triduum] trium **L** | ternos] inter nos **K** ‖ 22 proficit] profuit **J** ‖ 22.23 ligatum spartum **S**

Mense Ianuario uel Februario locis frigidis, Nouembri calidis persicus inseratur, maxime circa terram surculis plenioribus et prope arborem natis. nam cacumina uel non tenebunt uel diu durare non poterunt. inseritur in se, in amygdalo, in pruno, sed Armenia uel praecoqua prunis, duracina amygdalis melius adhaerescunt et tempus
7 aetatis adquirunt. mense Aprili uel Maio locis calidis, in Italia uero utroque exeunte uel Iunio persicus inoculari potest, quod inplastrari dicitur, praeciso super trunco et inplastratis pluribus gemmis more quo dictum est.
8 persicus rubescit, si platano inserta figatur.

Duracina seruantur condita muria et oxymelle uel detractis ossibus ficorum more in sole siccantur ac pendent. item saepe uidi detractis ossibus duracina melle condiri et saporis esse iocundi. item bene seruantur, si umbilicum pomi gutta picis calentis obpleueris, ut sic sapae innatare cogantur uase concluso.

9 Pinus creditur prodesse omnibus quae sub ea seruntur. pinum seremus nucleis suis calidis et siccis regionibus mense Octobri uel Nouembri, frigidis et umectis Februario uel Martio. amat locum gracilem, saepe maritimum. inter montes et saxa uastior et procerior inuenitur, uentosis et umidis arborum fiunt incrementa laetiora. sed siue montes uelis conserere seu spatia quaecumque, haec huic
10 generi deputabis quae alteri utilia esse non possunt. ex-

§ 7 (dictum est) *supra lib.* 7, 5, 2–4 || § 8 (Duracina ... pendent) *cf. Apic.* 1, 26 || § 9 (Pinus ... seruntur) *hunc locum resp. Isid. orig.* 17, 7, 31 | (pinum ... Martio) *cf. Geopon.* 3, 13, 4; 11, 11 | (amat ... possunt) *cf. Geopon.* 2, 8, 2

3 nam] nunc **L**, *ante* nam *exp.* **M** | non *om.* **K** || 4 potuerunt **S** | in se *om.* **L** || 7 ad quiritur **M** || 9 quod *om.* **L** | inplastari **JW** || 10 inplastatis **W** | gemmis pluribus **S** | quo] quod **JL** || 11 platono **K** plantatio **S**^{1} | figitur **G** || 12 durana **D**^{1} | oximelle **GSM** ozimelle **J** || 16 umbiculum **M** | pomi] per omni **K** | calendis **P** || 17 sapae **DPKS** saepe **JLWGM** | innature **K** innatura **J** || 18 Pinus ... seruntur *om.* **W** | credatur **K** | prode esse **D**^{1}**PJM** || 19 pinum] primum **W** || 20 uel Nouembri *om.* **L** || 21 uel] et **J** || 22 uastior] fastigior **W** || 23 locis *post* umidis *ins.* **S** | sed] uel **J** || 24 uelis] uel **S**^{1} | seu *om.* **S**^{1} | spatia **GSM** spartia **DPKJLW**

arabis ergo ea loca diligenter atque purgabis et frumenti
more semen aspargis ac leui sarculo curabis operire, nec
enim plus quam palmo debet abscondi. defendenda est
tenera arbor a pecore solum, ne calcetur inualida. profi-
cies, si nucleos aqua ante triduum macerabis. aliqui dicunt 11
fructum pineum translatione mitescere, sed plantas hoc
modo procurant, ut prius multa semina in caliculis terra
et fimo repletis obruant. quae ubi processerint, relicto eo
quod solidius est auferunt alia. ubi iustum ceperit in-
crementum, trimam plantam cum ipsis caliculis trans-
ferunt, quibus fractis in scrobe indulgent radicibus largi-
tatem. terrae tamen aeque stercus admiscent facientes
straturam alterno ordine subinde crescentem. seruandum 12
est tamen ut radix eius, quae una et directa est, usque
ad summitatem suam possit integra et inlaesa transferri.
putatio nouellas pini arbores tantum promouet, quod
expertus sum, ut quae speraueras incrementa duplicentur.
nuces pineae usque in hoc tempus in arbore esse possunt
et maturiores legentur. prius tamen legendae sunt quam
patescant. nuclei nisi purgati durare non possunt, tamen
aliqui in uasis fictilibus nouis et terra repletis cum testis
suis missos adserunt custodiri.

Pruna si ossibus serantur autumno, mense Nouembri 13
solo putri et subacto duobus palmis obruantur. ossa eadem
ponuntur et mense Februario, sed tunc prius lexiuo sunt
maceranda per triduum, ut cito germinare cogantur.
ponuntur et plantis quas sumemus ex codice mense
Ianuario exeunte uel Februario circa Idus radicibus fimo

§ 11 (aliqui ... mitescere) *cf. Geopon. 10, 3, 3* ‖ §§ 13–16 *de prunis u. Plin. nat. 15, 41–43; Geopon. 10, 39–40*

2 asperges **WG** | surculo **W** ‖ 4 arbos **W** | proficies **DPKJLGM** proficiens **W** proficiet **S** ‖ 9 aut ferunt **G** | alia ... incrementum *om.* **M** | iustum ubi *cum notis reu.* **S** ‖ 10 trimum **D** ‖ 11 scrobem **G** scrobes **S** ‖ 12 tamen terrae *cum notis reu.* **S** ‖ 13 straturam *in ras.* **S**[2] stercoratam **E** | seruandus **J** seruanandum **M** ‖ 15 transferri *hic desinit excerptum in* **W** *seruatum* ‖ 16 nouella spini **M** ‖ 17 ut quae] usquae **K** ‖ 18 nuce spinee **M** | pinae **L** ‖ 22 missus **L** ‖ 24 duabus **D** ‖ 25 mense] in **J** | tunc *om.* **M** ‖ 26 ponenda et *ante* maceranda *exp. habet* **S**

oblitis. gaudent loco laeto et umido; caelo tepido melius
14 perferuntur, tamen queunt et frigidum sustinere. locis lapidosis et glareosis, ⟨si⟩ iuuantur laetamine, excusant ne poma caduca et uermiculosa nascantur. extirpandae sunt suboles a radice exceptis rectioribus quae seruabuntur ad plantas.

Si languida pruni arbor est, amurca cum aqua aequaliter temperata radicibus debet infundi uel bubulum lotium solum uel humanum uetus cum duabus aquae partibus mixtum uel cineres ex forno aut maxime sarmentorum.
15 si poma decurrant, oleastri epirum terebratae infige radici. uermes eius atque formicas rubrica cum pice liquida si adlinatur extinguet, sed modestius propter arboris noxam, ne idem faciat remedium quod uenenum. iuuatur frequenti umore et adsidua fossione.

Mense Martio extremo prunus inseritur, melius trunco fisso quam cortice, uel mense Ianuario antequam incipiat gummine lacrimare. inseritur in se et persicum recipit uel amygdalum uel malum, sed eam degenerem reddit et paruam. pruna siccantur in sole per crates loco sicciore
16 disposita. haec sunt quae Damascena dicuntur. alii in aqua marina uel in muria feruente recens lecta pruna demergunt et inde sublata aut in forno tepido faciunt aut in sole siccari.

17 Castanea seritur et plantis quae sponte nascuntur et semine. sed quae plantis seritur ita aegra est ut biennio de eius uita saepe dubitetur. serenda est ergo ipsis casta-

§§ 17—22 *de castaneis u. Garg. Mart. pom. 4* (*Mai 1, 409sqq.*)

2 perferuntur **DPKJLM** *dub. retinui* (*cf. Plin. 17, 95*) proferuntur **GS** ‖ 3 si *edd.* (*om. ω*) | excusant] *de sensu insolito u. Sven.*[1] *563* (*fort. lacuna ante* exc. *statuenda*) ‖ 4 ne] in **G** ‖ 8 a *ante* rad. *eras.* **P** | lotum **G** ‖ 9 solium (i *exp.*) **D** | partibus aquae **S** ‖ 11 oleastri epirum **DGS** oleastriepirum **P** oleastriae pirum **KJL** aleastre pirum **M** | epirum *custodiui* (*cf. TLL 5, 2: 694, 77*) epiurum (*i. e. ἐπίουρον*) *edd.* cuneum *ed. Ald.* ‖ 12 formaricas **P**^{1} ‖ 13 adlinantur **M** ‖ 15 frequenti ... fossione *om.* **M** ‖ 17 incipiant **S**^{2} ‖ 18 gummae **S**^{1} ‖ 19 malum] maium **M** | redit **K** ‖ 21 dispositas **G** | alii] aliqui **S**^{2} ‖ 22 maritima **S**^{1} ‖ 23 formo **J** ‖ 24 in *om.* **L** | siccare **S**^{1} ‖ 25 nascunter *om.* **S**^{1} nascantur *ante corr.* **G** ‖ 26 ita] nihil **K** ‖ 27 ergo *om.* **G** | ipsius **M**

neis, hoc est seminibus suis, mense Nouembri et Decembri,
item Februario. eligendae sunt castaneae ad ponendum
recentes, grandes, maturae. quas si Nouembri mense
ponamus, facilem se praesentia fructus ipsius praestat.
si uero Februario ponemus, ut usque tunc duret, ita 18
faciendum est: in umbra castaneae siccentur expansae.
tunc in angustum et siccum locum translatae cumulum
faciunt et eas omnes fluuialis harena diligenter operiat.
post dies triginta eas remota harena in aquam frigidam
mittis. quae sanae sunt merguntur; supernatat quaecumque uexata est. item quas probasti similiter obrues et
post triginta dies aeque probas. hoc cum tertio feceris,
usque ad ueris initium serere debebis quae manserint
inlibatae. aliqui in uasculis seruant harena pariter missa. 19

Amant solum molle et solutum, non tamen harenosum.
in sabulone proueniunt, sed umecto. nigra terra illis apta
est et carbunculus et tofus diligenter infractus. in spisso
agro et rubrica uix prouenit; in argilla et glarea non
potest nasci. diligit caeli statum frigidum, sed et tepidum
non recusat, si umor adsenserit. delectatur cliuis et opacis
regionibus ac maxime in septentrionem uersis. pastinari 20
ergo locus debebit qui huic destinatur arbusto altitudine
pedis unius semis uel duorum, uel totus aut sulcis in
ordinem destinatis aut certe aratris resolui hinc inde
fidentibus. qui fimo satiatus ac redactus in puluerem
castanearum semen accipiat non amplius pedis dodrante
demersum. unicuique semini propter notam surculus 21
debet adfigi. ipsa semina singulis locis simul terna uel
quina ponantur et inter se quattuor pedum spatio separentur. quibus transferre placuerit, bimas plantas trans-

4 ponemus G | se] si K || 5 uero *om.* G || 6 siccentur] siccis KJ || 8 faciunt (*u. Sven.*[1] *458 n. 1*)] faciant S fiant M[1] | ea M || 9 aquam] quam L || 10 supernatant G || 11 est] sunt G | et] tamen K || 13 ad] tertium K || 16 sabulo L || 19 et *om.* GM || 20 humoris J || 22 destinetur G || 23 duarum K | totius G totum M || 26 pedis *om.* M pedes L | dodrante G dotrante M drodrante DPJLS drodante K || 28–29 uel quina ... pedum *om.* L[1] || 30 bimas (mas *in ras.*) S[2] binas E

ferre debebunt. locus tamen deductoria liquoris accipiat, ne umor insidens limo germen extinguat. cui placet, potest castaneae in propaginem ducere ima uirgulta quae in radice nascuntur. nouum castanetum circumfodi debet adsidue. mense Martio et Septembri incrementum maius adquirit, si putationibus adiuuetur.

22 Castanea inseritur, sicut probaui ipse, sub cortice mense Martio uel Aprili, tamen genere utroque respondet. potest et inoculari. inseritur in se et in salice, sed ex salice tardius maturat et fit asperior in sapore.

Castaneae seruantur uel in cratibus dispositae, uel intra sabulonem ne inuicem tangantur inmersae, uel in uasculis fictilibus nouis conditae et loco sicciore defossae, uel inclusae uirgeis ex fago receptaculis et lutatae ut spiracula non relinquas, uel hordei paleis minutissimis obrutae, uel palustri ulua figuratis densioribus sportis reclusae.

23 De pomis aliorum mensum. Hoc mense locis calidis ac siccis regionibus agrestium pirorum plantas ponimus, quas postea possimus inserere, et malorum uel mali Punici et cydonei et citri et mespili, fici, sorbi, siliquae et plantas agrestis cerasi post inserendas et mori taleas et amygdali semina et nuces iuglandes, si in seminariis quo dictum est more panguntur.

§ 23 (pirorum) *supra 3, 25, 3* | (malorum) *supra 3, 25, 13* | (mali Punici) *supra 4, 10, 1* | (cydonei) *supra 3, 25, 20* | (citri) *cf. supra 4, 10, 11* | (mespili) *supra 4, 10, 19* | (fici) *supra 4, 10, 23* | (sorbi) *supra 2, 15, 1* | (siliquae) *supra 3, 25, 27* | (cerasi) *supra 11, 12, 4* | (mori) *supra 3, 25, 28* | (amygdali) *supra 2, 15, 6* | (nuces iuglandes) *supra 2, 15, 14*

3 propagine **G** || 4 castanetum **DKS^{2}M**, (*alt.* t *supra*) **P** castaneum **JLGS^1** || 5 septembrio **G** || 7 Castaneae **D** | ipse] in se **GS** || 8 utrique *in marg.* **S^2** || 9. 10 maturat tardius **M** || 10 fit] item **J** || 11 intra] inter **G** || 13 condictae **P** | siccio sicciore *sic* **L** || 15 obruta **G** || 16 paliustri **L** || 17 MENSVM **DPKJL** MENSVVM **G** MENSIVM (i *exp.*) **S** || 18 pirorum] pomorum **KJ** || 19 possimus **GSM** possemus **DPKJL** || 20 fici] spici **G** || 21 post *om.* **S^1** || 22 quo] co **P** quod **L** | dictu **S^1** | est *om.* **S^1** || 23 mori **K** | panguntur **DPKJLG** (*u. Widst. 61*) pangantur **SM**

VIII. De apibus 8

Huius mensis initio apes ex tamarici floribus reliquisque siluestribus mella conficiunt. quae auferenda non sunt, quia seruantur hiberno. eodem mense sordibus liberandi sunt aluei, quia tota hieme eos mouere aut aperire non possumus. sed haec die aprico tepidoque facienda sunt, et pinnis maxime auium maiorum quae habent rigorem, uel aliquo simili omnia interiora mundentur quo manus non ualebit adtingere. tum rimas omnes quae sunt extrin- 2
secus luto et fimo bubulo mixtis linamus, et insuper genestis uel aliis tegumentis similitudinem porticus imitemur, ut possint a frigore et tempestate defendi.

VIIII. Remedium uitibus quae sine fruge luxuriant 9

Locis calidis et apricis uites quae fructu carent, fronde luxuriant et pauperiem fetuum conpensant ubertate foliorum, nunc pressius putare conueniet, frigidis uero mense Februario. si permanebit hoc uitium, circumfossas harena fluuiali uel cinere debebimus aggerare. quidam lapides inserunt inter flexuosa radicum.

X. Remedium sterili uiti 10

Hisdem temporibus et locis uitem quae sterilis fuerit Graeci ita praecipiunt esse curandam: trunco eius fisso lapidem adserunt includendum et ibi urinae ueteris humanae quattuor cotulas circa truncum debere suffundi, ut ad radices instillatio ipsa descendat. tunc adiciendum terra laetamen admixta et circa radices solum omne uertendum.

c. 8 *Colum. 9, 14, 11–14* ‖ c. 9 *Geopon. 5, 40* ‖ c. 10 *Geopon. 5, 35*

4 liberande **L** ‖ **5** tota *om.* **P^1** toto **M** | aut] uel **S** ‖ **7** et *edd.* utω | pennis **GS^2** (*uoc. om.* **S^1**) | maiora **K** ‖ **8** munus **K** ‖ **9** omnes rimas **S** ‖ **10** linauimus **J** | genistis **G** ‖ **11** tegimentis **S** | imitetur **KJ** ‖ **15** fronde] fraude **J** ‖ **16** fetu **S^1** ‖ **17** tunc **J** ‖ **19** debemus **P^1M** | ac gregare **P^1** ‖ **20** ingerunt **M** | fluxuosa **LGS^1M** fluctuosa **J** ‖ **24** adserunt] inserunt **S^1** (uel ius- *supra* in- *add.* **S^2**) | et] ut **J** | ubi **G** ‖ **26** radicem instillationem **G** | adiciendam **S^2** | terre **P^1** terram **S** ‖ **27** laetamine admixto **S** | solum *om.* **K** | omne] cure **K**

11 XI. De rosario ex paucis uirgulis instituendo

Quamuis mense Februario sint conserenda rosaria, tamen locis calidis, apricis atque maritimis hoc etiam mense poterimus instituere roseta. quae si indigus plantarum uolueris ex paucis uirgulis habere copiosa, quaternorum digitorum surculos gemmantes cum geniculis suis debebis excidere, in modum propaginis sternere, stercore ac rigationibus adiuuare, ubi anni aetatem conpleuerint, pedis spatio inter se transferre disiunctos, atque ita solum quod huic generi deputabis inplere.

12 XII. Vt uua usque ad uer reseruetur in uite

Graecis adserentibus ut uuam serues in uite usque ad
ueris initia: circa ipsam uitem, quae fructu plena est, loco
umbroso scrobem fodies altitudine trium pedum, latitudine
duorum et mittis sabulonem, et ibi calamos figis, in qui-
bus retorques adsidue sarmenta fructibus plena et inlaesis
botryonibus adligabis, ut solum non contingant, et co-
2 peries, ut imber eo penetrare non possit. item Graecis
docentibus uuas uel poma in uite aut arbore si diu seruare
uolueris: uasculis clausa fictilibus ab ima parte pertusis
diligenter a summo tecta suspende, quamuis poma et
gypso cooperta in longam seruentur aetatem.

c. 11 *Geopon. 11, 18, 14* || c. 12 § 1 *Geopon. 4, 11* || § 2 *Geopon. 4, 6, 2*; *cf. Colum. 12, 44, 7—8*

1 VIRGVLIS (*cf. supra ind.*)] VIRGVLTIS ω || 3 apricis calidis **M** || 4 instituere poterimus *cum notis reu.* **S** | si *ante* instituere *eras.* **P** | indiguus **G** | plantarum] plantaci **K** || 5 uirgultis **S** uirgu *tantum* **M** || 6 sarculos **J** | genuculis **L** || 8 anni *om.* **J** adnuntiat **K** | conpluerint **P** || 9 disiunctas **D**[1] || 10 huic] huc **L** adhuc **J** hinc **M** | disputabis **JL** || 11 VERE SERVETVR **G** || 12 uuam] uiam *ut uid.* **J** || 12. 13 ad ueris *om.* **L** || 14 umbro **D** umbramso **M** || 15 tuorum **M** | mittes **G** | figes **G** || 16 retorquebis **G** || 17 cooperies **PGSM** || 18 imbre **G** | eo *om.* **G** | penetrari **G** || 20 clausa] uasa **M** || 21 assumo (*pr.* s *supra*) **P** || 22 cooperta ω

XIII. De gregibus ouilli generis et caprini 13

Hoc mense agnorum prima generatio est. sed agnus statim natus uberibus maternis admouendus est manu. prius tamen exiguum lactis in quo spissior est natura mulgendum, quod pastores colostram uocant, namque hoc agnis nisi auferatur nocebit. ac primo per biduum natus cum matre claudatur, tunc septis obscuris seruetur et calidis; ita secluso paruulorum grege matrices mittantur
in pascua. sufficiet autem, priusquam procedant matres 2
mane et cum saturae reuertuntur ad uesperam, agnis ubera haurienda permittere. qui donec firmentur, intra stabulum furfuribus uel Medica herba uel, si est copia, farina hordei pascantur ingesta, donec conceptum paulisper robur aetatis pascuum matribus possit habere commune.

De pascendi ordine. Pascua ouillo generi utilia sunt 3
quae uel in noualibus uel in pratis siccioribus excitantur; palustria uero noxia sunt, siluestria damnosa lanatis. salis tamen crebra conspersio uel pascuis mixta uel canalibus frequenter oblata debet pecoris leuare fastidium. nam per hiemem, si penuria est, fenum uel paleae uel uicia uel facilior uictus ulmi seruatis frondibus praebeatur aut
fraxi. aestiuis mensibus pascantur sub lucis initio, cum 4
graminis teneri suauitatem roris mixtura commendat. quarta hora calescente potus puri fluminis aut putei prae-

c. **13** §§ 1–2 *Colum. 7, 3, 17–19* ‖ §§ 3–5 (Pascua … sufficiet) *Colum. 7, 3, 20–25*

1 OVILI **PG** ‖ 3 uberimus **M** | manu] manibus **G** ‖ 4 lactis] latus **G** | mulgentium **J** ‖ 5 colostrum **S** ‖ 6 agnis] annis **J** | auferantur **D** offeratur **P** ‖ 7 septis] lusceptis (lu *exp.*) **M** | obscuribus **G** | et] in **L** ‖ 8 secluso] sole clauso **G** ‖ 9 matris **K** ‖ 10 reuertantur **K**[1] reuertentur **S**[1] | uesperatus **KJ** ‖ 14 robor **K** rubur **L** robora **M** | pascuum] pastum cum **S**[1] pascum **M** ‖ 18 palustria *in ras.* **S**[2] plaustria **E** | damnosa lanatis] damno saluantis **K** ‖ 19 tamen] autem **P** ‖ 21 paenuria **D** penuaria **P** | fenum *ω* (*u. Widst. 46sq.*) feni *Schmitt* | uel[1] *del. Schmitt* ‖ 22 ulmi] uel **M** | aut] hoc **J** ‖ 23 fraxi **DPKJLM** (*u. Sven.*[1] *142*) fraxini **GS** | sub lucis *om.* **M** | initia **J** ‖ 23.24 cum gr.] comgraminis **L** congregaminis **J** ‖ 24 tenereri **M** | mixturam **G**

beatur aut fontis. medios solis calores uallis aut arbor umbrosa declinet. deinde ubi flexo iam die ardor infringitur et solum primo imbre uespertini roris umescit, gre-
5 gem reuocemus ad pascua. sed canicularibus et aestiuis diebus ita pascendae sunt oues ut capita gregis semper auertantur a solis obiectu. hieme autem uel uere nisi resolutis gelicidiis ad pascua prodire non debent, nam pruinosa herba huic generi morbos creabit. ac tunc semel aquare sufficiet.

Graecas oues sicut Asianas uel Terentinas moris est stabulo potius nutrire quam campo et pertusis tabulis solum in quo claudentur insternere, ut sic tuta cubilia propter iniuriam pretiosi uelleris umor reddat elabens.
6 sed tribus per annum totum diebus aprico die lotas oues ungere oleo oportebit et uino. propter serpentes, qui plerumque sub praesepibus latent, cedrum uel galbanum uel mulieris capillos aut ceruina cornua frequenter uramus.

7 De capris. Nunc hirci admittendi sunt, ut fetum primi ueris fouere possit exortus. sed caper eligendus cui sub maxillis duae uidentur pendere uerruculae, magni corporis, crassis cruribus, breui plenaque ceruice, auribus flexis et grauibus, paruo capite, nitido, spisso et longo capillo. ad ineundas feminas et ante anniculum congruus, non autem durat ultra sexennium. capella similis corporis sed magnis
8 uberibus est legenda. non tamen ita multae caprae ut oues una statione claudantur, quam luto et stercore carere

§§ 5—6 (Graecas ... uramus) *Colum. 7, 4, 1—6* ‖ § 7 (Nunc ... exortus) *Colum. 7, 6, 6* | (sed ... legenda) *Colum. 7, 6, 2—4* ‖ § 8 (non tamen ... conueniet) *Colum. 7, 6, 5—6*

2 ardor] arbor **L** | infringatur **S**[1] ‖ 5 oues *om.* **G** | semper *om.* **S**[1] ‖ 6 auertatur **L** | obiecto **S**[1] abiectu **M** ‖ 7 glecidiis **M** ‖ 8 genere **K** | ac] a **L** ‖ 8. 9 aquare semel *cum notis reu.* **S** ‖ 9 aquare] aqua **G** ‖ 10 DE OVIB. GRECIS *ante* Graecas *ins.* **S** | terentinas **DPKGM** (*u. Sven.*[1] *109sq.*) terrentinas **JL** terentianas **S** tarentinas *Colum.* ‖ 12 ut] et **L** | cubicula **M** ‖ 13 propter iniuriam *om.* **S**[1] | reddeat (*alt.* e *exp.*) **M** ‖ 15 oportebit oleo **JL** ‖ 16 supra sepibus **M** | cedum **M** ‖ 17 muleris **G** ‖ 18 Hunc **K** ‖ 19 est *post* eligendus *ins.* **J** ‖ 20 uerruculae **D**[1]**PKGS**[2]**M** uerriculae **D**[c]**S**[1] uermiculae **JL** ‖ 21 planaque **S**[1] ‖ 22 et cornibus grandibus *ante* paruo *ins.* **S** | caput **G** ‖ 23 eundas **K**[1] ‖ 25 capreae **L** ‖ 26 clauduntur **D**

conueniet. haedis supra lactis abundantiam edera et arbuti et lentisci cacumina sunt saepe praebenda. trimae educare optime possunt. quod teneriores matres generant transigendum est. sed ultra octo annos seruandae non sunt matrices, quia genus hoc longiore sterilescit aetate.

XIIII. De glandibus colligendis 14

Hoc tempore glandis legendae ac seruandae cura nos excitet. quod opus femineis ac puerilibus operis celebrabitur facile more bacarum.

XV. De materie caedenda 15

Nunc materies ad fabricam caedenda est, cum luna decrescit. sed arbores quae caedentur usque ad medullam securibus recisas aliquamdiu stare patieris, ut per eas partes umor, si quis in uenis continetur, excurrat. utiles sunt autem maxime hae: abies, quam Gallicam uocant, nisi perpluatur, leuis, rigida et in operibus siccis perenne durabilis. larex utillima, ex qua si tabulas suffigas tegulis in fronte atque extremitate tectorum, praesidium contra incendia contulisti; neque enim flammam recipiunt aut carbones possunt creare. quercus durabilis, si terrenis 2
operibus obruatur et aliquatenus palis. aesculus aedificiis et redicis apta materies. castanea mira soliditate perdurat in agris et tectis et operibus ceteris intestinis, cuius solum pondus in uitio est. fagus in sicco utilis, umore corrumpi-

§ 8 (haedis ... aetate) *Colum. 7, 6, 7–8* ‖ **c. 14** *de glandibus serendis cf. Colum. 11, 2, 83* ‖ **c. 15** *Cet. Fau. 12* (*ex Vitr. 2, 9*) *sed multa ex suo add. Pallad.*: *u. Plommer 3sqq.* ‖ § 1 (luna decrescit) *Colum. 11, 2, 11*; *cf. supra lib. 2, 22*

2 arbusti **KG** | saepe] si quae **J** ‖ 3 possunt optime **M** ‖ 4 transiendum **JM** (*cf. 3, 26, 2*) ‖ 5 sterelescunt **K** ‖ 7 cura *in ras.* $\mathbf{S}^2$ circa **E** ‖ 8 pueribus **JL** | operibus **L** ‖ 10 MATERIE **DP** MATERIAE **LS** MACERIAE **J** MATERIA **KG** ‖ 12 caeduntur **S** ‖ 14 quis] ꝗ **K** ‖ 15 sunt autem **DKJLGSM** autem sunt **P**, *edd.* | hae maxime *edd.* | gallica **J** ‖ 16 perpluantur **J** | regida **J** ‖ 17 larex *ω* larix *Fau.* ‖ 21 aesculus **KJGSM**, *Fau.* (*cf. 1, 9, 2–3*) aesclus **DL**, (*pr.* s *supra*) **P** (*cf. TLL 1: 1082, 69*) ‖ 22 redicis $\mathbf{D}^c$**PJLGM**, *in ras.* $\mathbf{S}^2$ recidis $\mathbf{D}^1$**K** ‖ 23 agros $\mathbf{S}^1$

tur. populus utraque, salix et tilia in sculpturis necessariae. alnus fabricae inutilis, sed necessaria si umidus locus ad accipienda fundamenta palandus est. ulmus et fraxinus, si siccentur, rigescunt; ante curuabiles catenis utiles ha-
3 bentur. carpinus utillima, cupressus egregia, pinus nisi in siccitate non durans. cui contra celerem putredinem conperi in Sardinia hoc genere prouideri, ut excisae trabes eius aut in piscina qualibet anno toto mersae laterent post operi futurae aut harenis obruerentur in litore, ut adgestionem qua tectae essent alternis aestibus reciprocans fluctus allueret. cedrus durabilis, nisi umore tangatur. quaecumque autem ex parte meridiana caeduntur utiliores sunt, quae uero ex septentrionali proceriores, sed facile uitiantur.

16 XVI. De transferendis arboribus maioris aetatis

Hoc mense locis siccis, calidis et apricis maiores arbores transferemus truncatas ramis, inlaesis radicibus, multo stercore et rigationibus adiuuandas.

17 XVII. De oleo faciendo secundum Graecos et emendando

Graeci in conficiendi olei praeceptis ista iusserunt: tantum legendum esse oliuae quantum nocte ueniente possimus exprimere. molam primo oleo debere leuiter esse suspensam. ossa enim confracta sordescunt; quare de solis carnibus sit prima confectio. salignis canistros

c. 16 *Geopon. 10,85* || **c. 17** *cf. Colum. 12,52* || §1 (Graeci ... exprimere) *Geopon. 9,19,3* || §§1–2 (molam ... quassari) *Geopon. 9,19,6–9*

1 populus utraque *om.* **S**[1] | necessaria **J** || 2 ad] quam **K** || 3 fraxinus ω, *Fau.* (*u. Sven.*[1] *142*) || 4 siccetur **J** | curbabiles **D**[1]**PK** curabiles **GM** | catinis **G** || 5 carprinus (*pr.* r *supra*) **L** caprinus **GS**[1] | uilima **M** || 7 sardia **JL** | hoc] aut **J** || 8 piscinia **D** | anno] amo **J** | toto *om.* **G** | mersae] mense **JL** || 10 addigestionem (di *exp.*) **S** | quae (e *exp.*) **J** || 11 allueret **DPKJLSM** (*u. Widst. 48*; *Plommer 7 n. 2*) ablueret **G** || 17 truncatas **DPKLGSM** truncatos **J** truncatis *edd.* || 18 adiuuandos **J** || 19 CONFICIENDO **J** || 21 ista] ita **G** || 25 carnalibus **G** | saliginis (*alt.* i *in ras.*) **P**

fieri debere uirgultis, quia genus hoc oleum dicitur adiuuare. nobilius erit quod sponte defluxerit. sales deinde ac 2
nitrum iubent nouo oleo misceri, ut haec res spissitudinem eius absoluat. dein, cum amurca subsederit, oleum purum triginta diebus exactis in uitrea uasa transferri. secundum simili disciplina fieri, sed mola fortiore quassari.

XVIII. Oleum Liburnico simile 18

Oleum primum Liburnico simile fieri adserunt Graeci, si in optimo uiridi inulam siccam et lauri folia et cyperum omnia simul tusa et subtiliter creta permisceas cum salibus torrefactis ac tritis et diu oleo iniecta perturbes, dehinc tribus aut aliquanto amplius diebus, cum quiescet, utaris.

XVIIII. Vt oleum sordidum purges 19

Si sordet oleum, frictos et adhuc calentes sales inici iubent et diligenter operiri; ita mundum reddi post tempus exiguum.

XX. De oleo odoris horrendi 20

Si fuerit odoris horrendi, uirides oliuas sine ossibus tundi et in olei metreta choenicas duas mitti. si bacae defuerint, caules tenerrimos oleae similiter esse tundendos. nonnulli utraque permiscent adiecto etiam sale. sed omnia intra linteum clausa suspendunt atque ita in uas olei

c. 18 *Geopon. 9, 27*; *cf. Apic. 1, 5* ‖ **c. 19** *Geopon. 9, 21* ‖ **c. 20** §§ 1–2 *Geopon. 9, 23, 1–5*

2 salis **JL** ‖ 3 iubent *om.* **J** | spitudinem **P** ‖ 4 deinde **P^1S** ‖ 7 VT *ante* OLEVM *ins.* **S** | OLEO **L** | SIMILE **S** SIMILEM **DPKJLG** | FIERI POSSIT *post* SIM. *add.* **S^2** ‖ 9 et *ante* uiridi *ins.* **S** | inullam **JLG** | ciperum **GM** iuniperum **S** ‖ 10 simul] suffert **K** | tunsa (n *eras.*) **S** | subliter **L** | creata **J** ‖ 12 aut *om.* **M** | cum qu.] conquiescet **J** ‖ 15 frictus **L** ‖ 20 tunsi **P^1** | meretas **M** | choenicas **DPKLS** choennicas **J** coenicas **M** conchas **G** ‖ 22 nonnuli **G** ‖ 23 lineum **L** | clausa **KJGSM** clusa **DPL** inclusa *Schmitt*

demittunt. postea tribus diebus exemptis auferunt et oleum
2 in alia uasa transfundunt. quidam mittunt uetustum
laterem torrefactum. plerique hordeaceos panes breuiter
figuratos et raro linteo inuolutos mergunt et nouos sub-
inde permutant. ubi hoc bis aut tertio fecerint, sales
iniciunt et in alia uasa translatum per paucos dies sidere
3 patiuntur. quod si aliquod animal forte deciderit et oleum
putredine ac nidore uitiarit, iubent Graeci coliandri mani-
pulum in olei metreta suspendi atque ita paucis diebus
manere. si nihil de horrore decusserit, mutandum colian-
drum, donec superetur hoc uitium. sed maxime proderit
post senos dies in uasa munda transferre; melius, si ace-
4 tum ante uexerunt. quidam feni Graeci semen siccum
tritumque permiscent uel incensos oleaginos carbones in
ipso oleo frequenter extingunt. si acerbus odor fuerit,
uuae excrementa, quae Graeci gigarta uocant, praecipiunt
tusa et in massam redacta mersari.

21 XXI. De oleo rancido curando

Oleum rancidum Graeci adserunt sic posse curari: albam ceram mundo et optimo oleo resolutam et adhuc liquentem mitti in eo iubent, tunc sales frictos calentes addi, operiri atque gypsari. sic fieri ut oleum purgetur sapore et odore mutato. oleum tamen omne in terrenis locis esse seruandum et eam eius esse naturam, ut sole uel igni purgetur uel aqua feruenti, si simul misceantur in uasculo.

§§ 3—4 *Geopon. 9, 25, 1—5* ‖ c. 21 *Geopon. 9, 22*

1 demittunt **G** dimittunt **DPKJLSM** | exemptis] exactis **S**^{1} ‖ 3 (h)ordeaceos **DKLGS**^{1} (h)ordeacios **PJS**^{2}**M** ‖ 5 permutant *om.* **K** (*sp. rel.*) | hoc bis] ocris **J** | tertio] terno **K** ‖ 7 aliquot **L** ‖ 8 coriandri **GM** coliandrum **K** ‖ 9 mereta **M** ‖ 10 horrere **J** | coriandrum **GM** ‖ 13 uixerunt **JL** | semen *om.* **S**^{1} ‖ 14 triticumque **J**^{1}**L** | incenso sole aginos **JL** ‖ 16 *γίγαϱτα edd.* ‖ 17 tunsa (n *eras.*) **S** ‖ 19 sic] si **L** ‖ 20 optime **M** | adhuc] ad **G** ‖ 21 eo] oleo **SM** ‖ 23 omne] cure **K** ‖ 25 feruentis **M** | si **V**^{2}**S** (*om.* **DPKJLGM**) ‖ 25—26 simul … uasculo *obscurum et fort. corruptum* (*cf. Geopon. ἐντιθεμένου εἰς αὐτὸ τοῦ σκεύους*)

XXII. De oliuis condiendis 22

Hoc etiam mense oliuas condiemus. harum genera sunt
diuersa. columbares oliuae fiunt sic: alternis cratibus
oliuarum puleium spargis et mel et acetum et sales modice
stratura intercedente suffundes. item sternes oliuas supra
surculos feniculi uel aneti siue lentisci et ramulis oliuae
subditis aceti heminam et muriam superfundis, et has
constructiones usque ad uasculi plenitudinem patieris
insurgere. aliter: electas oliuas muria maturabis, post 2
quadraginta dies muriam fundis uniuersam; tunc duas
defriti partes, aceti unam, mentam minute incisam uas-
culo adicies et oliuas replebis, ut iusta infusione superna-
tet. aliter: oliuas manu lectas una nocte integra in balnei
uapore esse patieris tabulae uel crati superpositas. mane
balneis exemptas salibus tritis consperges et uteris. quae
non amplius quam octo diebus poterunt custodiri. aliter: 3
oliuas inlaesas primo mittis in muria. post dies quadra-
ginta leuabis atque intercidis acuto calamo et, si dulciores
habere uolueris, duas sapae partes et aceti unam, si
acriores, aceti duas et sapae unam debebis infundere.
aliter: passi sextarium unum, cineris bene creti quantum

c. 22 *Colum. 12, 49*; *Geopon. 9, 28–33*

1 DE COND. OLIVIS *edd.* (*cf. supra ind.*) ‖ 2 etiam *om.* **K** | generanda **J** ‖ 3 columbares ω (*u. Sven.*^{1} *129sqq.*) columbades (*uel* colymb-) *edd.* | sic *om.* **K** | sic fiunt **M** | cratibus] gratis **M** ‖ 4 sales] sal ei **K** ‖ 5 stratura **M** statura **DPKJLGS** (*cf. 1, 39, 2*) ‖ 6 sarculos **J** | anetis **K** | lenticis **J** ‖ 7 acetum **G** | heminam *om.* **G** ‖ 8 patiaris **S**^{1} ‖ 10 quadragrinta **L** | duas *om.* **S**^{1} ‖ 11 defruti **L**^{1} | mentem **S**^{1} ‖ 12 oliuas ... supernatet *traditam scripturam tutatur Sven.*^{1} *603sqq.* | oliuas ω oliuis *ed. Ald.* uas *Widst. 49sqq.* olei uas *Grevander ap. Gnomon 13, 1937, 390sq.* | ut] in **J** | ius *ante* iusta *ins. Schmitt* (*cf. Colum. 12, 16, 5*) | infusio *Widst. l. c.* | liquor *ante* supernatet *ins. ed. Ald.* | super matent **M** pernatet **G** ‖ 14 patieris *om.* **D** patiaris **P**^{1} | crati **GSM** cratis **DPKL**, (s *eras.*) **J** | superposita **KJ**^{1} ‖ 17 inlaesas] electas **S**^{1} uel illaesas *in marg.* **S**^{2} | muriam **GS** | quadrinta **L** ‖ 18 intercides **G** | acuto *om.* **M** ‖ 19 saepe **D**^{c}**P**^{1}**KJL** ‖ 19–20 partes ... sapae unam *om.* **D** | et ... acriores *om.* **L**^{1} ‖ 20 et *ante* aceti *ins.* **J** | et *om.* **M** | saepe **KL** ‖ 21 cineris *om.* **K**^{1} (*sp. rel.*) tractantes **K**^{2}

manus utraque gestabit, uini ueteris unum simiciculum et
aliquantum cupressi foliorum. mixtis omnibus oliuas
infundis, inculcas et subinde crustam faciendo saturabis,
4 donec ad uasculorum summa ora peruenias. aliter: oliuas
quas iacentes reppereris rugis contrahentibus crispas
colligis et salibus tritis respersas expandis, donec sole
marcescant. tunc substrato lauro alternas crates bacarum
saepius ordinabis. tunc defritum cum satureiae fasciculo
duabus aut tribus undis feruere patieris; et postquam
tepuerit, supra conpositas bacas refundes admixto sale
paululo et origani fasce coniecto supra ius omne per-
5 fundis. aliter: lectas bacas ex arbore statim condies,
rutam et petroselinum sternes inter spatia structionis et
subinde cyminati salis aspersione cumulabis. postremum
mel et acetum superfundis. nouissime optimi olei quan-
tumcumque miscebis. aliter: legis oliuas ex arbore nigras
et conpositas muria dilues. tunc ollae adicis mellis partes
duas, uini unam, defriti dimidiam. ubi simul deferbuerint,
deponis ac permoues et acetum misces. cum refrixerit,
super oliuas origani surculos sternis et supra ius omne
6 diffundes. aliter: oliuas manu lectas cum pediculis aqua
spargis tribus diebus. deinde mittis in muria et post sep-
tem dies exemptas in uase adicis cum musti et aceti
aequis ponderibus, et inpletum uas ita operies ut aliqua
spiramenta dimittas.

1 munus **K** | simiciculum **PKLM** (*cf. 8, 9*) siniculum **D** semiciculum **S** simiculum **JG** || 2 conpressi **K** || 4 perueniat **KJ** || 5 quas *om.* **P**^{1} | repereris **GS**^{1} || 6 tritis *om.* **L** | sale **S** || 7 marcescant] inarescant *edd.* | substracto **J** subtracto **S** || 8 tum **JM** | defrito **K** defriti **J** fritum **M** | satureia **L** | fasculo **S** || 9 duobus **K** | unde **M** | feruere] fruere **L** || 10 bracas **L** | refundens **K** | amixto **S** || 11 palulo **M** | organi **JL** | omne ius *cum notis reu.* **S** || 12 lectas] betas **K** letas **M** | condiges **J** || 13 petrosilinum **K** petroselini **J** petrosilenum **S** | sternes *om.* **K** (*sp. rel.*) || 14 posttremum **L** postremo **G** postremoni *ut uid.* **M** || 16 legis] colligis **G** | oliuas legis **M** || 18 uini (*pr.* i *supra*) **P**^{2} uni **JL** | deferbuerint **GM** (*cf. 2, 19; 11, 14, 14*) deferuerint **DPKJLS** (*u. Sven.*^{1} *129 sq.*) || 19 depones **KS** || 21 diffundas **J** | aliter *om.* **M** | cum] a **J** || 22 in *om.* **S** | muriam **G** || 24 ponderibus] pomonibus **M** | operies *ω* coperies *malim*

XXIII. De horis 23

Nouembrem et Februarium ratio temporis per horas duxit aequales.

Hora I	pedes XXVII
Hora II	pedes XVII
Hora III	pedes XIII
Hora IIII	pedes X
Hora V	pedes VIII
Hora VI	pedes VII
Hora VII	pedes VIII
Hora VIII	pedes X
Hora VIIII	pedes XIII
Hora X	pedes XVII
Hora XI	pedes XXVII

TITVLI MENSIS DECEMBRIS

I De serendis frumentis et faba et lini semine

II De fodiendis pastinis et caedenda materie, palis et redicis, et oleo laurino, myrtino, lentiscino et uino myrtite

III De hortis: in eo de lactuca, alio, ulpico, cepulla, senapi et cunela

IIII De pomis: in eo de ypomelidibus [et aliorum mensum pomis]

V De rapis condiendis

VI De echinis et pernis et lardo saliendis et auium laqueis disponendis

VII De horis

2 hora **M** | dierum *post* horas *ins. edd.* || **3** duxit] fecit *edd.* || **6** XIII] XV **KJ** || **7** X] XIII **KJ** || **8** VIII] XI **KJ** || **9** VII] VIIII **KJ** || **10** VIII] XI **KJ** || **11** X] XIII **KJ** || **12** XIII] XV **KJ** || **16** et^{1} ... semine] lini semine et fauae **J** || **18** redicis **M**, (e *in ras.*) **S** radicis **DPKJLG** || **20** de^{2}] nunc **KJ** || **21** et *om.* **KJ**^{1} || **22** ypomelidibus **DPGS** ipomelidibus **K** yppomellidibus **J** hypomellidibus **L** ipico melidibus **M** | mensuum **K**^{2}**G** || **22–23** *seclusi* || **25–26** *tit. om.* **K**^{1} || **26** laqueis] ladis **J** | ponendis **S**^{1}

MENSIS DECEMBER

1 I. De serendis frumentis et faba et lini semine

Nunc seruntur frumenta: triticum, far, hordeum, quamuis hordei satio iam sera sit. et faba circa Septimontium seri potest, nam post exactam brumam male seminatur. hoc etiam mense adhuc lini semen spargi poterit usque septimo Idus Decembres.

2 II. De fodiendis pastinis et caedenda materie

Nunc ad instituendas uites sed post Idus pastina inchoemus effodere, sicut ante tractatum est. et materiem bene hoc mense caedemus. palos quoque et corbes faciemus et redicas. et locis frigidis oleum faciemus ex lauro, et myrti bacas atque lentisci in olei sui confectione quassabimus, et uinum myrtite, sicut dictum est ante, tinguemus.

3 III. De hortis

Hoc tempore serenda lactuca est, ut planta eius Februario transferatur. etiam nunc alium et ulpicum et cepullae et senapi et cunela seri poterunt disciplina et more quo ante narratum est.

c. 1 *cf. supra lib. 12, 1* | (et faba ... seminatur) *Colum. 2, 10, 8–9* | (hoc ... Decembres) *Colum. 2, 10, 17*; *cf. supra 3, 22* || **c. 2** (tractatum est) *supra 2, 10* | (et materiem ... redicas) *supra 2, 22*; *12, 15* | (oleum ... ex lauro) *supra 2, 19* | (myrti) *supra 2, 17* | (lentisci) *supra 2, 20* | (uinum myrtite) *supra 2, 18*; *3, 27*; *3, 31* || **c. 3** (Hoc tempore ... transferatur) *cf. supra 2, 14, 1* | (alium et ulpicum) *supra 12, 6* | (cepullae) *supra 3, 24, 3–4* | (senapi) *supra 11, 11, 2* | (cunela) *supra 3, 24, 9*

3 seritur **KM**^{1} || **4** iam *om.* **S**^{1} | sera] serta **K** | sera sit] serascit **M** | septimonium **P** septa montium **G** || **5** post] potest *ante ras.* **P** | exacta **L** exactum **J** | brumam **S** brummam **M** bruma **DPKJL** pruinam **G** | seminantur **M** || **6** hoc] omnia **K** || **7** ad *ante* sept. *ins.* **M** | septimo **DPJLS** VII **K** septimum **GM** | decembris **LGS**^{1}**M** || **9** instituendis **M** | post *om.* **M** || **10** materiam **DJG** || **11** cedimus **K** | pilos **G** || **12** et^1...faciemus *om.* **L**^{1} | redicas **DPGSM** radicas **KJL**^{2} | ex] et **K** || **13** confectionem **K** || **14** quassauimus **PKJLM** quassimus **D** | et *om.* **K** || **15** tingemus **L** || **17** serende **J** | est lactuca **M** | plantas **G** || **18** etiam] nam **K** || **19** cunella (*pr.* l *exp.*) **P**

IIII. De pomis 4

Ypomelides poma sunt, ut Martialis adserit, sorbo similia. mediocri arbore nascuntur et flore candidulo. dulcedo huic fructui cum acuto sapore commixta est. seritur mense Decembri nuculeis in uasculis positis. mense autem Februario ypomelidis planta sed pollicis magnitudine robusta transfertur breuissima scrobe, soluta terra, plurimo stercore. sed munienda est, quia 2
cito arescit si radices illi uentus adflauerit. terram qualemcumque non respuit. amat loca tepida, aprica, maritima et saepe saxosa. statum frigidum reformidat. inseri non potest; exigua durat aetate. poma eius aut in picatis et munitis urceolis aut scobe populi aut in ollis inter uuas uinaceis obruta seruabuntur.

V. De rapis condiendis 5

Nunc rapa in partes minutas recisa et leuiter cocta et tota die diligentius exsucata, ne quid reseruet umoris. senapi ex aceto sicut moris est temperato mergere et condire curabimus et repleta uasa claudemus ac post aliquantos dies gustibus explorata proferemus usuri. quam rem Ianuario quoque et Nouembri mense poterimus efficere.

c. 4 *ex Garg. Mart.* (*u. med. 60 ‚De spomelidibus‘ et cf. Diosc. 1, 118*). *hunc locum respexit Isid. orig. 17, 7, 12 ‚Pomelida sorbo similis‘* ‖ **c. 5** *cf. Colum. 12, 56; Apic. 3, 13*

2 Ypomelides **DPKGSM** Yppomelides **JL** | poma sunt] ponamus **L** | marcialis **L** ‖ 3 arboro **K** arborem **J** | seruntur *ante* nascuntur *exp.* **S** | nascuntur] uero **KJ** ‖ 5 nuculeis **DKJ**, (*alt.* u *supra*) **P** (*cf. 3, 25, 32*) nucleis **LGSM** | uasculos **K** uascules **J** ‖ 6 yppomelides **J** ypomellidis **L** | planta *om.* **KJ** | sed *om.* **J** ‖ 7 breuissima **GV^{2}M** breuissimo **DPKJLS** ‖ 8 plurimi **KJ** | sed *om.* **KJ** | minuenda **PG** ‖ 9 si] et **K** | illi **DPKJLSM** (*u. Widst. 51*) illius **G** eius *ed. Ald.* ‖ 10 aprica tepida **S** ‖ 11–12 inseri non potest *om.* **K** (*sp. rel.*) ‖ 13 scobe **M** sc*obe **S** scrobe **DPKJLG** | populi] poni **K** ‖ 16 crapa **M** | cocta] salsa *Schneider* ‖ 17 exsucata **DPKJLGM** (*u. Widst. 52*) exucata **S** exsiccata *edd.* | reseruent **M** ‖ 18 sicut] et **K^1** ut **K^2** | et *om.* **K**

6 VI. De echinis et pernis et lardo saliendis et auium laqueis disponendis

Nunc etiam quibus litus in fructu est, ubi lunae iuuarit augmentum quae omnium clausorum maris animalium atque concharum iubet incremento suo membra turgere, echini carnes salibus condire curabunt. quod solito more conficitur. hanc quoque rem per omnes menses bene faciemus hibernos. pernas etiam et lardum conficimus non solum mense hoc sed omnibus quos hiemalis algor adstringit. tempore hoc per humiles siluas et bacis fecunda uirgulta ad turdos ceterasque aues capiendas laqueos expedire conueniet. hoc usque in Martium mensem tendetur aucupium.

7 VII. De horis

Decembrem Ianuario in horis causa dispar adiunxit, cum linea simili ille augeatur, iste decrescat.

Hora I	pedes XXVIIII
Hora II	pedes XVIIII
Hora III	pedes XV
Hora IIII	pedes XII
Hora V	pedes X
Hora VI	pedes VIIII
Hora VII	pedes X
Hora VIII	pedes XII
Hora VIIII	pedes XV
Hora X	pedes XVIIII
Hora XI	pedes XXVIIII

c. 6 *cf. supra lib. 2, 16*

1 PERNICIS **L** | PSALLIENDIS **L** || 2 LAQVE **L** || 3 luna **G** | iuuarit] inierit **S** || 4 aucmentum **J** argumentum **S**[1] | clausarum **G**[1] || 6 curabit **J** curabimus **S**[1] | solito] hoc **M** || 7 hanc] nunc **J** || 7. 8 bene f. p. o. m. hib. **S** || 10 ac fertiles *ante* siluas *ins.* **M** || 11 urgulta **G** | ceterarumque **K** | laqueas **K** || 15 December **L** | in] et **K**[1] | adduxit *ante corr.* **P** || 16 simili ... decrescat *om.* **K** (*ut uid.*) | augetur **S**[1] | decrescit **J** discrescat *ante corr.* **P** || 18 XVIIII] XVIII **D** || 19 XV] XVII **KJ** || 20 XII] XV **KJ** || 21 X] XIII **KJ** || 22 VIIII] XI **KJ** || 23 X] XIII **KJ** || 24 XII] XV **KJ** || 25 XV] XVII **KJ** || 26 XVIIII] XVIIII (*sed. ult.* I *eras.*) **D** || 27 *de subscriptione u. praef.*

SIGLA IN LIBRO XIV

M Ambrosianus C 212 inf., saec. XIII/XIV

v Leidensis Vulc. 90B, saec. XVI

Excerpta

b Vaticanus Barb. lat. 12, saec. XIII

CODICES COLVMELLAE

S Sangermanensis, nunc Leninopolitanus Clas. Lat. F v 1, saec. IX

A Ambrosianus L 85 sup., saec. IX

R consensus codicum recentiorum (u. editionem quae uocatur Lundströmiana)

Sven. Palladii Rutilii Tauri Aemiliani uiri inlustris opus agriculturae. Liber quartus decimus de ueterinaria medicina, ed. J. Svennung, (Collectio scriptorum ueterum Vpsaliensis) Gotoburgi 1926

⟨DE VETERINARIA MEDICINA LIBER⟩

Rusticis cura secundum Graecos 1

Contra pestem prodest rusticis laborantibus sub solis ardore breuiter ac frequenter cibos sumere, ut alimenta possint ministrata reficere, non coaceruata ponderibus onerare. rutam plerique et agrestem maluam concoquunt 2
ac uino modico mixtas inter medios cibos ministrant. putant aliqui aquae et lactis quicquam uino esse miscen- 3
dum et ieiunis rusticis offerendum; quod a ueris initio usque ad autumni exitum non omittunt. nonnulli absenti 4
herbam in aqua calida dimittunt et hoc rusticis ieiunis offerunt uel uinum scylleticum uel acetum, sed acetum post cibos melius offeretur.

Contra aculeata uel uenenata animalia expediet rusti- 5
canis uites habere theriacas, de quibus instituendis inter praecepta ruralia disputaui. nam sarmenti totius tanta 6
uis est ad medendum, ut cinis eius morsibus canum facile obsistat, et saepe rabidorum.

Praefatio medicinae 2

Ne quid deesset huic operi, armentorum medicinas omnium pecorumque collegi et sub uno libro, titulis unam-

c. 1 § 1 *cf. Geopon. 2, 47, 4; Cels. 1, 3, 37* ‖ §§ 2–3 *Geopon. 2, 47, 5–6* ‖ § 4 *cf. Geopon. 2, 47, 7–8* ‖ § 5 *Geopon. 2, 47, 12 et 16* | (inter praecepta ruralia) *supra lib. 3, 28* ‖ § 6 *Geopon. 2, 47, 14; cf. 4, 8, 8*

1 *inscriptio deest (u. praef.)* ‖ 2 *titulum litt. minusculis scriptum praebet* v, *om.* M *sed spatium 4 uersuum ante* contra pestem *uacuum est relictum et post ea uerba uacat quod restat uersus primi, i. e. spatium 17 litt.* ‖ 5 ministrata v (*Sven.*) ministra M ‖ 6 concoquunt (ante non coquunt) *sic* v co(n) coqunt M ‖ 10 absenti *Sven.* (*cf. 1, 37, 5 etc.*) ab scenti M absinthy v ‖ 13 offeretur M offertur v ‖ 14 uenenata M uenetata v | expediet M expetit v ‖ 19 Praefatio medecinae v *qui fere semper* mede- *scripsit: hic semel moneo* (*tit. om.* M *spatio unius uersus relicto*) ‖ 21 pecorunque M p*ecorumque (r *eras.*) v

quamque causam designantibus, explicare curaui, ipsis uerbis Columellae et auctorum suorum, ut, cum necessitas uocauerit, facile remedia causae cogentis occurrant.

2 Pigmentorum quoque omnium breuem redegi, ut apud se paterfamilias omnia ante necessitatem recondat, ne quid desit in tempore.

3 In herbis haec: absenti herbam, capparis folia, marrubium, herba Sabina, uitis albae coliculos, serpyllum, squilla, feniculum, radicula quam pastores consiliginem uocant, uisci folia, papyrum, harundo, aprotanum siluaticum, cunela herba, herba poligonum siue sanguinaria, cunela bubula, herba saluia, herba lactuca marina siue titymallus, herba personatia, trifolium montanum quod est acutum uel eius semen seruatum, semen pastinacae agrestis, herba Sanctonica, herba pedicularis, radices ederae, semen urticae, herba plantago, herba uerbascum, herba hyosciamus id est symfoniaca et semen eius, herba Medica, sucus cicutae antequam semen habeat uerno collectus et uasis fictilibus reseruatus, rubia, ferula,

3 cogentis **M** cigentis **v** || 7 sqq. *omnia haec nomina in cod.* **v** *foll. 2ᵛ—3ʳ tribus columnis sunt scripta, hoc autem ordine: fol. 2ᵛ col. 1* absinthy (7) ... papyrum (10), herba gosciamus (17) ... resula (19); *col. 2* harundo (10) ... personacia (13), Myrti (*p. 245,* 5) ... allecula (*p. 245,* 8); *col. 3* Trifolium (13) ... uernascum (16), sales (*p. 245,* 10) ... bubula (*p. 245,* 15); *fol. 3ʳ col. 1* radices (*p. 245,* 1) ... In fructibus haec (*p. 245,* 5), mel (*p. 245,* 17) ... thymnicum *cum nota* (*p. 245,* 19); *col. 2* hysopum (*p. 245,* 9) ... cyminum (*p. 245,* 10), milium (*p. 246,* 1) ... cepe (*p. 246,* 2), Rubigo *cum nota* (*p. 245,* 20) ... lini semen (*p. 246,* 1); *col. 3* pix (*p. 245,* 15) ... butyrum (*p. 245,* 16) || 7 absenti *Sven.* abscenti **M** absinthy **v** | cappacis **v** || 8 sabina **M** saunia **v** (herba<m> Sabina<m> *Sven.*) | Serpyllum **v** (*cf. 1, 37, 2 etc.*) serpilum **M** || 9 squilla **Mv** || 10 Papyrum **v** (*cf. 3, 29, 2 etc.*) papirum **M** | aprotanum **v** (*cf. 4, 10, 28*) abrotonum **M** || 11 poligonum **M** poligotium **v** || 12 cunula **v** | lactuca **v** (*Sven.*) letuca **M** || 13 personatia **M** personacia **v** || 15 sanctonica **Mv** (*cf. infra c. 21, 2 et u. G. Gröber, Archiv f. lat. Lex. 5, 1888, 457*), *pr.* c *secl. Sven.* | pedicularis **M** perdicularis **v** || 16 urticae *Sven.* (*cf. infra c. 24, 3*) hortice **M** corti **v** | et semen eius *post* plantago *exp.* **M** | uerbascum *Sven.* (*cf. infra c. 28, 5; u. André 326*) ueruascum **M** uernascum **v** || 17 hyosciamus *scripsi* (*cf. c. 28, 5 et supra 1, 35, 5*) hiosciamus **M** gosciamus **v** | symfoniaca *scripsi* (*cf. 11, 12, 8*) simfoniaca **M** Symphoniaca **v** || 18 cicute **M** cicutus **v** || 19 et **M** est **v** | ferula **M** Resula **v**

radices cannae et spinae albae, beta siluatica, herba coniza, herba nepita, cucumis agrestis, herba satureia, herba artemesia, absentium, herba strumus, herba portulaca, herba origanum, polii herba.

In fructibus haec: myrti, cupressi, lentisci, oleastri, 2
caprifici aridi fructus, laurus, mala Punica antequam granescant, taeda, cupressi pilas.

In pigmentis haec: tus, cassia, murra, galla, pix, alle- 3
cula, hisopum, sulfur, scissum alumen, spuma argenti, cortex pinea, creta Cimolia, cyminum, sales montani, Hispani, Ammoniaci, Cappadoci, silfium quod est laserpicium, bitumen, alumen, nitrum, cyperum.

In speciebus haec: corium serpentis, amurca, sanguis 4
marinae testudinis, anas uel aues palustres, urina uetus bubula, pix liquida, seuum caprinum et bubulum, urina uetus humana, uetus axungia, sfongea, passum, butyrum, mel, caseus uetus, medulla bubula, mus araneus in oleo extinctus, oleum lentiscinum, marina aqua, adipes uituli marini, cera, testa sepiae, mel sine fumo uel thyminum, rubigo aeris, lana siluestris, defritum.

In seminibus haec: herbum, uinacia, polenta, farina 5

1 saluatica **v** ‖ **2** coniza **M** (*cf. 1, 19, 3*) conyza **v** | nepita **Mv** | salureia **v** ‖ **3** Absentium **v** abscentium **M** | portulaca **v** (*Sven.*) por laca **M** ‖ **4** polii **M** Poliu **v** | herba polii **M** ‖ **5** In fructibus haec **v** (*om.* **M** *qui post* polii *uersum unum uacuum reliquit*) ⟨Folia⟩ *Sven. ex c. 4, 1* (*cf. c. 7, 2*) ‖ **6** fructus **v** fructum **M** *qui post* aridi *dist.* ‖ **7** granescant **M** grauescit *ut uid.* **v** | Taeda **v** teda **M** (*cf. c. 31, 4*) ced⟨ri⟩a *Sven.*, *qui* ceda *in* **M** *legit* (*cf. c. 34, 5*) ‖ **8** In pigmentis haec **v** (*om.* **M** *qui post* pilas *uersum unum uacuum reliquit*) ‖ **9** sulfur *scripsi* (*cf. 1, 35, 6 etc.*) Sulpur **M** Sulphur **v** | Scissim **v** ‖ **10** pinea **Mv** (*cf. c. 16, 2*) | cimolia **M** cymolia **v** ‖ **11** Ammoniaci *scripsi* (*cf. 1, 27, 3 etc.*) Hamioniaci **M** hammoniani **v** | silfium *Sven.* Silfiu **M** Silfin **v** (*sed cf. c. 19, 3; 52, 1*) | laserpitium **v** laserpicum **M** ‖ **13** In speciebus haec **v** (*om.* **M** *qui h. l. spatium nullum reliquit*) | amucca **v** ‖ **16** Sfongea **M** Sfongia **v** ‖ **17** areneus **M** ‖ **18** exstinctus **v** extimtus **M** ‖ **19** Cera **M** Cepa **v** | thyminum *scripsi, nam semper 'thymus' inuenies* (*e. g. 1, 37, 2*) timinum (n *ex* d) **M** thymnicum **v** ‖ **20** Rubigo **v** (*cf. 1, 35, 1 etc.*) Robio **M** (*unde* robigo *Sven.*) ‖ **21** In seminibus haec **v** (*om.* **M** *qui post* defritum *uersum unum uacuum reliquit*) | uinacia **Mv**

hordeacia, lenticula, lini semen, milium, lupinus amarus, ficus sicca, giddi, alium, ulpicum, cepae.

4 De boum medicina

Vt boues salubri sint corpore uiresque his custodiantur, large dato per triduum medicamento quod conponitur pari pondere tritis capparis foliis ac myrti siluestris cupressique, et cum aqua nocte una sub diuo habetur. idque quater in anno fieri debet, ultimis temporibus ueris, aestatis, autumni, hiemis.

2 Saepe etiam languor ac nausea discutitur, si integrum gallinaceum crudum ouum ieiunis faucibus inseras ac postero die spicas ulpici uel alii cum uino conteras et naribus infundas.

3 Neque haec tantum remedia salubritatem faciunt. multi largo sale miscent pabula, quidam marrubium deterunt cum oleo et uino, quidam porri fibras, alii grana turis, alii Sabinam herbam rutamque pinsitam mero

c. 4 *Colum. 6, 4 qui sic incipit*: Sed non proderit cibo satiari pecora, nisi omnis adhibetur diligentia, ut salubri sint corpore uiresque conseruent, quae utraque custodiuntur large dato *eqs.* || § **1** *cf. etiam Caton. 103*; *Veg. 4, 2, 6*; *Hipp. P. 917*

1 hordeacia **v** hordeatia **M** || **2** giddi **v** (*cf. 10, 13, 3*) Git **M** | Alium **v** (*cf. 1, 27, 2 etc.*) Allium **M** | *post* cepe *in cod.* **M** *quod restat uersus relictum est uacuum, i. e. spatium ca. 25 litt.*; *in cod.* **v** *post indicem specierum* (*cf. supra*) *sequuntur foll.* 3^v—6^r *singulorum capitulorum tituli* (*fol.* 3^v: Incipiunt capitula. Vt boues salubri ...) *quos suo loco, ante propria scilicet capitula, adnotabo* || **3** De boum medicina **v** (*om.* **M**) || **4** *tit. index* **v**: Vt boues salubri sint corpore et uires reficiant | salubri **vb**, *Colum.* salubres **M** | uiresque **Mv** utrisque **b** || **6** tritis *Lundström* triti **Mv** trita **b** tristis *codd. Colum.* | cappacis **v** | capparis ... siluestris *om. codd. Colum.* | foliis *Lundström* folia **Mvb** | mirtus **b** | cupessique (*in* cipressique *corr.*) **M** || **7** nocte una cum aqua **b** || **8** in **Mb**, *Veg.* (*om.* **v**, *Colum.*) || **10** *tit. index* **v**: Ad languorem et nauseum discutiendum | langor **M** | nausia **M** || **11** gallinaceum **b**, *Colum.* (*cf. 1, 28, 4*) -cium **v** -tium **M** | ieiuniis (*ter.* i *exp.*) **M** || **12** alii *Colum.* allei **Mv** allii **b** || **13** infundes **b** || **14** *tit. index* **v**: Ad salubritatem bubus conseruandam | tantum **Mb** tamen **v** || **15** largo *om.* **b** || **15–16** marrubium ... quidam *om.* **b** || **16** deterunt **M**, *cod.* **S** *Colum.* dederunt **v**, *codd.* **AR** *Colum.* || **17** alii] aliam **b** | sauinam **Mb** | pinsatam **b**

diluunt eaque medicamina potanda praebent. multi cau- 4
libus uitis albae et uauulis bubus medentur. nonnulli
pellem serpentis obtritam cum uino miscent. est etiam
remedio cum dulci uino tritum serpyllum, est concisa et
in aqua macerata scylla. omnes praedictae potiones, trium
heminarum singulis potionibus per triduum datae, aluum
purgant depulsisque uitiis recreant uires. maxime tamen 5
habetur salutaris amurca, si tantundem aquae misceatur
et ea pecus insuescat. quod protinus dari ⟨non⟩ potest,
sed primo cibi asperguntur, deinde exigua portione medicatur aqua, mox pari mensura mixta datur ad satietatem.

Nullo autem tempore et minime aestate utile est boues 5
in cursum concitari, nam ea res aut aluum mouet aut
febrem. cauendum quoque est, ne ad praesepia sus aut
gallina perrepat. nam haec quod desidet inmixtum pabulo
bubus adfert necem; sus aegra pestilentiam facere ualet. 2
quae cum in gregem incidit, confestim mutandus est status caeli et mutanda regio, et in partes distributo pecore longinquae regiones petendae sunt, atque ita

c. 5 *Colum. 6, 5* ‖ **§ 1** *cf. Veg. 4, 2, 12–13* ‖ **§ 2** *cf. Veg. 4, 2, 15; 4, 3, 6; Pel. 21*

1 diluunt] diligunt **M** | medicamina **M** medicamine **v** medicamenta **b** ‖ **2** uauulis *scripsi* (*cf. infra c. 10, 1 et u. Sven.*[3] *153 n. 1*) ualuolis *Sven.* (ualbulis *codd.* **SA** *Colum.*) bauolis **M** uabolys **v** babolus **b** ‖ **3** serpentis pellem **b** | etiam] et **b** ‖ **4** remedio **v** rēdio **M** remedium **b** | tritum] batum **v** | est] et **b** | concisa **Mb** conscissa **v** ‖ **5** scylla **v** scilla **M** *codd.* **SA** *Colum.* squilla **b** ‖ **7** depulsique **v** ‖ **8** amuca **M** ‖ **9** quod **Mvb** quae *Colum.* | *add. Sven. ex Colum.* (*cf. Veg.* sed quia licet sitiat potum fastidit ignotum, primo cibi ...) ‖ **10** sed] si **b** | cibi **M** cibo **v** (*de* **b** *n. l.*) | *post* medicatur *dist.* **M** ‖ **11** ad] a **M** ‖ **12** *tit. index* **v**: Quod tam laedat bouem, si stercus comedet suis aut gallinae, aut si in cursum concitetur praecipue aestate ‖ **13** cursu **b** | aut[1] *om.* **M** ‖ **14** est *om.* **b** ‖ **15** perrepant *ut uid.* **b** | nam *om.* **b** | ea res *post* nam *exp.* **M** | haec quod **Mv**, *Colum.* quo hec **b** ‖ **16** bubus **Mb** bos **v** | *tit. index* **v**: Bos aegra quomodo auertatur ne gregi pestilentiam faciat | Sus **b** (*Sven.*) suaes *codd.* **SA** *Colum.* Bos **v** os (*litt. init. non depicta*) **M** ‖ **17** mutanda est **b** ‖ **18** – p. 248, 5 status ... propulsandi *non habet* **b** | et ... regio *om. codd. Colum.* | est *post* regio *ins.* **M** (*om.* **v**), *mihi displicet* | destributo **v** ‖ **19** ita **v**, *Colum.* (*om.* **M**)

segregandi a sanis morbidi, ne interueniat qui contagione
ceteros labefactet, atque cum ablegabuntur, in ea loca
perducendi erunt quibus nullum pascitur pecus, ne aduentu
suo etiam illis tabem adferant. euincendi sunt autem quam-
uis pestiferi morbi et exquisitis remediis propulsandi.
3 Tum panacis ⟨et⟩ eryngi radices feniculi seminibus
miscendae et cum fricti ac moliti tritici farina candenti
aqua conspargendae, eoque medicamine saliuandum ae-
4 grum pecus. tunc paribus cassiae murraeque et turis
ponderibus ac tantundem sanguinis marinae testudinis
miscetur potio cum uini ueteris sextariis tribus et ita per
nares infunditur. sed ipsum medicamentum ponderis
sescunciae diuisum portione aequa per triduum cum uino
dedisse sat erit.
5 Praesens etiam remedium cognouimus radiculae quam
pastores consiliginem uocant. ea Marsis montibus plurima
nascitur omnique pecori maxime est salutaris. laeua manu
effoditur ante solis ortum; sic enim lecta maiorem uim
6 creditur habere. usus eius traditur talis: aenea fibula pars
auriculae latissima circumscribitur, ita ut manante san-
guine tamquam o litterae ductus appareat. hoc et intrin-
secus et a superiori parte auriculae cum factum est,
media pars descripti orbiculi eadem fibula transuitur et
facto foramine praedicta radicula inseritur. quam cum
recens plaga conprehendit, ita continet, ut elabi non
possit. in eam deinde auriculam omnis uis morbi pestilens-

§§ 3–7 *cf. Pel. 21–22; Hipp. B. 4, 12; Veg. 1, 17, 14; 4, 3, 8–14*

1 segregandi **M** congregandi **v** | a] ab **v**, (b *exp.*) **M** (*praepos. om. codd. Colum.*) | morbidine *sine dist.* **v** | interueniat **M** interueniant **v** (*cf. Colum.* ne quis interueniat) || **4** adferant **M** adferat **v** | euincendi **M**, *Colum.* et uincendi **v** || **6** *tit. index* **v**: Tympanicis cura Tum panacis ⟨et⟩ eryngi *Sven.* (*cf. Colum.* tunc panacis et erungii) Timpanici. seringi **M** Tympanicis eryngi **v** Timpanicis erigini **b** *coniecturam a Sven. factam non inprobo, sed an Pallad. sic ipse scripsisset pro certo adfirmare non ausim* | feniculis **v** || **7** farina tritici **b** || **8** saliuandum *Colum.* salibandum **v** salinam dum **M** saluandum est **b** || **9** murra eque **M** myrraeque **v** || **13** sescunciae **v** (*Sven.*) ses cum cie **M** | uino **v** (*Sven.*) uno **M** || **15** *tit. index* **v**: Item ad hoc quod prosit herba radicula posita || **16** eam arsis **M** || **20** manante **M** manente **v**

que uirus elicitur, donec ea pars quae fibula circumscripta
est demortua excidat.

Cornelius Celsus etiam uisci folia cum uino trita per 7
nares infundere iubet. haec facienda, si gregatim pecora
laborant, illa deinceps, ⟨si⟩ singula.

Vitia boum et medicinae. Cruditatis signa sunt crebri 6
ructus ac uentris sonitus, fastidia cibi, neruorum intentio,
hebetes oculi, propter quae bos neque ruminat neque
lingua se deterget. remedio erunt aquae calidae duo congii
et mox triginta brassicae caules cocti et ex aceto dati, sed
uno die abstinendus est alio cibo.

Quidam clausum intra tectum detinent, ne pasci possit. 2
tunc lentisci oleastri cacuminum pondo quattuor et
libram mellis una trita permiscent aquae congio, quem
nocte una sub diuo habent, atque ita faucibus infundunt.
deinde interposita mora macerati herbi quattuor libras
obiciunt aliaque potione prohibent. hoc per triduum fieri 3
conuenit, ut omnis languor discutiatur. nam si neglecta
cruditas est, inflatio uentris et intestinorum maior dolor
sequitur, qui nec capere cibos sinit et gemitus exprimit
locoque stare non patitur, saepe decumbere et uolutari
cogit caudamque crebrius agitare.

Manifestum remedium est proximam clunibus partem 4
caudae uinculo uehementer obstringere uinique sextarium
cum olei hemina faucibus infundere atque ita citatum per
mille quingentos passus agere. si dolor permanet, ungulas 5

c. 6 *Colum. 6, 6*; *cf. Veg. 4, 4, 1–5*; *Geopon. 17, 17–19*

2 est **v** (*om.* **M**: *add. Sven. ex Colum.*) | demortua *om.* **v** ‖ **3** *tit. index* **v**: Item Tympanicis remedium ‖ **5** *add. Sven. ex Colum.* ‖ **6** Vitia … medicinae *statim et sine interpunctione post* singula **Mv**, *quae uerba* (*sed rubr. maiusc.*) *eodem loco leguntur in codd.* **SA** *Colum.* | *tit. index* **v**: Ad cruditate cura (*sic*) | haec *ante* sunt *ins.* **b** ‖ **7** ac] et **b** | intensio **b** ‖ **9** se *om.* **b** | detergit **b** ‖ **10** et[2] *om.* **b** ‖ **11** uno **Mv** una **b** | ab *ante* alio *ins.* **b** ‖ **12** *tit. index* **v**: Ad dolorem qui ex cruditate creuit | possit **v** (*Sven.*) posscit (*pr.* s *supra*) **M** ‖ **13** qua *post* oleastri *codd. Colum.* (oleastrique *edd.*) ‖ **16** mora **Mv** hora *Colum.*, *Veg.* (*cf. c. 9, 1*) ‖ **17** prohibent **M** prohibeat **v** ‖ **20** sinit *Sven. ex Colum.* sinet **Mv** | et *om.* **v** | exprimit **M** exprimet **v** ‖ **21** uolitari **v** ‖ **22** crebius **v** ‖ **23** *tit. index* **v**: Item ad hoc | proximum **v** ‖ **24** claudae **v** ‖ **25** cum olei **M** olei cum **v** olei et **b**

circumsecare et uncta manu per aluum inserta fimum
6 extrahere rursusque agere currentem. si nec hoc profuit, tres caprifici aridi conteruntur et cum dodrante aquae calidae dantur. ubi nec haec medicina processit, myrti siluestris foliorum duae librae leuigantur, totidemque sextarii calidae aquae mixti per uas ligneum faucibus infunduntur, atque ita sub cauda sanguis emittitur. qui cum satis profluxit, inhibetur papyri ligamine. tum citate agitur pecus eo usque dum anhelet.

7 Sunt et ante detractionem sanguinis illa remedia: tribus heminis uini selibra triti alii permiscetur et post eam potionem currere cogitur, uel salis sextarius cum decem cepis conteritur, uel [salis] admixto melle decocto colliria inmittuntur aluo atque ita citatius bos agitur.

7 Ventris quoque et intestinorum dolor sedatur uisu natantium auium et maxime anatis. quam si conspexit cui intestinum dolet, celeriter tormento liberatur. eadem anas maiore profectu mulas et equinum genus conspectu suo sanat.

§ 7 *cf. Garg. Mart. c. boum 8* || **c. 7** *Colum. 6, 7*; *cf. Veg. 4, 4, 6–11*

1 manu **vb** (*Sven.*) manus **M** | aluum **Mv** alueum **b** anum *Colum.* || **2** rursusque **M** rursumque **b** cursusque **v** || **3–4** tres ... medicina *om.* **b** || **3** dodrante **v** d*odrante (r *eras.*) **M** (*cf. 12, 7, 20*) || **5** folium **v** | leuigantur **Mv** (*iam Morgagni ad Colum.*) leuigant **b** deligantur *codd. Colum.* || **6** sextaria **b** | mixtra **b** || **7** infunditur **b** | de *ante* sub *ins.* **b** | emittatur **b** || **8** cum] si **b** | profluxit **M**, *Colum.* profluxerit **vb** (*cf. Veg.* effluxerit) | inhibetur **vb** (*Sven.*) inimbetur **M** | ligamine] lamine **b** | tum **Mv** tunc **b** || **9** anelat **b** || **10** *tit. index* **v**: Item ad hoc | detraccionem **b** detrationem **M** detrectationem **v** || **11** selibra *Sven.* silibra **v** si labra **M** si fibra **b** (*cf. Veg.* IV unciae contriti alii; *codd. Colum.* tribus pinsiti alii *ubi Sven.* triens *pro* tribus) | trita **b** || **11–12** alii ... cogitur *om.* **b** || **13** contritus **b** || **13–14** uel ... agitur] alii permisceatur et currere ut superius cogatur **b** || **13** *secl. Sven.* | admixto **M** admixtum **v** | decocto *Sven. ex Colum.* decocti **M** decocta **v** || **14** citatus **v** || **15** *tit. index* **v**: Item ad hoc et interaminum uitium quod periculosum cum mucci sanguinei fiant et uentris et intestinorum dolorem || **16** natantum **v** nantium *Colum.* | conspexit **v** (*Sven.*) compexit **M** conspexerit **b** || **17** liberabitur **b** || **18** anas ... mulas] asinas et mulas **b** | maiores (s *exp.*) **M** | profectotum (to *exp.*) ulas **M** | equinum **vb** (*Sven.*) quinum **M**

Sed interdum nulla prodest medicina sequiturque inte- 2
raminum uitium. quorum signum est cruenta et muccosa
uentris proluuies, remedioque sunt cupressi quindecim
coni totidemque gallae et utrorumque ponderibus uetustis-
simus caseus; quibus in unum tunsis admiscentur austeri
uini quattuor sextarii. qui pari mensura per quadriduum
dispensati dantur, nec desunt pabula lentisci myrtique et
oleastri cacumina.

Viridis aluus corpus ac uires carpit operique inutiles 3
reddit. quae cum accidit, prohibendus bos potione per
biduum primoque die abstinendus cibo, sed mox cacu-
mina oleastri et harundinis, item bacae lentisci et myrti
dandae nec potestas aquae nisi quam parcissime facienda
est.

Sunt qui teneram laurum et aprotanum erraticum pari 4
portione deterant cum aquae calidae duobus sextariis
atque ita faucibus infundant eademque pabula, quae supra
diximus, obiciant. quidam uinaciorum duas libras torre- 5
faciunt et ita conterunt cum totidem uini austeri sextariis
potandumque medicamentum praebent omni alio umore
subtracto, nec minus cacumina praedictarum arborum
obiciunt.

Quod si neque uentris erit citata proluuies neque in- 6

1 si *ante* nulla *ins.* **b** | sequitur **b** | interaminum **vb** (*Lundström*) interra minum **M** torminum *Sven.* (*codd. Colum.*: terminum **S** minum **A** minus **R**) || **2** muccosa **v** (*Sven.*) mucosa **b** nuccosa **M** || **3** proluuies *Sven. ex Colum.* profluuies **Mvb** | remedioque **v** (remedio *Colum.*) remediique **M** remedia quoque **b** | cupressus **b** || **4** coni totidemque *Sven. ex Colum.* pondo idem que **Mvb** || **5** in unum *ante* austeri *iter.* **b** | austeri **vb**, *Colum.* austeris **M** || **6** sextarii IIII **b** | quadriduum *Sven.* quatriduum **v** quadri dum **M** quadr **b** || **7** dispensanti **b** || **9** *tit. index* **v**: Ad uiridis albi uitium | aluus **M** albus **v** albos *codd. Colum.* || **10** accidit **Mv** accident *Colum.* || **15** *tit. index* **v**: Item ad hoc | teneram laurum *Sven.* tenera earum **Mv** (*cf. Colum.* teneram laurum coloni libram *codd.* teneram lauri colium libram *Lundström*) | aprotanum *scripsi* habrotonum **Mv** aprotonum *codd.* **SA** *Colum.* | erraticum **Mv** ceraticum *codd. Colum.* (cepaticum *Lundström*) || **16** portione *Colum.* potione **Mv** || **19** austeri *Colum.* austeris **Mv** (*cf. supra § 2*) || **21** praedictorum **v** || **23** *tit. index* **v**: Si cibos respuat bos | erit citata **Mb** citata erit **v** | prolubies **M** profluuies **v** (*cf. supra § 2*) progluuies **b**

testinorum dolor, cibosque respuet et in praegrauato capite saepius coniuerit, lacrimaeque oculis et pituitae naribus profluent, usque ad ossa frons media uratur auresque ferro descindantur. sed uulnera facta igni dum sanescunt, defricare uetere bubula urina conuenit. at ferro rescissa melius pice et oleo curantur.

8 Solent etiam fastidia ciborum adferre uitiosa incrementa linguae, quas ranas ueterinarii uocant. haec ferro reciduntur et sale cum alio pariter trito uulnera defricantur, donec lacessita pituita profluat. tum uino perluitur et, interposito unius horae spatio, uirides herbae uel frondes dantur, dum facta ulcera cicatrices ducant.

2 Si neque ranae fuerint neque aluus citata et nihilominus cibos non adpetet, proderit alium pinsitum cum oleo per nares infundere, uel sale et cunela defricare fauces, uel eandem partem alio tunso et allecula linere, sed haec si solum fastidium est.

3 Si uero bilis et nausea inuasit, quae utraque fere aestate pecori noxia sunt, et ob ea cibos respuit, conueniet aqua prohibere bouem, caloribus uno die, frigoribus biduo, tum polentae ⟨***⟩ sextarios colata allecula conspargere eaque uelut mulam saliuare, et herbam ac uiridia legere et large aquam praebere, quo facilius aluus citata purgetur.

c. 8 §§ **1—2** *Colum. 6, 8; cf. Veg. 4, 5* ‖ § **3—4** *ex fonte ignoto*

1 praegrabato **v** ‖ **2** coniuerit *Sven.* (*cf. c. 9, 3* oculi conpressi, *et de uocis signif. Plin. nat. 10, 10*) conibuerit **M** combuerit **vb** consueuit *codd. Colum.* | lacrime **b** ‖ **3** media *om.* **b** ‖ **4** igni *om.* **b** ‖ **5** deficare **v** | ueteri bubulca **b** | at *Colum.* ac **Mvb** ‖ **6** rescissa **Mv** recissa **b** ‖ **7** *tit. index* **v**: Ad fastidia canulas et incrementa linguarum ‖ **8** ranas **Mv** *Colum.* ranulas **b** (*cf. Veg.* ‚De ranulis') | ueterinarii **M** ueterinari **v** ueterani **b** | resciduntur **b** ‖ **9** allio **M** oleo **vb** | pariter *om.* **b** | pari territo (*ult.* r *supra*) **M** ‖ **10** pituita profluat] *hunc locum ad textum Colum. sanandum adhibet Sven.*[3] *167sq.* | proluitur **v** | os *post* perluitur *add. Sven. ex Colum.* (*cf. Veg.* uino os lauatur) ‖ **11** unius] uinus **M** ‖ **12** ducant **vb** uocant **M** ‖ **13** *tit. index* **v**: Si cibos non appetat | aluus (l *supra*) **M** albus **v** ‖ **14** adpetet *Colum.* apetet **M** appetit **v** ‖ **18** *tit. index* **v**: Ad uilem nauseam | bilis *Sven.* uilis **Mv** | nausia **M** | fere **M** saepe **v** ‖ **19** cibos **M** quos **v** ‖ **21** sextarios **M** *recte, opinor, sed numerus excidit* sextarius **v** | colata *Sven.* collata **M** conlata **v** ‖ **22** mulam **v** nullam **M** milio *Sven.* | salibare **v** | uiridia **v** (*Sven.*) uirida **M**

Si neque hoc ingenio fastidium cibi ac nausea discutitur, 4
aridum stercus humanum pinsitum aqua diluitur unaque
nocte sub diuo habetur atque faucibus infunditur et omni
alia potione abstinetur. mox herbum maceratum et in-
mixtum concisis graminibus et post hoc aprotanum tritum
in uino accipit, fastidiumque pariter cum bile depellit.

Febricitantem bouem conuenit abstinere cibo uno die, 9
postero deinde exiguum sanguinem ieiuno sub cauda di-
mitti atque interposita hora modicae magnitudinis coctos
brassicae coliculos triginta ex oleo et garo saliuati more
dimitti eamque escam per quinque dies ieiuno dari. prae- 2
terea cacumina lentisci aut oleae uel tenerrimam quamque
frondem ac pampinos uitis obici; tum etiam sfongea labra
detergere et aquam frigidam ter per diem praebere potan-
dam. quae medicina intra tectum fieri debet, nec ante
sanitatem bos emitti.

Signa febricitantis manantes lacrimae, grauatum caput, 3
oculi conpressi, fluuidum saliuis os, longior et cum quo-
dam inpedimento tractus spiritus, interdum et cum gemitu.

Recens tussis optime saliuato farinae hordeaciae dis- 10
cutitur. interdum magis prosunt gramina concisa et his
mixta fresa faba. lentis quoque uauulis exemptae et mi-

c. 9 *Colum. 6, 9*; *cf. Veg. 4, 6 et Geopon. 17, 20* || **c. 10** *Colum. 6, 10*; *cf. Veg. 4, 7*

1 *tit. index* **v**: Item ad hoc | ingenio] genere *malim* | discutitur **v** discutietur **M** || **4** herbum **Mv** | immixtum **v** uinmixtum **M** || **5** aprotanum *scripsi* habrotanum **M** habrotonum **v** || **6** uile **M** || **7** *tit. index* **v**: Item ad fastidium et nauseam | Febricitanti boui *Colum.* | abstinere **vb** (*cf. c. 8, 3* prohibere) abstineri **M**, *Colum.* | die uno **b** || **8** die *ante* deinde *ins.* **b** | cauda dimitti **Mb** caudae mitti **v** cauda mitti *Colum.* || **10** coliculos **M** colliculos **v** culiculos **b** || **12** uel] aut **b** || **13** tum **vb** tun **M** cum *codd. Colum.* | sfongea **Mv** spongia **b** || **14** detergere **Mvb** (*sc. conueniet*) detergeri *Sven. ex Colum.* | aquam frigidam **vb** (*Sven.*) aqua frigida **M** | praebere *scripsi* praeberi **Mvb** | potandam **Mb** potanda **v** || **15** medicinam **b** || **16** emittetur **b** || **17** *tit. index* **v**: Tebricitantem (*sic*) sic curas | febricitantis **vb** febricitantibus **M** || **18** fluuidum **M** fluidum **v** fluidi **b** | saliua oris **b** | et *om.* **b** || **20** *tit. index* **v**: Ad tussem recentem || **21. 22** mixta his *cum notis reu.* **M** || **22** admixta *Colum. Veg.* | fresa] frixa **b** | lentis *Sven. ex Colum.* lentisci **Mvb** | uauulis *scripsi* ualuulis *Sven. ex Colum.* uabulis **v** bubulis **M** pabulum **b**

nute molitae miscentur aquae calidae sextarii duo, facta-
que sorbitio per cornu infunditur.
2 Veterem tussim sanant duae librae hisopi macerati
sextariis aquae tribus. nam id medicamentum teritur et
cum lentis minute, ut dixi, molitae sextariis quattuor
more saliuati datur ac postea aqua hisopi per cornu in-
3 funditur. porri etiam sucus cum oleo uel ipsa fibra cum
hordeacia farina contrita remedium est, et eiusdem radi-
ces diligenter lotae et cum farre triticeo pinsitae ieiunoque
datae uetustissimam tussim discutiunt.
4 Facit idem pari mensura herbum sine uauulis cum tor-
rido hordeo molitum et saliuati more in fauces dimissum.
11 Suppuratio melius ferro rescinditur quam medicamento.
expressa deinde sanie, sinus ipse qui eam continebat
calida bubula urina eluitur, atque ita linamentis pice
liquida et oleo inbutis curatur uel, si conligari ea pars non
potest, lamina candente seuum caprinum aut bubulum
stillatur. quidam, cum uitiosam partem inusserunt, urina
uetere humana eluunt atque ita aequis ponderibus incocta
pice liquida cum uetere axungia linunt.
12 Sanguis dimissus in pedes claudicationem adfert. quae
cum accidit, statim ungulam inspicito. tactus autem
feruorem demonstrat, nec bos uitiatam partem uehe-
mentius premi patitur. sed si sanguis adhuc supra ungulas
in cruribus est, frictione adsidua discutitur uel, cum ea
2 nihil profuit, scarifatione emittitur. ac si iam in ungulis

c. 11 *Colum. 6, 11*; *cf. Veg. 4, 8 et Geopon. 17, 22—23* || c. 12 *Colum. 6, 12*; *cf. Veg. 4, 9—10*; *Geopon. 17, 23*

1 factaque *om.* **b** || 2 soruitia **b** | cornu **M**, *Colum.* cornua **b** coruum **v** || 3 *tit. index* **v**: Ad ueterem tussem | sanat **b** || 3–7 duae ... infunditur *om.* **b** || 5 lentis **v** (*Sven.*) lentisci **M** | minute ut dixi **M**, *Colum.* ut dixi minute **v** || 6 cornu **M** coruum **v** || 7 porri **Mb** porci **v** || 8—10 et ... datae *om.* **b** || 11 *tit. index* **v**: Ad suppurata cura | sine **M** siue **v** | uauulis *scripsi* (*cf. supra*) ualuulis *Sven. ex Colum.* babulis **Mv** | torrido **M** torreo **v**, *codd.* **SAR** *Colum.* || 14 *post, non ante* expressa *interp.* **Mv** || 15 calida **M** calda **v** || 21 *tit. index* **v**: Si sanguis demissus in pedibus claudicationem faciat | pede **v** || 22 tactus **v** (*Sven.*) factus **M** || 26 profuit **M** | scarifatione *Sven.* (*u. Sven.*[1] *605*) scarifactione **M** sacrificatione (cari *supra corr.*) **v** | ac **Mv** (*u. Sven.*[1] *511 n. 2*) at *Colum.*

est, inter duas ungulas cultello leuiter aperitur, et postea linamenta sale atque aceto inbuta applicantur ac solea spartea pes induitur, maximeque datur opera, ne bos in aquam pedem mittat et ut sicce stabuletur.

Hic idem sanguis nisi emissus fuerit, famicem creabit. 3
qui si suppurauerit, tarde percurabitur. primum ferro circumcisus et expurgatus, deinde pannis aceto et sale et oleo madentibus inculcatus, mox axungia uetere et seuo hircino pari pondere decoctis ad sanitatem perducitur.

Si sanguis in priore parte ungulae est, extrema pars 4
ipsius ungulae ad uiuum resecatur et ita emittitur ac linamentis pes inuolutus spartea munitur. mediam ungulam ab inferiore ⟨parte non expedit aperire⟩, nisi in eo loco iam suppuratio facta est.

Si dolore neruorum claudicat, oleo et sale genua popli- 5
tesque et crura confricanda sunt, donec sanetur.

Si genua intumuerint, calido aceto fouenda sunt, et lini 6
semen cum milio detrito consparsoque aqua mulsea inponendum. sfongeae quoque feruenti aqua inbutae et expressae linitaeque melle recte genibus applicantur ac fascea circumdantur. quod si tumori subest aliquis umor, 7
fermentum uel farina hordeacia ex passo aut aqua mulsa decocta inponitur et, cum maturuit suppuratio, rescinditur ferro, eaque emissa, ut supra docuimus, linamentis cura-

2 sale *om.* **v** ‖ **4** aquam **v** aqua **M** | et ut **v** ut et **M** ‖ **5** *tit. index* **v**: Item ad hoc ‖ **6** percurabitur **M** peruirabitur **v** | primum **M**, *cod.* **S** *Colum.* primo **v**, *codd.* **AR** *Colum.*, *Veg.* ‖ **8** inculcatus **Mv** inculcatis *Colum.* (*cf. Veg.* impletur) ‖ **9** decoctis **M** decoctus **v** | ad *om.* **v** ‖ **10** *tit. index* **v**: Si sanguis in extrema parte unguilae est | priore **Mv** inferiore *Colum.* interiore *Veg.* ‖ **11** ipsius *Sven. ex Colum.* ipsi **Mv** (*cf. c. 12, 9* uel *pro* uetus) | ungule ipsi *cum notis reu.* **M** | uiuum *Sven. ex Colum.* uium **M** uinum **v** ‖ **12** linamentis **v** (*Sven.*) limentis **M** | spartea **M** spartia **v** | inuolutus *et post* spartea *exp.* **M** | mediam ungulam *Sven. ex Colum.* media ungula **M** media angula **v** ‖ **13** *add. Sven. ex Colum.* | si *post* nisi *ins.* **M** ‖ **15** *tit. index* **v**: Si dolore neruorum claudicat ‖ **16** confringanda (*alt.* n *exp.*) **M** | donec sanetur *om.* **b** ‖ **17** *tit. index* **v**: Si genua intumuerint ‖ **18** aqua mulsea **Mv** aquam mulsam **b** ‖ **19** spongie **b** | feruente **v** | aque **b** ‖ **21** si tumori] sit umori **M** | tumor **v** ‖ **22** ex passo aut *om.* **b** | mulsa **Mvb** ‖ **23** decocta **b** (*Sven.*) decocto **Mv** (*cf. Veg.* incocta) | maturuerit **b** ‖ **24** liniamentis **b**

8 tur. possunt etiam, ut Cornelius Celsus praecepit, lilii radix uel scylla cum sale ⟨uel⟩ sanguinalis herba, quam poligonum Graeci appellant, uel marrubium ferro reclusa sanare.

9 Fere autem omnis dolor corporis, si sine uulnere est, recens melius fomentis discutitur, uetus uritur, et supra ustum uel butyrum uel caprinus stillatur adeps.

13 Scabies extenuatur trito alio defricato.

2 Eodemque remedio curatur rabiosae canis uel lupi morsus, qui tamen et ipse inposito uulneri ueteri salsamento aeque bene sanatur.

3 Sed ad scabiem praesentior alia medicina est: cunela bubula et sulfur conteruntur, admixtaque amurca cum oleo atque aceto incoquuntur. deinde tepefactis scissum alumen tritum spargitur. id medicamentum candente sole inlitum maxime prodest.

4 Vlceribus gallae tritae remedio sunt, nec minus sucus marrubii cum fuligine.

5 Est et infesta pestis bubulo pecori (coriaginem rustici appellant), cum pellis ita tergori adhaeret, ut adprehensa
6 manibus deduci costis non possit. ea res non aliter accidit quam si bos aut ex languore aliquo ad maciem perductus est aut sudans in opere faciendo refrixit aut si sub onere

c. 13 *Colum. 6, 13*; *cf. Veg. 4, 11–12*

1 precepit **M**, *cod.* **S** *Colum.* (precepti **A**) praecipit **v**, *codd.* **R** *aliquot* | lilii *Sven. ex Colum.* lini **Mv** ‖ **2** *add. Sven. ex Colum.* | sanguinalis herba *Sven. ex Colum.* sanguinis herbam **Mv** ‖ **3** poligonum **M** polygonum **v** ‖ **5** *tit. index* **v**: Ad omnes dolores corporis si sint uulnere recentes ‖ **6** melius recens **M** | uetus *Sven. ex Colum.* uel **Mv** | et **M** ut **v** ‖ **8** *tit. index* **v**: Ad rabiem | scabies **M** Et scabies **b** E scauies **v** | si *ante* trito *ins.* **b** | uel *post* alio *exp.* **M.** | defricato **Mv** (*cf. Colum.* defricta **S** defrito **AR**; defricata *Veg.*) defricatur **b** ‖ **9** *tit. index* **v**: Ad lupi et canis rabidi morsum | rabiosi **b**, *Veg.* ‖ **10** et] est **v** | et ipse *om.* **b** | posito **b** ‖ **11** sanatur] curatur **b** ‖ **12** *tit. index* **v**: Ad scabiem | praesentio **v** ‖ **14** incocuntur **M** concoquuntur **v** ‖ **16** illitum **v** inletum **M** ‖ **17** *tit. index* **v**: Vlceribus cura ‖ **18** marrubii **b** marrubi **Mv** ‖ **19** *tit. index* **v**: Ad bubulonem (*sic*) quod rustici coriagmen uocant | coriagmen **v** ‖ **20** ita ... ut *om.* **b** ‖ **21** a *ante* costis *habent* **b**, *Colum. Veg.* | cost. deduci **v** | costis **vb** (*Sven.*) coctis **M** | potest **b** ‖ **23** refrigit **b**

pluuia madefactus est. quae quoniam perniciosa sunt, 7
custodiendum est, ut cum ab opere boues redierint adhuc
aestuantes anhelantesque, uino aspergantur et offae adi-
pis faucibus eorum inserantur. quod si praedictum uitium 8
inhaeserit, proderit decoquere laurum et ea calida aqua
fouere terga multoque oleo et uino confestim subigere
ac per omnes partes adprehendere et adtrahere pellem.
idque optime fit sub diuo sole feruente. quidam faeces 9
uino et adipe commiscent eoque medicamento post fo-
menta praedicta utuntur.

Est etiam illa grauis pernicies, cum pulmones exulce- 14
rantur; inde tussis et macies et ad ultimum pthisis inua-
dit. quae ne mortem afferant, radix consiliginis, ita ut 2
supra docuimus, perforatae auriculae inseritur et nihilo-
minus porri sucus instar heminae pari olei mensurae
miscetur et potandus cum uini sextario datur diebus
conpluribus.

Si opere collum contuderit, praesentissimum est reme- 3
dium sanguis de aure dimissus, aut, si id factum non erit,
herba quae uocatur saluia cum sale trita et inposita.

Si ceruix mota et deiecta est, considerabimus in quam 4
partem declinet et ex diuersa auricula sanguinem detra-

c. 14 *Colum. 6, 14 (§ 2 praetermisit); cf. Veg. 4, 13–15* ‖ § 2 (ut supra) *c. 5, 5–6*

1–2 quae ... est **vb** (*om.* **M**, *add. Sven.*) ‖ **2** ab *om.* **b** ‖ **3** anelantes estuantesque **b** | anhelentesque **v** | offcce ad ipis **M** ‖ **4** insecantur **v** | uitium **vb** (*om.* **M**, *add. Sven.*) ‖ **6** tergum **v** | subigere **v** (*Sven.*) sub gere **M** superlinire **b** ‖ **8** idque *Sven. ex Colum.* Itaque **Mvb** | feces **b** (*Sven.*) fauces **Mv** flaces *codd.* **SA** *Colum.* ‖ **9** uino **Mv** uini **b** (*cf. Veg.* faeces uini et axungiae commiscent) | adipe **Mv** (adipi *Colum.*) adipem **b** ‖ **10** utuntur **vb** (*Sven.*) utantur **M** ‖ **11** *tit. index* **v**: Si pulmonibus exulceratis tussis macies et phtisis nascatur ‖ **12** inde *om.* **b** | et² ... inuadit *om.* **b** ‖ **13** ne **b** non **v** (*om.* **M**, *add. Sven.*) | afferat **b** ‖ **15** oleo **b** ‖ **16** miscetur **Mb** misceatur **v** | uino **b** ‖ **17** compluribus **vb** con plurimis **M** ‖ **18** *tit. index* **v**: Si opere collum conluderit (*sic*) | presens **b** ‖ **19** id *om.* **b** ‖ **20** saluia **Mvb** auia *ed. Ald. Colum.* (abia *cod.* **L** *Veg.*) habia *codd.* **SAR** *Colum.* | cum sale *om.* **b** | sanat *post* inposita *ins.* **b** ‖ **21** *tit. index* **v**: Si ceruix mota et deiecta est | considerabimus **vb**, *Veg.* considerauimus **M**, *codd.* **SA** *Colum.* ‖ **22** et **b** (*om.* **Mv**, *add. Sven. ex Colum.*)

hemus. ea porro uena quae in aure uidetur esse amplissima
sarmento prius uerberatur. deinde cum ad ictum intumuit,
cultello soluitur, et postero die iterum ex eodem loco san-
guis emittitur ac biduo ab opere datur uacatio. tertio
deinde die leuis iungitur labor ⟨et⟩ paulatim ad iusta
perducitur.

5 Quod si ceruix in neutram partem deiecta est mediaque
intumuit, ex utraque auricula sanguis emittitur. qui cum
intra triduum quam bos uitium cepit emissus non est, intu-
mescit collum neruique tenduntur et inde nata durities
6 iugum non patitur. tali uitio conperimus aptum esse
medicamentum ex pice liquida et bubula medulla et
hircino seuo et uetere axungia et uetere oleo aequis pon-
7 deribus conpositum atque incoctum. hac conpositione
sic utendum est et cum disiungitur ab opere bos: in ea
piscina ex qua bibitur tumor ceruicis aqua madefactus
subigitur praedictoque medicamento defricatur et in-
linitur.

8 Si ex toto propter tumorem ceruicis iugum recusat,
paucis diebus requies ab opere danda est, tum ceruix
aqua frigida defricanda et spuma argentea inlinenda est.
Celsus quidem tumenti ceruici herbam quae uocatur
saluia, ut supra dixi, contundi et inponi iubet.

9 Clauorum qui fere ceruicem infestant minor molestia
est, nam facile sanantur oleo per ardentem lucernam in-

1 esse ampl. uidetur **M** || **2** ad ictum *om.* **b** | intumuerit **b** (*cf. Veg.* cum intumuerit) || **3** ex *om.* **b** | ex eodem **v** (*Sven.*) exodem **M** || **4–6** tertio ... perducitur *om.* **b** || **5** leuis **M** leuius **v** | *add. Sven. ex Colum.* || **7–8** *tit. index* **v**: Si ceruix in neutram partem deiecta est mediaque intumuit | partem *om.* **v** (neutram *iter.*) || **8–10** qui ... durities] Si post hec **b** || **11** non patitur] recusat **b** (*cf. infra § 8*) || **13** seuo] sepo **b** | ueteri (*bis*) **b** || **14** hac **Mb** a **v** || **15** et **Mvb** (*secl. Sven.*) | disiungitur **b** (*Sven.*) disiungatur **Mv** | ab opere bos **Mb** bos ab opere **v** || **16** ex **Mv** a **b** | bibitur **Mvb** bibit *Colum.* | madefactus **vb** (*Sven.*) madefacta **M** || **17** subigitur **Mv** subicitur **b**, *codd. Colum.* | defricatur **vb** (*Sven.*) defrigatur **M** | inlinitur **M**, *Colum.* linitur **vb** || **19–21** Si ... est *om.* **b** || **19** recusat **Mv**, *Veg.* recuset *Colum.* || **21** inlimenda **v** || **23** saluia **Mvb** habia *codd. Colum.* (*cf. supra § 3*) | ut ... dixi *om.* **b** | inponi] poni **b** || **24** *tit. index* **v**: Ad clauos qui ceruicem infestant | clauorum **M** clauorem **v**

stillato. potior tamen est ratio custodiendi, ne nascantur 10
neue colla caluescant. quae non aliter glabra fiunt, nisi cum sudore aut pluuia ceruix in opere madefacta est. itaque cum accidit, ueteri latericio trito, priusquam adiungantur, colla conspargi oportet, et deinde, cum adsiccauerint, subinde oleo inbui.

Si talum aut ungulam uomere laeserit, picem duram et 15
axungiam cum sulfure lana sucida inuoluto et candente ferro supra uolnus inurito.

Quod idem remedium optime facit exempta stirpe, si 2
forte surculum calcauerit aut acuta testa uel lapide ungulam pertuderit. quae tamen si altius uulnerata est, altius ferro circumciditur et ita inuritur, ut supra praecepi. deinde spartea calceata per triduum aceto suffuso curatur.

Item si uomere crus sauciauerit, marina lactuca, quam 3
Graeci titymallum uocant, admixto sale inponitur.

Subtriti pedes eluuntur calefacta bubula urina, deinde 4
fasce sarmentorum incenso, cum ignis in fauillam redegit, feruenti cineri bos cogitur insistere ac pice liquida cum oleo uel axungia cornua eius linuntur.

Minus tamen claudicabunt armenta, si ab opere deiunc- 5
tis mulsa frigida lauentur pedes et deinde suffragines coronaeque ac discrimen ipsum quo diuisa est bouis ungula uetere axungia defricetur.

c. 15 *Colum. 6, 15; cf. Veg. 4, 16–17*

2 colla **M** collo **v** || **4** adiungantur **Mv** diiungantur *Colum.* || **5** et deinde et **v** deinde *tantum* **M** | adsiccauerint **M** adoccauerit **v** || **7** *tit. index* **v**: Si talum aut ungulam uomere laeserit || **8** inuoluto **vb**, *cod.* **A** *Veg.* inuolluto **M** inuoluito *Sven. ex Veg.* inuoluta *codd. Colum.* || **9** inurito] uritur **b** || **10** *tit. index* **v**: Si stirpem aut surculum calcauit || **12** pertuderit **M** protuderit **v** pertulerit *codd. Colum.* | ulnerata **M** | altius[2] **Mv** latius *Colum. Veg.* || **14** calceata *Sven. ex Colum.* calceatur **Mv** || **15** *tit. index* **v**: Si uomere crus sauciauerit | uomere **Mv**, *Colum.* uomer **b**, *Veg.* || **16** Graeci *om.* **b** gregreci **M** | amixto **M** || **17** *tit. index* **v**: Subtritos pedes sic curas | Sub triti **M** Subtrici **v** | pedes eluuntur **M** pede reluuntur **v** || **21** *tit. index* **v**: Vt minima non claudicent armenta | deiunctis **M** deuinctis **v** disiunctis **b**, *Colum.* || **22** mulsa **Mb** multa **v**, *codd. Colum.* (*cf. Veg.* frigida aqua) || **23** quo diuisa **Mb** quod uisa **v** || **24** ueteri **b**

16 Saepe etiam, uel grauitate longioris itineris uel cum in proscindendo aut duriori solo aut obuiae radici obluctatus, conuellit armos. quod cum accidit, e prioribus cruribus sanguis emittendus est: si dextrum armum laesit, in sinistro, si laeuum, in dextro; si uehementius utrumque uitiauit, etiam in posterioribus cruribus uenae soluuntur.
2 Praefractis cornibus linteola sale atque aceto et oleo inbuta super inponuntur ligatisque per triduum eadem infunduntur. quarto demum axungia pari pondere cum liquida pice et cortice pineo leuigata inponitur, et ad ultimum, cum iam cicatricem ducunt, fuligo infricatur.
3 Solent etiam neglecta ulcera scatere uermibus. qui si mane perfunduntur aqua frigida, rigore contracti decidunt, uel, si hac ratione non possunt eximi, marrubium aut porrum conteritur et admixto sale inponitur. id
4 celerrime necat praedicta animalia. sed expurgatis ulceribus confestim adhibenda sunt linamenta cum pice et oleo ueterique axungia, et extra uulnera eodem medicamento circumlinenda, ne infestentur a muscis, quae ubi ulceribus insederunt uermes creant.

17 Sed quoniam sunt pleraque animalia quae ob asperitatem morum uel indomitam naturam tangi nequeant, contra uermes a quibus fuerant occupata hoc eis remedio

c. 16 *Colum. 6, 16*; *cf. Veg. 4, 18—20* || **§ 3** *cf. Geopon. 17, 27* || **c. 17** *ex fonte ignoto. de incantamentis magicis u. in uniuersum R. Heim, Jahrb. f. class. Philol., Suppl. 19, 1893, 463—575*; *de uerbis rustici sermonis* (*ut* caballus, fuerant, de *instr.*, istud = hoc, tollendi, iactandi, ille = ὁ δεῖνα) *u. Sven.*^{2} *234sq.*

1 *tit. index* **v**: Ad armos labore conuulsos || **1—2** uel grauitate ... obluctatus] bos **b** || **2** durior **v** || **3** conuellat **b** | curibus **v** || **5** sinistrum **b** | dextrum **b** || **6** posteribus clunibus **b** | uenae] bene **v** || **7** *tit. index* **v**: Refractis cornibus cura | Praefractis **v** prefactis **M** || **10** pineo **Mv** (*cf. c. 3, 3*) || **12** *tit. index* **v**: Ad ulcera si scatierint uermibus et cantio et remedium ad lumbricos et uermes | negleta **M** | satere **v** | uerminibus **b** || **15** porrum **Mv** porrus **b** (*cf. 3, 24, 11 etc.*) || **16** necat] enecat **b** || **17** linamenta **M** liniamenta **vb** || **18** ueterique] et ueteri **b** || **19** circumlinenda **M** circumlinienda **v** circumliniendo **b** || **19—20** quae ... creant *om.* **b** || **20** ulceribus **M**, *Colum.* uulneribus **v** | insederunt **M** insederint **v** (*cf. Veg.* quae uermes creent cum uulneribus insederint)

subuenitur. fit enim sic remedium aduersum uermes qui
solent in animalium uulneribus esse, quod proficit et
absentibus et quamuis longe positis animalibus et omni
pecori. facies ita: tempore antequam sol exeat, priusquam 2
uentrem purges uel mingas, subsidebis pedibus patentibus
et tollis puluerem qualem ante te potueris inuenire, aut
de stabulo laetamen tollis de manu sinistra primo, et
iactas intra pedes tuos post te et dicis: 'quomodo istud
iacto, sic iactentur uermes de caballo illius albo aut nigro
aut cuius fuerit coloris.' item de manu dextra iactas et
dicis similiter, et item de manu sinistra iactas, ut supra
dicens. hoc et boui et equae et omni pecori succurrit.
item ad eam rem aliud similiter probatum: rubum 3
unde nascitur incidis mane ante solem et dicis: 'quomodo
istum incidi, sic incidantur uermes a caballo uel boue illius
uario uel albo uel cuiuslibet coloris.'

Est etiam mortiferus serpentis ictus, est et minorum 18
animalium noxium uirus. nam et uipera et caecilia saepe,
cum in pascuo bos inprouide supercubuit, lacessita onere
morsum inprimit. musque araneus, quem Graeci mygalen
appellant, quamuis ⟨exiguis⟩ dentibus non exiguam pestem
molitur. uenena uiperae depellit super scarifationem ferro
factam herba quam uocant personatia trita et cum sale

c. 18 *Colum. 6, 17, 1–6; cf. Veg. 4, 21* ‖ § 1 *cf. Hipp. B. 86, 8*

2 animaliu **v** ‖ **4** ante quam **M** autem quam **v** ‖ **5** subsidebis *Sven.* sub sedebis **v** subsedibis (*ex* -ibus) **M** ‖ **9** caballo **M** caballi **v** | albo **M** aluo **v** | nigro **M** uario **v** ‖ **10** dextera **M** | iactas et **M** et iactas et **v** ‖ **11** ut *Sven.* et **Mv** ‖ **12** boui **M** boni **v** | equae **Mv** equo *Sven.* ‖ **13** eandem **b** | aliud similiter *om.* **b** | probatum **M** probatim **v** probata **b** ‖ **14** solem] solis ortum **b** ‖ **15** istum **M** istud **vb** *fort. retinendum* | illius **Mv** illo **b** ‖ **16** albo **Mb** aluo **v** | sit *post* coloris *ins.* **b** ‖ **17** *tit. index* **v**: Ad morsum uiperae Ciciliae serpentis uel omnium uenenatorum (na *supra*) animalium minorum siue maiorum | mortiferus *Sven. ex Colum.* mortiferis **M** mortiferi **v** | ictus **v** itus **M** ‖ **18** et[1] **v**, *Colum.* (*om.* **M**) | Cicilia **v** ‖ **19** improuide **M** improuida **v** | lacessita **v** lacessit **M** ‖ **20** mygalen (*ex* -em) **M** migalem **v** *ΜΥΓΑΛΗΝ uel sim codd. Colum.* ‖ **21** *add. Sven. ex Colum.* (*cf. Veg.* paruus quidem corpore non tamen paruam ... perniciem) ‖ **22** uiperae **vb** uipera **M** | depellitur **b** | scarifationem *Sven.* scaripationem **M** scarifaccione **b** sacrificationem **v** ‖ **23** herba **Mb** herbam **v** | personaciam **b**

2 inposita. plus etiam eiusdem radix contusa prodest, ue
si montanum trifolium repperitur (quod fragosis locis
efficacissimum nascitur, odoris grauis nec absimilis
bitumini et idcirco Graeci asphaltitem appellant, nostri
autem propter figuram uocant acutum trifolium, nam
longis et hirsutis foliis uiret caulemque robustiorem facit
3 quam pratense), huius herbae sucus cum uino mixtus
infunditur faucibus atque ipsa folia cum sale trita malag-
4 matis uice cedunt. uel si hanc herbam uiridem tempus
anni negat, semina eius collecta et leuigata cum uino
dantur potanda, radicesque cum suo caule tritae atque
hordeaciae farinae et sali commixtae ex aqua mulsa scari-
5 fationi superponuntur. est etiam praesens remedium, si
conteras tenera fraxini cacumina quinque librarum cum
totidem uini et duobus sextariis olei expressumque sucum
faucibus infundas, itemque cacumina eiusdem arboris
cum sale trita laesae parti superponas.

6 Caeciliae morsus tumorem suppurationemque molitur;
idem facit etiam muris aranei, sed et illius sanatur noxa
fibula aenea, si laesum locum conpungas cretaque Cimolia
ex aceto linas.

7 Mus quam perniciem intulit suo corpore luit, nam animal ipsum oleo mersum necatur ⟨et, cum inputruit, con-

§§ **7—9** *cf. Pel. 279—280; Veg. 2, 146, 1—2*

2 si montanum **M** sermontanum **v** ‖ **4** bitumini *Sven. ex Colum.* bitumine **v** uitumine **M** | asphaltitem **v** aspaltitem **M** *sed fort.* asfaltitem *scribendum ΑϹΦΑΛΤΕΙΟΝ codd.* **SA** *Colum.* ‖ **12** sali *Sven. ex cod.* **S** *Colum.* (sale **A R**) salis **M** salix **v** | scarifationi *Sven.* (*cf. c. 12, 1*) scariphacioni **M** sacrificatione (ca *supra*) **v** ‖ **13** superponuntur **M** supponuntur **v** | redium **M** ‖ **14** librarum quinque **b** ‖ **16** eiusdem **vb** eidem **M** ‖ **17** cum sale ... superponas **M** (*om.* **v**) | cum ruta et ... (*sp. 13 litt. uac. rel.*) et sale t. l. p. s. **b** *qui et post* superponas *habet* et cum calido ferro setam inpone et dimitte sic donec per se seta cadat. hec eadem remedia prosunt contra uenena per morsum maioris ranae (*fort.* muris aranei *legendum, cf. infra § 6*) contingentia ‖ **18** *tit. index* **v**: Ad morsum Ciciliae ‖ **19** aranei **v** araneis **M** ‖ **20** cretaque *Sven. ex Colum.* cretamque **Mv** | cimolia **M** cimoliam **v** ‖ **22** *tit. index* **v**: Ad muris aranei morsum | Mus quam **v** n usquam **M** ‖ **23** *add. Sven. ex Colum. et Pelagon.* (imputruit *Colum.* imputruerit *Pelagon.*)

teritur⟩ eoque medicamine quandoque morsus aranei
muris linitur. uel, si id non adest tumorque ostendit iniu-
riam dentium, cyminum conteritur eoque adicitur exigu-
um picis liquidae et axungiae, ut lentorem malagmatis ha-
beat. id inpositum perniciem submouet, uel, si antequam 8
tumor discuteretur in suppurationem conuertit, optimum
est ignea lamina collectionem resecare et quidquid uitiosi
est inurere atque ita liquida pice cum oleo linere. solet 9
etiam ipsum animal uiuum creta figulari circumdari, quae
cum siccata est, collo boum suspenditur. ea res innoxium
pecus a morsu muris aranei praebet.

Oculorum uitia plerumque melle sanantur. nam si in- 19
tumuerint, aqua mulsa triticea farina conspargitur et in-
ponitur.

Si uero album in oculo est, montanus sal, Hispanus uel 2
Ammoniacus uel etiam Cappadocus, minute tritus et
inmixtus melli uitium extenuat. facit idem intrita sepiae
testa et per fistulam ter ⟨die⟩ oculo inspirata. facit et 3
radix quam Graeci silphion uocant, uulgus autem nostra
consuetudine laserpicium appellat. huius quantocumque
ponderi decem partes salis Ammoniaci adiciunt eaque
pariter ⟨trita⟩ oculo similiter infunduntur, uel eadem
radix tunsa et cum oleo lentisci inuncta uitium expurgat.

Epiphoras supprimit polenta consparsa aqua mulsea 4

c. 19 *Colum. 6, 17, 7–9*; *cf. Veg. 4, 22–23*

1 quandoque **M** quandocunque **v** ‖ **2** adest **M** est **v** ‖ **4** picus **v** | malagmatis **M** maligmatis **v** ‖ **5** uel **M** (*om.* **v**) ‖ **6** discuteretur **v**, *Colum.* discutetur **M** discutitur *Sven.* ‖ **10** boum **v**, *codd.* **AR** *Colum.* bouum **M**, *cod.* **S** *Colum.* ‖ **11** a morsu **v** amorsum **M** ‖ **12** *tit. index* **v**: Ad uitia et album oculorum | intumuerint *Sven. ex Veg.* (intumuerunt *Colum.*) intumuerit **vb**, (*ex* intulerit) **M** ‖ **13** conspargitur **Mb** conspergitur **v** ‖ **15** *tit. index* **v**: Item ad hoc | oculorum **b** ‖ **16** ammoniacum **b** | uel … cappadocus *om.* **b** | Cappadocus *Sven.* cappadocicus **v** cappodicus **M** ‖ **16–17** tritus … melli **Mv** tritum et melle mixtum **b** ‖ **17. 18** sepiae testa **Mb** saepe testae **v** ‖ **18** *add. Sven. ex Colum.* ‖ **19** silphion *Sven.* silpionem **M** chilpionem **v** ‖ **20** laserpicium] laserpicum **M** Caserpicium **v** | appelant **v** ‖ **21** ponderi *Sven. ex Colum.* pondere **Mv** | ad iciunt **M** (adiciuntur *Colum.*) obiiciunt **v** | eaque *Sven. ex Colum.* eque **M** ea neque **v** ‖ **22** *add. Sven. ex Colum.* ‖ **24** *tit. index* **v**: Ad epiphoras oculorum | epiphoras **Mv** epiphoram *Colum. Veg.* | mulsea **Mv**

et in supercilia genasque inposita. pastinacae quoque agrestis semina et sucus armoraceae cum melle conglobata oculorum sedant dolorem, sed quotiensque mel aliusue sucus remediis adhibetur, circumlinendus erit oculus pice liquida cum oleo, ne a muscis infestetur. nam et ad dulcedinem et ad odorem mellis aliorumque medicamentorum non hae solae sed et apes aduolant.

20 Magnam etiam perniciem saepe adfert hirudo hausta cum aqua. ea faucibus adhaerens sanguinem ducit et incremento suo transitum cibis praecludit. si tam difficili loco est, ut manu detrahi non possit, fistulam uel harundinem inserito et ita calidum oleum infundito. nam eo
2 contactum animal confestim decidit. potest etiam per fistulam nidor deusti cimicis ⟨inmitti, qui ubi superpositus igni fumum emisit, conceptum⟩ nidorem fistula usque ad hirudinem perfert, isque nidor depellit haerentem. si tamen uel stomachum uel intestinum tenet, calido aceto per cornu infuso necatur.

3 Has medicinas quamuis bubus adhibendas praeceperim, posse tamen ex his plurima etiam omni maiori pecori conuenire nihil dubium est.

21 Solent et uitulis nocere lumbrici, qui fere nascuntur cruditatibus. itaque moderandum est, ut bene concoquant, aut, si iam tali uitio laborant, lupini semicrudi conteruntur et offae saliuati more faucibus inseruntur.

c. 20 *Colum. 6, 18*; *cf. Veg. 4, 24*; *Hipp. B. 88, 1* || § **2** *cf. Garg. Mart. c. boum 11* || **c. 21** *Colum. 6, 25*

2 semina *Sven. ex Colum.* (semen *Veg.*) seminis **Mv** | conglouata **M** (conleuata *Colum.* tritus *Veg.*) || **3** quotiensque **M** quotiescunque **v** || **4** succus **v** secus **M** | circumliniendus **v** || **7** et **M** ut **v** || **8** *tit. index* **v**: Si hirundinem (*sic*) hauriat aut sanguisugam glutiat | Magna **v** | etiam **v** enim **M** | hirudo *Sven. ex Veg.* hirundo **v**, *codd.* SA^1 *Colum.* hirumdo **M** || **9** aqua ea **v** aque a **M** || **14** cimicis **v** ciminis **M** || **14—15** *add. Sven. ex Colum.* || **15** concep⟩tum *scripsit Sven.*, *nam* hunc *ante* nidorem *habent* **Mv** || **16** hirudinem *Sven.* hirundinem **M**, *codd. Colum.* harundinem **v** | perfert, isque *Sven. ex Colum.* perfectisque **Mv** || **18** cornu **M** cornum **v** || **19** adihibendas **M** || **21** nihil **v**, *Colum.* nil **M** || **22** *tit. index* **v**: Ad lumbricos. hactenus de bubus, nunc de equis | et **M** (*om.* **v**) autem *Colum.* | lumbrici **v** lumbri **M**

potest etiam cum arida ficu et herbo conteri herba Sanc- 2
tonica et formata in offam sicut saliuatum dimitti. facit
idem axungiae pars una tribus partibus hisopi permixta.
marrubii quoque sucus et porri ualet eiusmodi necare
animalia.

De equini generis medicina 22

Plerumque iumenta morbos concipiunt ex lassitudine et
aestu, nonnumquam et frigore et cum suo tempore urinam
non fecerint, uel si sudantia a concitatione confestim
biberint, ⟨uel⟩ si, cum diu steterint, subito aut in laborem
aut in cursum stimulata sunt.

Lassitudini remedio est, ut in fauces oleum uel adeps 2
uino mixtus infundatur.

Frigori fomenta adhibentur et calefacto oleo rigantur 3
lumbi caputque et spina tepenti adipe uel uncto linuntur.

Si urinam non facit, eadem fere remedia sunt. nam 4
⟨oleum inmixtum uino⟩ super ilia et renes infunditur, et,
si hoc parum profuit, melle decocto ac sale collirium tenue
inducitur foramini quo decurrit urina, uel musca uiua uel
turis mica uel bituminis collirium inseritur naturalibus.

Haec eadem remedia adhibentur, si genitalia deusserint. 5

c. 22 *Colum. 6, 30, 3–10* ‖ §§ **1–3** *cf. Hipp. B. 107, 3* ‖ § **1** *cf. Pel. 4* ‖ § **2** *cf. Pel. 30 (p. 40, 28–30 Ihm)* ‖ § **3** *cf. Pel. 30 (p. 40, 25–28)* ‖ § **4** *cf. Pel. 162*; *Veg. 2, 79, 23*; *Hipp. B. 48, 3*

1 sanctonica **Mv** (*cf. supra c. 3, 1*) ‖ **6** *tit. praebet* **v** (*in* **M** *spatium est relictum*) ‖ **7** *tit. index* **v**: de equini generis medicina, et quibus ex causis morbent (*sic*) animalia | ex **Mv** (*om. Colum., Pelagon.*) ‖ **10** *addidi ex Colum.* | si **Mb** siue **v** | steterint **M**, *Colum.* steterunt **vb** | labore **b** ‖ **11** cursu **b** | stimulata **Mb** extimulata **v** exstimulata *Colum.* ‖ **12** *tit. index* **v**: Lassitudinis remedium | Lassitudini **vb** Lassitudinem **M** ‖ **13** infundatur] fundatur **b** ‖ **14** *tit. index* **v**: Frigeris (*sic*) fomenta | Frigori **Mb** Frigoris **v** ‖ **14–15** et ... spina *om.* **b** ‖ **15** liniuntur **b** ‖ **16** *tit. index* **v**: Si urinam non facit | sunt remedia **b** ‖ **17** *add. Sven. ex Colum.* ‖ **18** corilium **b** | tenue *om.* **b** ‖ **19** foramine **b** ‖ **20** bituminis] uinum in his **b** | infertur **b**, *qui post* naturalibus *habet*: Aliqui uero cum mingit fascem ardentem equo supponunt, ita ut super facem urina distillat ‖ **21** *tit. index* **v**: Si genitalia deusserit | Hec **M** Hae **v** | si **M** se **v**

6 Capitis dolorem indicant lacrimae cum profluunt auresque flaccidae et tota ceruix cum capite grauata et in
7 terram summissa. tum rescinditur uena quae sub oculo est ⟨et⟩ os calida fouetur ciboque abstinetur primo die, postero autem potio ieiuno tepidae aquae praebetur ac uiride gramen, tum uetus fenum uel molle stramentum substernitur, crepusculoque aqua iterum datur paulumque hordei cum uicialibus, ut sic per exiguas portiones cibi ad iusta perducatur.

8 Si adaeque maxillae dolent, calido aceto fouendae sunt. si ea remedio non erunt, inurendae sunt eademque medicina tumentibus adhibenda.

9 Si armos laeserit aut sanguinem demiserit, ⟨medio⟩ fere in utroque crure uenae soluantur et turis polline cum eo qui profluit sanguine inmixto armi linantur, et ne plus iusto sanguis emittatur, stercus ipsius iumenti fluentibus
10 uenis admotum fasceis obligetur. postero quoque die ex eisdem locis sanguis detrahatur et eodem modo curetur hordeoque abstineatur, exiguo feno dato per triduum. deinde usque in diem sextum porri sucus instar trium

§ **6** *cf. Pel. 47* ‖ § **7** *cf. Hipp. B. 103, 4* ‖ § **8** *cf. Hipp. B. 18, 3* ‖ §§ **9–11** *cf. Pel. 43; Veg. 2, 45, 1–3*

1 *tit. index* **v**: Capitis dolore agnosci et curari ‖ **2** et tota] totaque **b** ‖ **3** summissia **M** | tum] tunc **b** ‖ **4** *add. Sven. ex Colum.* | calida **M** calda **v** cada **b** ‖ **5** postera **b** | die *post* autem *habet* **b** | potio **M** (*om.* **vb**) | tepida aqua **b** ‖ **6** tum] et **b** | fenum uetus **v** ‖ **7** sternitur **b** | crepuloque **v** | iterum aqua **b** ‖ **7.8** pabulumque ordeum **b** ‖ **9** iusta] uitam **b** ‖ **10** *tit. index* **v**: Si maxillae dolerit | adeque **M** ad aquae **v** eque **b** equo *Colum.* | maxillae] maxime **b** | fouendae sunt] *cf. Colum.* fouendae et axungia uetere confricandae sunt *et Hipp. B. ὄξει θερμῷ καὶ παλαιῷ ἀξουγγίῳ πορία* | feruendae **v** ‖ **11** ea] hec **b** ‖ **12** est *post* adhibenda **b**, *Colum.* ‖ **13** *tit. index* **v**: Si arinos (*sic*) laeserit aut sanguinem dimiserit | aut … fere *om.* **b** | dimiserit **v** | *add. Sven. ex Colum.* ‖ **14** crire **M** | soluantur **Mb** soluentur **v** | cum sanguinem emiserint *ante* turis *habet* **b** ‖ **15** liniantur **b** ‖ **16** iusto *om.* **b** | sanguinis **b** | pluentibus **b** ‖ **17** admotum] ad modum **b**, *Pelagon.* | fasceis **Mb** fasces **v** | obligetur **vb** ab ligetur **M** | Postero **v** Postremo **M** posteraque (quoque *om.*) **b** ‖ **19** hordoque **M** | exiguum fenum p. t. detur **b** | per triduum **Mvb** *Veg.* post triduum *Colum. Pelagon.*; *cf. Hipp. P. τῇ γ′* (*sc. ἡμέρᾳ*) *et Hipp. B. μετὰ δὲ τὴν τρίτην ἡμέραν* ‖ **20** in] ad **b**

cyathorum mixtus cum olei hemina faucibus per cornu
infundatur. post sextum diem lente ingredi cogatur et, 11
cum ambulauerit, in piscinam dimitti eum conueniet, ita
ut natet; sic paulatim firmioribus cibis adhibitis ad iusta
perducetur.

At si bilis molesta iumento est, uenter intumescit nec 12
emittit uentos, manus uncta inseritur ano et oppressi
naturales exitus adaperiuntur, exemptoque stercore postea
cunela bubula et herba pedicularis cum sale trita cocto
melle miscentur, atque ita facto collirio subiciuntur, cita-
que aluo bilis omnis deducitur. quidam murrae tritae 13
quadrantem cum hemina uini faucibus infundunt et
anum liquida pice oblinunt, alii marina aqua lauant, alii
recenti muria.

Solent etiam uermes atque lumbrici nocere intestinis. 14
quorum signa sunt, si iumenta cum dolore crebro uolutantur, si admouent caput utero, si caudam saepius iactant. praesens medicina est, ita ut supra dictum est, inserere manum et fimum eximere, deinde anum marina aqua diluere.

§§ 12—13 *cf. Hipp. B. 75, 9* || § 14 *cf. Pel. 124*; *Hipp. P. 724*

1 cyathorum **v** ciatorum **Mb** | mixtum **b** | olei **Mb** oleo **v** | cornu **Mb** cornum **v** || **3** piscina **b** | eum dimitti **b** | eum *om.* **v** || **4** et *ante* sic *ins.* **v** || **5** perducetur **Mb** perducatur **v** (*cf. supra* § 7) || **6** *tit. index* **v**: Si uilis molesta iumento aut uenter intumuerit, aut Inflationibus laborauerit | At **Mv** Ac **b** | bilis **v** uilis **M** (sibilus **b**) | iumento mol. erit **v** | uenter intumescit *om.* **b** | intumesscit **M** intumescet **v** || **7** inseratur **b** || **8** adaperientur **b** | postea *om.* **b** || **9** pedicularis **Mb** perdicularis **v** | cocto **M** coctae **vb**, *cf. Colum.* cum sale tritae (trita et **R**) decocto (decoctos **SA** decocta **R**) melli misc. *et Hipp. B.* *μετὰ μέλιτος ἡψημένου* || **10—13** citaque ... oblinunt *om.* **b** || **11** uilis **M** || **12** infundunt **v** infundit **M** || **13** pice liquida **v** | oblinunt **v** ob liniunt (*alt.* i *supra*) **M** | aqua marina **b** | aluum *post* lauant *habet Colum.* (*cf. Hipp.* *τὴν γαστέρα κλύζουσιν*) || **14** muria *Sven. ex Colum.* (*cf. Hipp. B.* *ἄλλοι δὲ νεαρᾷ ἅλμῃ*) murca **M** amurca **vb** || **15** *tit. index* **v**: Ad uermes et Lumbricos | eorum *post* intestinis *ins.* **b** || **16** quorum hec sunt signa **b** | iumento **v** | uolutantur **vb** uolutantis **M** || **18** dictum **Mb** scriptum **v**, *Colum.* | inserere] inicere **b** || **19** et *om.* **b** | aqua marina uel aqua sale mixta abluere, uel sauinam detur ad bibendam cum aqua modica mixta **b** (*cf. Colum.* mar. aqua uel muria dura lauare *eqs.*: *ultima uerba capituli om. Pallad.*)

23 Recens tussis celeriter sanatur pinsita lente et a
uauulis separata minuteque molita. quae cum ita facta
sunt, sextarius aquae calidae in eadem mensura lentis
miscetur et faucibus infunditur, similisque medicina tri-
duo adhibetur ac uiridibus herbis cacuminibusque arbo-
2 rum recreatur aegrum pecus. uetus autem tussis discutitur
porri suco trium cyathorum cum olei hemina conpluribus
diebus infuso, hisdem, ut supra monuimus, cibis praebitis.

24 Inpetigines et quicquid scabri est, aceto et alumine
defricantur. nonnumquam, si permanent, paribus pon-
deribus mixtis nitro et scisso alumine cum aceto linuntur
et papulae feruentissimo sole usque ⟨eo⟩ strigile raduntur,
quoad eliciatur sanguis. tum ex aequo miscentur radices
agrestis ederae sulfurque et pix liquida cum alumine; eo
medicamine praedicta uitia curantur.

2 Intertrigo bis die subluitur aqua calida, mox decocto
ac trito sale cum adipe defricatur, ut sanguis emanet.

3 Scabies mortifera huic quadrupedi est, nisi celeriter

c. 23 *Colum. 6, 31, 1* (*prima uerba om. Pallad.*); *cf. Pel. 108*; *Hipp. B. 22, 7*; *Geopon. 16, 11* ‖ **c. 24** *Colum. 6, 31, 2*; *6, 32*; *cf. Hipp. B. 69, 25–26*

1 *tit. index* **v**: Recentis tussis, et ueteris ‖ **2** uauulis *scripsi* ualuulis *Sven. ex Colum.* babulis **v**, *Pelagon.* pabulis **Mb** | molitae **vb** | facte **b** ‖ **3** sextarius **vb** sextariis **M** | in ea de **v** (in eandem mensuram *Colum.* εἰς ἴσην ποσότητα *Hipp.*) ‖ **3. 4** lenti admisceatur **b** ‖ **5** uiridis **b** ‖ **7** cyathorum **v** ciatorum **Mb** ‖ **8** diebus **Mvb** (*om. codd. Colum.*: diebus faucibus *scripsit Lundström* diebus in fauces *Pelagon.*) | hisdem **Mvb** (*cf. 2, 15, 14*) ‖ **9** *tit. index* **v**: Ad impetigines et quicquid scabri est | scabri est **Mv** scabiei est **b**, *Lundström* scabies *codd. Colum.* | et *ante* aceto *supra* **M** ‖ **10** nonnonquam **v** ‖ **11** immixtis **b** | nitro **Mb** intro **v** | scisso **b** fisso **Mv** | linuntur *codd. Colum.* liniuntur **vb**, (*alt.* i *supra*) **M** ‖ **12** et **v** ut **M** ‖ **12–15** et papulae … curantur *om.* **b** ‖ **12** papulae *Sven.* papulce **M** pabulae **v** pabulo *codd. Colum.* | feruentissimus oleus questra glera dantur **v** | *add. Sven. ex Colum.* | raduntur *Colum.* radantur **Mv** ‖ **13** eliciatur **v** eliciantur **M** ‖ **14** ederae] herbe *codd. Colum.* (κισσοῦ *Hipp.*) ‖ **16** *tit. index* **v**: Trigo quomodo curetur | *exscr. § 2 hoc modo* **b**: Item tribus diebus aq. cal. m. decocta abluitur ac sale trito c. ad. fricetur ut s. e. | decocto *Sven. ex Colum.* decocta **Mvb** ‖ **17** defricatur **v**, *Colum.* defricantur **M** ‖ **18** *tit. index* **v**: Ad scabiem mortiferam et inueteratam | huic *om.* **b** | quadripedi **M**

succurritur. quae si leuis est, inter initia candenti sub
sole uel crebro oleo lentisci linitur uel urticae semine et
oleo intritis. praecipue tamen huic noxae salutaris est ad-
eps marini rituli. sed si iam inueterauit, uehementioribus 4
opus est remediis. propter quod bitumen sulfure et cera et
pice liquida axungiaeque ueteri mixta pari pondere inco-
quuntur atque eo medicamine curatur, ita ut prius scabies
ferro erasa perluatur urina. saepe etiam scalpello usque 5
ad uiuum resecare et amputare scabiem profuit atque
ita factis ulceribus mederi liquida pice atque oleo, quae
purgant et replent uulnera. quae cum expleta sunt, ut 6
celerius cicatrices et pilum ducant, maxime proderit fuligo
ex aeno nouo ulceri infricata.

Muscas quoque uulnera insectantes submouebimus pice **25**
et oleo uel unguine infusis.

Cetera ulcera erui farina recte curantur. 2

Cicatrices oculorum ieiuna saliua et sale defricatae 3
extenuantur uel cum fossili sale trita sepiae testa uel
semine agrestis pastinacae pinsito et per linteum super
oculum expresso.

§ 4 *cf. Pel. 359* ‖ § 6 *cf. Pel. 170* ‖ **c. 25** *Colum. 6, 33* ‖ §§ 3–4 *cf. Pel. 437; Veg. 2, 22, 10–11; Hipp. P. 422*

1 succurratur **b** | candenti **M** cadenti **v** candentis **b**, *codd. Colum.* ‖ **2** crebro **Mvb** (*u. Sven.*[1] *70*) cedro ⟨uel⟩ *scripserat Sven. ex Colum.* (cedro **SR** *aliquot* cedre **AR** *plerique*: *cf. Hipp.* ἐλαίῳ σχινίνῳ ἢ κεδρίνῳ) | linitur **Mb** linuntur **v** | seminibus **b** | et *om.* **b** ‖ **3** intritis **Mb** intrintis **v** detritis *Colum.* ‖ **3–4** mar. uit. adpes **M** ‖ **5** quod *om.* **v** | bitumine et sulphure **b**, *cf. Colum.* bitumen et sulphur et ueratrum (ueratro *codd.*) pici liquidae *eqs.* ‖ **6** axungiaque **b** | incoquentur **b** ‖ **7** eodem **b** | eo med.] ea conpositione *Colum. Pelagon.* ‖ **8** erasa **v** errasa **M** crasa **b** ‖ **11–13** *§ 6 sic breu.* **b**: ut ulcere cicatrices et p. ducant, m. pr. f. et oleo nouo ulcere infricata (*sine interp.*) et muscas ‖ **13** aeno *Sven. ex Colum.* oleo **Mvb** | nouo *deest in Colum.* | et *ante* ulc. *exp.* **v** | ulceri *Sven. ex Colum.* ulcere **Mvb** | infricata **vb**, *Colum.* infricta **M** ‖ **14** *tit. index* **v**: muscas a uulnere submoueri ‖ **14–15** *§ 1 sic breu.* **b**: muscas insect. pice et oleo submouebimus | insectantes **Mvb** infestantis *Colum.* | pie **M** ‖ **15** inguine **v** ‖ **16** *tit. index* **v**: Vlcera cetera curari | erui **Mv** | curantur **v** curatur **M** ‖ **17** *tit. index* **v**: Cicatrices oculorum extenuari | ejuna saliba **v** ‖ **18–20** uel cum ... expresso *om.* **b**

4 Omnis quoque dolor oculorum inunctione suci plantaginis cum melle acapno, uel si id non est, utique thymino celeriter leuatur.

5 Nonnumquam etiam per nares profluuium sanguinis periculum adtulit, idque repressum est infuso naribus uiridis coliandri suco.

26 Interdum et fastidio ciborum languescit pecus. eius remedium est genus seminis quod git appellatur, cuius cyathi duo triti diluantur olei cyathis tribus et uini sextario atque ita faucibus infundantur.

2 Sed et nausea discutitur, si caput alii triti cum uini hemina saepius potandum praebeas.

3 Suppuratio melius ignea lamina quam frigido ferramento reseratur, et expressa postea linamentis curetur.

4 Est etiam illa pestifera labes, ut intra paucos dies equae subita macie et inde morte corripiantur. quod cum accidit, quaternos sextarios gari adserente Columella singulis per nares infundere utile est, si minoris formae est, nam si maioris, etiam congios. ea res omnem pituitatem per nares elicit et pecudem expurgat.

§ **5** *cf. Pel. 307; Veg. 1, 54; 2, 35; 2, 37; Hipp. P. 443* ‖ **c. 26** *Colum. 6, 34* ‖ §§ **1—2** *cf. infra c. 49, 3—4* (= *Geopon. 16, 3, 4—5*); *Hipp. B. 130, 136* ‖ § **4** *cf. Hipp. B. 103, 6*

1 *tit. index* **v**: Ad omnes dolores oculorum ‖ **2** acapno **Mv**, *Pelagon.* (acaprio *codd. Colum.* *ἀκάπνου Hipp. P. Ἀττικῷ Hipp. B.*) ac dampnoleon **b** ‖ **3** leuatur *Sven. ex Colum.* liberatur **Mvb** ‖ **4** *tit. index* **v**: Ad profluuium sanguinis, uel de naribus ‖ **4—5** Nonnumquam ... idque] Si per nares sanguis profluit **b** ‖ **5** recessum **v** ‖ **6** uiridis **v** uridis **M** uiridi **b** | coliandri **v**, *Pelagon.* (*cf. Sven.*[1] *132*) coriandri **Mb** ‖ **7** *tit. index* **v**: Ad fastidium pellendum | et **Mb** ex **v** | pecus] iumentum **b** ‖ **8** git **Mvb** | appellatur **b** appelatur **M** appellantur **v** ‖ **9** cyathi **v** ciathi **M** sciati **b** | cyathis *sim. ac supra* | uini **v** uino **b** uni **M** | sextorio **M** ‖ **10** ita *om.* **b** | infunde **b** ‖ **11** *tit. index* **v**: Nauseam discuti | alei **Mv** allei **b** ‖ **12** potantum **M** | prebeatur **b** ‖ **13** *tit. index* **v**: Suppurationem curari ‖ **14** reseratur *om.* **b** (*sp. rel.*) | expressa *om.* **b** expresa **M** | linamentas *in* -tis *corr.* **M** liniamentis **b** ‖ **15** *tit. index* **v**: Labem curari animalium si subita morte et macie pereant | labes **M**, *Colum.* lanes **v** lues **b** | infra *ut uid.* **b** | eque **Mb** aeque **v** ‖ **17** gari] iari **b** | diebus *post* singulis *ins.* **b** ‖ **18** utilius **b** | formae *om.* **b** ‖ **18—19** nam ... congios *om.* **b** ‖ **19** cungios **M** | omne **v** ‖ **20** pecus purgit **b**

Sicut Columella dicit (mihi uero incompertum est), equae 27
aliquando se in aqua speculantur et diligunt. hinc oblitae
pabuli pereunt amore atque ieiunio, cum ueri ardoris in-
cendio furor cassae imaginis exaequatur. signi est, ubi per 2
pascua uelut stimulatae praecipites uagantur ac subinde
circumspiciunt uelut aliquid desiderio et affectione quae-
rentes. comas eius inaequaliter recide et ad aquam per- 3
ducito, ut eadem quae morbos fecerat medicante materia
pulchritudinis periculum beneficio deformitatis excludas.

De mulini generis medicina 28

Equienti mulae cruda brassica datur.
Suspiriosae sanguis detrahitur, et cum sextario uini 2
atque olei turis ⟨semuncia⟩ marrubiique sucus instar
heminae mixtus infunditur.
Suffraginosae hordeacia farina inponitur, mox suppu- 3
ratio ferro reclusa linamentis curatur.
Flemina secari et interdum inuri solent. 4
Sanguis dimissus in pedes ita ut in equis emittitur, uel 5
si est herba quam uerbascum uocant rustici, pro pabulo
cedit. est hyosciamos, cuius semen detritum cum uino
datum praedicto uitio medetur.

c. 27 *cf. Colum. 6, 35, sed multa breuiauit* ‖ **c. 28** *Colum. 6, 38 (prima uerba om. Pallad.)*

1 *tit. index* **v**: Si se equi concupiscant dum bibunt et sui amore tabescunt ‖ **2** si *ante* aliquando *ins.* **b** ‖ **2–3** aliquando ... ueri *om.* **v** ‖ **2** speculantur **b** speculatur **M** | diligunt **M** diligenter **b** ‖ **3** pereunt amore **M** per cuncta merore **b** | incendio *Sven.* incendia **Mvb** ‖ **4** furore quassae **b** | imagines **v** | exequatur **M** exsequatur **v** exequantur **b** | signum **b** | ubi **vb** (*om.* **M**) cum *Colum.* ‖ **5** stimulata euagantur (praecipites *om.*) **b** ‖ **7** itaque *ante* comas *ins.* **b** | eius **Mb** eis **v** | inaequales **v** | recides **b** ‖ **9** beneficium **b** | excludat **b** ‖ **10** *tit. habet* **v** (*in* **M** *spatium est relictum*) | mulini *Svennung* (*RE 18, 209*) muli **v** ‖ **11** *tit. index* **v**: de mulino genere et ad mulam equientem | Sequenti **b** ‖ **12** *tit. index* **v**: Subspiriosis mulis | detragitur **M** | cum *om.* **b** ‖ **13** *add. Sven. ex Colum.* | marrubique **M** ‖ **15** *tit. index* **v**: Suffraginosis mulis | Ss uffragio nose **M** ‖ **16** liniamentis **b** ‖ **17** *tit. index* **v**: Flegmina curari | siccari **v** ‖ **18** *tit. index* **v**: Si sanguis dimissus sit in pede | pede sit aut **v** ‖ **19** uerbas cum **M** ueruacum **v** ‖ **20** est hyosciamos **v** es tihosciamos **M**

6 Macies et languor submouetur saepius data potione quae recipit semunciam sulfuris ouumque crudum et murrae pondus denari. haec intrita uino admiscentur atque ita faucibus infundantur.

7 Sed et tussi dolorique uentris eadem aeque medentur. ad maciem nulla res tantum quantum Medica potest. ea herba uiridis celerius nec tarde arida feni uice saginat iumenta. uerum modice danda, ne nimio sanguine distendat pecus.

8 Lassae et aestuanti mulae adeps in fauces dimittitur uinumque suffunditur. cetera exequemur in mulis sicut prioribus huius uoluminis partibus tradidimus, quae curam boum equarumque continent.

29 De ouium cura

Si aegrotat uniuersum pecus, pabula mutemus et aqua-
tiones totius regionis, et alium ⟨quaeramus⟩ caeli statum.
si calore et aestu concepta pestis inuasit, curemus ut opaca
2 rura, sin frigore, ut eligantur aprica. sed modice ac sine
festinatione prosequi pecus oportebit, ne inbecillitas eius
longis itineribus aggrauetur, nec tamen in totum pigre ac
3 segniter agere. nam quemadmodum fessas morbo pecudes

§§ **6–7** *cf. Pel. 32; Veg. 1, 56, 15; Hipp. B. 68, 12* ‖ **c. 29** *Colum. 7, 5, 2–4*

1 *tit. index* **v**: In maciem et languorem ‖ **2** semuniciam **b** | susfuris **v** | murrae] mirte **b** ‖ **3** denari **M** denarii **b**, *Colum.* (*uoc. om.* **v**) | admiscentur **vb** ammisentur **M** ‖ **3–4** atque ... infundantur *om.* **v** ‖ **4** infundantur **b** infundatur **M** ‖ **5** *tit. index* **v**: Tussi et dolori uentris | que et *ante* eque *ins.* **b** ‖ **6** nulla res] nil **b** ‖ **6–7** potest ... tarde *om.* **b** ‖ **7** nectar de **v** | et *ante* arida *ins.* **b** | uice *Sven. ex Colum.* uitia **Mvb** ‖ **8** enim *ante* ium. *ins.* **b** | iumentum **b** | distendat] stranguletur *Colum.* ‖ **10** *tit. index* **v**: Lassae et aestuanti mulae ‖ **11** in os *post* uinumque *habet Colum.* ‖ **11–12** sicut h. u. part. prius **b** ‖ **12** prioribus *Sven. ex Colum.* prius **Mvb** | curam **b**, *Colum.* cura **Mv** ‖ **13** bouum **M** | equarumque **Mb** equorumque **v** | continent *Sven. ex Colum.* continet **Mvb** ‖ **14** *tit. habet* **v** (*in* **M** *sp. rel.*) ‖ **15** *tit. index* **v**: de ouium curis et si uniuersum pecus aegrotet | pabula *Sven. ex Colum.* pabulu **v** pabulum **M** | aquatitiones **v** ‖ **16** *add. Sven. ex Colum.* ‖ **17** inuasit **M**, *Colum.* inuadit **v** ‖ **18** rura sin **v** curas. in **M** | sine **v** (*om.* **M**)

uehementer agitare et extendere non conuenit, ita con-
ducit mediocriter exerceri et quasi torpentes excitari, nec
pati ueterno consuescere atque extingui. cum deinde grex 4
ad locum fuerit perductus, in lacinias colonis distribuatur,
nam particulatim facilius quam uniuersum conualescit,
siue quia ipsius illuuies morbi atque halitus minor est in
exiguo numero, seu quia expeditius numero suo cura maior
adhibetur.

Ouis frequentius quam ullum aliud animal infestatur 30
[si] scabie. quae fere nascitur frigido imbre et gelu uel
post tonsuram, si remedium praedicti medicaminis non
adhibeas, si aestiuum sudorem mari uel flumine non abluas,
si tonsum gregem patiaris siluestribus spinis sauciari, si eo
stabulo utaris in quo mulae aut equi uel asini steterunt.
praecipue tamen exiguitas cibi maciem, macies autem
scabiem facit. haec ubi coepit inrepere, sic intellegitur: 2
uitiosum locum pecudes aut morsu scabunt aut cornu
uel ungula tundunt, aut arbori affricant parietesue deter-
gent. quod ubi aliquam facientem uideris, conprehendere 3
oportebit et lanam deducere, nam subest aspera cutis et
uelut quaedam prurigo. cui primo tempore occurrendum
est, ne totam progeniem coinquinet, siquidem celeriter
cum et alia pecora tum praecipue oues contagione uexan-
tur. sunt autem plura medicamina, quae idcirco enumera- 4
bimus, non quia cunctis uti necesse sit, sed quia nonnul-

c. **30** *Colum. 7, 5, 5–11* || § **1** (praedicti) *supra lib. 6, 8*

2 exerceri ... excitari **Mv** exercere ... excitare *Colum.* || **3** consuescere **Mv** consenescere *Colum.* || **4** lacinias **M** lucinias **v** || **5** uniuersum (*sc. pecus*) **Mv** uniuersus (*sc. grex*) *Colum.* || **6** quia **v** quam **M** || **7** maior **v** maiora **M** || **9** *tit. index* **v**: Si oues scabie pereant || **10** *del. Sven.* | uel **M**, *Colum.* et **v** || **12** aestiuum sudorem mari *Colum.* aestiuum sudorem amari **v** estibus amari sudorem **M** | abluas *Colum.* ãblulas (*alt.* l *exp.*) **M** obluas **v** || **15** tamen **M**, *Colum.* tum **v** || **16** intrepere **v** | intelligitur **v**, *Colum.* intelligis (s *supra*) **M** || **17** locum **M**, *Colum.* modum **v** | morsu scabunt *Sven.* morsu scabant **v** morsus cauant **M** (morsu scalpunt codd. **R** *Colum.* morsus calpunt **SA**) || **18** parietesue] parietibusue *supra* **v**[2] (*ex Colum.*) || **21** prurigo *iter.* **M** || **22** siquidem (si *exp.* et *supra*) **v** || **24** plura **M** plurima **v** conplura *Colum.* | enumerabimus (b *supra*) **v**, *Colum.* enumerauimus **M**, *ante corr.* **v** || **25** non **v** Num **M** | uti **v** (*om.* **M**)

lis regionibus quaedam repperire nequimus, ut ex pluribus
5 aliquod inuentum remedio sit. facit autem commode pri-
mum ea conpositio quam paulo ante demonstrauimus,
si ad faecem et amurcam sucum quoque decocti lupini
admisceas portione aequa. potest etiam scabriciem tollere
sucus uiridis cicutae; quae uerno tempore, quo iam caulem
nec adhuc semina facit, decisa contunditur, atque ex-
pressus umor eius fictili uaso reconditur, duabus urnis
6 liquoris admixto salis torridi semodio. quod ubi ⟨factum
est⟩, oblitum uas sterculino defoditur, ac toto anno fimi
uapore concoctum mox promitur tepefactumque medi-
camentum inlinitur scabrae parti, quae tamen prius as-
7 pera testa defricatur uel pumice redulceratur. eidem
remedio est amurca duabus partibus decocta, eidem uetus
8 hominis urina testis candentibus inusta. quidam tamen
hanc ipsam subiectis ignibus quinta parte minuunt ad-
miscentque mensura pari sucum uiridis cicutae, deinde
singulis urnis eius liquaminis singulos fricti salis sextarios
infundunt. facit etiam sulfuris triti et picis liquidae modus
9 aequalis igne lento coctus. sed Georgicum carmen ad-
firmat nullam esse praestantiorem medicinam

quam si quis ferro potuit rescindere summum
⟨ulceris os: alitur uitium uiuitque tegendo.

itaque reserandum est⟩ et ut cetera uulnera medicamentis curandum.

§ 5 (paulo ante) *supra lib. 6, 8* ‖ § 9 *Verg. georg. 3, 453sq.*

1 quaedam **M** (*om.* **v**) ‖ **4** fecem *ex* ferem **v** | lapini **v** ‖ **5** aequa *Sven. ex Colum.* (a)eque **Mv** | *post* aequa *habet Colum.* detritum album helleborum ‖ **5–6** tollere ... uiridis *om.* **v** ‖ **6** quae *Colum.* qui **Mv** ‖ **8** umor eius **v** humore in **M** | uaso **Mv** (*cf. 1, 5, 3; 9, 10, 1*) ‖ **9–10** *add. Sven. ex Colum.* ‖ **10** sterculino **M** sterquilinio **v** | fimi **v** fumi **M** ‖ **11** promitur *Sven. ex Colum.* prontum **M** promptum **v** ‖ **12** illinitur **M**, *Colum.* imbuitur **v** ‖ **13** redolcoratur **v** | eidem *Sven. ex Colum.* eisdem **Mv** ‖ **14** partibus **v** (*om.* **M**) | eidem **Mv** item *Colum.* ‖ **15** candentibus **v** candentis **M** ‖ **16** quinta parte minuunt *Sven. ex Colum.* quintam (qui tam **M**) partem sinunt **Mv** ‖ **22** potuit *om.* **v** ‖ **23–24** *add. Sven. ex Colum.* ‖ **25** (p. 275, **1**) *post* curandum *dist. Sven.* (*qui et* Subicit *ex Colum. add.*), *post* prudenter **Mv**

⟨Subicit⟩ deinde aeque prudenter, febricitantibus oui- 10
bus de talo uel inter duas ungulas sanguinem emitti oportere; nam plurimum, inquit,

profuit incensos aestus auertere et inter
ima ferire pedis salientem sanguine uenam.

at nos etiam sub oculis et de auribus sanguinem detrahemus.

Clodigo quoque dupliciter infestat ouem, siue cum sub- 31
luuies atque intertrigo in ipso discrimine ungulae nascitur,
seu cum idem locus tuberculum habet, cuius media fere
parte canino similis exstat pilus, eique subest uermiculus.
subluuies et intertrigo pice per se liquida, uel alumine et 2
sulfure atque aceto mixto cito sanatur, uel tenero Punico
malo, priusquam grana faciat, cum alumine pinsito super-
fusoque aceto, uel aeris rubigine infriata, uel conbusta
galla cum austeri uino leuigata et inlita. tuberculum, cui 3
subest uermiculus, ferro quam cautissime circumsecare
oportet, ne, dum amputatur, etiam quod infra est animal
uulneremus. id enim cum sauciatur uenenatam saniem 4
mittit, quae respersum uulnus ita insanabile facit, quod
totus pes amputandus sit. sed cum tuberculum diligenter
circumcideris, candens seuum uulneri per ardentem taedam instillato.

Ouem pulmonariam similiter ut suem curare conuenit, 32

§ **10** *Verg. georg. 3, 459sq.* ‖ **c. 31** *Colum. 7, 5, 11–13* ‖ **c. 32** *Colum. 7, 5, 14–22; 7, 6, 1*

1 *ante* febricitantibus *in* **M** *spat. relictum* | *tit. index* **v**: Febricitantibus ouibus ‖ **5** ima **v** lina **M** ‖ **6** detrahemus **Mv** detrahimus *Colum.* ‖ **8** *tit. index* **v**: Clodis et ab intrigine laborantibus ouibus | Clodigo *Sven.* (*u. et Sven.*[3] *197sqq.*) De clodi cum **M** | Clodigo … ouem *om.* **v** | sublubies **M** ‖ **9** ouem *post* ungulae *ins.* **v** ‖ **10** tuberculum **M** tubernaculum **v** ‖ **11** cannino **M** | exstat pilus *Sven. ex Colum.* exit amplius **Mv** ‖ **12** sublubies **M** | aluine *ut uid.* **M** ‖ **13** sanatur **M** sanat **v** (eruentur *Colum.*) ‖ **13–14** punico malo **v**, *Colum.* malo punico **M** ‖ **14** superfusoque **v**, *Colum.* super fuso **M** ‖ **15** aeris **v** ueris **M** | rubigine] rubiginem **v** robi gi ie (ie *exp.*) nie **M** | infriata **M** infricata **v**, *cod.* S[2] *Colum.* ‖ **22** taedam **v** tedam **M** (*cf. supra c. 3, 2*) ‖ **24** *tit. index* **v**: Ouem pulmonariam curari bulsam phtisicum | curare **v** (*om.* **M**) curari *Sven. ex Colum.*

inserta per auriculam radicula quam ueterinarii consiligi-
nem uocant. de ea iam diximus, cum maioris pecoris
2 medicinam traderemus. sed is morbus aestate plerumque
concipitur, si defuit aqua, propter quod uaporibus omni
3 quadrupedi largius bibendi potestas danda est. Celso
placet, si est in pulmonibus uitium, acris aceti tantum
dare quantum ouis sustinere possit, uel humanae ueteris
urinae tepefactae trium heminarum instar per sinistram
narem corniculo infundere atque axungiae sextantem
faucibus inserere.

4 Est etiam insanabilis sacer ignis, quam pustulam uocant
pastores. ea nisi conpescitur intra primam pecudem quae
tali malo correpta est, uniuersum gregem contagione pro-
sternit; siquidem nec medicamentorum nec ferri remedia
5 patitur, nam paene ad omnem tactum candescit. sola
tamen fomenta non aspernatur lactis caprini, quod in-
fusum tactu suo uel blanditur igneam saeuitiam, differens
6 magis occidionem gregis quam prohibens. sed Aegyptiae
gentis auctor memorabilis Bolus Mendesius, cuius com-
menta sub nomine Democriti falso produntur, censet
propter hanc pestem saepius ac diligenter ouium terga
perspicere, ut, si forte sit in aliqua tale uitium deprehen-
sum, confestim scrobem defodiamus in limine stabuli et
uiuam pecudem, quae fuerit pustulosa, resupinam obrua-
mus patiamurque super obrutam meare totum gregem,
quod eo facto morbus propulsetur.

7 Bilis, aestiuo tempore non minima pernicies, potione

1 ueterenarii (*ult.* e *in* i *mut.*) **v** uetereani (*ult.* e *exp.*) **M** || **3** tradederemus (*pr.* de *del.*) **v** | is **v** his **M**, *codd.* **SA** *Colum.* | moribus (i *exp.*) **M** || **3. 4** plerumque concipitur **v**, *Colum.* cumcipitur plerumque **M** || **6** aceti **v** acetum **M** || **7** placet *post* quantum *exp.* **M** || **9** coririculo *ante corr.* **v** | xextantem **M** || **11** *tit. index* **v**: Ad ignem sacrum quia pustulam uocant || **12** cempessitur **M** || **15** condescit **v** || **16** tamem **M** tum **v** || **17** tactu **M** tacto **v** | uel **M** (*om.* **v**) || **18** occidionem **M** obsidionem **v** | grecis **M** || **18–19** aegyptiae gentis **v** egipti egentis **M** || **19** Bolus *Sven. sec. Colum.* (*coni. Reinesius*: dolus *codd.* **SAR**) ciuis **Mv** | mendesius **v** mende suis **M** || **21** ouium *iter.* **v** || **23** limine **v** lumine **M** || **24** resupinam **v**, *Colum.* supina **M** || **27** *tit. index* **v**: Si uilis aestiuo tempore molestarit | Bilis **v** u uilis **M**

depellitur humanae ueteris urinae. quae ipsa remedio est etiam pecori arquato.

8 At si molesta pituita est, ueteris cunelae, rubiae surculi siluestri lana inuoluti naribus inseruntur uersanturque, donec sternuat ouis.

9 Fracta pecudum non aliter quam hominum crura sanantur, inuoluta lanis oleo atque uino insucatis et mox circumdatis, ferula conligata.

10 Est etiam grauis pernicies herba sanguinaria. qua si pasta est ouis, toto uentre distenditur contrahiturque et spumat et quaedam tenuia taetri odoris excernit. celeriter sanguinem emitti oportet sub cauda, in ea parte quae proxima est clunibus, nec minus in labro superiore uena soluenda est.

11 Suspirio laborantibus ouibus auriculae ferro rescindendae mutandaeque regiones, quod in omnibus morbis pestilentiae fieri debere censemus.

12 Agnis quoque succurrendum est ⟨uel febricitantibus⟩ uel aegritudine alia defectis. qui ubi morbo laborant admitti ad matres non debent, ne in eas perniciem transferant. itaque separatim mulgendae sunt oues et caelestis aqua pari mensura lactis miscenda est, atque ea potio febricitantibus danda. multi lacte caprino hisdem medentur, quod per corniculum infunditur faucibus.

13 Est etiam mentigo, quam pastores ostiginem uocant,

§ 9 *cf. Cels. 8, 10, 1* ‖ § 11 *cf. infra c. 35, 2* (= *Geopon. 18, 17, 2*)

2 arquato *Sven. ex Colum.* arguto **M v** ‖ **3** *tit. index* **v**: In pituitas | ueteris cunele. rubie **M** cunulae rubi et ueteri **v** ‖ **4** siluestri **M v** (*cf. Colum.* cunelae bubulae uel surculi nepetae siluestris lana inu. *eqs.*) ‖ **6** *tit. index* **v**: Fracta pecudum uel hominum curari | sanantur *et ante* quam *habet* **v** ‖ **8** circumdatis **v** arcum datis **M** | ferula **M v** ferulis *Colum.* ‖ **9** *tit. index* **v**: Si ouis herbam sanguinariam comedit et extendatur uel stridat uel spumat | sanguinariae **v** ‖ **11** ten uia **M** | tenuatae tridoris **v** | excernit **M**, *ut uid.* **v** expernit *codd. Colum.* ‖ **15** *tit. index* **v**: Suspicio laborantibus | suspirio **M** suspicio **v** | rescindente **M** (*corr. Sven.*) ‖ **17** debere **M** (*om.* **v**) ‖ **18** *tit. index* **v**: Agnis morbidis et languentibus succurri | *add. Sven. ex Colum.* ‖ **19** defectis **M** desertis **v** ‖ **22** potio *Sven. ex Colum.* potius **M v** ‖ **23** hisdem **M v** (*cf. supra c. 23, 2*) ‖ **25** *tit. index* **v**: mentiginem ./. origninem curari agnos si herbas roscidas pasti sint | uocant ortiginem **v**

mortifera. ea plerumque fit, si per inprudentiam pastoris omissi agni uel etiam haedi roscidas herbas pauerunt, quod minime committi oportet. sed cum id factum est, uelut ignis sacer os atque labra foedis ulceribus obsidet. remedio sunt hisopum et sal aequis ponderibus contrita. nam ea mixtura palatum atque lingua totumque os perfricatur. mox ulcera lauantur aceto, et tunc pice liquida perlinuntur. quibusdam placet rubiginis aereae tertiam partem duabus ueteris axungiae portionibus commiscere tepefactoque uti medicamine.

14 Castrationis autem ratio iam tradita est, neque enim alia in agnis quam in maiori quadrupede seruatur.

15 Et quoniam de ouiarico satis dictum est, ad caprinum pecus nunc reuertar.

33 Caprarum medicina

Alia genera pecorum, cum pestilentia uexantur, prius morbo et languoribus marcescunt. solae capellae quamuis optimae atque hilares subito concidunt et uelut aliqua ruina congregatae consternuntur, quam ob rem, dum adhuc paucas pestis eiusmodi perculit, omnibus sanguis detrahendus est, nec toto die pascendae sunt sed mediis quattuor horis intra septa claudendae.

§ **14** (iam tradita) *supra lib. 6, 7* || **c. 33** *Colum. 7, 7*

1 morltifera (l *exp.*) **M** mortiferae **v** | lactentibus *post* mort. *Colum.* || **2** omissi **M v** emissi *Colum.* || **4** labro **v** || **5** sale equis **M** || **6** lingua *codd.* **S**[2] **A**[1] *Colum.* ligua **M** linguam **v**, *codd.* **AR** *Colum.* || **7** labantur **M** || **8** perlinuntur **M** perluunter **v** (cum adipe suillo perlinuntur *Colum.*) | robiginis **M v** | aereae **v** eree **M** aeneae *Colum.* || **9** axumgie **M** axungia **v** || **10** et tepefactoque **v** || **11** *tit. index* **v**: agnos castrari | autem **M** (*om.* **v**) || **12** seruatur **M** feruatur **v** || **13** ouiarico **M** amarico **v** || **15** *tit. praebet* **v** (*om.* **M** *sed sp. 1 uers. rel.*) || **16** *tit. index* **v**: de medecina caprarum et si pestilentia et morbo uexentur | pecorum genera **v** || **17** marcescunt **M v** macescunt *Colum.* || **18** atque **M** ac **v** || **21** sunt *om.* **v** | mediis *Sven. ex Colum.* mediae **M v**, *qui ambo post* mediae, *non post* claudendae *distinxerunt*; *h. l. tit. adnotat* **v**: Remedia caprarum in pabulis et potu facienda et quomodo pascantur

Si alius languor infestat, poculo medicantur harundinis 2
et albae spinae radicibus; quas cum ferreis pilis diligenter contudimus, admiscemus aquam pluuiatilem solamque potandam pecori praebemus. quod si ea res aegritudinem non repellit, uendenda sunt pecora aut, si neque id contingere potest, ferro necanda saliendaque. mox interposito spatio conueniet gregem reparare, nec tamen antequam pestilens tempus anni, siue id fuit hiemis, uertatur aestate, siue autumnus uere mutetur.

Cum uero singulae morbo laborabunt, eadem remedia 3
quae etiam ouibus adhibebimus. cum aqua intercutis est, quod uitium Graeci uocant *ὕδρωπα*, sub armo pellis leuiter incisa perniciosum transmittat umorem, tum factum uulnus pice liquida curetur.

Cum fetae loca genitalia tumebunt aut secundae non 4
respondebunt, defriti sextarius uel, cum id defuerit, boni uini tantundem faucibus infundatur, et naturalia ceroto liquido repleantur. sed nunc ne singula persequamur, sicut in ouillo pecore praedictum est, caprino medebimur.

Ex aliis auctoribus. Contra scabiem generis ouilli ton- 34
sas oues oportet ungi. quod si scabies occuparit, curas sic: amurca et lupini amari aqua decocta et faeces uini

c. **34** §§ 1–5 *Geopon. 18, 15, 1–5*

1 alius **M** aliis **v** | poculo *Sven. ex Colum.* pocula **M v** ‖ **2** quas *Sven. ex Colum.* quam **M v** ‖ **3** contudimus **v**, *cod.* **S** *Colum.* contundimus **M**, *codd.* **AR** *Colum.* ‖ **5** aut **v** ut **M** uel *Colum.* ‖ **7** reparare **M** separare **v** ‖ **8** pestilens *om.* **v** (*sp. rel.*) | id fuit hiemis **M** adfuit hyems **v** ‖ **9** autumnus **M v** autumnum *Colum.* | mutetur **v** mutemur **M** ‖ **10** *tit. index* **v**: Si singula capraeae morbo laborent ‖ **11** adhibebimus **v**, *Colum.* adhibemus **M** ‖ **12** *ΥΔΡωΠ* a *codd.* **SA** *Colum.* *yaρωπας ut uid.* (*ω supra*) **v** yapanac (*pr.* a *supra*) **M** ‖ **13** per nitiosum **M** ‖ **15** *tit. index* **v**: Si foetae genitalia tumeant aut secundae non respondeant | faete **v** fere **M** ‖ **16** sextarios **v** | defuerit **M** fuerit **v** ‖ **19** medebimur **M** medebimus **v** ‖ **20** *tit. index* **v**: Ad scabiem generis ouili ‖ **21** quod … occuparit **M** quasi scabiem occuparint **v** ‖ **22** amurga **M v** amurga⟨m⟩ *Sven.* | aqua **v** aquari (ri *exp.*) **M** aqua⟨m⟩ *Sven.* | decocta⟨m⟩ *Sven.* (*cf. Geopon. ἀμόργη ἄναλος διηθεῖται, καὶ ὕδωρ πικρῶν θέρμων ἀποβραχέντων, καὶ τρυγὸς λευκοῦ οἴνου, τὸ ἴσον ἑκάστου μιχθὲν ἐν ἀγγείῳ θερμαίνεται*) | feces **v** fecces **M**

albi; aequaliter commisces et calefacis in uasculo et ouem
2 perunges per biduum. tertia die aqua marina aut muria
3 calida lauas, et postmodum aqua dulci. alii uero cupressi
pilulas simul cum aqua decoquunt et ungent. alii sulfur
et cyperum cum cerossa et butyro miscent et ungent. alii
4 urina asini quae stabit in uia perungunt. alii nihil ex
omnibus faciunt scabiosis ouibus, sed tondent loca et
5 lauant urina ueteri. in Arabia cedra utuntur sicut in
camelis.

6 Contra peduculos uel ricinos cedra perunge.

35 Contra ouium uertiginem: si ex solis calore uertiginant
et cadunt frequenter nec cibos adpetunt, betae agrestis
quod uiride est decoques et infunde, et betas in cibo offer.

2 Contra ouium suspirium: ferro auriculas recide et trans-
fer ad alia loca. haec etiam capris prosunt.

3 Oues salutem seruabunt, si incipiente uerno saluia mon-
tana et marrubium simul tusa illis misceantur in potu per
4 dies quattuordecim. hoc fiat similiter et autumno. pro-
derunt aegrotis iam cytisi fenum uel cannarum radices.

5 Fertur a lupis ouium gregem tueri scylla collo eius qui
praecedit appensa.

6 Contra serpentes: in eorum stabulis muliebres capillos
uel galbanum uel cerui cornum uel caprae ungulas uel

§ 6 *Geopon. 18, 16, 1—2* ‖ **c. 35** §§ **1—2** *Geopon. 18, 17, 1—2; 18, 18, 1; cf. supra c. 32, 11 (ex Colum.)* ‖ §§ **3—4** *Geopon. 18, 13, 2—3* ‖ § **5** *Geopon. 18, 17, 8* ‖ § **6** *Geopon. 18, 2, 4; cf. supra lib. 1, 35, 11; 12, 13, 6; cf. et Geopon. 13, 8*

1 calfacis (ita L nam in m calfices est) *sic inter ungulas librarius cod.* **v** (*u. Praef.*) calefacies **M** ‖ **3** dulcii **v** ‖ **4** ungent **M** ungenti (i *pro uirgula!*) **v** ‖ **7** sed *om.* **v** ‖ **8** cedra **M v** (*u. Sven.*[1] *124*) cedr⟨i⟩a *Sven.*: *cf. Geopon.* *ἐν μέντοι τῇ Ἀραβίᾳ τῇ χρίσει τῆς κεδρέας* (*cod.* **P** *κεδραίας* **F M**) *ἀρκοῦνται, ὡς καὶ ἐπὶ τῶν καμήλων καὶ ἐλεφάντων* ‖ **8—10** utuntur ... perunge *om.* **v** ‖ **10** *tit. index* **v**: Contra *tantum* (*sp. rel.*) | cedra **M** ‖ **11** *tit. index* **v**: Ad ouium uertiginem ‖ **13** infunde **v** infundes (s *exp.*) **M** ‖ **14** *tit. index* **v**: Suspiriosis ouibus | suspiriam *ut uid.* **v** | recide **M** decide **v** ‖ **15** capris *Sven.* eapris **M** caprini **v** | prosunt **v** prosint **M** ‖ **16** *tit. index* **v**: Ouibus salutem seruari ‖ **17** tusa **M** tunsa **v** | in potu *om.* **v** ‖ **18** fiat similiter **M** sim. fiat **v** ‖ **20** *tit. index* **v**: A lupis gregem non tangi | gregem **M** greges **v** ‖ **22** *tit. index* **v**: Contra serpentes remedia et suffimenta | muliebris **v** ‖ **23** ungulos **v**

bitumen uel castoreum uel conyzam uel nepitam uel aprotanum et omnia uiscidi odoris uel usta uel substrata proficient.

Porcorum medicina 36

Febricitantium signa sunt, cum obstipa sues et transuersa capita ferunt ac per pascua subito, cum paululum procurrerunt, consistunt et uertigine correptae concidunt; et earum notanda sunt capita, quam ⟨in⟩ partem pro- 2
clinent, ut ex diuersa parte de auricula sanguinem mittamus. ita etiam sub cauda duobus digitis a clunibus uenam feriamus, quae est in eo loco satis ampla, eamque sarmento prius oportet uerberari, deinde ad ictus uirgae tumescentem ferro rescindi, detractoque sanguine colligari saligno libro uel etiam ulmeo. quod cum fecerimus, 3
uno aut altero die sub tecto pecudem continebimus et aquam modice calidam quantam uolent farinaeque hordeaciae singulos sextarios praebebimus.

Strumosis sub lingua sanguis emittendus est. qui cum 4
profluxerit, sale trito cum farina triticea confricari totum os conuenit. quidam praesentius putant esse remedium, cum per cornu singulis ternos cyathos gari dimittunt, deinde fissas taleas ferularum linea funicula religant et ita collo suspendunt, ut strumae ferulis contingantur.

c. 36 *Colum. 7, 10, 1–5*; *cf. Geopon. 19, 7*

1 castoreum M castortum v | conyzam M comyzam v | aprotanum *scripsi* habrotanum M abrotonum v || 2 uiscidi v (*Sven.*) uisci M || 4 *tit. praebet* v (*in* M *spat. relictum*) ⟨De morbo suum⟩ *Sven. ex Colum.* || 5 *tit. index* v: de porcorum medicina et febricitantibus curari | Febricitantium *Colum.* Febricitantibus M v (*cf. supra c. 9, 3*) || 6 palulum M || 7 procurrerunt M, *Colum.* procurrerint v || 8 *add. Sven. ex Colum.* || 9 ex M ea v || 13 tumescentem *Sven.* tumescente M v tumentem *Colum.* || 16 calidam M caldam v || 18 *tit. index* v: Strumosis porcibus | lingua M linguam v || 19 profluxerit M profluxit v || 20 conuenit M conueniat v || 21 cornu M cornum v *Colum.* || 22 linea v lignea M | funicula *Sven.* (lineo funiculo *Colum.*) fenicula M v || 23 strumae *Sven. ex Colum.* strenuae v ferume M

5 Nauseantibus quoque salutaris habetur eburnea scobis sale fricto et fabae minute fresae commixta ieiunisque priusquam in pascua prodeant obiecta.

6 Solet etiam uniuersum pecus aegrotare, ita ut emacietur,
non cibos captat productumque in pascua medio campo
decumbit et quodam ueterno pressum somnos aestiuo sub
7 sole capit. quod si facit, totus grex tecto clauditur stabulo atque uno die abstinetur potione et pabulo. postridie radix anguini cucumeris permixta cum aqua datur sitientibus. quam cum pecudes biberunt, nausea correptae uomitant atque expurgantur omnique bile depulsa cicercula uel faba dura muria consparsa, deinde sicut hominibus aqua calida potanda permittitur.

37 Sues circa ripas aut lacus et lutosa loca aestate pascendae sunt, uel formandae sunt lacunae, quae lutum seruent, quia nisi obesum et distentum uentrem saepe luto refrigerauerint, temporis ardore laeduntur et uitium pulmonarium concipiunt. qui morbus in his radicula, id est consiligine, inserta auribus curatur.

2 Saepe pomis inmodice sumptis cum temporis abundantia ministrantur, uitium splenis incurrunt. tunc canales ex trunco tamarici facies et ibi sues adaquabis; sucus enim ligni medetur huic uitio.

c. 37 *contraxit ex Colum. 7, 10, 6—8*

1 *tit. index* v: nauseantibus | scobis *Sven. ex Colum.* scobe M v || **2** fricto v, *Colum.* trito M || **3** obiecta M (abiecta *codd. Colum.*) proiecta v || **4** *tit. index* v: Vniuersum pecus si procumbat porcorum et langueat || **6** aestiuo *Sven.*[3] *148 n. 2* aestiuos M v || **8** abstinetur M abstineatur v || **9** anguini v auguini M | aqua v (*om.* M: *add. Sven.*) || **10** quam M aquam v | biberunt M biberint v || **10.11** correpta (cer- M) euomitant M v || **11** bile v uile M, *codd.* S A *Colum.* || **12** faba M saba v || **13** calida M calda v | potanda *Sven. ex Colum.* ollanda v (*uoc. om.* M, *7 litt. rel.*) || **14** *tit. index* v: Quomodo pascantur porci et ad pulmonarios | ⟨Medicinae suum⟩ *add. Sven., ubi in cod.* M *spat. 12 litt. relictum est* || **16** obesum M obuersum (ita l in .s. est ouessum) *sic cod.* v || **18** radicula v cadicula M || **19** curatur v curantur M || **20** *tit. index* v: Splenicis porcis | sumptis M suriptis v || **21.22** ex trunco v (*om.* M, *spat. 8 litt. uac. rel.*) || **22** tamarici (ci *supra*) M (*cf. 12, 8, 1*) tamarisci v tamaricis *Colum.* (*u. Sven.*[1] *44*) | facies v (*u. Sven.*[2] *232 n. 5*) fa*tantum* M, *unde* fa⟨c⟩ *Sven.* || **23** huic v in M

Castrantur porci ueris et autumni tempore, ita ut duo- 38
bus uulneribus inpressis per utramque plagam simul
singuli exprimantur testiculi et ita his quae prius dicta
sunt in castratione remediis pars incisa curatur.
Illud admonendum, cum scrofae mandunt fetus suos, 2
inter prodigia non haberi, nam sues inpatientissimae famis
consumunt quicquid inuenerint, nec hoc in religione
seruatur.
Vt porci non aegrotent, cancros fluuiales eis comeden- 3
dos dabis.

Ex aliis auctoribus Graecis 39

Boues crassos facies, si reuertentibus a pastura caules
infusos aceto acri dederis, deinde cretam paleam cum fur-
furibus triticeis mixtam per dies quinque, sexta uero
hordei moliti cotulas quattuor, per sex dies subinde ad-
iciens pabulo. hieme autem post galli cantum et item circa 2
lucem cibentur. lauandi sunt tamen per hibernum calida, 3
aestate subtepenti aqua, et os eorum urina uetere diluen-
dum, ut flegma congestum possit aboleri et a uermibus
lingua purgari, quam salibus quoque fricabis. debet et 4
pars ex ceruino cornu eis pro seruanda salute suspendi,
et contra pestis suspicionem terebrato in summa parte
cornu aliquantum asinini adipis inseri. prohibendi sunt 5

c. 38 §§ 1–2 *contraxit ex Colum. 7, 11, 1 et 3* | (prius dicta) *supra lib. 6, 7; cf. 4, 13, 9* ‖ § 3 *Geopon. 19, 7, 1* ‖ c. 39 §§ 1–2 *Geopon. 17, 12, 1–2* ‖ § 3 *cf. Geopon. 17, 12, 3–4* ‖ § 4 (debet ... suspendi) *cf. Geopon. 16, 3, 6* | (et contra ... inseri) *Exc. Lugd. 128, ap. CHG 2, 301* ‖ §§ 5–6 (prohibendi ... suspendes) *Geopon. 17, 13*

1 *tit. index* **v**: de castratura porcorum ‖ 5 *tit. index* **v**: Scrophae si faetus mandunt | scrofae *scripsi* (*cf. 3, 26, 1 et h. l. codd. Colum.*) scrophae **v** (*uoc. om.* **M**) ‖ 9 *tit. index* **v**: Vt porci non aegrotent | comedendos **v** comendendos **M** ‖ 11 *tit. praebet* **v** (*spat. rel.* **M**) ‖ 12 *tit. index* **v**: Boues incrassari | a pastura] de pastu **b** ‖ 14 mixta **b** ‖ 15 molliti cotilas **b** | dies sex **v** ‖ 16 pabulo **v b** pabula **M** (*αὐξήσειας τὴν τροφὴν Geopon.*) | post ... item *om.* **b** ‖ 18 sub tempenti **M** | ueteri **b** | diluendum **v b** diruendum **M** ‖ 19 flegma **v** flecma **M** glegma **b** ‖ 21 ceruino cornu **v** (*Sven.*) cornuo cornu **M** *ἐλάφου κέρας Geopon.* ‖ 23 asinini **M** asini **v** | iuseri **M**

autem a praesepibus porci et gallinae, nam stercoribus
6 nocentur et pinnis. ut ossa uero non deuorent, lupi caudam supra praesepe suspendes; nec languebunt boues, si radices cyperi in uino decoxeris et bibendum ministraueris aut cupressi radices.

40 Ad capitis dolorem, quod agnoscis si deiectis auribus non cibatur, perfricabis ei linguam satureia cum uino trita et alio et salibus minutissimis et tisana cruda in uino resoluta, uel lauri folia quantum manu ceperis in ore mittis et murrae, fabae magnitudinis, similiter cum uino resolutae cotulas duas per narem debebis infundere.

41 Contra strofum boum: signum est, cum neque stat
2 neque pascitur. modicum cibum accipiat, et carnem quae
3 circa ungulas est pungamus, ut sanguis effluat. aliqui
circa caudam pungunt, ut sanguis emanet, et os hyenae
4 panno circumligant. aliqui cepullas et salem simul miscentes in meatu iniciunt interius et currere inpellunt.

42 Contra febrem boum: gramen accipies, lauabis ac
2 porrigis manducandum et pampinos. bibat aquam frigidissimam, non sub diuo, sed in loco umbroso. sfongea aqua
3 infusa aures ei naresque subrigentur. aliqui super frontem adurunt et sub oculis, detergent sfongea ex urina ueteri calida secundo per diem, donec usturae cadant et uulnus
4 sanetur. punguntur et aures, ut sanguis effluat. aliqui

§ **6** (nec languebunt ... radices) *ex fonte ignoto* ‖ **c. 40** *Geopon. 17, 15* ‖ **c. 41** *Geopon. 17, 19, 1–4* ‖ § **3** (os hyenae) *cf. Plin. nat. 28, 27* ‖ **c. 42** *Geopon. 17, 20, 2–5*; *cf. supra c. 9* (*ex Colum. 6, 9*)

2 noncentur (*alt.* n *exp.*) **M** nocentum **v** ‖ **3** suspendes **v** suspendis **M** ‖ **6** *tit. index* **v**: ad capsitis (*sic*) dolorem | agnosis **M** ‖ **7** saturneia **v** ‖ **8** tisana **M** tisqua **v** (*πτισάνη Gr.*) ‖ **9** lauri **v** (*Sven.*) lauari **M** (*δάφνης δὲ φύλλα Gr.*) ‖ **12** *tit. index* **v**: Ad strophum Boum | strofum **M v** | boum **v** boūm **M** ‖ **14** aliqui **v** alii qui **M** ‖ **15** os **M** hos **v** | hyenae (*cf. 10, 3, 1*)] hyennae **v** hiemē (n *ex* m *per expunctionem*) **M** (hyaenae in *interp. Sven.*) ‖ **16** aliqui **v** alii qui **M** ‖ **18** *tit. index* **v**: Ad febrim Boum | frebem **M** | bouum **M** | ac **M** et **v** ‖ **19** porrigis **v** porigiis **M** (*unde* por⟨r⟩igas *uel* porrige eis *Sven.*) | pampinos *Sven.* (*cf. Geopon. ἢ ἀμπέλου φύλλα*) pampinosi **M v** (-o. si *dist.* **M**) ‖ **23** secundo per diem] *δὶς τῆς ἡμέρας Geopon.*

polentam cum uino ministrant comedendam. aliqui cyti-
sum cum uino porrigunt.
Ad tussim boum: palearum mollia purgata et herbi 43
moliti cotulas tres in tres partes dabis edendas. aliqui her- 2
bam artemesiam terunt cum aqua et sub diuo positam
septem diebus ministrant.
De uulnere suppurato: si pus collectum est, uulnus 44
purgandum est et urina ueteri bubula calida diluendum
et lana tergendum. tunc salis ac picis liquidae ponatur
implastrum.
Contra scabiem boum et exanthemata: urina bouis 45
uetere et butyro perunges. aliqui resinam liquidam cum
sulfure miscent et curant.
De eo qui male comedet: consperge cibaria amurca 46
sufficienti, uel oleo et resina aequaliter mixta cornua
perunges usque ad radices.
Contra ystros remedium: bacas lauri tunde et in aqua 47
decoque. hac aqua si pasturam conspargis, fugabuntur ex
agro, uel cerossam cum aqua soluis et animalia adlines
uel absentio trito.
Si tauri coitum non adpetent: cerui cauda incensa et in 48

c. 43 *Geopon. 17, 21* ‖ **c. 44** *Geopon. 17, 22* ‖ **c. 45** *Geopon. 17, 24* ‖ **c. 46** *Geopon. 17, 28* ‖ **c. 47** *Geopon. 17, 7* ‖ **c. 48** *Geopon. 17, 5, 2–3; cf. 19, 5, 4 et de equis Hipp. B. 14, 6*

1 polentam **M** polentant **v** | comedendam **M** comedendum **v** | cytisum **v** cythisum **M** ‖ **3** *tit. index* **v**: Ad tussim Boum | tussim **M** tussem **v** | bouum **M** | pallearum **v** ‖ **4** molliti **M** | cotulas **v** contulas **M** ‖ **5** arte mesiam **M** ante misiam **v** ‖ **7** *tit. index* **v**: de uulnere si pus habet | De uulnere suppurato **v** (*om.* **M** *sp. rel.*) ‖ **9** ponatur *scripsi* ponantur **v** (*om.* **M**): *cf. Geopon.* εἶτα μετὰ λεπτῶν ἁλῶν καὶ πίττης ὑγρᾶς ἐντιθέναι ἔμπλαστρον (χρή) ‖ **10** implastrum **M** in plaustrum **v** ‖ **11** *tit. index* **v**: Ad scabiem Boum et exanthemata | bouum **M** | exanthemate **M** ‖ **12** buturo **v** butiro **M** ‖ **14** *tit. index* **v**: Si bos male comedat et dispergat (*aut* -sat) cibaria | De eo quod (*corr.* qui) male comedet *sic habet* **v** (*tit. om.* **M**) ⟨Contra fastidium cibi⟩ *Sven.* | consperge **M** consperges **v** ‖ **15** suffienti **M** ‖ **16** perunges **M** perungues **v** ‖ **17** *tit. index* **v**: Contra ystros remedium | Contra ... remedium *tit. habet* **v** (*om.* **M**) ⟨Contra oestros⟩ *Sven.* | ystros *dubitanter retinui* (*cf. ynomelli, etc.*) ‖ **18** pastura **v** | conspargis **M** conspergas **v** ‖ **19** cerossum **v** ‖ **20** asentio **M** ‖ **21** *tit. index* **v**: Si tauri coitum non appetunt | coitum **v** cogitu **M**

puluerem redacta uino misceatur et hoc unguine tauri
2 genitalia tangantur et testes. quod et ceteris animalibus
3 proficiet ad uoluptuosum furorem. poligonos quoque herba
animalia uniuersa fecundat.

4 Si uaccae non adpetent: scylla ex aqua trita feminea his
natura tangatur posteaquam purgatae fuerint.

49 Si distabescit equus: triticum frictum et hordeum du-
2 plum offeres illi, ter autem in die adaquas eum. sed si in eo
manserit, cantabrum triticeum mixturandum et blandis
3 exercitiis utendum est. si autem non adpetet, strumi et
polii herbarum folia aqua infusa pabulo misces et herbum
aqua infundes et adpones, uel giddi cyathos tribulas duos
et mittis olei cyathos tres, cum uini unciis decem super-
fundis.

4 Nauseantes sic curas: alium et decem uncias uini misces
et das potionem.

5 Si urinae difficultatem patitur: decem ouorum albu-
ginem misces simul praedictis et per os dabis.

50 Febrientes sic curabis: balneo calido per hiemem cale-
fiat, non frigescat, et cibo modico herbi uel cantabri
et aqua tepida utatur, et uino et oleo tepefacto omne illius

c. 49 *Hipp. P. 1066; Geopon. 16, 3, 1—5* ‖ §§ 1–2 *cf. Colum. 6, 30, 1* ‖ §§ 3–4 *cf. supra c. 26, 1—2 (ex Colum. 6, 34, 1—2)* ‖ **c. 50** *Geopon. 16, 4, 1—4; Hipp. B. 1, 23*

1 hoc **M** ho **v** ‖ 3 poligonos **M** polygonos **v** ‖ 5 *tit. index* **v**: Si uaccae non appetunt | apetent **M** appetunt **v** | aque **M** ‖ 7 *tit. index* **v**: Si distabescit equus | s id ista bescit **M** Si dist ab-escit **v** Si diu tabescit **b** ‖ 8 adaqua **b** | eum *om.* **v** | in eo] in hoc **b** ‖ 9 remanserit **v** ‖ 10 exercitus **M** | est *om.* **v** | autem si **M** ‖ 11 herbarumque **b** | sabulo **b** | herbum] *τοὺς ὀρόβους Geopon.* ‖ 12 giddi **v** (*cf. c. 3, 5*) gyt **M** git **b** | sciatos (*bis*) **b** | duos tribu-as **b** ‖ 12–13 tribulas ... cyathos *om.* **v** ‖ 13 unciis **b** uncias **v** untias **M** | super infundas **b** ‖ 15 *tit. index* **v**: Nauseantes curari | Nauseantes sic curas **vb** (*om.* **M**) ⟨Nauseanti⟩ *Sven.*: *cf. Hipp. ναυτιῶντας (ναυτιῶντα Geopon.) δὲ θεραπεύσεις* | allium **Mv** allia **b** | et decem] nouem **b** ‖ 17 *tit. index* **v**: Ad urinae difficultatem | abuginem **v** ‖ 18 hos **M** ‖ 19 *tit. index* **v**: Febricitantes curari | Febrientes (Febricitantes **b**) sic curabis **vb** (*tit. om.* **M**) ⟨Si febri-citat⟩ *Sven.* ‖ 19.20 calefiant ut non frigescant **b** ‖ 20 herbi **b** (*Sven.*) herbae **Mv** (*cf. Gr. ἢ πυρίνων ἀλεύρων Hipp. ἢ πυρῶν ἀλεύρου Geopon.*)

corpus ungatur et per uentrem curandus est. sanguis illi
auferendus uel de collo uel de pectore uel faucibus uel
pedibus. et postea sanguinem tollis, genua quoque aceto
calido et, cum fortis fuerit, aqua calida dilues. si autem 2
ex labore febrit et macescit, aut lactis caprini uncias
decem, amuli modicum, olei uncias quinque, oua quattuor
et portulacae tusae sucum per triduum dabis uel amplius,
donec sanus fiat. si autem reumate faucium uel capitis 3
febris nata est, origanum et picem cum oleo commisces
et omne caput eius perunges. aqua calida pedes uel genua
fouebis et in os eius strumum cum faece tritum ingeris, et
pabulum uiride, si est, offeratur ex hordeo.

Ad oculorum tumorem: si oculus tumet, tus, amulum, **51**
agninam medullam scripulos tres, oleum roseum duplum,
album duorum ouorum miscens superungis.

Aliud ad oculum tumentem: Libanum amulum melli **52**
Attico mixto inunguis, uel butyrum aequaliter addis, uel
testam sepiae tritam redigis in puluerem et per cannam

c. 51 *Hipp. B. 11, 32; cf. Geopon. 16, 5, 1* || **c. 52** §1 *Hipp. P. 362; paulo aliter Geopon. 16, 6, 1–2; cf. Colum. 6, 17, 7–8 a Pallad. supra c. 19 exscriptum* || §1 **in.** *Geopon. 16, 5, 2*

1 unguatur **b** | est *om.* **v** || 2 est *post* auferendus *ins.* **b** | de *ante* faucibus *ins.* **b** | uel[4]] et **v** uel de **b** || 3 postea] postquam **b** | tuleris **b** | genua quoque **Mb** et genua **v** || 4 calido ... dilues] calido foues et eum fortiter aq. cal. diluis **b** || 5 ex **vb** et **M** (*διὰ κόπον Gr.*) | febrit et macescit **b** (*Sven.*) febritet macessit **M** febritet marcessit **v** || 6 amili **b** || 7 succum tunse **b** || 9 et *om.* **v** | cum oleo *om.* **M** (*cf. Hipp.: καὶ τὴν ὑπερῴαν ἀλῶν μετὰ ὀριγάνου καὶ ἐλαίου καὶ πίσσης μιγέντων ὁμοῦ χριστέον, sim. Geopon., sed pix deest*) || 10 eius *post* pedes *ins.* **M** || 11 strimum **b** || 12 afferatur cum hordeo **v** || 13 *tit. index* **v**: Si oculi lumuerit (*sic*) | Ad oculorum tumorem *tit. praebet* **v** (*om.* **Mb**, *in* **M** *spat. 1 uers. rel.*) | tunsam mulam **b** || 14 agninam *Sven.* agnina **M**[c]**b** agmina **v** agmima *ante corr.* **M** | medullam *Sven.* medulla **Mvb** | scrupulos **b** || 15 misce et superunges **b** || 16 *tit. index* **v**: Item ad oculum tumentem | Aliud ... tumentem *praebet* **v** Aliter *tantum* **b** (*tit. om.* **M** *sp. rel.*) ⟨Si album in oculo est⟩ *Sven.* | libanum **v** (*Sven.*) abanum **M** ladanum **b** | amilum **b** || 17 Attico] addito **v** | mixto **Mv** mixtis **b** mixta *Sven.* || 18 sepiae] sepium **b** | tritam **Mb** tantam **v** | rediges **b** | cannam **Mb** canuam **v**

ei in oculum sufflas, aut silfii, hoc est laseris, radices cum
2 oleo et pice bis in die superungis. neruos eius fouebis et
caput aqua calida. tunc adipem bouis et murram et sulfur
miscens, super carbones inpones in pultario, et caput ei
uelatum atque inclinatum tali fumigabis incenso. sed et
uentrem curas et ex cauda sanguinem detrahes.

53 Ad uentris cursum: ex uenis capitis sanguinem detrahis et dabis ei aquam tepidam bibendam cum pollinibus hordei. constringunt etiam uentrem cortices mali granati triti et per os dati.

54 Contra strofum equi: aqua calida eum lauas et cooperies
ueste; postmodum murrae dragmas quinque, uini ueteris
cotulas sex, olei cotulas tres simul colas et per tres dies
aequaliter dabis. [accipiat] et uentrem eius curas aqua
2 marina cum myrta simul decocta in aqua calida. quod
si perstat, polii herbae folia et aprotanum aut amygdala
amara uino nigro austeri misces, aut corticem mali granati
cum aqua dabis.

55 Vulsum sic curas: in pulmonibus causa quae est, aceti

§2 *Hipp. P. 757*; *paulo aliter Geopon. 16, 7* ‖ **c. 53** *Geopon. 16, 8, 1–2* ‖ **c. 54** *Hipp. B. 45, 5*; *cf. Geopon. 16, 9, 1–2* ‖ **c. 55** *Geopon. 16, 10, 1*; *cf. Hipp. B. 6, 3*

1 sufflas **vb** suffles **M** | silfii *Sven.* (*cf. Gr. σιλφίου ῥίζης*) | silfiu hoc est **M** silfi uocce est **v** (s. h. e. *om.* **b**) ‖ 2 superungis **vb** superunges **M** | fouebis **vb** (*Sven.*) fouebit **M** ‖ 3 et *ante* aqua *ins.* **b** | et *ante* tunc *ins.* **b** | adipem **vb** adipes **M** (*στέατος Hipp. στῆρος Geopon.*) | mirram **b** ‖ 4 miscens] misces et **b** | pultorio **b** ‖ 6 uentrem] ueritrem **M** | et *om.* **v** | sang. ex cauda detrahas **b** ‖ 7 *tit. index* **v**: Ad uentris cursum | cursum uentris **v** ‖ 8 calidam uel *ante* tepidam *exp.* **M** | bibendam **vb** ad bibendum **M** ‖ 9 cortices **b** (*Sven.*) corticis **Mv** (*cf. Gr. ἐπέχει δὲ κοιλίαν ῥέουσαν καὶ σίδια ῥοιᾶς καὶ ῥοῦς Συριακὸς ὁμοῦ κοπέντα καὶ διὰ στόματος δοθέντα*) | granati] punici **b** ‖ 10 hos **M** ‖ 11 *tit. index* **v**: Contra strophum equi | Contra strofum (stropum **b**) equi **vb** (*tit. om.* **M**) ⟨Si tormina sunt⟩ *uel* ⟨Ad tormina⟩ *Sven.* | cooperies **Mvb** ‖ 12 eum *ante* ueste *ins.* **b** | murrae] mulse **b** ‖ 13 cotilas (*bis*) **b** coculas (*bis*) **M** | colas **Mv** coquas **b** (*διηθήσας Gr.*) ‖ 14 accipiat **Mv** (*om.* **b**, *deest in Gr.*) *seclusi* ‖ 15 myrta **v** mirta **M** mirto **b** ‖ 16 poli **v** | aprotonum **M** abrotonum **v** diptanum **b** ‖ 16. 17 amigdalas amaras **b** ‖ 17 austero **b** | cortici mali grauati **v** ‖ 19 *tit. index* **v**: Vulsum sic curas si causa in pulmonibus sit | Vulsum sic curas (succuras **v**) **vb** (*tit. om.* **M** *sp. rel.*) | pulmone **b** | causa que **M** causa (quae *om.*) **b** saqui **v** (*τὰ ἐν τῷ πνεύμονι συνιστάμενα πάθη Geopon.*)

acerrimi tepefacti potio exinde data curat, aut urina humana.

Tussire incipientem sic curas: pollines hordei et herbi 56
uel fabae misces et dabis ei bibere. si autem tussis inuaserit, mellis uncias duas aut picis liquidae per os dabis.

Tumoris cura: omnis tumor cessabit, si sale et oleo et 57
polii herbae folia ustulata et inmixta uino cures uelut cataplasmate.

Si sanguisugam glutierit: supinato oleum calidum di- 58
mitte per cornu.

Contra scorpii ictum uel similia: partem percussam 59
stercore porcino cataplasmas. strumum tusum, titymallum aut herbam symfoniacam aut lini semen aut stipteriam tostam uel afronitrum aut sales fossiles: ex his cataplasma proficiet.

c. 56 *Hipp. B. 22, 19*; *Geopon. 16, 11, 1–2* ‖ c. 57 *Hipp. B. 70, 3*; *cf. Geopon. 16, 16* ‖ c. 58 *Geopon. 16, 19*; *cf. Hipp. B. 88, 1*; *Colum. 6, 18, 1 (supra c. 20, 1 exscriptum)* ‖ c. 59 *Hipp. B. 86, 7*; *Geopon. 16, 20, 1*

1.2 humana urina **b** ‖ 3 *tit. index* **v**: Tussem reincipientem ita curas | Tussire ... curas **b** Tussire incipientem **Mv** (*unde* incipienti *Sven.*) | sic curas *om.* **M** (*sp. 6 litt. rel.*) *et* **v** *cf. Geopon.* *ἀρχομένῳ βήττειν ἄλευρα κρίθινα, ὀρόβων ἢ κυάμων μιχθέντων, διδόναι χρὴ πιεῖν* (*Hipp. ἀ. β. ἄ. κ. μετὰ ὀ. ἢ κ. ἀληλεσμένων μίξας ἐν οἴνῳ δίδου πιεῖν*) | pollines *Sven.* *pollinis* **Mvb** ‖ 4 fabae *om.* **M** (*suppl. Sven.*) | misces **b** miscis **v** (*cf. 8, 9*) missis **M** | tussis *om.* **b** ‖ 5 unc. duas mellis **b** | os *om.* **M** (*suppl. Sven.*) ‖ 6 *tit. index* **v**: Tumores oues (*sic*) sic curas | Tumoris cura **v** tumores sic cura **b** (*tit. om.* **M** *sp. 1 uers. rel.*) | sales et oleum **b** ‖ 7 polii ... folia] *ἢ πολιοφύλλῳ ἢ φλόμῳ Hipp.* (*ἢ φλώμῳ Geopon.*) | inmixta **b** immista **v** mixta **M** (*ἀναμιχθεῖσιν Hipp.*) ‖ 8 cataplasmato **v** ‖ 9 *tit. index* **v**: Si sanguisugam gluciat | sanguisugam **b** sangui suguam **v** sanguis ungiam **M** | glutierit **vb** gluttie **M** ‖ 10 cornum **v** ‖ 11 *tit. index* **v**: Ad ictum scorpii uel similia | per cussam **M** percussum **v** ‖ 12 cataplasma **b** | tunsum **b** ‖ 13 herbam *Sven.* herba **Mv** (*om.* **b**) | simphoniacam *Sven.* simphofiniaca (fi *exp.*) **M** symphoniaca **v** simphoniace **b** ‖ 13–14 aut[3] ... uel] rutam **b** | stipteriam *Sven.* scepteria **v** stiptilia **M** (*ὀπτὴν στυπτηρίαν Hipp.*) ‖ 14 tostam *Sven.* tosta **Mv** | aut] et **b** ‖ 15 cataplasma **b** cataplasmas (*pr.* s *supra*) **M** cataplasmans **v** | proficiet *Winterbottom* proficies **Mv** perficies **b** (*cf. Gr. ἓν γὰρ τούτων καταπλασθὲν ταχέως ὠφελήσει*)

60 Contra difficultatem urinae: cepullae purgatae corium circa naturam ponis. alii semen apii cum uino cotulas duas terunt uel cepullam cum uino uel stercus columbinum uel polii herbae folia uel nitri modicum cum alii capite contusum dabunt ex uino nigro, uel stercus porcinum per cornu.

61 Si sanguinem mingit: fabae purgatae coctae cum adipe ceruino mixturas modico uino et dabis ei per os tribus diebus, aut lac caprinum uncias decem et amulum et oua tria et olei cyathos tres mixta per cornu ministras.

62 Vt equae admissario non repugnent, nitrum et auium minorum stercus cum resina terebinthina teres et genitalia perunges uel scylla. ascensam deinde abstinebis diebus uiginti et tunc probabis. si repudiauerit, plenam esse cognoscis.

63 Si equorum pulli habent ungulas molliores, adipem porci ueterem et hirci et sulfur uiuum et alium permisces et unges ungulas et geminas.

c. 60 *cf. Geopon. 16, 13, 1—2* | (uel stercus porcinum) *deest in Gr.* ‖ **c. 61** *Hipp. B. 42, 3; Geopon. 16, 14* ‖ **c. 62** *Hipp. B. 14, 8; cf. 15, 10; Mulomed. Chiron. 769; Geopon. 16, 1, 4; et de bubus Geopon. 17, 5, 2; supra 4, 13, 5* (*ex Colum. 6, 27, 10*) ‖ **c. 63** *Hipp. B. 15, 4; cf. Hipp. P. 1065 ubi hoc praeceptum exhibetur post uerba ὕδατι ψυχρῷ* (*infra c. 64, 2*); *cf. et Pel. 254*

1 *tit. index* **v**: Ad urinae difficultatem ‖ 2 apii **M b** axii **v** | uino **v b** uini **M**, *Sven.* ‖ 2.3 cotulas (cotilas **b**) duas **M v b** cotulis duabus *Sven.* (*μετὰ οἴνου κοτυλῶν δύο Geopon.*) ‖ 3 cepullam **b** cebullam **M** cepulla **v** ‖ 3—6 stercus … cornu] columbinum cum cornu *breu.* **b** ‖ 4 allei **M v** ‖ 5 contusum **v** cum tusum **M** contuso *Sven.* (*cf. Gr. σὺν σκόρδου κεφαλῇ κοπείσῃ*) ‖ 7 *tit. index* **v**: Si sanguinem mingit | coctae *om.* **b** ‖ 8 mixturas] misces **b** | cum uino modico **b** ‖ 9 diebus] uicibus **b** | amulum (s° ./. bolla) *sic* **v** amolum **M** anulum **b** ‖ 10 sciatos **b** | per cornu mixta **b** | cornum **v** | ministras *om.* **b** ‖ 11 *tit. index* **v**: Vt equi admissario non repugnent | eque **M** equi **v** (*cf. Hipp. ἐὰν δὲ μὴ προσίηται τὸν ἵππον ἡ θήλεια*) ‖ 13 scylla *Sven.* scyllam **M v** | ascensam **M** accensam **v** ‖ 14 plena mesce **v** ‖ 16 *tit. index* **v**: Si equorum pulli habent ungulas molliores quomodo solidentur | ungulas **M b** angulas **v** ‖ 18 unges **b** ungues **M** inunges **v** | geminas **M v** genua **b** (*τὰς χελιδόνας Hipp.*: *u. Sven.*[1] *571*)

Matres abstineantur a coitu, quia lac colostratum sicut 64
hominibus nocet.
Item ungulae solidantur ita: testa conburitur et aceto 2
superfunditur et subponitur ungulis, et ab itinere uenien-
tibus lauantur aqua frigida. equorum corpora maris na- 3
tatu iuuantur et fluminum. setae eorum proficiunt, si oleo 4
et uino frequenter ungantur.
Ad uentris fluxum cuilibet animali uel iumento: scribis 65
in carta hoc nomen: †honore per nasci†, et ligas in summi-
tate caudae iuxta intestini circulum.

c. 64 *cf. Hipp. P. 1065* ‖ §1 (lac colostratum) *cf. supra lib. 12, 13, 1* ‖ c. 65 *ex fonte ignoto; de incantamentis u. ad c. 17 supra* | (scribis ... ligas) *cf. Heim 557 ex cod. Sangal. 751, s. IX: 'hoc nomen in charta inscribis et caput ligas' (ad capitis dolorem)*

1 *tit. index* **v**: Matres abstinendae a coitu ne sicut hominibus lac noceat colostratum | abstineant **b** ‖ 2 noceat] ita et pullis nocet equorum **b** ‖ 3 *tit. index* **v**: Item ad ungulas solidandas et equos natatu iuberi maris et fluminum et ut setae proficiant caballorum ‖ 6 sete **b** Set **M** sacte **v** | proficietur **b** ‖ 7 unguantur **b** ‖ 8 *tit. index* **v**: Ad uentris fluxum cuilibet animali | uel] sicut et **b** | scribis **M v** scribe **b** ‖ 9 per nasci **M** panassi *ut uid.* **v** penassi **b** *obelum adhibui cum codd. inter se dissentiant, nam parui quidem refert uerba in re magica sensu carentia usurpare* | liga **b** ‖ 10 iuxta intestini **v b** (*Sven.*) iusta testinis **M** | *post* circulum *interpolationem praebet* **b**: Ad caballum qui habet intus scissuram accipe de fimo caballi et distempera cum aqua et da ei bibere et transfora dextram aurem eius cum acu tribus uicibus. Ad superos caballi: locus radatur uel aduretur cum ferro calido quod melius est, ita quod omnes pili demantur per adustionem. postea apponatur pes coruinus tritus et parum salis insimul tritum et per diem unum estatis uel per diem et noctem hiemis superligatur. postea dematur, et caueat ab omni uentuositate, et ne caballus cum dentibus appropinquat uel lingua. sed ad aquam potest ire et aquam non caueat. infra uero octo dies leuabit crustula quedam super superos ubi herba et sal iacuerunt et item (*uel* tunc?) iacta inter crustulam et tibiam cotidie bis uel ter uel quater, postquam uenerit de aqua, et etiam ante de puluere que est in furno in superiori parte. Ad testiculorum inflationem: fabaria, porrus, ebulus, acetum coquantur et apponantur, uel interius in cruribus minuatur (?) equus, uel fac equum cum equa coire.

SIGLA IN CARMINE

M	Ambrosianus C 212 inf., saec. XIII/XIV
H	Vaticanus lat. 5245, saec. XV
A	Vindobonensis 3198, saec. XV
m	Matritensis 1482, saec. XV
p	Harvardianus MS Lat. 124, saec. XV
U	Monacensis lat. 454, saec. XV
q	Venetus Querinianus Class. IX, cod. 14, saec. XV
k	Hannoueranus 505, saec. XV
e	Editio princeps (Iensoniana) curante Francisco Colucia, Venetiis a. 1472

DE INSITIONE LIBER

Habes aliud indultae fiduciae testimonium: pro usura
temporis hoc opus tibi de arte insitionis adieci. sed quod
uolumina haec ruris colendi serius quam iusseras scripta
sunt, librarii manus segnior fecit. cuius ego tarditatem
numquam maligne aestimo; scio enim quo frequenter in-
clinet argutia famulorum. malo opera eius expectare
potius quam timere. nescio utrum commune sit dominis: 2
mihi difficile contigit in seruilibus ingeniis inuenire tem-
periem. ita saepissime natura haec uitiat commodum,
si quod est, et miscet optanda contrariis. uelocitas procur-
rit in facinus; segnities figuram benignitatis imitatur et
tantum recedit ab agilitate quantum recessit a scelere.
diu tamen apud te pudorem meum distuli, sed hoc quasi
bonus famulus fecit. uerum nescio si tuum modo ad has
minutias inclinetur ingenium. grande erit et par desiderio 3
suo quod studii tui quaerat adfectio, et licet de his nugis
fauorabiliter sentias, ego meas opes aestimare non differo.
non est magni loci assibus intuendis oculos duxisse per
puluerem, quia nescio quomodo notae quaedam sunt ma-
ximarum personarum minuta conpendia.

de hoc carmine u. in uniuersum Sven.[1] *60sqq.*

1 *de inscriptione u. praef.* | *prologus et uu. 1–34 in* **A** *desiderantur* ‖ 2 fiduciae **MHmp** fidei **Uqk** ‖ 3 tibi *om.* **qke** ‖ 5 librari **m** | fecit **MUqk** effecit **Hmp** | ergo (r *exp.*) **M** ‖ 6 aestimo **Mpk** extimo **HmUq** | scio] suo **U** | inclinit **U** ‖ 7 famulorum **MUqk** seruorum **Hmp** | operam **e** | eius opera **p** ‖ 8 potius *om.* **Hmp** | dominus **M** ‖ 9 contigit **MU** contignit **q** contingit **Hmpk** ‖ 11 si *om.* **q** | et *om.* **U** ‖ 13 ab scelere **H** abscedere **M** ‖ 14 diu] dici **p** | pudore **p** ‖ 15 feci **e** | modo ad has **MHmp** ad has modo **qke** addas modo **U** ‖ 16 inclinatur **U** | grã deerit **U** ‖ 17 suo] tuo **p** | quaeret **e** | nugis] magis **p** ‖ 18 aestimare **Mk** extimare **mpUq** existimare **H** ‖ 19 oculus **p** ‖ 20 quaedam sunt **MHmpUq** sunt quaedam **ke** ‖ 21 compendi **p** | Argumentum *h. l. ins.* **H** PROLOGVS **q**

Pasiphile, ornatus fidei, cui iure fatemur,
si quid in arcano pectoris umbra tegit,
bis septem paruos, opus agricolare, libellos
quos manus haec scripsit parte silente pedum,
nec strictos numeris nec Apollinis amne fluentes
sed pura tantum rusticitate rudes,
commendas, dignaris, amas et uilia dicta
adfectu socii sollicitante colis.
nunc ideo modicum crescens fiducia carmen
obtulit arbitrio laetificanda tuo.

Est nostrae studium non condemnabile Musae
urbanum fari rusticitatis opus:
sub thalami specie felices iungere siluas,
ut suboli mixtus crescat utrimque decor,
connexumque nemus uestire adfinibus umbris
et gemina partum nobilitare coma,
foederibus blandis dulces confundere sucos
et laetum duplici fruge saporis ali.
quae quibus hospitium praestent uirgulta docebo,
quae sit adoptiuis arbor onusta comis.
ipse poli rector, quo lucida sidera currunt,
quo fixa est tellus, quo fluit unda maris,
cum posset mixtos ramis inducere flores
et uaria grauidum pingere fronde nemus,
dignatus nostros hoc insignire labores,
naturam fieri sanxit ab arte nouam.

3—4 *u. Sven.*[1] *24sq.* || 11—34 *u. Sven.*[1] *79sqq.* || 21 *u. Sven.*[1] *14*

1 Passiphile **m** p assifile **M** Passigle **H** || 4 silentum **U** || 5 muneris **U** | appollinis **HU** appolinis **q** || 7 uilia dicta *om.* **M** (*sp. rel.*) | uilia **Hmp** rustica **Uqk** || 8 affectus **U** | solicitante **Uqk** || *u. 9 post u. 10 praebet* **M** || 9 cresceni **M** || 10 letifficando **U** || 11 Est] Et **p** | condem(p)nabile **MUqk** com(m)endabile **Hmp** || 13 felies **M** || 14 utrumque **M** utrique **U** || 15 conexumque **M** *fort. retinendum* (*cf. supra 4, 9, 11*) conuexumque **U** || 17 succos *plerique* sulcos **Uk** || 18 laetum] fetum *Riuinus et Gesner* | duplicis *Schneider* || 19 prestet **U** || 22 telus **q** || 23 composset **M** || 24 fronde] fruge **M** || 26 arta **M**

non segne officium nostrae reor esse Camenae
aut operis parui gratia fiet inops.
si uelocis equae pigro miscetur asello
ardor, ut in sterilem res cadat acta gradum
fecundumque genus productus deleat heres
et sibi defectum copia prolis agat,
cur non arbor inops pinguescat ab hospite gemma
et decus externi floris adepta micet?
incipiam: quicquid ueteres scripsere coloni
sacraque priscorum uerba labore sequar.

Principio multas species industria sollers
protulit et doctam iussit inire manum,
nam quaecumque uirens alienis frondibus arbos
comitur, his discit credita ferre modis:
aut noua discreto figuntur germina libro
aut aliud sumunt robora fissa caput
aut uirides oculos externi gemma tumoris
accipit et lento stringitur uda sinu.

Primus Echionii palmes se iungere Bacchi
nouit et externo tenditur uua mero.
nexilibus gemmis fecundos inplicat artus
uitis et amplexum pascit adulta genus
degenerisque comae uestigia mitis inumbrat
pampinus et pingui curuat onusta deo.

35–38 *cf. supra lib. 1, 1* || **39–44** *de inserendi generibus u. supra 3, 17, 1–6 et de inplastratione 7, 5, 2–4* || **45–50** *de uite: supra 4, 1; cf. 3, 17, 7*

29 siue loci **M** | pigro *om.* **U** | misceatur **m** || **30** ut] nec **U** || **32** copias (s *exp.*) **M** || **33** hospite gemma *om.* **M** (*sp. rel.*) || **34** decus **MUqk** genus **Hmp** || **35** *hic incipit cod.* **A** | quidquid **q** || **36** sanctaque **q** || **37** industrias olleres **M** || **39** nam] hanc **A** || **40** comitura **U** | credite **A** || **41** figuntur **MmUk** finguntur **HApq** | germinam **U** || **42** sumunt **MAmpq** summunt **H** summe **U** summo **ke** | robore **ke** | fissa **MHUe** fixa **Ampqk** | capit e (*de* **k** *n. l.*) || **44** unda **MHk** | suo **U** || *post u. 44* DE VITE *omnes praeter* **M** || **45** hechiony **k** | bacchi **pke** bachi **MHAmUq** || **47** exilibus **U** | gemis **p** gemma **U** || **48** uitis] uires **A** | genus] gemis **Amp** || **49** degeneribusque **Amp** || *post u. 50* DE OLIVA

Robora Palladii decorant siluestria rami,
nobilitat partus baca superba feros,
fecundat sterilis pingues oleaster oliuas
et quae non nouit munera ferre docet.

Germine cana pirus niueos haud inuida flores
commodat et uarium nectit amore nemus.
nunc rapit hirsutis horrenda sororibus arma
et docet indomitas ponere tela piros,
nunc teretem pingui producit acumine malum
fraxineasque nouo flectit honore manus.
Phyllida quin etiam grandi mitescere fructu
instituens durae dat sua membra cuti,
et steriles spinos et inertem fetibus ornum
dotat et ignotum cogit amare decus.
huius et inmissi uertere cydonea rami
pomaque confusus blanda creauit odor.
castaneae septos aspro uelamine fetus
exuit et placido pondere mutat onus
mespilaque exarmat pugnacibus horrida membris
et mala tranquillo cortice uota premit.
creditur in Libycis sua germina nectere ramis
laetaque Puniceo posse decore frui.

51–54 *de oliua: 5, 2* ‖ **55–72** *de piro: 3, 25, 6; cf. 4, 10, 37; 8, 3, 1; 9, 6; 12, 7, 23* ‖ **67** (castaneae) *u. Sven.*[1] *61* ‖ **69** (mespila) *cf. 4, 10, 21 et u. 105 infra*

51 palady **k** pallidii **U** palpadii **M** | decorant **MHAmpUq** (*iam Pontedera et Buchner*) decorat **k**[1]**e** decorans **k**[2] ‖ **52** ferox **p** ‖ **53** steriles pinguis **HAmpq** ‖ **54** munere **U** | ferret **M** | decet **U** ‖ *post u. 54* DE PIRO ‖ **55** Ermine caua **U** | niueas **U** | aud **M** aut *ut uid.* **k** | inuidia **A** ‖ **56** comodat **M** commodum **p** ‖ **57** hirsutus **M** ‖ **58** decet **U** ‖ **60** fraxineusque **U** ‖ **61** Phyllida **H** phillida **AmpU** philida **q** fyllida **M** (*de* **k** *n. l.*) | quid **H** | mutescere **U** nitescere **p** ‖ **64** dotat] dotum **U** ‖ **65** cuius **k** | innixi *ante corr.* **k** | cydonea **M** cydonia **U** cidonia *cett.* ‖ **67** sceptos (c *exp.*) **k** | aspero **U** ‖ **69** exarmant **U** | pugnantibus **Amp** | membris *om.* **U** ‖ **70** Et mala **k**[1] malaque **k**[2] | uola **U** | premit **MUqk** petunt **HAmp** ‖ **71** in] et *Schneider* | libicis *omnes* ‖ **72** decere **H** ‖ *post u. 72* DE MALO PVNICO (MALVS PVNICA **q**)

Punica non alios umquam dignata sapores
mala nec externis adsociata comis
ipsa suas augent mutato semine gemmas
et sibi cognato picta rubore placent.

Insita proceris pergit concrescere ramis
et sociam mutat malus amica pirum
seque feros siluis hortatur linquere mores
et partu gaudet nobiliore frui.
spiniferas prunos armataque robora sentes
leuigat et pulchris uestit adulta comis.
exiguam sorbum dulci distendere suco
nouit et ad cupidas flectere poma manus.
stipitibus gaudet nomen mutare salignis
et gratum Nymphis spargere flore nemus.
robora thyrsigero platani concordia Baccho
fetibus instituit plena rubere nouis.
illius insolitas miratur persicus umbras
populeaeque ferunt candida dona comae.
mespilus huic paret lapidosaque uiscera mutans
tenditur et niueo plena liquore rubet.
pro sudibus fetis et pro praegnantibus armis
castaneae fuluum dant noua mala decus.

Ipsa suos onerat meliori germine ramos
persicus et pruno scit sociare genus

73–76 *de malo Punico: 4, 10, 6; cf. 5, 4, 4* ‖ **77–94** *de malo: 3, 25, 17; cf. 4, 10, 37; 8, 3, 1* ‖ **91** (mespilus) *cf. 4, 10, 21* ‖ **94** (castaneae) *u. Sven.*[1] *61* ‖ **95–98** *de persico: 2, 15, 20; 3, 17, 8; 12, 7, 6; cf. 5, 4, 4; 6, 6; 7, 5, 2*

73 numquam **U** | saporis **U** ‖ **75** augene **U** ‖ *post u. 76* DE POMO **HUqk** (*u. Sven.*[1] *597*) DE MALO **Amp** ‖ **78** socia **e** ‖ **81** sente **q** ‖ **82** lenigat **U** ‖ **83** descendere **p** | suco] sucto **U** ‖ **85** silignis **e** ‖ **86** nimphis **HAmpUqk** nymfis **M** ‖ **87** thyrsigero **MUk** thirsigero **Amp** tyrsigero **H** tirsigero **q** | baccho **Mk** bacho **HAmUq** bacco **p** ‖ **88** rubere **M** (*iam Gronovius obs. 1, 5 et Morgagni epist. 1, 95*) rubore **HAmpUqk** ‖ **89** umbra **U** ‖ **90** dona **MUqk** poma **HAmp** ‖ **91** mespibus **k** | hinc **AmpU** | paret **MHqk** pares **Amp** patet **U** | mutans *om.* **U** ‖ **92** mueo *ut uid.* **U** ‖ **93** suibus **Amp** | pregnatibus **M** prognatibus **q** ‖ *post u. 94* DE PERSICO (*om.* **Uqk**) ‖ **95** onere **U** ‖ **96** pruno **MHm** primo **ApUqk**

inponitque leues in stipite Phyllidis umbras
   et tali discit fortior esse gradu.

Cum praestet cunctis se fulua cydonea pomis,
   alterius nullo creditur hospitio;
roboris externi librum aspernata superbit,
   scit tantum nullo crescere posse decus,
sed propriis pandens cognata cubilia ramis
   stat contenta suum nobilitare bonum.

Semina dura piri despecti mala saporis
   mespilus admisso germine tuta subit
et geminis sese uiolentior inserit armis
   atque auidas terret robore saeua manus.

Nec non et citrei patiuntur mutua rami
   pignora quae grauido cortice morus alit,
pomaque pasturi blando redolentia suco
   armatis mutant spicula nota piris.

Pruna suis addunt felicia germina membris
   donaque cognato corpore laeta ferunt;

99–104 *de malo cydoneo: 3, 25, 24; cf. 4, 10, 37* || **105–108** *de mespilo: 4, 10, 21; cf. 3, 25, 32* || **109–112** *de citro: 4, 10, 16; cf. 5, 4, 4; 6, 6; 8, 3, 2; 9, 6* || **113–116** *de pruno: 2, 15, 20 et 12, 7, 15; cf. 4, 10, 37*

97 phillidis **HAmpk** philidis **Uq** fyllidis **M** || **98** fortio **U** || *post u. 98* DE CYDONEO **Amp** DE MALO CYDONEO **Uqk** DE Fulua Cidonea **H** || **99** praestet **MUqk** praestent **HAmp** | fuluea (e *exp.*) **M** | cydonea **MU** cidonea **HAmpq** cidonia **k** || **101** aspernata **Ampe** spernata **MHUq** (*de* **k** *n. l.*) || **104** nobilitate **MU** || *post u. 104* DE MESPILO (DE PIRO **q**) || **105** Semina **AMHmpUq** Aemina **k** aemula **e** | dum ra (m *exp.*) **M** || **106** admisso **MUqk** ammisso **H** amisso **Amp** || **108** terret **MHAmpUk** terrent **qe** | robore **MHpk** robora **AmUqe** | saeua] sua **U** || *post u. 108* DE CITRO **HAmp** De malo citarino **U** DE MALO CITRINO **k** MALVS CITREA **q** || **109** non et] monet **p** || **110** pignera **M** || **111** palustri **Amp** | redolendatia (da *exp.*) **M** | suco] sucto **U** || **112** piris] bonis **U** || *post u. 112* DE PRVNO **HAmp** DE PRVNIS **Uqk** || **114** lacra *ut uid.* **U**

exarmat fetus sed brachia roboris armat
castaneae prunus iussa tenere larem.
adsuescunt siliquae uiridi mollescere suco
et gremio pascunt cerea poma suo.

Persuadet moris tetrum uariare colorem
ficus et inuasis dat sua iura comis.
se quoque miratur pingui grandescere suco
et solitum gaudet uincere poma modum.
insignes foliis platanos, felicia mensis
brachia, gaudentes uitis honore comas
ingrediens pingui se cortice maxima ficus
seruat et optatos inplet adepta sinus.

Mutua quin etiam moris commercia ficus
praestat et oblatum robore germen alit.
fraxinus huic auidae confert sua membra sodali
et metuit fetus sparsa cruore nouos.
proceras fagos et poma hirsuta uirentis
castaneae duris aspera mala comis
inficiens monstrat piceo nigrescere partu,
et suco pascit turgida poma nouo.
obsequitur moris blando terebinthus odore
et geminis ueniunt munera mixta bonis.

117—118 *de siliqua*: *3, 25, 27* || **119—126** *de ficu*: *4, 10, 32*; *cf. 5, 4, 4*; *6, 6*; *7, 5, 2*; *8, 3, 2* || **127—136** *de moro*: *3, 25, 30*; *Geopon. 10, 69, 4 et 10, 76, 1*

115 blachia **M** || **116** primus **M** || *post u. 116* DE SILIQVA **e** || **117** molescere **Uk**[1] inollescere **q** | suco] sucto **Uk** || **118** cerea **MHAmpUq** cetera **ke** || *post u. 118* DE FICV **HAmp** DE MORO **Uqk** || **119** uariare **MHAmp** mutare **Uqk** || **120** iura] uira *ut uid.* **m** utra *ut uid.* **U** | comis] pomis **k**[1] || **122** gaudent **q** || **123** foliis] soleis **U** | foelicita **U** || **126** seruit **U** || *post u. 126* DE MORO **HAmp** De ficubus **U** DE FICV **k** FICVS **q** || **129** hinc **U** | sodali **MHAmp** sorori **Uqk** || **130** phoetus **H** fetui **U** || **131** fagus **q** | uirentes **Uqk** || **135** terebinthus **M** therebintus **Am** therebindus **p** therebinthus **Hq** terebintus **k** terebimus **U** || **136** mixta] nupta **U** || *post u. 136* DE SORBIS (DE SORBO **q**)

Sorba suos partus merito maioris honestant
seminis et pulchro curua labore nitent.
haec arbos spinae duros mucronibus artus
exuit ac libris mitibus arma tegit,
aureaque adnexo miscere cydonea fetu
gaudet et externi dona coloris amat.

Inseritur lauro cerasus partuque coacto
tinguit adoptiuus uirginis ora pudor.
umbrantes platanos et iniquam robore prunum
conpellit gemmis pingere membra suis
populeasque nouo distinguit munere frondes,
sic blandus spargit brachia cana rubor.

Phyllis odoratos primaeuis floribus artus
discisso pruni cortice fixa tegit
pomaque permutat uelamine persica mixto
duritiemque docet tegminis esse loco.
in modicam tornat siliqua tendente figuram
et frondes pulchro ditat odore feras
castaneamque trucem depulsis cogit echinis
mirari fructus leuia poma sui.

137—142 *de sorbis*: *2, 15, 4*; *5, 4, 5* || **143—148** *de ceraso*: *11, 12, 6*; *cf. 2, 15, 20*; *12, 7, 23* || **143** (lauro) *cf. Plin. nat. 15, 104*; *u. Sirch 27* || **149—156** *de amygdalo*: *2, 15, 13 et 12, 7, 15*; *cf. 3, 25, 33* || **153** (siliqua) *cf. 2, 15, 30* || **155** (castaneam) *u. Sven.*[1] *61*

137 suos e suo *omnes* | honestat **Uq** (*de* **k** *n. l.*) || **138** curua] cutru **Am** cura (*uel* citra?) **p** || *uu. 138—142 iter.* **M** || **139** duro **M** (*bis*), **U** (*de* **k** *n. l.*) || **141** aduexo **U** | cydonea **q** cidonea **M** (*bis*), **H** cydonia **pU** cidonia **k** cicodena **Am** || **142** gaudeat (*alt.* a *exp.*) **k** | externis **U** || *post u. 142* DE CERASO || **144** tinguit **MUe** tingit **HAmpqk** | adoptiuis **Hk** || **145** iniquam] numquam **U** | pomum *ut uid.* **U** || **146** geminis **H** || **147** frontes *ut uid.* **M** || *post u. 148* DE AMYGDALO || **149** phyllis **A** phillis **Hmpqk** IHillis **U** fyllis **M** | primaeuis] prunemus **U** || **150** discisso **MHAmp** discissi **Uqk** | tegit **AmUq** teget (gerit *eras.*) **p** regit **MHk** || **151** permutat **MUqk** permutant **HAm** permittant **p** || **152** decet **Amp** || **153** immodicam **MAmp** inmodica **U** | tronat **H** toruat **U** || **154** dictat **q** | odore feras **Amp** odoriferas **MHUqk** || **155** echimis **U** || **156** miraci **H**

Quin et amygdaleos subeunt pistacia ramos
et meritum maius de breuitate petunt.
haec et cognato cingens terebinthus amictu
nutrit adoptiuis nobilitanda comis.

Flumineam salicem fecundant ardua membra
castaneae et multo pasta liquore uigent.

Arbuteas frondes uastae nucis occupat umbra
pomaque sub duplici cortice tuta refert.

Cetera quae sollers processu temporis usus
exprimet exemplis instituere nouis.
haec sat erit tenuem uersu memorasse poetam
quem iuuat effossi terga mouere soli.
carmina tu duros inter formata bidentes
aspera sed miti rusticitate leges.

157—160 *de pistaciis*: *11, 2, 3*; *cf. 3, 25, 33*; *4, 10, 37* || **161—162** *de castanea*: *12, 7, 22*; *u. etiam Sven.*[1] *67 n. 1* || **163—164** *de nuce*: *2, 15, 19*; *cf. 3, 25, 33*

post u. 156 DE PISTACIIS || **157** Quin] Quem **U** | amygdaleos **M** amigdaleos **Uqk** amigdoleos **Amp** amingdaleos **H** | subueunt **M** | pistacea **q** pistachia **Hk** | ramis **U** || **158** meritum **MHAmpUq** (*iam Buchner et Bochart*) debitum **ke** | debreuiate **U** | petunt **MUqk** ferunt **HAmp** || **159** terebintus **Mq** therebintus **HAmpk** therebinthus **U** || **160** adoptiuus **M** || *post u. 160* DE CASTANEA || **161** fecundat **U** || **162** et *om.* **HAmp** | uigore **H** | uigent] ingene **U** || *post u. 162* DE NVCE || **165** processus **U** || **167** haec] nec **U** | tenui **e** | tenuem uersu] mus(a)e uestrum **k** || **170** leges **MUqk** lege **HAmp**

INDEX NOMINVM RERVM VERBORVM

* = exempla

(Priore numero pagina, altero uersus significatur.)

Auctorum nomina, res fere omnes, uoces tantum notabiliores quae in Palladii libris reperiuntur qua potui diligentia congessi. praeter indices auctiores et locupletiores Gesneri, Schneideri, Svennungi (lib. 14) uide in uniuersum:

André, J., Lexique des termes de botanique en latin, Paris 1956

Bett, G. G. — W. D. Ashworth, Index to the Uppsala Edition of Columella, Stud. Lat. Vpsal. 6, 1971

Bruno, M. G., Il lessico agricolo latino e le sue continuazioni romanze, Ist. Lomb., Rend. Lett. 91, 1957, 381–466, 921–1035; 92, 1958, 195–268

—, Apporti dalle glosse alla conoscenza del lessico agricolo latino, Ist. Lomb., Rend. Lett. 93, 1959, 115–154 (cf. G. B. Pellegrini, Terminologia agraria medievale in Italia, in: Agricoltura e mondo rurale in occidente nell'alto medioevo, Sett. del Centro Italiano [Spoleto] 13, 1966, 605–661)

abellana (*nux*) 103, 24sqq.
abies 100, 22; 231, 15
abineus (*color*) 136, 16; 136, 19
ablaqueare 50, 11sqq.; 61, 17; 199, 9; 199, 25; 203, 7; 218, 6; 220, 20
absentium (= *absinthium*) 43, 12; 109, 2; 208, 7; 211, 9; 243, 10; 244, 7; 245, 3; 285, 20
acapnon (mel) 270, 2
acetum 115, 15; 127, 19; 202, 16; 205, 3; 213, 23; 221, 15; 234, 12; 235, 4sqq.; 236, 15sqq.; 239, 18; 243, 12; 249, 10; 255, 2sqq.; 256, 14; 259, 14; 260, 7; 262, 21; 264, 17; 266, 10; 268, 9sqq.; 275, 13sqq.; 278, 7; 287, 3; 291, 3 (acre) 37, 7; 108, 8; 175, 18; 276, 6; 283, 13; 288, 19 (ex melis) 100, 25 (ex piro) 60, 6; 98, 20sqq. (scylleticum) 175, 4 (theriacae) 106, 16
acinaticium 9, 12
acinus 10, 8; 71, 11; 190, 23; 214, 11
acredo 63, 20
aculeus (citri) 125, 14 (urticae) 31, 8
acus 27, 10; 48, 7
adaquare 109, 17; 282, 22; 286, 8

INDEX NOMINVM RERVM VERBORVM

adeps 38, 14; 135, 10; 257, 3; 257, 9; 265, 12sqq.; 268, 17; 272, 10 (asini) 283, 23 (bouis) 288, 3 (caprinus) 256, 7 (ceruinus) 290, 7 (porci et hirci) 290, 16 (uituli marini) 245, 18; 269, 3 (ursi) 35, 22
adfusio 106, 23
adgestio 56, 10; 170, 20; 221, 8; 232, 10
adiunctio 5, 1
adminiculum* 9, 13; 34, 18; 81, 12; 92, 7; 121, 14; 151, 23
admissarius 135, 24; 136, 1sqq.; 139, 6sqq.; 290, 11
admissura 147, 16; 173, 16
admixtio 87, 21; 182, 4
admulcere 135, 5
adnexio 132, 2
adobruere 39, 2
adoreum 187, 5sqq.; 196, 8sqq.
adsiduitas uinculorum 10, 9
adtractio 146, 15
adtrectatio 134, 21
adunare 107, 12; 132, 3
Aegyptia gens 276, 18
Aegyptii 168, 3
aeneus 123, 10; 149, 15; 165, 20; 182, 10sqq.; 248, 19; 262, 20
aenum 269, 13
aereus 45, 19; 99, 28; 127, 14; 129, 28; 180, 21; 278, 8
aes 148, 25; 167, 18; 245, 20; 275, 15
aesculeus 15, 9
aesculus 15, 11sq.; 231, 21
aestuabundus 212, 12
Africa 213, 8
afronitrum (ἀφρόνιτρον) 289, 14
agninus 287, 14
agnus 64, 10; 147, 17; 156, 3; 229, 2sqq.; 277, 18; 278, 2; 278, 12
agricola 2, 24; 82, 11; 82, 17; 84, 9
algricolare opus 294, u. 3
aa 25, 12
albarium (opus) 19, 5sqq.; 44, 1; 46, 9
albidulus 99, 6
albineus (*color*) 136, 16 *app.*; 136, 19 *app.*
albor (ouorum) 209, 2
albugo (ouorum) 286, 17
album (ouorum) 287, 15
alfita (ἄλφιτον) 169, 1
alga 123, 2 (marina) 93, 2; 122, 24; 125, 17; 130, 9; 192, 19
alium (*hortense*) 58, 25sq.; 91, 14; 94, 1; 117, 22; 219, 15; 220, 1; 238, 18 (*species*) 246, 2; 286, 15; 290, 17 (tritum) 27, 6sq.; 30, 1; 37, 11; 250, 11; 252, 9; 256, 8; 284, 8 (pinsitum) 252, 14 (alii caput) 270, 11; 290, 4 (alii fusticulus) 37, 9 (alii mica) 27, 7 (alii spica) 246, 12
allecula 245, 8; 252, 16; 252, 21
alnus 180, 17; 232, 2
aloe (ἀλόη) 208, 11; 208, 16; 210, 9
althea (ἀλθαία) 209, 13
alumen 181, 15; 245, 12; 268, 9; 268, 14; 275, 12sqq. (scissum) 245, 9; 256, 15; 268, 11
aluearia 43, 8sqq.; 149, 3; 149, 12sqq.; 164, 19; 165, 3sqq.; 179, 10; 205, 19
aluei 140, 21; 227, 5
amaracum (ἀμάρακον) 42, 4
amarescere 61, 8
ambulacrum 21, 10
amfora 108, 16; 123, 1; 174, 11: 208, 9sqq.; 209, 10; 210, 17sqq.
Aminnea uitis 71, 22; 139, 24
amites 161, 21; 191, 9
Ammoniacus (sal) 27, 12; 245, 11; 263, 16; 263, 21 (remissus) 46, 20sqq.
amulum (ἄμυλον) 287, 6; 287, 13; 287, 16; 290, 9
amurca 9, 21; 22, 16sq.; 36, 22; 38, 8; 39, 22; 79, 10; 101,

23; 115, 23; 127, 15; 130, 1; 155, 19; 221, 14; 224, 7; 233, 4; 245, 13; 247, 8; 256, 13; 274, 4; 274, 14; 279, 22; 285, 14 (insulsa) 70, 22; 108, 6; 115, 24; 123, 2; 130, 7; 160, 18; 188, 3; 199, 26 (recens) 36, 6 (spissa) 38, 12
amygdaleus 301, u. 157
amygdalum 60, 8sqq.; 62, 13; 172, 13; 205, 14 (amarum) 208, 6; 288, 16
amygdalus 42, 8; 60, 8sqq.; 64, 4; 97, 14; 102, 26; 104, 13; 203, 22; 222, 5sq.; 224, 19; 226, 21
anas 245, 14; 250, 16sqq.
ancora 46, 7
anessum 95, 14; 122, 1
anetum 92, 11; 117, 23; 192, 10; 202, 6; 235, 6
anguilla 20, 14
anguinus 282, 9
anguis 123, 4
annotinus 79, 17
anser 24, 22; 30, 15sqq.
anserinus 31, 5
antidotum 106, 23
apertio 7, 25
apes 38, 5; 41, 19sqq.; 139, 19sqq.; 147, 18sqq.; 156, 21; 164, 18sqq.; 179, 9sq.; 205, 19; 227, 1sq.; 264, 7 (apes, *forma nom. sing.*) 148, 20
apicula 156, 23
apium 144, 8sqq.; 153, 18; 163, 4; 166, 20; 209, 17; 290, 2 (apios, *forma masc.*) 144, 16
Appiana uitis 72, 5
Apollo 210, 6; 294, u. 5
apricare 44, 8
aprotanum (ἀβρότονον) 129, 23; 253, 4; 281, 1; 288, 16 (erraticum) 251, 14 (siluaticum) 244, 10
Apuleius 38, 16
aqua *passim* (caelestis) 21, 5; 277, 22 (dulcis) 5, 8; 5, 13; 33, 2; 280, 3 (marina) 206, 15; 245, 18; 267, 13; 267, 19; 280, 2; 288, 14 (pluuiatilis) 279, 3 (suauis) 17, 4: *uide* calida, mulsa, salsa
aquae ductus 182, 19
aquare 148, 1; 148, 20; 230, 9
aquarius 47, 16; 187, 16
aquaticus 32, 5
aquatio 85, 9; 88, 20; 272, 15
aquatus 9, 20; 60, 21; 112, 1
Aquilo 8, 22; 57, 1; 62, 18; 114, 24
Arabia 280, 8
aranea 140, 23
araneus (mus) 245, 17; 261, 20; 262, 19; 263, 1; 263, 11
aratio 51, 2; 55, 23; 135, 14; 152, 26; 190, 1
arator 51, 1
aratrum 7, 27; 47, 20; 52, 14; 133, 26; 153, 14; 225, 24
arbuscula 76, 2; 77, 23; 81, 7; 199, 16
arbustiuus 75, 15; 77, 17; 207, 18
arbustum 75, 17; 76, 6sqq.; 91, 1; 123, 14; 130, 22; 179, 7; 180, 14; 197, 16; 225, 22
arbuteus 301, u. 163
arbutus 26, 14; 42, 15; 63, 25; 86, 14; 231, 2
arca 63, 19
arcus 46, 5sq.; 82, 12; 85, 2; 183, 4
area 45, 9 (*granis terendis*) 22, 22; 33, 8; 41, 1sqq.; 160, 15sqq.; 162, 21 (= *seminarium*) 34, 25sqq.; 60, 12; 70, 9; 91, 23; 92, 23; 94, 12; 104, 13; 116, 21; 125, 5sq.; 142, 8; 144, 20; 168, 4; 201, 4; 219, 16; 220, 6
argenteus 258, 21
argentum 155, 1; 245, 9
argilla 14, 15; 14, 18; 33, 18; 45, 13; 46, 8; 56, 12; 84, 18; 92, 17; 96, 6; 99, 12; 100, 14;

103, 10; 123, 15; 124, 10; 125, 17; 127, 8; 187, 1; 221, 19; 225, 18
argillosus 56, 11; 113, 17
ariditas 69, 18; 89, 19
aries 147, 16; 172, 25; 173, 4sqq.
arietinus 129, 24
Aristoteles 173, 15
Armenia (*persica*) 64, 4; 221, 7; 222, 5
armoracea 117, 25; 202, 9; 220, 2; 264, 2
arquatus 277, 2
artemesia 245, 3; 285, 5
arteria 63, 24
arundo 180, 18: *uide* harundo
ascia 19, 7sq.; 48, 14
asellus 139, 16; 295, 29 (*fulcri genus*) 21, 21
asfodilus (ἀσφόδελος) 42, 4
Asianus 230, 10
asina 40, 24; 138, 22; 139, 4sqq.
asininus 122, 26; 283, 23
asinus 32, 18; 123, 11; 138, 17sqq.; 139, 5sqq.; 273, 14; 280, 6
asparagus 90, 10sqq.; 93, 9sqq.; 119, 11sqq. (agrestis) 93, 11
asperare 108, 20; 165, 4
asphaltites (ἀσφάλτιον) 262, 4
asser 18, 13; 18, 22; 24, 15; 134, 25
Assyrii 126, 12: *uide* Syri
atriplex 144, 23; 171, 6
Atticum (mel) 287, 17
attonitus 165, 25
aucupium 191, 7sqq.; 240, 13
auellana: *uide* abellana
augmentum (lunae) 240, 4
auiarium 24, 19sqq.; 129, 14
auis 24, 21; 29, 16; 32, 5; 32, 21; 43, 7; 92, 14; 227, 7; 240, 2; 240, 11; 245, 14; 250, 16; 290, 11
auritum (aratrum) 47, 20
aurosus 4, 23
Auster 8, 23; 13, 25; 23, 8; 51, 24; 56, 24; 92, 1; 92, 20; 173, 18
austeris (= *austerus*) 139, 25; 251, 5; 251, 19; 275, 16; 288, 17
austeritas 38, 11; 39, 9
australis 116, 6; 128, 14
axis 15, 9
axungia 20, 22; 245, 16; 254, 20; 255, 8; 258, 13; 259, 8; 259, 20; 259, 24; 260, 9; 260, 18; 263, 4; 265, 3; 269, 6; 276, 9; 278, 9

baca 58, 6sqq.; 64, 15; 65, 2; 65, 9sq.; 86, 20; 87, 1; 89, 14; 91, 3; 106, 8; 108, 11sqq.; 116, 13; 200, 23; 207, 16; 231, 9; 233, 20; 236, 7sqq.; 238, 13; 240, 10; 251, 12; 285, 17
Bacchus 295, u. 45; 297, u. 87
badius (*color*) 136, 16; 136, 19
Baetica regio 86, 19
balneae 21, 10; 43, 4; 45, 1sqq.; 46, 3; 46, 14; 47, 15; 140, 29; 235, 15
balneum 235, 13; 286, 19
balsamum (βάλσαμον) 25, 12
basilica 21, 13
basterna 161, 21
bestia 106, 17
beta 94, 5; 118, 1; 145, 13; 163, 5; 171, 7; 192, 12; 202, 8 (agrestis) 280, 12sq. (siluatica) 245, 1
bidens (*instr.*) 48, 2; 53, 22; 115, 18; 174, 4; 301, u. 169
bifurcus 83, 27
bilis 252, 18; 253, 6; 267, 6; 267, 11; 276, 27; 282, 11
bipeda 22, 10; 45, 9sqq.; 46, 7; 157, 12sqq.
bitumen 37, 13; 130, 2; 181, 15; 245, 12; 262, 4; 265, 20; 269, 5; 281, 1
blatta 43, 6

blitus (*βλίτον*) 121, 18
Bolus Mendesius 276, 19
bos 24, 1sqq.; 50, 20sqq.; 54, 6; 70, 16; 132, 9sqq.; 134, 17sqq.; 161, 13; 161, 22; 221, 14; 246, 3sqq.; 247, 2sqq.; 249, 6; 250, 14; 251, 10; 252, 20; 253, 7sqq.; 255, 3; 256, 22; 257, 2; 258, 9sqq.; 259, 19; 261, 12sqq.; 263, 10; 264, 19; 272, 13; 283, 12; 284, 3sqq.; 285, 3sqq.; 288, 3: *uide* bubulus
botryones 109, 10sq.; 194, 5; 214, 12; 228, 17
brassica 93, 7; 144, 5; 163, 2; 179, 3; 191, 16; 249, 10; 253, 10; 271, 11
breuis (*liber*) 244, 4
breuitas 178, 1
bubulcus 51, 7; 135, 5; 162, 5
bubulus 36, 22; 38, 17; 39, 22; 47, 9; 62, 24; 96, 23; 99, 27; 100, 1; 123, 9; 125, 16; 140, 25; 146, 11; 165, 5; 192, 18; 224, 8; 227, 10; 244, 12; 245, 15; 245, 17; 252, 5; 254, 15sqq.; 256, 13; 256, 19; 258, 12; 259, 17; 267, 9; 285, 8
bulbulus 90, 3
butyrum 130, 4; 245, 16; 256, 7; 280, 5; 285, 12; 287, 17
buxus 18, 17; 63, 11; 209, 16

caballus 261, 9; 261, 15
cadus (*κάδος*) 207, 17; 207, 20
caecilia 261, 18; 262, 18
calabrix 193, 8
calamus 5, 4; 74, 3; 77, 24; 82, 2; 95, 5; 107, 20; 112, 19; 217, 7; 228, 15; 235, 18
calcatorium 21, 14; 22, 1
calcatus 57, 3
calceatus 259, 14
calciare 25, 8; 136, 11
calculosus 56, 5; 60, 15
caliculus 203, 16; 223, 7; 223, 10
calida (*aqua*) 45, 22; 46, 13; 65, 19; 266, 4
caluaria 40, 22
calx 15, 16sqq.; 16, 7sqq.; 19, 1sqq.; 20, 25; 46, 19sqq. (uiua) 127, 15; 130, 3; 157, 13; 183, 9 (uiuus) 101, 24
camelus (*κάμηλος*) 280, 9
camemelum (*χαμαίμηλον*) 168, 13sq.
Camena 295, u. 27
camera 16, 20sq.; 18, 10sqq.; 36, 7
campe (*κάμπη*) 37, 9sqq.; 39, 21
Campania 131, 9
canaliculus 157, 13
canalis 21, 17; 63, 6; 125, 5; 140, 2sqq.; 157, 14; 182, 21sq.; 200, 18; 229, 19; 282, 21
cancelli 41, 7
cancer 43, 10 (fluuialis) 36, 18; 37, 20; 130, 8; 283, 9 (marinus) 37, 20
Cancer 174, 2
candidulus 239, 3
canicula (*stella*) 168, 7
canicularis 171, 2; 174, 10; 174, 20; 205, 5; 230, 4
caninus (dens) 138, 9; 275, 11 (rubus) 34, 10
canis (rabidus) 243, 17 (rabiosa) 256, 9
canistri (*κάναστρον*) 200, 14; 232, 25
canna 18, 13; 18, 19; 19, 1; 32, 9; 78, 2sq.; 81, 10; 90, 13sqq.; 102, 12; 105, 17; 118, 20; 124, 13; 128, 12; 140, 6; 148, 10; 158, 21; 159, 1; 210, 19; 212, 8; 245, 1; 280, 19; 287, 18
cannabum (*κάνναβος*) 70, 1sq.; 114, 4sq.
cannetum 90, 10sqq.; 95, 4
cannicius 18, 10
cantabrum 286, 9; 286, 20

canterinum hordeum 188, 4sq.; 189, 5; 196, 8; 196, 14
cantharis (κανθαρίς) 36, 19; 37, 16
capella 230, 24; 278, 17
caper 230, 18sq.; 280, 15
capillus 45, 14; 46, 8 (mulieris) 230, 17; 280, 22
capo 217, 12
Cappadoci sales 245, 11; 263, 16
cappar (κάππαρις) 118, 1; 192, 8; 202, 8; 244, 7; 246, 6 (*forma nom.* capparis) 145, 12 (*forma nom.* cappari) 192, 4
capra 39, 11; 230, 25; 278, 15; 280, 23
capreolus 80, 16
Capricornus 174, 3
caprificare 129, 21; 163, 14
caprificus (*arbor*) 129, 19sqq.; 130, 27 (*fructus*) 245, 6; 250, 3
caprinus 32, 19; 58, 6; 115, 20; 186, 19; 199, 17; 221, 21; 229, 1; 245, 15; 254, 17; 256, 7; 276, 16; 277, 23; 278, 13; 279, 19; 287, 5; 290, 9
captiuitas 26, 17
captura 191, 10
carbo 15, 24; 165, 6; 231, 20; 234, 14; 288, 4
carbunculus 56, 16; 180, 6; 225, 17
cardo 88, 13
carduetum 117, 16
carduus 91, 13; 116, 17sqq.; 153, 19; 201, 7; 220, 2 (agrestis) 156, 4
carectum 177, 19; 178, 2
carex 24, 17; 171, 3
carica (*ficus*) 26, 12; 31, 21; 129, 9; 131, 8
caries 56, 1; 190, 9
carina (nucis) 62, 17
caroenaria 174, 22
caroenum (κάροινον) 212, 20sq.; 213, 3
carpentum 161, 17; 162, 3; 186, 13
carpinus 232, 5
carta 291, 9
caseus 28, 30; 38, 14; 156, 1sqq.; 164, 14sqq. (uetus) 245, 17; 251, 5
cassia (κασσία) 175, 13; 210, 10; 245, 8; 248, 9
castanea (*arbor*) 104, 16; 225, 26; 226, 3sqq.; 231, 22; 296, u. 67; 297, u. 94; 299, u. 116; 299, u. 132; 300, u. 155; 301, u. 162 (*fructus*) 105, 20; 224, 25sqq.; 225, 2sqq.
castanetum 226, 4
castimonialis 99, 1
castitas 11, 10
castoreum (καστόρειον) 281, 1
castra (apium) 41, 19; 43, 4
castratio 155, 7; 278, 11; 283, 4
castratorius 48, 15
castratura 154, 25; 164, 14
cataplasma (κατάπλασμα) 289, 8; 289, 15
cataplasmare 289, 12; 289, 15 *app.*
catena 18, 16; 232, 5
cattus 117, 16
cauea 77, 3
caulis (*olus*) 37, 5; 58, 23; 92, 16sqq.; 117, 24; 283, 12
causatio 4, 10
cauter (καυτήρ) 47, 3; 48, 15
cedra (= *cedria*, κεδρία) 38, 22; 280, 8sqq.
cedrus 42, 11; 126, 3; 230, 16; 232, 11
cefalo (ἐγκέφαλον) 146, 26
cella 22, 12; 25, 20; 45, 9sqq.; 167, 8 (olearis) 23, 10 (uinaria) 21, 9
Celsus 249, 3; 256, 1; 258, 22; 276, 5
Celticus 208, 16
cepa 63, 19; 91, 21; 130, 17; 246, 2; 250, 13

cepulla 91, 16sqq.; 94, 2; 117, 23; 145, 13; 171, 5; 202, 7; 220, 1; 238, 18; 284, 16; 290, 1sqq.
cera 165, 20; 191, 1; 205, 23; 245, 19; 269, 5 (alba) 46, 17; 47, 2; 234, 20 (fauorum) 104, 9
cerasium (*fructus*) 107, 25; 204, 19; 205, 10
cerasus (*arbor*) 203, 23sqq.; 300, u. 143 (agrestis) 64, 6; 226, 21
cerea poma (= *pruna*) 299, u. 118
cerefolium (χαιρέφυλλον) 94, 3; 192, 11
cerossa 183, 13; 280, 5; 285, 19
cerotum (κηρωτόν) 47, 10; 279, 17
cerrus 15, 15; 86, 15
ceruinus 136, 17; 230, 17; 283, 21; 290, 8
ceruus 39, 11; 280, 23; 285, 21
character (χαρακτήρ) 64, 11
choenica (χοῖνιξ) 207, 21; 233, 20
cicer 36, 12; 113, 20sqq.; 209, 15
cicera 114, 8sq.
cicercula 51, 21sq.; 69, 13; 69, 21; 114, 9; 282, 11
cicuta 244, 18; 274, 6; 274, 17
cimex 36, 22; 264, 14
Cimolia creta 245, 10; 262, 20
cinis 26, 22; 27, 5; 32, 20; 36, 10; 38, 6; 47, 12; 59, 21; 62, 25sq.; 96, 24; 99, 20; 101, 15; 103, 5; 120, 14sq.; 123, 12; 125, 4; 126, 5; 127, 19; 129, 18; 131, 18; 146, 4; 155, 5; 162, 16; 190, 8; 199, 18; 201, 10; 202, 22; 220, 10; 221, 14; 224, 10; 227, 19; 235, 21 (de fico) 36, 13 (ficulneus) 39, 21 (quernus) 39, 7 (sarmentorum) 106, 16; 115, 15; 154, 25; 209, 17; 211, 6; 224, 10; 259, 19 (uitium) 127, 17; 209, 6sqq.; 243, 17
cinnabari (κιννάβαρι) 221, 4
circinus 77, 7
circulus 123, 4; 291, 10
cistella 131, 21
cisterna 20, 2sqq.; 21, 11; 100, 18
citreago 149, 7: *uide* citriago
citretum 95, 12
citreum (*fructus, sc. malum*) 126, 25
citreus 298, u. 109 (*arbor, sc. malus*) 125, 1; 126, 3; 172, 11
citriago 42, 4: *uide* citreago
citrus 125, 1; 126, 5; 146, 21; 154, 7; 172, 8; 179, 8; 211, 20; 226, 20
claudicatio 254, 21
claua 125, 2sqq.
clauus 15, 14; 63, 11; 122, 24; 123, 10 (ceruicis tumor) 258, 24
clodigo 275, 8
coagulum 156, 2
coclea 38, 5 (*patella*) 124, 24; 213, 14
coclearia 208, 17; 210, 21
coctura 217, 15
coenum 43, 10
coliandrum (κολίανδρον, κορίανδρον) 91, 13; 121, 5; 145, 14; 153, 19; 163, 5; 192, 12; 234, 8sqq.; 270, 6
coliculus 244, 8; 253, 10
collirium (κολλύριον) 250, 13; 265, 18sqq.; 267, 10
colocaseum (κολοκάσιον) 95, 9; 145, 12
colocasia (κολοκασία) 118, 1
colonus 8, 14; 273, 4; 295, u. 35
coloquinthis (κολοκυνθίς) 38, 15
color* (aquae) 4, 4 (boum) 133, 2 (corporis) 3, 22 (equorum)

136, 16 (mulorum) 139, 10 (olei) 23, 21 (terrae) 4, 26; 5, 6; 5, 15; 6, 19
colostra 229, 5
colostratum (lac) 291, 1
columba 25, 5sqq.
columbarium 25, 1sqq.
columbares (κολυμβάδες) 235,3
columbinus 32, 20; 187, 14; 198, 12; 290, 3 (*color saxi*) 17, 5
Columella 23, 2; 28, 25; 64, 10; 75, 9; 76, 18; 81, 17; 82, 10; 82, 14; 84, 14; 87, 14; 88, 17; 93, 1; 94, 12; 105, 29; 115, 26; 119, 6; 172, 14; 173, 4; 186, 13; 197, 12; 198, 14; 199, 11; 199, 20; 217, 5; 218, 10; 244, 2; 270, 17; 271, 1
columna 160, 20
Cominia (*oliua*) 86, 21
concha 192, 19; 240, 5
concussio 89, 1
condimentum 156, 19
conditor 13, 24
conditum (κονδῖτος) 109, 2; 213, 10
confinium 8, 14
congestio 32, 14; 112, 24
congius 115, 27; 190, 20; 211, 15; 249, 9; 249, 14; 270, 19
coniza (κόνυζα) 23, 7; 245, 2: *uide* conyza
conpulsor 162, 1
conplutus 200, 1
consiligo 244, 9; 248, 16; 257, 13; 276, 1; 282, 19
conspersio 229, 19
constrictio 112, 23
contignatio 15, 7; 18, 17
contusio 213, 14
conus 251, 4
conyza 281, 1: *uide* coniza
coperculum 167, 16
coquina 43, 5
coracinus (κορακῖνος) 130, 5
corbicula 77, 6sqq.
corbis 77, 15sq.; 219, 11; 238, 11
coriago 256, 19
coriandrum 22, 20 *app.*: *uide* coliandrum
corium 32, 6 (*amygdali*) 61, 25 (*anguis*) 123, 4 (cepullae) 290, 1 (fici *arboris*) 130, 11 (ficorum) 131, 20 (*mali arboris*) 213, 18 (*pistaciae arboris*) 203, 14 (serpentis) 245, 13 (*in tectura*) 19, 14; 19, 18; 20, 12 (testudinis) 37, 3
Cornelius Celsus: *uide* Celsus
corniculum 276, 9; 277, 24
cornu 132, 20; 133, 17; 133, 20; 135, 7; 136, 11; 259, 20; 260, 7; 273, 17; 283, 23; 285, 15 (*instr.*) 135, 11; 264, 18; 267, 1; 281, 21; 289, 10; 290, 6sqq. (*species*) 39, 11; 129, 24; 230, 17; 280, 23; 283, 21
corona 17, 15
corpusculum 3, 22
corruptio 123, 8
cors 24, 12sqq.; 40, 7
cortex* 43, 14; 44, 9; 59, 23; 61, 24; 62, 4; 63, 9; 79, 11; 83, 1 (pinea) 245, 10 (pineus) 260, 10
corticatus 112, 10
cos 37, 16
costrus 157, 1 *app.*
cotula (κοτύλη) 108, 16; 209, 15; 227, 25; 283, 15; 284, 11; 285, 4; 288, 13; 290, 2
crabro 179, 10
crates 18, 21; 100, 11; 131, 10sqq.; 156, 10; 180, 23; 224, 20; 226, 11; 235, 14 (= *corium*) 4, 26; 12, 20; 157, 25; 190, 15; 235, 3; 236, 7 (fauorum) 165, 1
craticius 22, 14
creditor 9, 6
cremasteres (κρεμαστῆρες) 154, 17

crepitaculum 43, 7
crepare 152, 7
creta 4, 22; 17, 10; 36, 10; 86, 9; 100, 14; 101, 15; 101, 24; 123, 15; 157, 23; 158, 1; 179, 22; 186, 23; 188, 11; 245, 10; 262, 20 (quam argillam dicimus) 33, 18 (figularis) 263, 9 (figuli) 86, 11
Cretenses 210, 6
cretosus 12, 2; 122, 7; 187, 1
cretura 25, 16
cribellare 47, 12
cribellum 92, 26; 168, 21
cribrum 97, 9; 210, 13
crispus 179, 18; 236, 5
croceus (color) 206, 8
crocodillus (κροκόδιλος) 40, 5
crocomagma (κροκόμαγμα) 208, 11
crocus 42, 6; 65, 6; 89, 10; 90, 5
cruditas 29, 6; 74, 19; 249, 6; 249, 19; 264, 23
crusta 236, 3
cubiculum 18, 7; 25, 20; 26, 6
cubitalis 87, 19; 122, 11; 125, 13
cubitus 48, 5; 73, 15; 84, 23; 85, 17
cucullus 48, 17
cucumis 118, 10sqq.; 145, 11 (agrestis) 38, 9; 38, 15; 39, 18; 40, 21; 43, 12; 117, 18; 187, 25; 245, 2 (anguinus) 282, 9
cucurbita 121, 9sqq.; 126, 4; 131, 2sqq.; 145, 15; 153, 19
culex (*animal*) 36, 6; 38, 7 (*herba*) 118, 19
cultellus 48, 8; 255, 1; 258, 3
cultio 116, 16
cultor 53, 6; 151, 10
cunela 94, 1; 117, 23; 220, 3; 238, 19; 244, 11; 252, 15; 277, 3 (bubula) 244, 12; 256, 12; 267, 9
cuneolus 83, 20
cuneus 59, 20; 61, 10; 61, 21; 83, 6sqq.; 97, 2; 103, 18; 130, 10; 203, 9; 221, 16
cuniculus 23, 19; 39, 5
cupa 7, 1; 21, 20sqq.; 43, 18
cupella 99, 3
cupressus 18, 14; 18, 17; 187, 14; 209, 16; 232, 5; 236, 2; 245, 5; 245, 7; 246, 6; 251, 3; 280, 3; 284, 5
cuprinus 63, 11
curtare 76, 4
curuabilis 232, 4
curuatura 40, 11; 132, 21; 218, 2
custos 43, 7; 54, 15; 165, 25; 166, 1 (uitis) 79, 6; 79, 16
cyathus (κύαθος) 267, 1; 268, 7; 270, 9; 281, 21; 286, 12sq.; 290, 10: *uide* quiatus
cydoneum (*malum*) 102, 7; 102, 20; 132, 6; 205, 13; 213, 5; 213, 18sqq.; 296, u. 65; 298, u. 99; 300, u. 141
cydoneus (*malus*) 59, 22; 64, 2; 97, 14; 100, 27; 101, 2; 101, 30; 147, 2; 193, 7; 226, 20
cydonites 213, 17
cyma: *uide* quima
cyminatus (sal) 236, 14
cyminum (κύμινον) 25, 11; 27, 12sq.; 95, 14; 122, 1; 245, 10; 263, 3 (agreste) 38, 8
cyperum (κύπειρον) 233, 9; 245, 12; 280, 5; 284, 4
cypreus 174, 5
Cyrenaicon: *uide* Quirenaicon
cytisus (κύτισος) 280, 19; 285, 1

dactylus (*palmae*) 202, 20
Damascena (*pruna*) 224, 21
damnificus 74, 20
dealbare 25, 3
decempeda 55, 4sqq.
decimanus 74, 11; 85, 14
decoriare 61, 26
deductorium 226, 1
defritum (= *defrutum*) 102, 9; 102, 17; 148, 12; 212, 20sq.;

213, 1; 235, 11; 236, 8; 236, 18; 245, 20; 279, 16
deiectio 121, 21
Democritus 37, 18; 276, 20
densitas 21, 3; 63, 1; 136, 10
denticulus 29, 10; 161, 18; 162, 3
despumare 98, 12; 158, 9; 174, 22; 210, 14; 212, 7; 213, 2
desudare 61, 20
desugere 16, 2; 42, 10
deus 295, u. 50
dextra manus 40, 8; 261, 10
diamoron (διὰ μόρων) 193, 17
digestio 174, 18; 175, 11; 206, 8
digestus 30, 13
disciplina* 3, 10; 10, 5; 55, 11; 70, 2; 113, 13; 146, 24; 154, 8; 163, 15; 216, 17; 218, 20; 233, 6; 238, 19
diuina 3, 3
diuisura 204, 24
diureticus (διουρητικός) 207, 2
dodrans 225, 26; 250, 3
dolabra 48, 2; 50, 14; 51, 5; 89, 19; 155, 10
dolabratus 48, 13
dolium 7, 1; 21, 18sqq.; 124, 20sq.; 131, 7; 190, 19sq.; 207, 1; 207, 22; 209, 10; 210, 19sqq.; 211, 6
dominus 6, 18; 8, 14; 14, 2; 41, 3; 54, 21; 293, 8
domitura 132, 14; 135, 18
domnicalis 41, 20
domus 33, 6; 38, 13
dragma (δράγμα) 175, 12; 288, 12
dulcedo 5, 7; 5, 11; 43, 13; 61, 1; 96, 15; 190, 5; 239, 4; 264, 5
duplum 286, 7; 287, 14
durabilitas 41, 10; 220, 14
duracinum (*persicum*) 104, 9; 221, 6; 222, 6; 222, 12sqq.
dysintericus (δυσεντερικός) 108, 19
ebulus 5,4
ebur 102, 12
eburneus 282, 1
echinus 64, 9sqq.; 240, 1; 240, 6 (castaneae) 300, u. 155
Echionius (Bacchus) 295, u. 45
edera 26, 14; 37, 1; 42, 8; 180, 18; 231, 1; 244, 16 (agrestis) 268, 14
eductio 166, 13
ego 28, 26; 53, 1; 59, 5; 76, 19; 84, 9; 84, 21; 93, 11; 101, 1; 102, 23; 105, 30; 126, 13; 128, 17; 172, 4; 172, 9; 199, 12; 199, 21; 204, 2; 204, 8; 220, 11; 271, 1; 293, 9; 293, 18 (adieci) 293, 3 (adprobaui) 57, 12 (conperi) 232, 7 (comprehendi) 57, 9 (expertus sum) 103, 26; 223, 17 (perduxi) 126, 3 (probaui) 101, 21; 226, 7 (puto) 96, 26 (scio) 87, 17 (uidi) 222, 14
eleoselinon (ἐλειοσέλινον) 144, 13
elleborum 43, 12 (nigrum) 38, 14
emplastrum (ἔμπλαστρον) 83, 1; 164, 5: *uide* inplastrum
epatites (ἡπατῖτις) 208, 16; 210, 9
epiphora (ἐπιφορά) 263, 24
epirus (ἐπίουρος) 224, 11
equa 40, 22; 135, 23sqq.; 137, 5sqq.; 138, 18sqq.; 139, 1sqq.; 261, 12; 270, 15; 271, 1; 272, 13; 290, 11; 295, 29
equinus 250, 18; 265, 6
equire 271, 11
equus 24, 1sqq.; 135, 23; 136, 3; 138, 15; 139, 4; 142, 12; 271, 18; 273, 14; 286, 7; 288, 11; 290, 16; 291, 5
eruca (*animal*) 36, 11sqq. (*olus*) 58, 7; 58, 21
eruum 269, 16: *uide* herbum
eryngion (ἠρύγγιον) 247, 6

euaporare 181, 25
Eurus 56, 24; 92, 2
examen (apium) 43, 9; 44, 5; 44, 18sqq.; 140, 9; 148, 1sqq.; 156, 22; 157, 2; 165, 9sqq.
exanthema (ἐξάνθημα) 285,11
excludere (= *excudere*) 63, 7
excodicare 50, 13
explorator 166, 7
expressio 165, 18
exsucare 62, 14; 186, 15; 239, 17

faba 8, 13; 25, 14; 28, 4; 53, 3sqq.; 116, 1; 120, 23; 130, 16; 151, 14; 153, 1; 162, 17; 208, 19; 216, 16sqq.; 221, 13; 238, 2sqq.; 282, 12; 284, 10; 289, 4; 290, 7 (fresa) 53, 9; 253, 22; 282, 2
fabaceus 217, 7
fabrica 13, 21; 14, 21; 15, 6sqq.; 18, 2; 66, 6; 231, 11; 232, 2
factor 7, 1
factorium 23, 10; 200, 11
faex 79, 12; 97, 4; 103, 21; 155, 19; 174, 15; 203, 7; 205, 4; 207, 12; 221, 1; 221, 12; 257, 8; 274, 4; 279, 22; 287, 11
fagus 15, 15; 226, 14; 231, 24; 299, u. 131
falcicula 48, 10
falx 35, 22; 36, 21; 37, 11; 37, 16; 48, 2; 48, 8; 122, 12; 153, 2
famex 255, 5
famulus 293, 7; 293, 15
far 12, 3; 53, 2; 214, 3; 216, 16sqq.; 238, 3 (hordei) 28, 28; 29, 23 (triticeum) 254, 9
farina (herbi) 34, 11; 269, 16 (hordei) 30, 7sq.; 229, 13; 245, 21; 253, 20; 254, 8; 255, 22; 262, 12; 271, 15; 281, 16 (tritici) 30, 5; 248, 7; 263, 13; 281, 19
farnus 15, 15
farrago 189, 1; 189, 4
farriculum 214, 2
fascea 83, 8; 255, 21; 266, 17
fasciculus 236, 8
fascis 130, 9; 236, 11; 259, 18
faselus (φάσηλος) 191, 6sqq.; 196, 9; 196, 19
fasianinus 29, 19
fasianus 29, 11sqq.
fauilla 15, 24; 183, 10; 259, 18
Fauonius 57, 1; 87, 5
fauorabiliter 293, 18
fabricitare 253, 7; 253, 17; 275, 1; 277, 18; 277, 23; 281, 5
febrire 286, 19; 287, 5
febris 247, 14; 284, 18; 287, 9
fel (bubulum) 36, 22; 38, 17; 99, 27; 123, 9 (lacertae) 99, 25 (taurinum) 97, 4
femina 104, 21; 105, 2sqq.; 134, 2; 135, 25; 137, 22; 173, 8; 173, 18; 203, 14; 230, 23
femineus 231, 8; 286, 5
femininus 178, 21
fenarius 48, 3
fenestra 25, 10
fenestrella 25, 4
feniculum 93, 21; 208, 1; 235, 6; 244, 9; 247, 6
fenile 32, 8
fenum 32, 9; 151, 7; 151, 16; 190, 7; 190, 13; 229, 21; 266, 6; 266, 19; 272, 7; 280, 19
fenum Graecum 30, 21; 52, 9sq.; 162, 10; 162, 13; 189, 1sqq.; 208, 7; 234, 12
feracitas 72, 25
feriae 8, 25
fermentum 35, 20; 85, 18; 155, 11; 214, 1; 214, 8; 255, 22
ferramentum 7, 24; 48, 15; 54, 10; 83, 5; 140, 11; 218, 8; 270, 13

ferrarius 7, 1
ferreus 46, 5sqq.; 63, 11; 83, 6; 146, 10; 279, 2
ferrum 9, 14; 47, 10; 95, 1; 115, 19; 142, 16; 145, 4; 154, 18; 155, 12; 201, 8; 204, 22; 252, 4sqq.; 254, 13; 255, 6; 255, 24; 256, 3; 259, 9sqq.; 261, 22; 269, 8; 271, 16; 274, 22; 275, 17; 276, 14; 277, 15; 279, 6; 280, 14; 281, 13
ferula 43, 16; 119, 7; 154, 13; 244, 19; 277, 8; 281, 22sq.
fibula 248, 19sqq.; 249, 1; 262, 20
ficarius 129, 19
fictilis 5, 13; 21, 4; 21, 17; 37, 21; 43, 18; 59, 25; 98, 3; 99, 4; 100, 13sqq.; 102, 13; 119, 3; 123, 17; 126, 11; 131, 6; 131, 15; 146, 13; 154, 4; 163, 9; 182, 21; 183, 6; 193, 9; 214, 7; 223, 21; 226, 13; 228, 20; 244, 19; 274, 8
ficulneus 39, 21; 131, 24
ficulnus 156, 4; 213, 6
ficus (*arbor*) 36, 14; 102, 10; 103, 21; 104, 11; 121, 2; 128, 6sqq.; 129, 28; 130, 1sqq.; 146, 20sqq.; 154, 9; 163, 14; 163, 20; 172, 11; 226, 20; 299, uu. 120sqq. (*fructus*) 46, 21; 47, 7; 129, 17; 130, 15; 131, 1sqq.; 222, 13
figularis 263, 9
figulus 86, 11; 180, 27
filectum 170, 13; 177, 19; 178, 3
filix 15, 16; 48, 11; 53, 16; 54, 18; 152, 14; 152, 26; 153, 1; 157, 9; 171, 3
filum 174, 13
fimus 57, 20; 58, 8sqq.; 60, 22; 62, 24; 69, 17; 89, 5; 93, 3; 94, 8; 94, 21; 103, 4; 125, 16; 127, 17; 128, 10; 146, 11; 165, 5; 192, 18; 201, 8sqq.; 204, 18; 204, 23; 218, 6; 223, 8; 223, 28; 225, 25; 227, 10; 250, 1; 267, 19; 274, 10
fiscella 124, 23; 213, 11
fistucula 148, 6
fistula 45, 20sqq.; 182, 21; 183, 5sqq.; 183, 17sqq.; 263, 18; 264, 11sqq.
fistulosus 17, 7; 156, 13
flagellum 72, 24; 79, 3; 79, 21
flamma 45, 12; 231, 19
flegma (φλέγμα) 174, 17; 283, 19
flemina 271, 17
flos calcis 46, 19sqq.
flumen 16, 17; 56, 10; 58, 1; 155, 4; 229, 25; 273, 12; 291, 6
flumineus 301, u. 161
fluuialis 12, 12; 17, 1; 17, 5; 20, 15; 36, 17; 37, 19; 130, 8; 212, 17; 225, 8; 227, 19; 283, 9
fluuius 13, 21; 30, 20; 33, 4; 134, 8
focalis 78, 16
focaneus 78, 16 *app.*
focus 24, 7; 181, 6; 200, 20
folium (apii) 144, 13 (buxi) 209, 16 (camemeli) 168, 15 (capparis) 244, 7; 246, 6 (citri) 211, 20 (cupressi) 187, 14; 236, 2; 246, 6 (ederae) 37, 1 (fici) 102, 10 (ibisci) 209, 14 (lauri) 233, 9; 284, 9 (myrti) 64, 16sq.; 246, 6; 250, 5 (*sc. nardi*, μαλάβαθρον) 65, 6 (nucum) 63, 3; 63, 18; 100, 21 (oleastri) 22, 17 (persici) 220, 21 (polii) 286, 11; 288, 16; 289, 7; 290, 4 (radicum) 178, 22sqq. (raporum) 171, 18 (rododafnes) 38, 18 (rorandri) 22, 21 (rosae) 118, 9 (scyllae) 174, 12 (strumi) 286, 11 (trifolii) 262, 8 (uisci) 244, 10; 249, 3 (ulmi) 129, 24

folliculum 161, 4
fomentum 256, 6; 257, 9; 265, 14; 276, 16
fons 4, 18; 20, 2; 32, 4; 33, 11; 42, 18; 95, 10; 147, 20; 148, 4sqq.; 149, 8; 174, 21; 180, 13; 182, 17; 205, 5; 230, 1
fontanus 10, 4; 98, 23
forceps 154, 16
formator agricolae 2, 24
formica 29, 25; 36, 8; 38, 4; 63, 13; 127, 19; 130, 4sqq.; 160, 18; 205, 2; 224, 12
formula 156, 10
fornax 23, 20; 45, 6sqq.; 174, 5
fornus 21, 11; 131, 12sq.; 169, 3; 224, 10; 224, 23
fossa* 34, 6; 119, 21; 124, 6sqq.; 144, 17
fossatum 192, 6
fossicius 16, 11
fossilis (harena) 16, 17sqq. (sal) 269, 18; 289, 14
fossio 86, 5; 91, 10; 96, 19; 103, 12; 114, 20; 126, 6; 129, 12; 143, 20
fossor 7, 27; 10, 11; 53, 22; 54, 5sqq.; 82, 6; 96, 21; 106, 5; 181, 14
fossula 119, 12
fossura 193, 2
fraxineus 296, u. 60
fraxinus 232, 3; 262, 14; 299, u. 129
fraxus 76, 17; 97, 14; 229, 23
frigidarius 20, 5sqq.; 45, 20
fructuarius 79, 16
frumentarius 87, 3
frumentum* 10, 22; 11, 11; 12, 1; 13, 7; 41, 9; 98, 6
frutectum 134, 7; 152, 13; 155, 3
frutex 42, 1sqq.; 148, 25; 178, 5
fucus 165, 1
fulgur 79, 23
fuligo 36, 7; 256, 18; 260, 11; 269, 12
fumus 23, 21; 26, 21; 39, 5; 39, 10; 121, 17; 131, 5; 140, 25; 148, 24; 162, 23; 165, 5sqq.; 181, 6; 200, 20; 208, 18; 214, 18; 220, 1; 245, 19; 264, 15
fundamentum 14, 8sqq.; 46, 12; 232, 3
fundus 8, 14; 126, 13
funicula 281, 22
funis 25, 11; 34, 12sqq.; 91, 7
fur 27, 17; 41, 23; 149, 11
furca 24, 15
furfur 31, 17; 229, 12; 283, 13
fusorium 20, 8; 43, 5
fusticulus (alii) 37, 9
fusura (balnearum) 47, 15

Galaticus 51, 17sq.; 70, 19sq.
galbanum (χαλβάνη) 38, 7; 39, 11; 165, 5; 230, 16; 280, 23
galla 140, 7; 245, 8; 251, 4; 256, 17; 275, 16
Gallia 161, 12
Gallicus 18, 13; 84, 14; 116, 5; 199, 23; 231, 15
gallina 26, 19sqq.; 28, 10sqq.; 29, 18; 30, 3; 31, 1sqq.; 66, 1sq.; 247, 15; 284, 1
gallinaceus 28, 16sqq.; 246, 11
galli cantus 283, 16
Gargilius: *uide* Martialis
garum (γάρον) 253, 10; 270, 17; 281, 21
gelicidia 52, 20 (*plur.*) 217, 2; 230, 7
gemina (*pars ungulae, χελιδών*) 290, 18
gemma 7, 26; 9, 15; 72, 12; 75, 13; 75, 24; 78, 21; 80, 3sqq.; 81, 14sqq.; 83, 24sqq.; 84, 18; 88, 25; 295, u. 33; 295, u. 43
gemmare (*de cauda pauonis*) 28, 7 (*de arbore*) 122, 15; 228, 6
genesta 24, 18; 90, 11; 91, 2; 227, 10
geniculum 228, 6

germinatio 120, 9
giddi 192, 9; 246, 2; 286, 12: *uide* git
gigartum (γίγαρτον) 234, 16
gilbus 136, 17
git 270, 8: *uide* giddi
gladiolus 42, 5
gladius 155, 11
glandifer 42, 10
glandulae 105, 1
glans 105, 19; 231, 6sq.
glarea 4, 22; 56, 5; 86, 9sqq.; 87, 7; 92, 18; 134, 14; 152, 18; 178, 13; 180, 4; 225, 18 (*locus unde glarea effoditur*) 16, 17
gleba 4, 21sqq.; 5, 7sqq.; 11, 6; 40, 10; 51, 5; 56, 6; 57, 24; 190, 2; 197, 24; 217, 2
glebula 202, 2
glutinum 84, 12
glutire 31, 16
glycyridia (γλυκύρριζα) 207, 13; 208, 15
Graeci 8, 10; 8, 12; 9, 19; 23, 7; 31, 16; 37, 20; 38, 20; 39, 13; 39, 24; 62, 6; 91, 8; 107, 8sqq.; 108, 4; 108, 9sqq.; 109, 12; 114, 1; 134, 1; 143, 16; 157, 1; 168, 3; 174, 3; 200, 2; 206, 1sqq.; 217, 12; 221, 2; 227, 23; 228, 12; 228, 18; 232, 19sqq.; 233, 8; 234, 8; 234, 16; 234, 19; 243, 2; 256, 3; 259, 16; 261, 20; 262, 4; 263, 19; 279, 12; 283, 11
Graecus 214, 11; 230, 10 (Graece) 154, 17
gramen 4, 26; 5, 4; 106, 5; 114, 18; 152, 13; 152, 26; 171, 1; 174, 1sqq.; 229, 24; 253, 5; 253, 21; 266, 6; 284, 18
granaria 22, 14sqq.; 162, 23
granatum (malum) 107, 24; 139, 24; 146, 18; 288, 8; 288, 17
grando 34, 17; 40, 5
graueolens 39, 10
grossus (*fici*) 129, 22; 130, 16sqq.
grossus (= *crassus*) 91, 9
guirum 89, 22
gummen 204, 14; 208, 7; 224, 18
gumminare 64, 6; 204, 12
gurgulio (= *curculio*) 22, 19; 162, 19
guttatus 136, 17
gypsare 98, 4; 124, 25; 162, 17; 212, 16; 214, 7; 234, 22
gypsum (γύψος) 59, 26; 98, 8; 102, 20; 123, 15; 127, 2; 206, 20; 207, 7; 209, 15; 210, 16; 210, 19; 211, 6; 211, 14sq.; 212, 14; 228, 22
gyrum: *uide* guirum

habitaculum 24, 23
habitatio 15, 2; 46, 11
habitator 3, 21; 19, 23
haedus 31, 16 *app.*; 156, 3; 231, 1; 278, 2
hamus 119, 1
hara 31, 3; 105, 23sqq.
harena 4, 22; 12, 12; 16, 7sqq.; 19, 1; 58, 1; 61, 14; 63, 18; 92, 18; 99, 12; 113, 16; 118, 6; 124, 12sqq.; 127, 7; 134, 14; 178, 16; 180, 6; 182, 12; 188, 20; 201, 3; 212, 17; 225, 8sqq.; 227, 19; 232, 9
harundo 244, 10; 251, 12; 264, 11; 279, 1: *uide* arundo
heleoselinon: *uide* eleoselinon
hemina (ἡμίνα) 64, 17; 235, 7; 247, 6; 249, 25; 250, 11; 257, 15; 267, 1; 267, 12; 268, 7; 270, 12; 271, 14; 276, 8
hepatites: *uide* epatites
herba* (= *gramen*) 30, 16; 105, 11; 155, 3; 178, 7 (*quae horto molestiam exhibet*) 32,

22; 53, 6; 57, 22; 61, 3; 86, 4; 91, 23; 94, 19; 113, 18; 117, 4; 118, 13; 125, 10; 134, 7; 143, 22; 146, 4; 186, 12 (*usui uel medicinae commoda*) 42, 1sqq.; 118, 18; 149, 7
herbum (= *eruum*) 25, 14sqq.; 31, 15; 34, 11; 37, 6; 52, 16sq.; 70, 14sq.; 196, 8; 196, 17; 245, 21; 249, 16; 253, 4; 254, 11; 265, 1; 285, 3; 286, 11; 286, 20; 289, 3: *uide* eruum
hipposelinon: *uide* opposelinon
hircinus 174, 5; 255, 9; 258, 13
hircus 25, 12; 230, 18; 290, 17
hirudo 264, 8; 264, 16
hisopum (ὕσσωπος) 245, 9; 254, 3; 254, 6; 265, 3; 278, 5
Hispanus (quidam) 84, 21 (Hispani sales) 245, 11; 263, 15: *uide* Spanum
homo 25, 10; 39, 14sq.; 41, 23; 47, 17; 53, 24; 61, 24; 96, 10; 119, 4; 161, 13; 274, 15; 277, 6; 282, 12; 291, 2
hordeaceus 30, 7; 207, 10; 234, 3 (-cius) 246, 1; 253, 20; 254, 8; 255, 22; 262, 12; 271, 15; 281, 16
hordeum 12, 3; 25, 13; 26, 23; 27, 1; 28, 28; 29, 3; 29, 23; 51, 17sq.; 53, 3; 53, 11; 70, 18sqq.; 85, 19; 124, 20; 151, 11; 161, 2sqq.; 169, 2; 188, 4sq.; 189, 5; 196, 8; 196, 13; 216, 16sqq.; 226, 15; 229, 13; 238, 3sq.; 254, 12; 266, 8; 266, 19; 283, 15; 286, 7; 287, 12; 288, 8; 289, 3
horreum 9, 2; 22, 5sqq.; 41, 10; 162, 22
hortulus 33, 15
hortus* 10, 4; 14, 20; 21, 7; 32, 18; 33, 5sqq.; 41, 15; 41, 20; 57, 14; 70, 9; 91, 5sqq.; 116, 15sqq.; 144, 4; 153, 15sq.; 163, 1; 171, 4; 178, 8; 191, 12; 201, 1
humanus 6, 13; 43, 10; 99, 26; 116, 2; 127, 15; 183, 14; 224, 9; 227, 24; 245, 16; 253, 2; 254, 19; 276, 7; 277, 1; 289, 2
hyacinthus (ὑάκινθος) 42, 4
hyena (ὕαινα) 40, 6; 187, 19; 284, 15
hydromelli: *uide* ydromelli
hypomelis: *uide* ypomelis
hyosciamos (ὑοσκύαμος) 37, 7; 244, 17; 271, 20

ibiscus (= ἀλθαία) 209, 14
iecur (*anseris*) 31, 21
igneus 263, 7; 270, 13; 276, 17
ignis 23, 19; 131, 4; 135, 19; 149, 18; 213, 5; 234, 25; 254, 4; 259, 18; 264, 15; 274, 16
ignitus 155, 10
ilex 86, 14
imber* 3, 17; 12, 11; 17, 1; 32, 4; 41, 12 (aceti) 202, 16 (mellis) 149, 7 (mulsae) 166, 10 (uini) 29, 23
imbrex 17, 17; 140, 4
incendium 4, 6; 11, 4; 32, 12; 59, 18; 231, 19
incisura 9, 15; 112, 9
incola 4, 8; 4, 16
incubatio 28, 11
Indicus 55, 1; 210, 11
industria 3, 13; 6, 12sqq.; 42, 2; 109, 4
infelicitas 103, 23
infidubulum 165, 7
inflatio 4, 15; 213, 10; 249, 19
infossio 82, 10
inobseruans 39, 15
inoculare 130, 24; 146, 20; 146, 26; 163, 16; 172, 11; 222, 8; 226, 9
inpensa 24, 17
inpensa (*calcis et harenae*) 15, 25; 18, 23; 46, 9

inpetigo 268, 9
inplastrare 146, 20; 154, 6; 179, 7; 222, 9sq.
inplastratio 84, 13; 163, 19; 172, 2
inplastrum 285, 10: *uide* emplastrum
inruptio (luminis) 194, 7
insitio 13, 5; 82, 20sqq.; 84, 21; 112, 6; 143, 9; 146, 21; 163, 18; 293, 3
inspersio 120, 16
instillatio 227, 26
instrumentum 47, 18sq.; 191, 10
insula 27, 22
interaminum uitium 251, 1
intercutis aqua 279, 11
internodium 128, 12sqq.; 148, 10
interserere 48, 7; 128, 26; 183, 3
intertrigo 268, 16; 275, 9sqq.
interuenium 108, 8
intibum (*ἔντυβον*) 118, 2; 145, 14; 201, 2 (agreste) 30, 21
inula 95, 4; 233, 9
inuentiones (aquae) 3, 5
inuestis 175, 1; 211, 4
ipposelinon (*ἱπποσέλινον*) 144, 12
iris 42, 5
Itali 50, 13
Italia 52, 10; 81, 19; 101, 1; 222, 8
Italicus 210, 16
iterare 70, 7; 170, 12; 170, 16
iugeralis 55, 2; 73, 20; 113, 19
iugerum 51, 20sqq.; 52, 3sqq.; 54, 22sq.; 69, 19; 90, 8; 113, 23; 114, 11; 142, 12; 171, 15; 177, 14; 178, 18; 186, 12; 187, 17; 188, 6sqq.; 189, 3sqq.; 196, 20; 197, 5; 216, 20; 217, 7
iuglans (nux) 62, 9sqq.; 104, 17; 226, 22
iugum 51, 1; 79, 18; 161, 22; 218, 4sq.; 258, 11; 258, 19
iumentum 32, 19; 142, 20; 190, 3; 265, 7; 266, 16; 267, 6; 267, 16; 272, 8; 291, 8
iunctura 46, 20sqq.; 183, 9
iuncus 5, 4; 83, 14; 105, 18; 152, 26; 180, 17; 213, 12
iuniperus 18, 17
ius 236, 11; 236, 20
iuuencus 154, 21; 155, 8
iuuenis 7, 14

labrum (fossae) 180, 23
lac 27, 11; 58, 16; 118, 6; 118, 14; 126, 20; 129, 3; 137, 20; 147, 13sqq.; 156, 4; 156, 16; 221, 22; 229, 4; 231, 1; 243, 8; 276, 16; 277, 22sq.; 287, 5; 290, 9; 291, 1
Lacedaemonii 207, 7
lacerta 99, 25
lacertus 43, 6; 44, 1
lacinia 273, 4
lactuca 57, 15sqq.; 91, 12; 117, 25; 145, 14; 163, 5; 171, 7; 192, 12; 238, 17 (marina) 244, 12; 259, 15
lactucula 30, 21
lacuna 4, 2; 17, 3; 20, 19; 30, 20; 43, 2; 134, 10; 144, 14; 180, 16; 282, 15
lacus 21, 15sq.; 50, 15; 121, 25; 212, 6; 282, 14
laesio 164, 7
laetamen 12, 21; 22, 7; 24, 22; 41, 16; 57, 21; 61, 4; 69, 2sqq.; 89, 3; 95, 15; 96, 22; 115, 16sqq.; 119, 9; 145, 4; 146, 4; 177, 16; 178, 19; 186, 11sqq.; 188, 7; 190, 3; 201, 23; 219, 9; 224, 3; 227, 27; 261, 7
laetare (= *stercorare*) 11, 4; 12, 20; 88, 22; 199, 1
laeua manus 248, 17
laguna (*λάγυνος*) 106, 8; 209, 1; 211, 11; 214, 3
lamina 254, 17; 263, 7; 270, 13

lana 63, 13; 155, 26; 172, 26; 173, 5; 173, 13; 181, 1; 273, 20; 277, 7; 285, 9 (siluestris) 245, 20; 277, 4 (sucida) 259, 8
lanatus 229, 18
lapidosus 4, 23; 62, 11; 95, 24; 97, 6; 224, 3
lapillus 97, 8; 112, 17; 202, 2
lapis 12, 16; 14, 12; 17, 8; 32, 3; 34, 5; 56, 6; 61, 14sqq.; 62, 19; 70, 7; 76, 7; 87, 7; 99, 24; 116, 9; 123, 5; 128, 10sqq.; 131, 13; 146, 9; 152, 17sqq.; 160, 19; 182, 3; 190, 2; 227, 20sqq.; 259, 11
laqueus 117, 20; 240, 2; 240, 11
lardum 20, 10; 64, 8sqq.; 240, 1; 240, 8
larex (λάριξ) 231, 17
largitas 223, 11
laser 122, 22; 288, 1
laserpicium (σίλφιον) 245, 11; 263, 20
later 121, 1; 157, 22sq.; 158, 3sqq.; 167, 24; 167, 26; 193, 14sq.; 234, 3
laterculus 22, 10; 45, 13
latericius 17, 12sq.; 259, 4
laurinus 65, 8; 117, 7; 200, 7; 219, 13
laurus 236, 7; 238, 12; 245, 6; 251, 14; 257, 5; 300, u. 143 (baca) 65, 9; 91, 3; 200, 23; 285, 17 (folia) 233, 9; 284, 9
lauacrum 21, 6
laxitas (aeris) 5, 28
legumen 8, 12; 31, 15; 52, 19; 53, 3; 151, 15; 162, 15; 168, 6; 182, 13
lens 253, 22; 254, 5; 268, 1sqq.
lenticula 69, 13sq.; 162, 15; 216, 17; 217, 16; 246, 1
lentiscinus 64, 14sqq.; 245, 17
lentiscus 42, 11; 103, 19; 129, 27; 221, 16; 231, 2; 235, 6; 249, 13; 251, 7; 253, 12; 263, 23; 269, 2 (baca) 238, 13; 251, 12 (fructus) 245, 5 (grana) 65, 16 (semina) 26, 13
leoninus 83, 7
lexiuum 63, 14; 109, 6; 123, 12; 223, 25
Libanus 287, 16
libellus 294, u. 3
liber 61, 11; 281, 14
libramentum (aquae) 181, 24
librarius 293, 5
Liburnicus 233, 7sq.
Libycus 296, u. 71
Licinia (*oliua*) 86, 21sqq.
ligamen 250, 8
ligatura 10, 8; 81, 4sq.; 112, 15
lignarium 32, 8
lignarius 7, 1
ligneus 18, 16; 97, 1; 119, 8; 140, 2; 142, 14sqq.; 155, 9; 182, 3; 182, 21; 250, 6
lignum 18, 13; 19, 7; 32, 9; 43, 17; 61, 21; 63, 19; 83, 7; 85, 9; 102, 5; 146, 25; 204, 9; 213, 6; 282, 23
ligo 48, 4
liliacium (oleum) 158, 11
lilietum 90, 4
lilium 39, 11; 42, 7; 89, 10; 90, 1; 158, 12; 256, 1
limax 36, 6; 52, 8
limus 4, 5; 33, 3; 108, 19; 182, 12; 226, 2
linamentum 254, 15; 255, 2sqq.; 260, 17; 270, 14; 271, 16
linare (†) 108, 13
linea 53, 22; 73, 24; 74, 2; 80, 19; 95, 6; 119, 13; 240, 16
lineus 281, 22
linimentum 211, 5
linteolum 144, 17; 260, 7
linteum 16, 15; 108, 12; 208, 4; 211, 10; 212, 11; 233, 23; 234, 4; 269, 19
linum 90, 9; 197, 6 (lini semen) 90, 7sq.; 197, 1sqq.; 216, 18; 217, 17; 238, 2sqq.;

246, 1; 255, 17; 289, 13 (= *filum*) 129, 22
liquamen 99, 1; 274, 18
liquor 25, 12; 45, 23; 99, 5; 183, 11; 226, 1; 274, 9
lis 8, 15
litus 16, 18; 58, 2; 155, 21; 232, 9; 240, 3
locularis 101, 25
loculus 131, 21
locusta 29, 1; 29, 24; 39, 13; 39, 19
lomentum 208, 19; 209, 3
lorum 25, 10
lotium 224, 8
lucerna 181, 3; 181, 19; 258, 25
lumbrici 264, 22; 267, 15
luna 10, 24; 27, 3; 28, 14sqq.; 29, 20; 35, 11; 52, 8; 66, 7; 69, 5; 69, 16; 83, 24; 89, 4; 92, 2; 97, 20; 116, 21; 126, 27; 154, 14; 158, 16; 162, 18sq.; 170, 18; 174, 2; 186, 11; 190, 2; 191, 21; 205, 7; 217, 10; 219, 21; 231, 11; 240, 3
lupinus 11, 15; 32, 6; 38, 10; 53, 4; 127, 17; 130, 10; 153, 1sqq.; 155, 19; 162, 20; 177, 14; 188, 8sq.; 189, 11sq.; 196, 9; 196, 17; 264, 24; 274, 4 (amarus) 27, 8; 27, 14; 39, 17; 246, 1; 279, 22
lupus (*animal*) 256, 9; 280, 20; 284, 2 (*instr.*) 48, 4
lutare 209, 11; 226, 14
lutum 22, 16; 34, 3sqq.; 62, 8; 83, 15sq.; 85, 3; 85, 21; 102, 8; 112, 13; 116, 8; 126, 24; 164, 9; 192, 6; 192, 18; 221, 20; 227, 10; 230, 26; 282, 15sq.
luxuria 26, 8; 69, 15

maceria 34, 5; 42, 17; 152, 25
machina 154, 15
macies 4, 23; 256, 22; 257, 12; 270, 16; 272, 1; 272, 6; 273, 15
macilentus 122, 7
magister fabricandi 3, 5
magnus (= *magnificus*) 208, 10
Mago 76, 10; 154, 12
malagma (μάλαγμα) 262, 8; 263, 4
maledictum 120, 25
malitia 9, 4; 12, 10; 197, 3; 199, 28
malleolus 75, 12
malleus 122, 14
maltha 20, 5sqq.; 46, 13sqq.
malua 93, 17; 117, 24; 149, 14; 171, 7; 201, 21 (agrestis) 243, 6
malum 122, 5sqq.; 124, 7sqq.; 139, 24; 146, 18; 154, 2; 213, 18; 245, 6; 275, 14; 288, 9; 288, 17; 296, u. 70: *uide* melum
malus 100, 5; 102, 2; 107, 24; 132, 5; 172, 3; 205, 12; 224, 19; 226, 19; 296, u. 59; 297, u. 78: *uide* melus
manicae 48, 17
manipulus 169, 3; 234, 8
mansio 15, 1; 15, 3; 16, 2
manubriatus 48, 4
manubrium 84, 26; 122, 11; 125, 13
mare 17, 2; 33, 1; 91, 16; 155, 21; 206, 16; 240, 4; 273, 12; 291, 5; 294, u. 22
marinus 16, 18; 37, 20; 40, 6; 61, 26; 93, 2; 122, 25; 124, 1; 125, 17; 130, 9; 192, 19; 206, 15; 224, 22; 244, 12; 245, 14; 245, 18; 248, 10; 259, 15; 267, 13; 267, 19; 269, 4; 280, 2; 288, 15
maritimus 11, 20; 88, 23; 102, 22; 103, 10; 114, 2; 125, 23; 134, 5; 151, 16; 161, 8; 174, 10; 175, 9; 190, 18; 191, 24; 201, 4; 222, 21; 228, 3; 239, 10
maritare 77, 18

marmor 16, 5; 17, 6; 45, 18 (granum) 19, 14; 19, 17 (tusum) 16, 7; 19, 2
marmoreus 157, 20
marrubium 244, 7; 246, 15; 256, 3; 256, 18; 260, 14; 265, 4; 271, 13; 280, 17
Marsus 248, 16
Martialis 61, 12; 63, 21; 119, 5; 123, 14; 126, 12; 131, 7; 145, 8; 154, 3; 163, 21; 204, 8; 204, 10; 204, 19; 239, 2
mas 134, 1; 137, 8sqq.; 203, 14
masculus 137, 18; 173, 15; 180, 5
mastice (μαστίχη) 210, 9
masticinus 117, 8
materia 18, 11; 72, 18; 76, 3; 80, 6sqq.; 81, 18; 82, 4; 83, 21; 84, 12; 88, 6; 152, 2sq.; 157, 16; 271, 8
materies 7, 17; 66, 5sq.; 231, 10sqq.; 238, 8sqq.
matrix 229, 8; 231, 5
maxilla 230, 20; 266, 10
mediare 130, 25
Medica (Μηδική) 70, 5sq.; 142, 7sqq.; 188, 19; 188, 23; 229, 12; 244, 18; 272, 6
medicabilis 63, 23
medicabiliter 108, 20
medicamen 106, 20sqq.; 247, 1; 248, 8; 263, 1; 268, 15; 269, 7; 273, 11; 273, 24; 278, 10
medicamentum 246, 5; 248, 12; 251, 20; 254, 4; 254, 13; 256, 15; 257, 9; 258, 12; 258, 17; 260, 18; 264, 6; 274, 11; 274, 24; 276, 14
medicina 48, 16; 108, 5; 108, 17; 243, 19sq.; 246, 3; 249, 6; 250, 4; 251, 1; 253, 15; 256, 12; 264, 19; 265, 6; 266, 11; 267, 18; 268, 4; 271, 10; 274, 21; 276, 3; 278, 15; 281, 4
medietas 18, 8; 108, 6; 124, 24; 130, 14; 152, 17; 168, 15; 175, 6; 206, 14; 211, 17 (*cf.* medium *subst.* 39, 20)
mediterraneus 11, 21
medulla 245, 17; 258, 12; 287, 14 (*arboris*) 59, 17; 83, 10; 83, 20; 84, 14; 85, 4; 106, 19; 107, 10; 112, 9; 119, 8; 123, 24; 126, 19; 199, 24; 204, 21; 231, 12
mel 27, 12; 42, 12sqq.; 60, 22; 61, 21; 63, 22sq.; 65, 7; 98, 10; 102, 13sq.; 106, 12; 124, 26; 128, 4; 131, 1; 140, 6sqq.; 147, 9; 148, 12sqq.; 149, 8; 158, 10; 158, 18; 164, 20; 165, 3sqq.; 167, 7; 168, 23; 174, 22; 175, 17; 179, 2; 184, 2; 193, 19sq.; 205, 23; 208, 12; 211, 22; 212, 7; 213, 10sqq.; 222, 14; 227, 3; 235, 4; 236, 15sqq.; 245, 17; 245, 19; 249, 14; 250, 13; 255, 20; 263, 12; 263, 17; 264, 2sqq.; 265, 18; 267, 10; 270, 2; 287, 16; 289, 5
melilotos (μελίλωτος) 208, 15
mellisfillum 42, 3
mellissofillum (μελισσόφυλλον) 166, 20
melones 118, 4; 145, 11; 153, 19
melum 99, 8sqq.; 163, 10: *uide* malum
melus 97, 13; 99, 8sqq.; 127, 22; 193, 7; 193, 11: *uide* malus
menta 37, 4; 93, 18; 145, 15; 175, 13; 202, 7; 235, 11
mentigo 277, 25
mergus 82, 12sqq.; 217, 21; 218, 1
meridianus 13, 15; 14, 22; 18, 5; 23, 11; 24, 2; 45, 7; 56, 23; 86, 17; 125, 26; 134, 15; 232, 12

meridies 7, 4; 24, 13; 34, 1; 46, 2; 60, 17; 99, 13; 131, 11
merum (*uinum*) 135, 6; 246, 17
mespilum 127, 5; 127, 26; 296, u. 69
mespilus 104, 11; 226, 20; 297, u. 91; 298, u. 106
messor 161, 5
messorius 48, 3
metallum 4, 3
metreta (*μετρητής*) 211, 9; 233, 20; 234, 9
mica (alii) 27, 7 (turis) 265, 20
miliarium 45, 18sqq.; 149, 15
milium 26, 1; 31, 14; 102, 15; 113, 13sq.; 143, 24; 147, 13; 151, 6sqq.; 191, 6sqq.; 193, 12; 246, 1; 252, 21 *app.*; 255, 18
minister 15, 22
minutim 20, 25
mixtio 34, 13; 220, 11
mixtura 229, 24
mixturare 286, 9; 290, 8
modius (cineris) 199, 18 (frumenti) 30, 5sqq.; 51, 20sqq.; 52, 3sqq.; 53, 8; 69, 19; 90, 8; 113, 23; 114, 11; 161, 4; 169, 4; 177, 14; 187, 18sq.; 188, 5sqq.; 189, 3sqq.; 196, 20; 197, 5; 200, 13; 214, 3; 216, 20; 217, 8 (spatium) 153, 10
mola 35, 17; 47, 16; 169, 4; 232, 23; 233, 6
molaris (*dens*) 138, 10
monstrum 39, 12; 40, 21
mordacitas 60, 22
mortarium 116, 3
morus 103, 1sqq.; 126, 10; 130, 27; 132, 7; 226, 21; 298, u. 110; 299, u. 119; 299, u. 127; 299, u. 135 (agrestis) 193, 18
mula 139, 13; 250, 18; 252, 22; 271, 11; 272, 10; 273, 14
mulgere 229, 4
muliebris 280, 22
mulier 26, 20; 27, 11; 36, 15; 121, 4; 230, 17
mulinus 271, 10
mulsa (aqua) 26, 2; 60, 21; 60, 24; 118, 6; 118, 14; 126, 19; 140, 3; 166, 10; 255, 22; 259, 22; 262, 12; 263, 13
mulsea (aqua) 255, 18; 263, 24
mulsum (*uinum?*) 118, 6 *app.*
mulus 138, 17sq.; 272, 11
munimen (hortorum) 91, 8
munitio (horti) 34, 3; 34, 9
muria 39, 18; 124, 1; 222, 12; 224, 22; 235, 7sqq.; 236, 17sqq.; 267, 14; 280, 2; 282, 12
murinus (*color*) 137, 1; 139, 10
murra (*μύρρα*) 208, 11; 210, 11; 245, 8; 248, 9; 267, 11; 272, 2; 284, 10; 288, 3; 288, 12
murteus 136, 17
mus 38, 12; 160, 18; 262, 22 (agrestis) 38, 16 (araneus) 245, 17; 261, 20; 262, 19; 263, 2; 263, 11 (rusticus) 39, 7
Musa 294, u. 11
musca 260, 19; 264, 5; 265, 19; 269, 14
muscus 79, 13; 83, 15; 84, 19; 85, 3; 85, 21; 96, 7; 153, 12; 184, 14; 190, 6sqq.; 199, 19
mustela 25, 6; 117, 17
musteus 214, 1sqq.
mustum 102, 18; 200, 3; 206, 13; 206, 19; 207, 3sqq.; 210, 14; 210, 25; 211, 8; 211, 13; 211, 21; 212, 5; 212, 22; 214, 2sqq.; 236, 23 (= *mel recens*) 165, 17
mygale (*μυγαλῆ*) 261, 20
myrta 64, 15; 65, 2sqq.; 106, 8; 108, 14; 288, 15
myrtinus 64, 14

myrtites 65, 1sq.; 106, 6sq.; 108, 9sq.; 238, 14
myrtus 26, 13; 91, 3; 108, 10; 238, 13; 245, 5; 251, 7; 251, 12 (agrestis) 207, 16 (siluestris) 246, 6; 250, 4
myxa (μύξα) 104, 4

napus 171, 8sqq.; 178, 9; 192, 13
narcissus (νάρκισσος) 42, 6
nardus (νάρδος) 117, 7; 208, 16: *uide* folium
nasturcium 58, 7; 58, 17; 91, 13; 118, 2; 192, 9
natatus 20, 15; 291, 5
nausea 246, 10; 252, 18; 253, 1; 270, 11; 282, 10
nauseare 282, 1; 286, 15
Neapolitanus 126, 13
nebula 3, 21; 35, 14sqq.; 36, 3; 56, 11; 71, 6; 179, 18
nepita 245, 2; 281, 1
nidor 23, 21; 37, 10; 234, 8; 264, 14sq.
nidus 25, 6
nimietas 56, 21; 80, 1; 108, 2; 122, 20; 140, 17; 154, 20; 172, 20
nitratus 217, 14
nitrum (νίτρον) 92, 26; 233, 3; 245, 12; 268, 11; 290, 4; 290, 11
niuosus 12, 5
noctua 35, 20; 36, 8; 191, 10
noualis 11, 2; 53, 17; 229, 17
nouitas 44, 19; 142, 21
nubes 39, 13; 40, 12sqq.
nucleus 156, 16; 192, 16; 210, 2; 221, 4; 222, 19; 223, 5; 223, 20
nuculeus 62, 7; 104, 4; 239, 5
nutrix (*auium*) 28, 14sqq.; 29, 19
nux 38, 20; 60, 23; 61, 16; 88, 18; 100, 21; 103, 24; 104, 17; 203, 13; 208, 3; 223, 18; 226, 22; 301, u. 163
Nympha 297, u. 86

o littera 248, 21
oblaqueare 96, 28
obstipus 281, 5
occatio 177, 7; 177, 11
occidens (*sol*) 7, 6; 13, 18; 13, 25; 14, 24; 45, 7; 80, 22
ocimum (ὤκιμον) 58, 7; 145, 6sqq.; 171, 6; 202, 15
ocrea 48, 17
oculatus 28, 8
oenanthe (οἰνάνθη) 168, 18
oenomelli: *uide* ynomelli
oestrus (οἶστρος) 157, 1: *uide* ystrus
offa 31, 22; 135, 10; 257, 3; 264, 25; 265, 2
offula 30, 6; 30, 10
olea 8, 5; 9, 19sqq.; 70, 22; 86, 16; 89, 3; 96, 4; 115, 22sqq.; 143, 1sqq.; 153, 5; 153, 12; 163, 20; 199, 6sqq.; 218, 19; 219, 10; 233, 21; 253, 12
oleaginus 234, 14
olearis 23, 11
olearius 162, 16
oleaster 22, 17; 26, 13; 116, 9; 143, 4sqq.; 199, 24; 224, 11; 245, 5; 249, 13; 251, 8; 251, 12; 296, u. 53
oleum 23, 10sqq.; 27, 7; 30, 10; 35, 22; 36, 20sq.; 37, 1; 47, 4sqq.; 64, 16sqq.; 65, 9sqq.; 86, 22; 130, 3; 130, 17; 147, 5sqq.; 155, 5; 157, 14; 158, 12sqq.; 168, 14; 181, 3; 183, 9; 218, 17; 230, 15; 232, 19sqq.; 233, 1sqq.; 234, 1sqq.; 236, 15; 245, 17; 246, 16; 249, 25; 252, 6; 252, 14; 253, 11; 254, 7; 254, 16; 255, 8; 255, 15; 256, 14; 257, 6; 257, 15; 258, 13; 259, 6; 259, 20; 260, 7; 260, 18; 262, 15; 262, 23; 263, 8; 264, 5; 264, 12; 265, 12sqq.; 267, 1; 268, 7; 269, 2; 269, 10sqq.;

270, 9; 271, 13; 277, 7; 285, 15; 286, 13; 287, 6; 288, 2sqq.; 289, 6sqq.; 290, 10; 291, 6 (camemelum) 168, 13 (laurinum) 65, 8; 65, 21; 117, 7; 219, 13; 238, 12 (lentiscinum) 65, 14sqq.; 238, 13; 245, 18; 263, 23; 269, 2 (liliacium) 158, 11 (myrtinum) 64, 14; 238, 13 (roseum) 158, 14; 287, 14 (Sabinum) 118, 18 (Spanum) 175, 18 (uiolacium) 147, 4 (uiride) 86, 23; 200, 7sq.
oliua 11, 8; 18, 17; 22, 17; 143, 2sqq.; 199, 2sqq.; 200, 8sqq.; 218, 16; 232, 22; 233, 19; 235, 1sqq.; 236, 2sqq.; 296, u. 53
oliuetum 85, 12sqq.; 143, 4; 199, 1sqq.; 218, 16; 219, 5sq.
olla 20, 23; 123, 17sqq.; 159, 2; 236, 17; 239, 13
olus 36, 12; 37, 3sqq.; 39, 23; 42, 15; 121, 8; 121, 19; 191, 14
onager 139, 4sqq.
onfacomelli (ὀμφακόμελι) 184, 1
operarius 153, 9
operculare 214, 17
opobalsamum (ὀποβάλσαμον) 117, 7
opos Quirenaicon 107, 20
orbiculatus 100, 16
orches (*oliua*) 86, 21
oriens (*sol*) 7, 5; 13, 15; 16, 2; 18, 6; 56, 24; 80, 22; 179, 17
orientalis 83, 26
origanum (ὀρίγανον) 38, 4; 42, 3; 42, 14; 117, 25; 192, 1; 202, 8; 236, 11; 236, 20; 245, 4; 287, 9
ornus 97, 14; 296, u. 63
osseus 83, 6; 203, 14
ostigo 277, 25
ostreum (ὄστρεον) 47, 7
ouiaricus 278, 13
ouillus 32, 18; 99, 19; 115, 19; 118, 14; 126, 20; 229, 1; 229, 16; 279, 19sq.
ouis 147, 15; 155, 16sqq.; 164, 16; 230, 5sqq.; 272, 14; 273, 9sqq.; 275, 1sqq.; 279, 11
ouum 209, 1; 272, 2; 286, 17; 287, 6; 287, 15; 290, 9 (anseris) 31, 1sqq. (fasiani) 29, 17sqq. (formicae) 29, 24 (gallinae) 26, 24sqq.; 28, 16sqq.; 66, 3; 246, 11 (pauonis) 28, 1sqq.
oxymelli (ὀξύμελι) 222, 12

pabularis 11, 15
pabulum 52, 2; 105, 19; 106, 1; 133, 11; 142, 21; 147, 12; 148, 21; 162, 14; 165, 9; 172, 21; 173, 12; 189, 2; 246, 15; 247, 15; 251, 7; 251, 17; 271, 3; 271, 19; 272, 15; 282, 8; 283, 16; 286, 11; 287, 12
pagina 150, 20
pagurus (πάγουρος) 37, 20
palare 88, 21sqq.; 114, 14sqq.; 232, 3
palea 15, 16; 22, 17; 32, 9; 33, 8; 35, 14; 38, 22; 41, 17; 61, 25; 63, 18; 98, 6; 100, 15; 102, 15; 116, 1; 124, 6; 126, 4; 128, 1; 157, 9; 158, 2; 160, 17; 162, 4sqq.; 178, 20; 219, 22; 226, 15; 229, 21; 283, 13; 285, 3
palearium 32, 8
paleatus 112, 13; 116, 8; 221, 20
Palladii rami (*oleae*) 296, u. 51
palma 146, 26; 154, 9; 163, 16; 172, 12; 202, 19; 203, 5sqq.
palmaris 91, 9; 125, 6; 146, 2
palmeus 106, 11; 124, 23; 211, 21

palmus 23, 4; 85, 18; 89, 22; 118, 16; 125, 20; 183, 8; 220, 9; 223, 3; 223, 24
pālus, -i 63, 11; 66, 7; 81, 11; 82, 2; 85, 19; 97, 1; 103, 5; 114, 23; 116, 9; 123, 19; 154, 5; 219, 12; 221, 17; 231, 21; 238, 11
pălus, -udis 4, 3; 13, 24
palustris 32, 21; 34, 8; 40, 8; 105, 14; 226, 16; 229, 18; 245, 14
pampinarius 72, 25; 79, 25; 81, 21
panax (πάναξ) 248, 6
panctio 197, 8
panicum 113, 13sq.; 143, 24; 151, 6sqq.; 191, 6sqq.
panis 38, 14; 131, 12; 214, 5; 234, 3
pannus 16, 15; 35, 17; 43, 7; 255, 7; 284, 16
papauer 91, 14; 191, 13
papilio 140, 24; 149, 13; 149, 17; 157, 3
papula 268, 2
papyrus (πάπυρος) 107, 13; 109, 15; 244, 10; 250, 8
par (boum) 24, 8
parcitas 26, 8
pascuum 137, 7sqq.; 173, 19; 178, 4sq.; 229, 9sqq.; 230, 4sqq.; 261, 19; 271, 5; 281, 6; 282, 3sqq.
Pasiphilus 294, u. 1
passa (uua) 139, 25; 213, 11; 214, 10sq.
passum (uinum) 98, 17; 102, 9; 179, 2; 213, 7sqq.; 235, 21; 245, 16; 255, 22
pastinaca 93, 22; 179, 5; 192, 11; 202, 7 (agrestis) 244, 14; 264, 1; 269, 19
pastinare* 8, 9; 34, 21; 53, 12sqq.; 55, 20; 57, 2; 71, 3; 73, 18; 153, 17; 191, 20; 220, 6
pastinatio 34, 23
pastinum 13, 10; 33, 15; 48, 7; 53, 13sqq.; 55, 1sq.; 71, 1; 74, 7; 75, 7; 85, 14sqq.; 88, 3; 113, 5; 197, 21; 198, 3; 238, 8sq.
pastor 105, 26; 229, 5; 244, 9; 248, 16; 276, 12; 277, 25; 278, 1
pastura 189, 8; 283, 12; 285, 18
paterfamilias 45, 2; 244, 5
patina 32, 12; 45, 19; 102, 19
pauimentum 15, 1sqq.; 20, 8sqq.; 22, 2; 22, 11; 23, 19; 38, 8; 45, 17; 157, 4sq.; 167, 24sq.; 193, 14sq.
pauo 27, 16sqq.
pauoninus 28, 16sqq.; 31, 4
pausia (*oliua*) 86, 21sq.
peccare 208, 10
pecus, -oris 32, 5; 41, 6; 50, 19; 61, 7; 70, 16; 77, 3; 87, 9; 155, 24sq.; 160, 22; 189, 9; 223, 4; 229, 20; 243, 21; 247, 9; 247, 19; 248, 3; 248, 9; 248, 17; 249, 4; 250, 9; 252, 19; 256, 19; 261, 4; 261, 12; 263, 11; 264, 20; 268, 6; 270, 7; 272, 9; 272, 15sqq.; 273, 23; 276, 2; 277, 2; 277, 6; 278, 14sqq.; 279, 4sqq.; 282, 4
pecus, -udis 41, 23; 105, 23; 270, 20; 272, 21; 273, 17; 276, 12; 276, 24; 281, 15; 282, 10
pedalis 201, 9
pedaneus 157, 10
pedicularis herba 244, 15; 267, 9
pediculus 60, 4; 100, 14sqq.; 123, 29; 128, 2; 131, 6; 236, 21
peduclus 27, 13
peduculus 280, 10
pellicius 48, 17
pellicula 27, 4; 27, 10; 156, 3
pellis 40, 5; 48, 18; 136, 13; 155, 8; 187, 19; 247, 3; 256, 20; 257, 7; 279, 12

pensio 14, 6
percolere 116, 14
pergula 79, 18; 218, 4sq.
perlinere 108, 7
permixtio 20, 25; 213, 24
perna 64, 8sqq.; 240, 1; 240, 8
perpluere 231, 16
perpluuium 17, 18
persicum (*pomum*) 300, u. 151
persicus 42, 8; 62, 5; 64, 3sqq.; 84, 22sqq.; 85, 7; 100, 7; 146, 19; 154, 6; 163, 16; 163, 21; 220, 5; 220, 21; 221, 2sqq.; 224, 18; 297, u. 89; 297, u. 96
personatia herba 244, 13; 261, 23
pertica 18, 18; 18, 22; 26, 10; 51, 7
pestilentia 13, 26; 211, 7; 247, 16
pestis 181, 16; 243, 3; 256, 19; 261, 21; 272, 17; 276, 21; 278, 20; 283, 22
petroselinon (πετροσέλινον) 144, 14
petroselinum 236, 13
petrosus 129, 1
Phyllis (= *amygdalus*) 296, u. 61; 298, u. 97; 300, u. 149
picare 97, 24; 98, 4; 98, 8; 99, 4; 100, 13; 100, 19; 123, 29; 124, 25; 127, 27; 131, 15; 175, 10; 190, 19sqq.; 193, 13; 212, 15; 239, 12
piceus 299, u. 133
pigmentum 156, 20; 244, 4; 245, 8
pĭla 183, 4
pīla 45, 10sqq. (cupressi) 245, 7
pilula (cupressi) 209, 16; 280, 4
pilum 46, 22; 47, 10; 279, 2
pinetum 104, 9
pineus 156, 16; 208, 3; 223, 6; 223, 18; 245, 10; 260, 10
pinguedo 5, 6sqq.; 78, 17; 107, 22; 156, 12; 172, 17sqq.; 193, 20; 213, 24
pinicillus 112, 16
pinna 27, 15; 28, 8; 35, 20; 65, 12; 166, 22; 227, 7; 284, 2
pinus 42, 11 *app.*; 116, 9; 132, 8; 205, 14; 208, 7; 210, 2; 222, 18sq.; 223, 16; 232, 5
piper 130, 17; 156, 19; 175, 13; 209, 20; 210, 11; 213, 21sqq.
pirum 60, 5; 89, 15; 95, 20; 100, 26; 163, 10; 298, u. 112
pirus 42, 9; 95, 18sqq.; 99, 17; 100, 5sqq.; 126, 10; 127, 22; 132, 5; 172, 3; 179, 7; 193, 8; 296, u. 55; 297, u. 78; 298, u. 105 (agrestis) 226, 18 (siluestris) 5, 18
pisa afra 209, 3
piscina 20, 20; 32, 1sqq.; 33, 12; 121, 24; 232, 8; 258, 16; 267, 3
piscinalis 45, 27
piscis 20, 14; 130, 5
pistacia (πιστάκη) 104, 15
pistacium (πιστάκιον) 132, 8; 203, 12sqq.; 209, 20; 301, u. 157
pistrinum 47, 14sqq.
pisum (πίσον) 151, 14; 188, 14sq.; 196, 9; 196, 17
pituita 27, 4; 29, 6; 30, 1; 252, 2; 252, 10; 277, 3
pituitas 270, 19
pix 98, 9; 100, 20; 190, 2sqq.; 194, 5; 245, 8; 252, 6; 260, 17; 269, 14; 287, 9; 288, 2 (calens) 222, 16 (dura) 46, 17; 47, 2; 259, 7 (liquida) 20, 21; 30, 2; 46, 18sqq.; 101, 25; 130, 4; 155, 4; 224, 12; 245, 15; 254, 15; 254, 20; 258, 12; 259, 19; 260, 10; 263, 4; 263, 8; 264, 4; 267, 13; 268, 14; 269, 6; 269, 10; 274, 19; 275, 12; 278, 7; 279, 14; 285, 9; 289, 5
planca 24, 9
plantago 244, 16; 270, 1

plantaria 117, 4; 145, 13; 146, 23; 203, 28
plantula 85, 4
platanus (πλάτανος) 100, 7; 130, 27; 204, 15; 222, 11; 297, u. 87; 299, u. 128; 300, u. 145
plenitudo 235, 8
pluma 30, 18
plumbeus 45, 18; 123, 4; 180, 21; 182, 21; 183, 5; 183, 12
plumbum 183, 14; 183, 18
pluuia 33, 12; 71, 13; 79, 8; 87, 10; 108, 14; 131, 16; 151, 17; 163, 4; 178, 16; 207, 3; 257, 1; 259, 3
pluuialis 98, 23; 134, 10
pluuiatilis 279, 3
poculum 16, 1; 279, 1
podium (πόδιον) 22, 2; 22, 14; 43, 20; 44, 3
polenta 31, 10; 31, 17; 38, 14; 245, 21; 252, 21; 263, 24; 285, 1
poligonos (πολύγονος) 286, 3
poligonum 244, 11; 256, 3
polium (πόλιον) 245, 4; 286, 11; 288, 16; 289, 7; 290, 4
pollis 26, 12; 207, 10 (hordei) 288, 8; 289, 3 (turis) 266, 14
pollutio 182, 15
pomarium 14, 20; 33, 5sq.; 88, 7
pometum 41, 5
pomiferae arbores 88, 1sqq.
pomum* 3, 8; 59, 1; 70, 20; 88, 5; 95, 17; 104, 8; 122, 4; 123, 21; 124, 5; 126, 2; 127, 20; 128, 19
pondus 98, 19; 144, 20; 156, 5sqq.
populeus 297, u. 90; 300, u. 147
pōpulus 76, 16; 100, 7; 100, 22; 204, 15; 232, 1; 239, 13
porca 105, 22; 105, 30
porcinus 32, 19; 62, 8; 122, 13; 122, 26; 123, 11; 289, 12; 290, 5
porcus 104, 20; 105, 21; 106, 3; 281, 4; 283, 1; 283, 9; 284, 1; 290, 16
porrectio 24, 9
porrum 28, 30; 94, 26 *app.*; 246, 16; 254, 7; 257, 15; 260, 15; 265, 4; 266, 20; 268, 7
porrus 94, 10sqq.; 118, 1; 145, 12; 153, 20; 171, 7; 202, 11sqq.
portentum 36, 13
porticus 24, 15; 105, 18; 227, 11
portulaca 27, 11; 123, 22; 205, 2; 245, 3; 287, 7
posca 127, 28
possibilitas 81, 9
posterare 218, 18
praecoqua (*ficus*) 129, 10 (*persica*) 64, 5; 221, 7; 222, 5
praesepe 230, 16; 247, 14; 284, 1sqq.
praesul 11, 10; 12, 23
praesulsus 135, 10
praetorium 14, 7; 17, 3; 25, 3; 32, 15
prasocoris (πρασοκουρίς) 39, 24
pratum 14, 20; 32, 23; 50, 17sq.; 69, 2sq.; 99, 18; 189, 15sqq.; 217, 19sqq.; 229, 17
prelum 23, 15; 98, 20
pressus (*de colore*) 136, 18
primogenitus 44, 25
procella 55, 19
procludere 105, 28
procurator 41, 3
profanata (res) 36, 4
propagare 82, 8
propago 82, 7; 217, 25; 218, 1; 226, 3; 228, 7
propoma (πρόπομα) 109, 1
prouectior 138, 13
prouectus 6, 18
prouincia 9, 11; 13, 15; 13, 19; 20, 1; 73, 15; 76, 12; 76, 19; 77, 22; 81, 13; 87, 10sqq.; 84, 24; 90, 15; 199, 9; 218, 15

prouincialis 77, 21; 81, 6sq.
pruina 16, 23; 61, 12; 71, 7; 93, 1; 157, 6; 197, 26; 221, 11
prunum 223, 23; 224, 20sqq.; 298, u. 113 (siluestre) 5, 5
prunus 5, 18; 63, 26; 64, 4sq.; 100, 7; 102, 26; 104, 11sqq.; 132, 6; 193, 8; 204, 14; 222, 5; 224, 7sqq.; 297, u. 81; 297, u. 96; 299, u. 116; 300, u. 145; 300, u. 150
prurigo 273, 21
psilotrum (ψίλωθρον) 38, 10
pthisis (φθίσις) 257, 12
ptisana: *uide* tisana
puer 11, 9; 175, 2; 211, 4
puerilis 231, 8
puleium 235, 4
pulex 37, 8; 38, 7
pullus 27, 19sqq.; 29, 21; 30, 18; 31, 16; 66, 3; 117, 14; 135, 23; 137, 19sqq.; 156, 3; 165, 14; 167, 11sqq.; 290, 16
pulmo 4, 9; 4, 12; 257, 11; 276, 6; 288, 19
pulmonarius 275, 24; 282, 17
pulpa 131, 20
pultarius 165, 6; 288, 4
pulticula 28, 29
puluerare 114, 13sqq.
puluinus 92, 23; 94, 7
puluis 4, 23; 26, 21; 166, 10; 175, 17; 201, 14; 208, 12; 210, 13; 210, 21; 225, 25; 261, 6; 286, 1; 287, 18 (marmoris) 19, 2 (palearum) 33, 8 (stercoris) 186, 18
pumex 274, 13
pumica 18, 23
pumiceus 18, 23 *app.*
Puniceus 296, u. 72
Punicus 97, 15; 102, 2; 122, 5sqq.; 123, 12sqq.; 154, 2; 163, 8; 226, 19; 245, 6; 275, 13; 297, u. 74
purgamentum 33, 2; 35, 14; 54, 17
pus 285, 7
pustula 276, 11
putamen 63, 22
putare* 7, 16sqq.; 36, 1; 61, 6; 78, 7sqq.; 80, 14; 81, 6sqq.
putatio 78, 10sqq.; 80, 5; 80, 22; 82, 5; 99, 21; 111, 21; 218, 14sqq.; 223, 16; 226, 6
putator 9, 18; 36, 2; 78, 19 *app.*
putatorius 37, 11; 48, 2
puteus 20, 2; 20, 20; 33, 11; 100, 18; 121, 25; 181, 8sqq.; 182, 15; 229, 25
putredo 63, 8; 232, 6; 234, 8
Pythius (Apollo) 210, 6

quadrans 267, 12
quadrus 45, 24
quagulum (= *coagulum*) 156, 2 *app.*
qualus 116, 2; 126, 10; 131, 11sqq.; 193, 9; 220, 11
quaternarius 54, 23
quercus 15, 10sqq.; 97, 2; 115, 15; 116, 9; 231, 20
quernus 15, 9; 39, 7
quiatus 27, 1; 28, 5; 142, 13; 207, 11; 208, 9sqq.: *uide* cyathus
quima (κῦμα) 144, 6; 191, 18
Quirenaicon opos 107, 21

radicatus 96, 4; 210, 19; 212, 9
radicula (quam pastores consiliginem uocant) 244, 9; 248, 15; 276, 1; 282, 18
radius (*oliua*) 86, 21
radix (*olus*) 37, 7; 58, 8; 153, 20; 163, 5; 171, 6; 178, 11; 178, 21; 192, 11
rafanus (ῥάφανος) 58, 9sqq.; 118, 2; 179, 2 (agrestis) 202, 11
ramulus 25, 17; 72, 20; 80, 16; 120, 23; 235, 6
rana (incrementum linguae) 252, 8sqq.

rancor 23, 17; 200, 19
rapa, -ae 95, 1; 176, 21
rapum 37, 7; 64, 9sqq.; 93, 8; 171, 8sqq.; 178, 9sqq.; 190, 12; 192, 13; 239, 15sq.
rastellus 142, 14
rastrum 48, 15; 120, 19; 142, 16
Rauennas 57, 7
receptaculum 23, 16; 183, 15; 200, 18; 226, 13
reclinis 12, 2; 161, 16
rector poli 294, u. 21
redactus 22, 15; 164, 20 (*cf.* redigere* 171, 18; 189, 9)
redica (= *ridica*) 66, 7; 81, 11; 219, 12; 231, 22; 238, 12
regula 15, 20; 154, 16; 155, 9sqq.
reiectio sanguinis 108, 18
renes 4, 15; 265, 17
reparatio 98, 26; 115, 4; 140, 15
replere (= *perfundere*) 193, 9; 235, 12
repositio 32, 9
resina 101, 25; 207, 1; 285, 12sqq.; 290, 12
reuma (faucium uel capitis) 287, 8
rhetor 2, 25
rhus (ῥοῦς) *abl.* rore 139, 25
ricinus 280, 10
ridica: *uide* redica
rigatio 99, 11sq.; 101, 7; 126, 2; 153, 12; 193, 2; 203, 4; 203, 20; 228, 8; 232, 18
ripa 282, 14
riuus 43, 1; 95, 11; 199, 3; 199, 29
robigo: *uide* rubigo
robora glandifera 42, 10
roboreus 24, 9
rododafne (ῥοδοδάφνη) 38, 18
rodomelli (ῥοδόμελι) 158, 17
Romani 168, 7
rorandrum 22, 20
ros 52, 5; 147, 7; 155, 4; 168, 19; 179, 19; 229, 24; 230, 3
rosa 36, 20; 38, 19; 42, 7; 89, 10sqq.; 117, 8; 118, 8; 140, 7; 158, 8sqq.; 159, 1; 211, 19sq.
rosarium 89, 11; 89, 18; 116, 13; 228, 1sq.
rosatum 109, 2; 158, 7; 168, 24; 211, 19sq.
rosetum 228, 4
roseus 158, 14; 287, 14
rosmarinus 42, 8; 42, 14; 140, 3
rota 161, 15
rotulus 23, 15
rotunditas 136, 15
rubia 244, 19; 277, 3
rubigo 35, 14; 53, 10; 245, 20; 275, 15; 278, 8
rubor 161, 11; 297, u. 76
rubrica 33, 19; 56, 17; 86, 1; 117, 18; 127, 19; 130, 4sqq.; 148, 3; 157, 24; 188, 12; 224, 12; 225, 18
rubus 5, 5; 5, 18; 34, 10; 54, 17; 82, 5; 91, 9; 119, 6; 261, 13
rudis 153, 4; 153, 7
rudus 14, 18; 15, 18sqq.; 20, 8; 157, 11sqq.
runcatio 118, 13; 119, 24
runco 48, 12
rusticitas 32, 6; 294, u. 6; 294, u. 12; 301, u. 170
ruta 25, 17; 120, 15; 130, 9; 153, 20; 236, 13; 243, 6; 246, 17
rutrum 19, 16

sabanum (σάβανον) 165, 12
Sabina (herba) 244, 8; 246, 17
Sabinus 86, 19; 118, 18
sabulo 4, 21; 15, 24; 56, 15; 86, 10sqq.; 92, 18; 98, 9; 113, 15; 127, 6; 180, 1; 180, 5; 187, 1; 202, 24; 225, 16; 226, 12; 228, 15
saccus 98, 19
sacer ignis 276, 11; 278, 4
sagina 30, 9; 132, 12; 155, 4

saginare 26, 7; 30, 5; 31, 9sqq.; 115, 22; 135, 24; 272, 7
sal 17, 4; 99, 2; 135, 9; 155, 23; 156, 8; 156, 14; 169, 4; 182, 4; 200, 11sqq.; 202, 6; 229, 19; 233, 2sqq.; 234, 5; 234, 21; 235, 4; 235, 15; 236, 6sqq.; 240, 6; 246, 15; 250, 12sq.; 252, 9; 252, 15; 255, 2sqq.; 256, 2; 257, 20; 259, 16; 260, 7; 260, 15; 261, 23; 262, 8sqq.; 265, 18; 267, 9; 268, 17; 269, 17sq.; 274, 9; 274, 18; 278, 5; 281, 19; 282, 2; 283, 20; 284, 8; 284, 16; 285, 9; 289, 6; 289, 14 (montani) 245, 10; 263, 15: *uide* Ammoniacus, Cappadoci, Hispani
salacitas 29, 16
salignus 43, 16; 84, 26; 232, 25; 281, 14; 297, u. 85
salina aqua 98, 12
salire 200, 14; 240, 1; 279, 6
saliua 153, 18; 269, 17
saliuare 248, 8; 252, 22
saliuatum 147, 14; 253, 10; 253, 20; 254, 6; 254, 12; 264, 25; 265, 2
salix 84, 22; 85, 1sqq.; 90, 10; 91, 1; 100, 8; 112, 13; 180, 17; 203, 9; 221, 17; 226, 9; 232, 1; 301, u. 161
salma aqua 98, 12 *app.*
salsa* (*aqua*) 61, 27; 98, 15; 128, 3; 180, 10
salsamentarius 162, 17
salsamentum 140, 30; 256, 10
salsedo 206, 17
salubritas (aeris) 3, 20 (aquae) 4, 2 (boum) 246, 14 (incolarum) 4, 8
saluia 244, 12; 257, 20; 258, 23 (montana) 280, 16
sambucus 124, 14
Sanctonica herba 244, 15; 265, 1
sanguinalis herba 256, 2
sanguinaria herba 244, 11; 277, 9
sanguis* (bubulus) 47, 9 (caponis) 217, 12 (erucarum) 36, 12 (hircinus) 174, 5 (marinae testudinis) 245, 13; 248, 10 (taurinus) 47, 5
sanguisuga 37, 2; 289, 9
Santonica: *uide* Sanctonica
sapa 60, 6; 98, 17; 107, 22; 128, 3; 212, 20sq.; 213, 4; 222, 17; 235, 19sq.
sarculare* 53, 5sqq.; 92, 4; 121, 19; 201, 14; 219, 18
sarculatio 92, 24
sarculus 48, 13; 52, 15; 57, 23; 89, 19; 94, 18sqq.; 118, 13; 178, 17; 186, 19; 202, 2; 202, 12; 223, 2
Sardinia 126, 13; 232, 7
sarire 52, 19sqq.; 116, 11
sarmentum 48, 7; 54, 8; 72, 11; 73, 4sqq.; 78, 16; 80, 14; 81, 9; 82, 5; 106, 16sqq.; 107, 9sqq.; 109, 4sqq.; 112, 7; 115, 10; 151, 20sqq.; 152, 22; 154, 25; 191, 15; 197, 11; 209, 17; 211, 6; 224, 10; 228, 16; 243, 16; 258, 2; 259, 18; 281, 11
satio 8, 17; 69, 11; 142, 15; 187, 12; 201, 18; 216, 16sqq.
satureia 42, 3; 42, 14; 91, 15; 118, 2; 208, 2; 236, 8; 245, 2; 284, 7
saxum 15, 18; 17, 5; 20, 21; 34, 6; 41, 5; 127, 8; 152, 25; 157, 10 (rubrum) 180, 7
scabies 39, 8; 256, 8; 256, 12; 268, 18; 269, 7sqq.; 273, 10; 273, 16; 279, 20sq.; 285, 11
scabricies 274, 5
scalpellum 269, 8
scalprum 99, 28; 164, 3
scarifare 129, 26
scarifatio 254, 26; 261, 22; 262, 12

schoenuanthos: *uide* squinuanthos
scindula 24, 16
scissura 158, 1; 158, 22
scobis 84, 16 (cedri) 127, 3 (eburnea) 282, 1 (populi uel abietis) 100, 22 (populi) 239, 13
scopa 93, 15; 120, 13
scoria (σκωρία) 47, 10
scorpius (σκορπίος) 39, 19; 289, 11
scripulus 65, 6; 287, 14
scrofa 105, 2; 283, 5
sculptura 232, 1
scutula 16, 5
scutulatus (*de colore*) 136, 17
scylla (σκίλλα) 174, 9; 247, 5; 256, 2; 280, 20; 286, 5; 290, 13: *uide* squilla
scylleticus 175, 4; 243, 12
scyllites (σκιλλίτης) 174, 8 sq.
sectilis 94, 10
sectiuus 94, 17
securis 35, 18; 48, 13; 130, 11; 155, 10; 231, 13
sedum 187, 23
selibra 250, 11
semiacerbus 184, 2
semicoctus 26, 24
semimaturus 128, 2; 169, 2
seminarium 12, 14; 59, 4; 60, 11 sqq.; 63, 13; 75, 18 sq.; 76, 18; 87, 13 sqq.; 89, 7; 91, 3; 104, 17; 116, 12; 119, 23; 128, 24; 143, 22; 153, 5; 153, 11; 199, 5; 199, 15; 205, 14; 226, 22
semiplenus 109, 5
semisiccus 92, 10
semisiculus: *uide* simiciculus
semitritus 41, 14
semodius 274, 9 (diurnus) 26, 2
semperuiuum 36, 11
semuncia 271, 13; 272, 2
senapi (σίναπι) 92, 15; 117, 24; 175, 15 sq.; 201, 12 sqq.; 238, 19; 239, 18
sentis 34, 17; 173, 13 (= *spinus*) 297, u. 81
sepes 33, 5; 34, 14; 91, 6
sepia (σηπία) 245, 19; 263, 17; 269, 18; 287, 18
septa 134, 12; 229, 7; 278, 22
septentrio 7, 5; 13, 17 sqq.; 16, 3; 18, 5; 21, 9; 24, 3; 34, 1; 46, 1; 78, 11; 92, 21; 173, 16
septentrionalis 42, 16; 56, 23; 86, 16; 88, 3; 181, 10; 232, 13
Septimontium 238, 4
Sergia (*oliua*) 86, 21 sqq.
seria 124, 19
seriola 124, 11; 124, 17
seritas 74, 17
serotinus 130, 15; 147, 15; 172, 5
serpens 39, 9; 221, 10; 230, 15; 245, 13; 247, 3; 261, 17; 280, 22
serpyllum (ἕρπυλλον) 42, 3; 42, 13; 121, 23; 145, 10; 145, 12; 244, 8; 247, 4
serra 48, 6; 83, 4; 87, 15; 149, 2
serratura 83, 5
serrula 48, 4; 48, 11
seruilis 293, 3
serum (*casei*) 29, 1; 156, 5
seruulus 12, 23
sescuncia 248, 13
sesquipedalis 87, 15
sessilis 202, 5
seta 31, 16; 117, 21; 291, 6
seuum 20, 22; 35, 21; 47, 11; 245, 15; 254, 17; 255, 8; 258, 13; 275, 22
sextans 276, 9
sextarius 106, 8; 113, 19; 124, 26; 135, 11; 147, 8; 158, 9; 158, 18; 174, 21; 175, 8; 175, 16 sqq.; 178, 18; 184, 2; 188, 21; 205, 6; 208, 17; 209, 21; 210, 2; 211, 16; 213, 23 sq.; 221, 21; 235, 21; 248, 11; 249, 24; 250, 6 sqq.; 251, 6; 251, 16 sqq.; 252,

21; 254, 1sqq.; 257, 16; 262, 15; 268, 3; 270, 9; 270, 17; 271, 12; 274, 18; 279, 16; 281, 17 (diurnus) 25, 15 (Italicus) 210, 17 (urbicus) 65, 3sq.
sfongea 245, 16; 253, 13; 255, 19; 284, 20sqq. (asparagorum) 93, 9; 119, 18sqq.; 120, 5sqq.: *uide* spongea
siccum 198, 7
signatura 142, 2
signinum (opus) 20, 6; 46, 4
silex 41, 4; 56, 7; 61, 11; 180, 9; 182, 4
silfium (σίλφιον) 245, 11; 288, 1: *uide* silphion
siligo 8, 18
siliqua 102, 21sqq.; 226, 20; 299, u. 117; 300, u. 153
silphion 263, 19: *uide* silfium
silua 11, 1sq.; 48, 18; 87, 18; 105, 15; 148, 26; 152, 13; 153, 8sqq.; 240, 10; 294, u. 13
siluaticus 180, 17; 244, 10; 245, 1
siluestris 42, 10; 53, 15; 55, 21; 168, 19; 170, 17; 203, 26; 227, 3; 229, 18; 245, 20; 246, 6; 250, 5; 273, 13; 277, 4
simiciculus 175, 16; 236, 1
simplicare 62, 20
sinapi: *uide* senapi
sinceritas (capitis) 3, 23
sinistra manus 261, 7; 261, 11
sisamum (σήσαμον) 118, 18sqq.; 196, 9; 196, 18
sisymbrium (σισύμβριον) 145, 10;
sol* 12, 2; 13, 18; 14, 25; 15, 5; 16, 23; 24, 13; 34, 24; 37, 22; 44, 8; 45, 8 (ante solem) 261, 14 (antequam sol exeat) 261, 4 (solis occasus) 180, 21; 205, 6 (solis ortus) 14, 23; 179, 15; 248, 18
solarium 157, 4sq.; 193, 14sq.
solea 255, 2: *uide* spartea
soliditas 9, 17; 17, 11; 38, 21; 57, 11; 84, 5; 144, 19; 146, 5; 156, 7; 209, 18; 231, 22
solium 45, 19sqq.; 46, 15
sorbum 59, 2sqq.; 132, 7; 205, 14; 239, 2
sorbus 100, 7; 102, 2; 104, 7sqq.; 147, 2; 226, 20; 297, u. 83; 300, u. 137
Spanum (oleum) 175, 18
spartea (= *solea*) 25, 7; 221, 23; 255, 3; 255, 12; 259, 14
sparteus 34, 12
spartum (σπάρτον) 221, 22
spatiolum 44, 4
specularia 23, 12
speculum 40, 14
spelunca 148, 24; 183, 2
spica 161, 3sqq.; 219, 20; 246, 12 (Indica) 210, 10
spina 117, 6; 273, 13; 300, u. 139 (*dorsi*) 265, 15 (*planta*, *cf.* spinus) 32, 17; 34, 9sq.; 91, 7 (alba) 59, 23; 147, 3; 245, 1; 279, 2
spinus (= *prunus siluestris*) 97, 14; 100, 7; 104, 7; 296, u. 63
spiraculum 167, 8; 211, 2; 226, 14
spiramentum 39, 1; 236, 25
spissitudo 213, 2; 233, 3
splen 282, 21
splenicus (σπληνικός) 174, 17
spolium serpentis 221, 10
spongea (*genus terrae*) 17, 6: *uide* sfongea
sporta 65, 18; 106, 11; 211, 21; 213, 14; 226, 16
spuma (argenti) 154, 25; 245, 9; 258, 21
spumeus (*color*) 137, 1
squilla 36, 14; 106, 22; 107, 15; 123, 6; 128, 26; 137, 15; 175, 5sqq.; 244, 9: *uide* scylla
squinuanthos (σχοίνου ἄνθος) 210, 8

stabulum 21, 11; 22, 7; 24, 1sqq.; 43, 5; 134, 13; 134, 22sqq.; 135, 26; 229, 12; 230, 11; 261, 7; 273, 14; 276, 23; 280, 22; 282, 7
stafis agria (σταφὶς ἀγρία) 27, 7; 27, 13
stagneus 154, 16
statio 24, 10; 41, 20; 48, 1; 230, 26
stercorare* 56, 17; 57, 18sqq.; 70, 2; 91, 15; 93, 19; 116, 17; 121, 10; 127, 9; 131, 28; 142, 11; 153, 18; 171, 14; 186, 3
sterculinum 21, 11; 32, 13; 33, 7; 274, 10
stercus 11, 16sqq.; 32, 14sqq.; 33, 17; 62, 25; 70, 12; 71, 24; 75, 9; 87, 8; 87, 21; 92, 23; 94, 8; 101, 14; 103, 12; 119, 14; 120, 14; 122, 3; 127, 10; 129, 13; 177, 16; 186, 13sqq.; 191, 21; 193, 11; 219, 16; 221, 11; 223, 12; 228, 7; 230, 26; 232, 18; 239, 8; 266, 16; 267, 8; 284, 1 (anserum) 30, 18 (asininum) 122, 25 (auium) 24, 21; 290, 12 (bubulum) 100, 1; 140, 26 (caprinum) 58, 6; 115, 20; 199, 18 (columbinum) 187, 14; 198, 12; 290, 3 (humanum) 253, 2 (ouillum) 99, 18; 115, 19 (papilionum) 140, 25 (porcinum) 62, 8; 122, 13; 122, 25; 123, 11; 289, 12; 290, 5 (suillum) 61, 22; 99, 26 (uituli) 44, 25: *uide* laetamen
stilla 9, 15; 180, 26
stillicidium 63, 3; 101, 13; 180, 3
stilus 119, 8; 127, 14
stipteria (στυπτηρία) 289, 13
stipula 105, 11
stomachus 4, 13; 108, 18; 206, 9; 211, 8; 264, 17
stramen 8, 13; 119, 15; 127, 3; 152, 22
stramentum 100, 10sqq.; 266, 6
strangulatus 25, 10
stratura 45, 10; 45, 13; 223, 13; 235, 5
strigilis 146, 10; 268, 12
strigmentum 21, 1
strofus (στρόφος) 284, 12; 288, 11
structilis 182, 20
structio 236, 13
structura 17, 7; 17, 15; 22, 9; 45, 3; 181, 26; 182, 2; 182, 25; 183, 3
struma 281, 23
strumosus 281, 18
strumus 245, 3; 286, 10; 287, 11; 289, 12
stuppa 46, 18sqq.
stypticus (στυπτικός) 64, 17; 108, 17; 206, 9
suber 43, 15
subligatio 10, 7
subluuies 257, 8sqq.
subrubere 130, 18
subteriacere 85, 19
subterpendere 124, 9
subula 58, 6
sucida lana 259, 8
suffraginosus 271, 15
suffrago 259, 22
suffusio 38, 16
suillus 61, 22; 99, 26
sulcus* 34, 15; 48, 2; 51, 2; 53, 14
sulfur 37, 13; 38, 4sqq.; 47, 1; 181, 15; 245, 9; 256, 13; 259, 8; 268, 14; 269, 5; 272, 2; 274, 19; 275, 13; 280, 4; 285, 13; 288, 3 (uiuum) 290, 17
summitas 10, 3; 17, 14; 23, 3; 62, 3; 120, 4; 125, 14; 127, 23; 155, 3; 165, 17; 193, 10; 194, 11; 198, 6; 216, 25; 223, 15; 291, 9
superadicere 20, 25; 210, 23

superfusio 20, 9
superlinere 164, 9; 208, 5
supernatare 65, 12; 65, 20; 212, 13; 225, 10; 235, 12
superstatuminare 15, 17
suppuratio 254, 13; 255, 14; 255, 23; 262, 18; 263, 6; 270, 13; 271, 15
sus 247, 14sqq.; 275, 24; 281, 5; 282, 14; 282, 22; 283, 6
suspensura 45, 8
suspiriosus 271, 12
suspirium 277, 15; 280, 14
symfoniaca herba (συμφωνιακός) 205, 8; 244, 17; 289, 13
Syri 207, 21
Syriacus 139, 25

tabella 157, 19
tabula 15, 14; 18, 13; 43, 17; 46, 5sq.; 100, 15; 157, 8; 161, 16sqq.; 182, 6; 230, 11; 231, 17; 235, 14 (= *area, seminarium*) 53, 21; 54, 20sqq.; 55, 2; 73, 20sqq.; 74, 2sqq.; 75, 20; 85, 15; 87, 13
tabulatim 74, 11sqq.
tabulatum 15, 15sqq.; 100, 21
taeda 59, 20; 61, 10; 97, 2; 122, 24; 245, 7; 275, 22
talea 101, 11; 102, 24; 103, 3; 125, 2sqq.; 127, 8sqq.; 128, 8sqq.; 129, 27; 172, 8; 199, 25; 226, 22; 281, 22
tallus (θαλλός) 92, 9
talpa 38, 20sqq.; 116, 19; 117, 16sqq.
tamaricus 227, 2; 282, 22
Tarentinus: *uide* Terentinus
taurinus 47, 5; 97, 4
taurus 132, 9; 133, 12sqq.; 134, 1sqq.; 172, 15sqq.; 285, 12; 286, 1
taxus 42, 12
tectorium 16, 20sqq.; 17, 19sqq.; 19, 11; 22, 18
tectum 20, 4; 39, 17; 41, 11; 131, 17; 231, 18; 249, 12; 253, 15
tectura 19, 13; 20, 17
tegula 17, 17; 24, 16; 102, 8; 231, 17
tegumentum 95, 13; 112, 14; 227, 11
temo 161, 21
tenaces 85, 22; 98, 7; 123, 7; 124, 13; 194, 5; 202, 13
teneritudo 58, 5; 62, 26; 96, 15; 156, 12; 193,3
tenuitas 179, 22
terebinthinus 290, 12
terebinthus (τερέβινθος) 42, 11; 103, 18; 129, 27; 203, 21; 221, 16; 299, u. 135; 301, u. 159
terebra 84, 14; 116, 5; 199, 23
Terentinus 63, 12; 230, 10
terra uiua 77, 12; 109, 6
tertiare 186, 2sqq.
tessella 157, 19
tessera 16, 5; 131, 3
testa 46, 19; 58, 1; 62, 19; 117, 14; 259, 1; 274, 13sqq.; 291, 3 (coclearum) 38, 5 (nucis) 62, 6; 223, 21 (ostrei) 47, 7 (sepiae) 245, 19; 263, 18; 269, 18; 287, 18
testaceus 17, 15; 20, 8; 22, 11; 44, 1; 45, 17; 46, 9 (-cius) 15, 23; 16, 4; 22, 2; 157, 18
testudo 37, 3; 40, 8 (marina) 245, 14; 248, 10
testula 167, 19
thallus: *uide* tallus
thapsia (θαψία) 43, 12
theriaca uitis (θηριακός) 106, 14sqq.; 243, 15
thorax 4, 10
thymbra (θύμβρα) 42, 13
thyminus (θύμινος) 245, 19; 270, 2
thymus 42, 3; 42, 12; 156, 17; 191, 22; 202, 8
Tiburtinus 17, 5
tilia 42, 11; 232, 1
tinea 140, 23
tinus 42, 11

tisana (πτισάνη) 284, 8
titymallus (τιθύμαλος) 43, 11; 123, 22; 139, 21; 244, 13; 259, 16; 289, 12
toficius 182, 3
tofus 4, 24; 14, 12; 56, 2; 178, 13; 225, 17: *uide* tufus
tomix (θώμιξ) 18, 19
tonare 119, 1
tonsorius 48, 15
tonsura 155, 16sq.; 164, 14; 273, 11
tortura 73, 7
trabes 17, 15; 232, 7
transigere 105, 12; 231, 4
trapetus (τραπητός) 23, 15
tribulare 286, 12
triclinium 18, 6
trifolium 5, 4; 30, 20 (acutum) 262, 5 (montanum) 244, 13; 262, 2
trifurcus 83, 27
trimenstris 12, 4; 12, 7; 69, 11sqq.
trisulcus 128, 13
triticeus 30, 5 *app.*; 170, 12; 254, 9; 263, 13; 281, 19; 283, 14; 286, 9
triticum 8, 17; 12, 3; 25, 15; 26, 1; 29, 24; 30, 5; 53, 2; 161, 4sqq.; 170, 16; 187, 5sqq. ; 196, 8sqq.; 214, 2; 216, 16sqq.; 238, 3; 248, 7; 286, 7
tritura 41, 5; 160, 16
trulla 18, 23; 19, 13sqq.; 167, 22
tubulatus (†) 48, 11
tubulus 46, 6 *app.*; 183, 12
tubur (*arbor*) 64, 2; 104, 8; 192, 16; 193, 6sqq. (*fructus*) 193, 12
tubus 21, 4; 21, 17; 182, 22; 183, 7
tufus 103, 10: *uide* tofus
tunica 48, 17
turdus 26, 5sqq.; 240, 11
turricula 25, 2
turtur 25, 19sqq.
turturarium 2, 4
tus 210, 12; 245, 8; 246, 17; 248, 9; 265, 20; 266, 14; 271, 13; 287, 13
tussis 174, 16; 253, 20; 254, 3; 257, 12; 268, 1; 268, 6; 272, 5; 285, 3; 289, 4
tympanicus (τυμπανικός) 247, 6 *app.*

uacca 132, 9; 133, 18; 172, 15sqq.; 286, 5
uallis* 3, 20; 4, 24; 5, 23; 19, 20; 56, 9; 75, 24
ualuulae: *uide* uauulae
uanga 48, 12
uapor 45, 26; 235, 14; 274, 11; 276, 4
uaporare 23, 21; 37, 22; 131, 19; 181, 6
uas* 65, 13; 97, 24; 108, 12; 124, 27; 149, 6; 158, 13; 175, 2; 193, 9; 208, 18; 214, 15; 222, 17; 233, 5; 234, 2 (*forma abl.* uaso) 5, 13; 182, 10; 274, 8
uasculum* 37, 21; 60, 2; 65, 18; 98, 8; 124, 25; 154, 5; 175, 12; 207, 11; 212, 14; 214, 7; 223, 21; 234, 26 (= *aluearia*) 44, 26; 167, 5
uastitas 94, 25
uauulae 247, 2; 253, 22; 254, 11; 268, 2
uber (= *ubertas*) 9, 9; 13, 4; 33, 1; 197, 3
ὕδρωψ 279, 12
uectis 157, 11; 182, 2; 182, 7
ueges (= *uehes*) 89, 4
uehiculum 161, 14sqq.; 162, 2
uellus 173, 6sqq.; 181, 1; 230, 13
uena 258, 1; 260, 6; 266, 3; 266, 14sqq.; 275, 5; 277, 13; 281, 10; 288, 7 (*aquae*) 183, 16 (*arboris*) 231, 14
uenatorius 48, 18
uenenum 224, 14; 261, 22
uentilare 23, 2
uentriculus 39, 25

uepres 48, 18; 170, 13
uepretum 48, 12
uerbascum 244, 16; 271, 19
uerber 133, 9; 135, 19
Vergiliae 192, 8
Vergilius 97, 14 (Georgicum carmen) 274, 20
uermiculosus 99, 16; 224, 4
uermiculus 140, 23sq.; 275, 11sqq.
uermis 59, 16; 88, 17; 97, 2; 99, 26; 123, 9sqq.; 127, 14; 129, 27; 130, 1sqq.; 221, 13; 224, 12; 260, 12; 260, 20sqq.; 261, 1sqq.; 267, 15; 283, 19
uerres 104, 21; 105, 4
uerrucula 230, 20
uersura 51, 1
uertigo 280, 11; 281, 7
ueruactum 113, 11
ueruex 39, 25
uesica 4, 16; 206, 7
uespera 13, 18; 93, 6; 112, 16; 229, 10
uespertinus 230, 3
ueterinarius 252, 8; 276, 1
uexatio 73, 7
uia 9, 4; 280, 6
uicia 11, 15; 52, 1sqq.; 162, 10; 162, 13; 189, 1sqq.; 190, 13; 229, 21
uicialia 266, 8
uilla 18, 12; 19, 22; 29, 6; 32, 3; 32, 11; 40, 7; 41, 2; 90, 17
uimen 43, 16; 77, 6; 81, 2; 83, 14; 164, 11
uimineus 22, 15
uinacea, -ae 75, 9 (-cia) 26, 23
uinacea, -orum 239, 14 (-cia) 190, 23; 245, 21; 251, 18
uinarius 21, 9
uinculum* 25, 11; 81, 2; 85, 3; 106, 20; 107, 12; 112, 13; 114, 21; 128, 27; 131, 27; 135, 20; 161, 22; 164, 7
uindemia 7, 21; 10, 12; 71, 20; 72, 21; 74, 8; 75, 1; 89, 16; 106, 4; 177, 6sqq.; 190, 17sqq.; 194, 10; 197, 9; 213, 8
uinea* 5, 15; 7, 27; 8, 2; 40, 9; 41, 15; 95, 23; 106, 4; 111, 21; 114, 15; 143, 20; 162, 9; 177, 7; 187, 3; 204, 4
uinetum 7, 4; 13, 8; 55, 22; 162, 13; 177, 17
uinum 8, 22; 21, 15sqq.; 27, 14; 28, 28; 29, 23; 55, 17; 64, 17sq.; 65, 2; 71, 22; 75, 4; 79, 12; 97, 4; 98, 17; 102, 16sqq.; 103, 20; 106, 8sqq.; 108, 12sqq.; 122, 22; 131, 7; 135, 10; 140, 1; 146, 14; 147, 7; 155, 19; 158, 8; 177, 16; 187, 3; 190, 5; 200, 5; 203, 7; 205, 4; 206, 1sqq.; 221, 1; 230, 15; 236, 1; 236, 18; 243, 7sqq.; 246, 12; 247, 3sqq.; 248, 11sqq.; 249, 3; 249, 24; 250, 11; 252, 10; 253, 6; 257, 3sqq.; 262, 7sqq.; 265, 12sqq.; 267, 12; 270, 9sqq.; 271, 12; 271, 20; 272, 3; 272, 11; 277, 7; 279, 17; 284, 4sqq.; 285, 1sqq.; 286, 1sqq.; 288, 12; 289, 7; 290, 2sqq.; 291, 7 (album) 279, 22 (Aminneum) 139, 24 (austerum) 140, 1; 251, 6; 251, 19; 275, 16; 288, 17 (ex melis) 100, 25 (ex piris) 60, 5; 98, 18sqq. (ex Punicis) 124, 22 (myrtite) 65, 1sq.; 106, 6sq.; 108, 9sq.; 238, 14 (nigellum) 99, 7 (nigrum) 290, 5 (scylleticum) 174, 8sqq.; 243, 12 (uiolacium) 147, 4
uiola 89, 10; 90, 5; 147, 5sqq. (agrestis) 42, 4 (flaua) 42, 7
uiolacium 109, 2; 147, 4
uipera 261, 18; 261, 22
uir 72, 6
uirga 32, 6; 46, 5sqq.; 54, 15; 77, 9; 89, 20; 91, 9; 129,

23; 157, 18; 180, 23; 191, 15; 213, 12; 281, 12
uirgeus 226, 14
uirgo 11, 9
uirgula 89, 12; 124, 14; 228, 1; 228, 5
uirgultum 12, 12; 41, 16; 42, 17; 43, 2; 56, 13; 89, 12 *app.*; 103, 2; 122, 18; 152, 23; 170, 18; 189, 24; 193, 1; 204, 3; 220, 22; 226, 3; 233, 1; 240, 11; 294, u. 19
uiror 92, 25; 169, 3
uirus 62, 15; 249, 1; 261, 18
uiscidus (= *acer, amarus*) 281, 2
uiscum (= ἰξός) 84, 11 (*planta*) 244, 10; 249, 3
uitex 180, 17
uiticula 40, 17; 78, 14; 82, 1; 118, 20; 198, 13
uitifer 75, 16; 80, 19sqq.
uitis *passim* (alba) 35, 19; 109, 13; 244, 8; 247, 2 (nigra) 9, 11; 109, 13
uitreus 158, 13; 233, 5
uitulus 44, 25; 147, 11sqq.; 154, 12sqq.; 164, 15; 264, 22 (marinus) 40, 6; 40, 16; 245, 18; 269, 4
ulex 42, 11
uligo 45, 6
ulmeus 85, 22; 129, 24; 281, 14
ulmus 76, 17; 80, 20; 83, 14; 84, 19; 103, 22; 139, 21; 229, 22; 232, 3
ulpicum 58, 25; 91, 14; 117, 22; 219, 15; 238, 18; 246, 2; 246, 12
ulua 226, 16
umbilicus pomi 222, 16
umbraculum 221, 10
uncinus 129, 28
unguen 20, 22; 155, 18; 269, 15; 286, 1
unguentum 117, 9
ungula 24, 5; 39, 11; 41, 5; 190, 3; 249, 26; 254, 22sqq.; 255, 1; 255, 10sqq.; 259, 7sqq.; 273, 18; 275, 2; 280, 23; 290, 16sqq.; 291, 3sq.
uomer 189, 13; 259, 7; 259, 15
urbicus 63, 3sq.
Vrbs 101, 1
urceolus 59, 26; 127, 27; 193, 12; 239, 13
urceus 98, 8; 98, 14
urina 70, 20; 115, 14; 122, 26; 130, 2; 199, 26; 265, 8; 265, 16sqq.; 269, 8; 280, 8; 283, 18; 284, 22; 286, 17; 290, 1 (asini) 123, 11; 280, 6 (bubula) 39, 22; 221, 14; 245, 14; 252, 5; 254, 15; 259, 17; 285, 8; 285, 11 (humana) 99, 27; 116, 2; 127, 15; 227, 24; 245, 15; 254, 18; 274, 15; 276, 8; 277, 1; 289, 1
urna 274, 8; 274, 18
ursinus 35, 21
ursus 35, 22
urtica 31, 6sqq.; 244, 16; 269, 2
ustulare 289, 7
ustura 284, 23
uua 71, 18; 72, 16; 107, 4sqq.; 139, 25; 152, 8; 177, 21; 184, 2; 190, 23; 193, 21sq.; 200, 1sq.; 206, 11; 210, 15; 213, 11sqq.; 214, 10sqq.; 228, 11sqq.; 234, 16; 239, 13; 295, u. 46 (acerba) 10, 7 (siluestris) 168, 19 (theriacae) 106, 16: *uide* passa
uulpes 27, 21
Vulturnus 8, 2

ydromelli (ὑδρόμελι) 174, 19
ynomelli (οἰνόμελι) 212, 4
ypomelis (ὑπομηλίς) 239, 2; 239, 6
ystrus (οἶστρος) 285, 17: *uide* oestrus

zingiber (ζιγγίβερι) 213, 25
zizyfum (ζίζυφον) 145, 18; 146, 12; 154, 8; 163, 13
zizyfus (ζίζυφος) 42, 8

Kolibri 360 GmbH
Ferdinand-Jühlke-Straße 7
99095 Erfurt, Deutschland
produktsicherheit@kolibri360.de